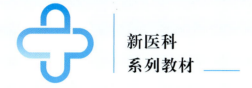

新医科
系列教材

慢重症
居家管理

主　审　吴秀文　徐　亮

主　编　刘玉琪　杜振双

副主编　徐　亮　代　冰

　　　　吕宏升　陈祥荣

图书在版编目（CIP）数据

慢重症居家管理 / 刘玉琪，杜振双主编. -- 厦门 ：
厦门大学出版社，2025. 3. -- ISBN 978-7-5615-9702-6

Ⅰ. R442.9

中国国家版本馆 CIP 数据核字第 2025189T4P 号

责任编辑　李峰伟
美术编辑　李嘉彬
技术编辑　许克华

出版发行　厦门大学出版社

社　　址　厦门市软件园二期望海路 39 号
邮政编码　361008
总　　机　0592-2181111　0592-2181406（传真）
营销中心　0592-2184458　0592-2181365
网　　址　http://www.xmupress.com
邮　　箱　xmup@xmupress.com
印　　刷　福建省金盾彩色印刷有限公司

开本　　787 mm×1 092 mm　1/16
印张　　23.5
插页　　2
字数　　546 千字
版次　　2025 年 3 月第 1 版
印次　　2025 年 3 月第 1 次印刷
定价　　65.00 元

厦门大学出版社
微信二维码

厦门大学出版社
微博二维码

本书编审委员会

陈晓毓　福建医科大学附属第二医院
陈祥荣　福建医科大学附属第二医院
郑剑煌　福建医科大学附属第二医院
封辰叶　中国医科大学附属第一医院
胡　波　武汉大学中南医院
施丽泳　福建医科大学附属第二医院
徐　亮　武汉科技大学附属武昌医院
高宏志　福建医科大学附属第二医院
黄　娟　武汉科技大学附属武昌医院
梁奕志　福建医科大学附属第二医院
蔡利萍　武汉市第三医院
谭　伟　中国医科大学附属第一医院

主审简介

吴秀文　副主任医师、副教授、硕士生导师,工作于中国人民
解放军东部战区总医院普通外科。现任中华医学会创伤分会感染
学组委员、江苏省医学会外科学分会感染与危重症学组副组长、江
苏省医师协会创伤外科医师分会委员、南京医学会普外科专科分
会委员、世界外科感染学会委员、美国外科感染学会委员等多个学
术职务。担任 World Journal of Surgical Infection、《肠外与肠
内营养》、《中华重症医学电子杂志》和《中华生物医学工程杂志》等
杂志编委。在国内外权威学术期刊上发表学术论文 150 余篇。获
得国家和省部级科技奖 4 项,2016 年获国家科技进步奖二等奖,
2020 年获江苏省科学技术奖一等奖。

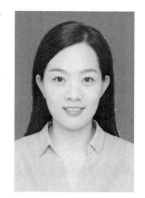

徐　亮　教授、主任医师。现任武汉科技大学附属武昌医院
重症医学科主任、武汉市重症呼吸治疗临床医学研究中心主任。
获武汉市政府津贴、武汉市"大城工匠"称号,2011 年荣获美国呼
吸治疗学会国际访问学者奖。担任国际呼吸照护联盟国际委员会
委员、亚太呼吸治疗学会副主席、中国医师协会康复医学分会呼吸
康复专委会委员、福建省海峡两岸医药卫生交流协会呼吸治疗专
业委员会副主任委员、湖北省病理生理学会危重病专业委员会常
委、湖北省医师协会重症医学医师分会委员、武汉市医师协会重症
医师分会副主任委员、武汉市重症医学质量控制中心副组长。

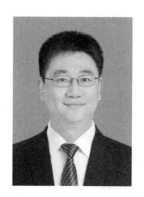

主要从事重症患者的救治与管理的临床、教学与科研工作。承担省、厅、市、局级科研
项目 10 余项,参与项目获湖北省教学科研成果奖三等奖;发表论文 20 余篇;主编或参编
学术专著 9 部,参译专业著作 2 部。

主编简介

刘玉琪 主任医师、副教授、硕士研究生导师。现任福建省呼吸医学中心副主任、福建医科大学附属第二医院重症医学科副主任。国际呼吸照护联盟(ICRC)中国区委员、基础教育支持推广专员,亚太呼吸治疗学会副主席,美国呼吸照护学会(AARC)2019国际访问学者。中国医师协会急重症外科专家工作组副组长;中华医学会外科感染与重症医学学组委员、呼吸病学分会呼吸治疗学学组委员;中国康复医学会意识障碍康复专业委员会副主任委员、社区康复工作委员会常务委员、重症康复专业委员会委员;福建省海峡两岸医药卫生交流协会呼吸治疗专业委员会主任委员,福建省医学会呼吸病学分会呼吸治疗组组长,泉州市肠外肠内营养学会主任委员,泉州市呼吸治疗学会会长。

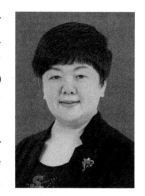

从事重症医学的临床、科研和教学工作30年,重点发展方向为脓毒症与器官保护、慢重症、呼吸治疗与重症康复。2015年创建海西呼吸治疗团队(2023年11月改为"惠世呼吸治疗团队"),面向全国培养呼吸治疗和重症康复的种子师资,积极致力发展国内呼吸治疗和重症康复的教育、推广和培训。参与国家重点课题1项,承担省、市级科研课题10余项,获得省、市级科技进步奖6项,主编科普书1本,参编、参译专业著作3本,获得国家专利3项,发表论文30余篇。

杜振双 副主任医师、副教授、硕士生导师,厦门大学附属翔安医院全科医学科科主任、全科教研室主任,厦门市高层次B类人才、九三学社福建省委员会代表、九三学社厦门市委会厦大支社社员,厦门大学医学中心主任助理、台胞医疗服务中心主任。泉州医学高等专科学校特聘教授、泉州医学高等专科学校杜振双"双师型"名师工作室负责人,华侨大学医学院全科教研室主任,华侨大学附属厦门长庚医院全科医学科顾问。原福建医科大学附属第二医院全科医学科科主任、全科住培基地执行主任。

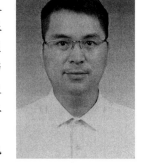

长期从事临床医疗工作20余年,在消化疾病、多器官多系统疾病、肿瘤管理、安宁疗护、慢性病管理及社会医学、全科医学、公共卫生与健康促进、医疗大数据、生活方式医学等方面有丰富的临床工作经验。发表SCI医学论文6篇、国家级核心期刊论文30余篇,出版专著5部,承担省市级课题多项。兼国家卫健委能力建设和继续教育全科委员会专家,中国医师协会医学科学普及分会全科科普学组副组长,中国医学救援协会青年科学家委员会常委、秘书长,中国老年保健协会家庭医生分会常委、副秘书长,海峡两岸医药卫生交流协会全科医学分会常委,中国卒中学会全科医学与基层医疗分会常委,福建省医师协会全科医师分会副会长,福建省中西医结合学会全科医学分会副主任委员。

副主编简介

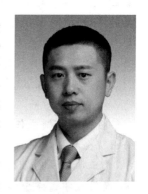

代　冰　中国医科大学附属第一医院呼吸与危重症医学科，副主任、教授、主任医师、硕士研究生导师。担任中华医学会呼吸病学分会青年委员会委员，中华医学会呼吸病学分会呼吸重症学组委员，中国康复医学会呼吸分会呼吸治疗学组副组长，辽宁省细胞生物学会呼吸专业委员会副主任委员，辽宁省医学会结核病学分会副主任委员，辽宁省医学会呼吸病学分会重症学组副组长，中国前沿医学杂志和 *Thorax* 中文版编委等。

主要研究方向为呼吸支持技术和呼吸介入治疗，以第一作者或通讯作者发表论文 50 余篇，其中 SCI 收录 26 篇。主持国家自然科学基金项目 1 项，省市课题 3 项，担任主编或副主编学术专著 4 部，参编学术专著 9 部，获得国家发明和实用新型发明专利 7 项。获于润江呼吸医学奖和全国中青年呼吸医师精英奖。

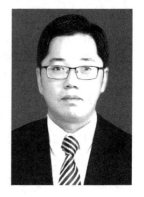

吕宏升　副主任医师、副教授，华侨大学研究生实践导师，泉州医学高等专科学校引进人才，擅长运动医学、疼痛、康复、微创及数字骨科。中华医学会数字骨科学组委员，SICOT（国际矫形与创伤外科学会）中国部肩肘外科学会第一届委员，中华医学会运动医疗分会上肢学组第一届青年委员，中华医学会医学工程学分会数字骨科学组创伤与关节工作委员会委员，中华中医药学会脊柱微创专家委员会委员，中国医师协会骨科技术创新与转化工作委员会委员等。获军队科技进步三等奖 1 项，荣立三等功一次。主持 5 项科研课题。获国家发明专利 5 项，实用新型专利 11 项。

陈祥荣　福建医科大学附属第二医院神经外科主任医师、教授，医学博士、博士后，研究生导师。福建省高层次人才，泉州高层次人才，中国医药教育学会神经内镜和微创医学专业委员会委员，中国医药教育协会神经外科专业委员会委员，中国医药学会神经外科专业委员会委员，中国研究型医院学会神经微侵袭治疗专业委员会青年委员，福建省医学会科普分会青年委员会副主任，福建省预防医学会科学普及专业委员会常务委员等。

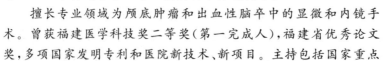

擅长专业领域为颅底肿瘤和出血性脑卒中的显微和内镜手术。曾获福建医学科技奖二等奖（第一完成人），福建省优秀论文奖，多项国家发明专利和医院新技术、新项目。主持包括国家重点研发项目，国家自然科学基金面上项目、博士后面上项目基金，省卫健委重大项目等省市级以上基金项目 10 余项。以第一作者或通讯作者发表论文 40 余篇。

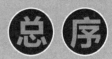

　　1934年，泉州地区医护人员极为匮乏，对护理人才的培养培训也较为稀缺。惠世医院（现福建医科大学附属第二医院）附设惠世护士学校应运而生，它便是泉州医学高等专科学校的前身，也是泉州历史上第一所中等医学专科学校。岁月如歌，初心如磐。近90载的办学历程，学校不忘"精诚惠世"初心，牢记全心全意为人民健康服务的宗旨，以人才培养为根本，以服务社会为己任，踔厉奋发，笃行不怠，为社会培养、输送了6万多名高素质技术技能型医药卫生人才。他们扎根八闽大地，为福建医疗卫生事业和人民健康做出了巨大的贡献。

　　脚踏实地，方能行稳致远。学校自2004年升格为大专院校以来，在国家高职教育发展的快车道中抢抓机遇，砥砺奋进，实现了一次又一次的超越：2008年，参加国家教育部高职高专院校人才水平评估，成绩名列全省前茅，获优秀等级；2009年，被确定为福建省示范性高等职业院校；2010年，被确定为国家示范性（骨干）高职院校立项建设单位；2014年，顺利通过国家验收，步入全国高等职业教育先进行列；2015年，通过高等职业院校第二轮人才培养工作评估；2020年，成为福建省示范性现代高等职业院校；2021年，获批福建省高水平职业院校和专业建设计划项目A类立项建设单位；2022年，开启应用型本科医学院校新征程。

　　习近平总书记指出："人民健康是民族昌盛和国家强盛的重要标志。""培养造就大批德才兼备的高素质人才，是国家和民族长远发展大计。"在大数据、云计算、人工智能等新科学技术大规模应用的背景下，医学也正向高度信息化和智能化方向发展。医学教育需要更新价值理念，以办人民满意的医学教育为目标培养新医科人才。2020 年 9 月,国务院办公厅印发《关于加快医学教育创新发展的指导意见》,提出"把医学教育摆在关系教育和卫生健康事业优先发展的重要地位,立足基本国情,以服务需求为导向,以新医科建设为抓手,着力创新体制机制,分类培养研究型、复合型和应用型人才,全面提高人才培养质量,为推进健康中国建设、保障人民健康提供强有力的人才保障"。这一重大部署,吹响了我国新时代新医科建设的号角。

为党育人,为国育才。心怀"国之大者",必须响应时代要求和群众需求,培养国家需要的、人民喜欢的、有温度的好医生。为了更好更快地服务"健康新福建""幸福泉州"建设,学校正举全校之力升格创建泉州健康医学院,致力于培育高素质应用型医学人才,打造人才培养新高地,全方位、全周期保障人民健康。

教材是课程建设的基石,课程建设是学科培育的关键,学科培育是人才培养的基础。编写本套新医科系列教材是学校响应时代发展需要、加强学科专业建设、培养高素质应用型医学人才的重要举措。《产时超声》站在学科发展前沿,顺应近 10 年来超声影像新学科的蓬勃发展,是编者根据多年的临床实践并结合国内外最新文献编写而成;融合"大健康"理念,《体育与大健康教育》对大学生健康从思想、心理、生理、传染病预防、体育锻炼、膳食营养、生活习惯、危机处理等几个方面做了全方位的阐述;立足大数据、云计算、物联网、人工智能在医疗领域的广泛应用,《新医科视域下的医学生信息素养》重构信息素养教材知识体系,以更好地满足新时代医学生专业素养的提升;《智能医学》主要介绍智能医学的基本理念、基础知识以及在医学领域的应用,既注重基础知识的讲解,又关注智能医学前沿技术发展的新趋势;《重症康复评定》全面阐述了重症康复过程中评估的重要性和技术要点,体系完整,逻辑清晰,通俗易懂,适合作为普通高等院校多个专业的新医科特色教材;《叙事医学能力培养》以叙事医学的文本细读、反思性写作和医患沟通为编写重点,理实融通,医文结合,为医学人文的落地找到着陆点;《口腔转化医学》覆盖了口腔各个学科及其他医学基础学科,研究口腔主要疾病的发病机制,并将最新研究成果转化为临床医疗新技术和新方法;《慢重症居家管理》全面阐述了常见的居家慢重症病种、特点、管理要点以及自我管理。总体来看,本套新医科系列教材囊括了目前医疗行业的各个热门领域,既具有医学研究的学理性、科学性和前瞻性,又突出了新医科人才培养的基础性、人文性和适用性,真正做到落实"大健康"、聚焦"胜任力"、服务"全周期"。

　　潜心问道，精益求精。在学校党委的大力支持和高度重视下，学校成立了新医科系列教材编审委员会，加强领导，统一部署，各学院、各部门通力合作，众多专家教师和相关单位的工作人员全身心地投入这项工作，尤其是每部教材的编写人员，他们在日常繁忙的教学和工作之余，投入了大量的时间和精力，刻苦钻研，潜心问道，在孜孜不倦中不断自我突破，力求打造精品，不负育人使命。我们期待本套教材的发行能为学校的人才培养、内涵建设以及高质量发展夯实基础；能成为学校申办本科院校、提升办学层次的强大助推器；能助推学校成为医学教育领域的典范，为国家新医科的发展贡献自己的力量。

泉州医学高等专科学校新医科系列教材编审委员会

主任委员：李伯群　　吕国荣

副主任委员：王翠玲

2023 年 9 月 6 日

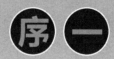

　　慢性危重症疾病主要包括慢性呼吸道疾病、慢性心血管疾病、内分泌免疫性疾病（影响到心肺功能和运动功能）、脑卒中及脑外伤后遗症等神经疾病。这些疾病通常需要长期治疗和护理，患者反复入院，对社会资源消耗大，对患者家属、医院和社会也会造成负担。

　　慢重症的特点决定了出院并不是治疗的终点。良好的居家管理主要包括疾病自我管理、技术卫教、居家指导等。其中慢重症患者及其家属对疾病的自我管理尤为重要。自我管理包括了解疾病特点、呼吸道管理、肢体运动疗法、吞咽康复训练和营养支持等实用技术。良好的居家管理计划的制订与实施可以保障患者在家里仍受到延续性的照护。"互联网＋"背景下的居家管理是未来发展的趋势。

　　传统的重症医学科以救治急性危重症患者为主，本书作者以敏锐的眼光前瞻性地注意到慢重症是重症医学发展的新方向，于2015年创建了海西呼吸治疗团队，2016年就开设了全国第一个慢重症门诊，2017年引入物理治疗师开启了重症整体康复模式，2018年面向全国招收进修学员，2019年走向国际。本书是作者在最艰苦的疫情时期编写的，经历了极大的困难和挑战。近年来，作者在慢重症的流行病学调查、出院准备管理、居家医疗、学校教育等多个方面都做出了卓越的成绩。

　　呼吸治疗师是从事呼吸治疗的专业技术人员，从事包括人工气道的建立与管理、机械通气模式与参数的调节、胸部物理治疗、家庭治疗及健康宣教等多项工作。2022年我国人力资源和社会保障部颁布的《中华人民共和国职业分类大典》首次收录了呼吸治疗师这一职业类别。经过十几年各种途径对呼吸治疗的宣传和推广,尤其是疫情之后,呼吸治疗师的作用已经被大家所认可,但是呼吸治疗的从业人员并没有得到显著增加。2023年中华医学会呼吸病学分会呼吸治疗学组启动了我国省会城市三级医院呼吸治疗师从业状况的横断面调查,结果显示呼吸治疗师人员极其稀缺。培养呼吸治疗相关的从业人员是解决慢重症管理困境至关重要的环节。

我希望《慢重症居家管理》这本新医科教材,可以作为新时代的医学生和广大临床医务人员的学习工具书,为提高慢重症患者的管理水平提供帮助,为呼吸治疗师的培养和就业提供指导。

2024 年 12 月 24 日

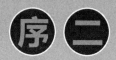

居家管理是慢性危重症患者管理的重要组成部分。由于慢重症的长期性和反复性特点，社区成为慢重症管理的重要场所，尤其是社区康复成为慢重症患者整体救治的重要内容。社区康复与过去的"医院康复"不同，更侧重于利用社区资源，为患者提供恢复期及后期的康复服务，目标是促进所有患者得到康复，更好地回归家庭和社会。社区康复需要通过患者和家属、组织及社区，以及相关的政府和非政府卫生、教育、职业、社会和其他服务机构的共同努力来实现。

社区康复服务的内容包括健康、教育、谋生、社会和赋能5个部分，每个部分又包含5个要素，如健康促进、疾病预防、医疗保健、康复治疗和辅助器具。政策方面，中国政府网发布的文件中提到，到2022年，每10万人口康复医师达到6人、康复治疗师达到10人，到2025年，每10万人口康复医师达到8人、康复治疗师达到12人，康复医疗服务能力稳步提升，服务方式更加多元化。此外，还鼓励有条件的医疗机构通过"互联网＋"、家庭病床、上门巡诊等方式将机构内康复医疗服务延伸至社区和居家。

社区康复中心是依托社区卫生服务机构打造的居民"家门口"康复服务平台，提供综合型、全方位的康复服务，实现与综合性医院康复医学科、康复专科医疗机构紧密联动。社区康复中心的建设旨在促进患者功能恢复或改善，协助患者恢复日常生活自理能力，回归家庭和社会。

慢性危重症患者的康复是一个多学科、多方面的综合治疗过程，旨在帮助患者恢复到最佳的身体、心理和社会功能状态，是传统药物治疗和手术治疗的有效补充，对构建和谐、健康的社会环境有重要意义。《慢重症居家管理》这本书用较多的篇幅介绍了慢重症患者的整体康复框架，涵盖了物理治疗、呼吸治疗、言语治疗、作业治疗、营养支持、疼痛管理、心理疏导等多项内容，对当前老年社会背景下新医科教育和培养新时代复合型实用技术人才具有重要意义。

2024 年 12 月 16 日

前言

　　随着临床各专业技术医疗救治水平的提高，越来越多的危重患者得到有效救治存活下来，但是有相当部分患者器官功能没有得到完全恢复仍然需要被长期照顾，这就是慢性重症患者，也是本教材所指的广义上的慢重症。人口老龄化也客观加剧了慢重症对社会的负担。许多慢重症患者生活在家里，由于疾病复杂、病情严重，因此很容易发生多器官多系统并发症，或者因紧急突发状况导致反复入院，甚至入住重症医学科，危及生命。可见，加强慢重症居家管理对预防疾病加重、减少患者再入院、减轻家庭和社会负担具有重要意义。

　　居家环境与医院有很大不同，很多医生缺乏居家管理患者的经验，对慢重症患者提供居家管理指导的意识相对薄弱。因此，医学生培养需要紧跟时代步伐，适应社会发展的需要和人民健康的需要。作为新医科教材，我们希望本书可以帮助医学本科生熟悉慢重症患者从医疗机构回家后可能遇到的实际困难并尽可能主动为患者和家属提供帮助，因此建议在本科教材中加入慢重症居家管理的内容，不仅可以填补国内医学教育中这方面的空白，更可以帮助缓解社会需求与医疗服务之间严重脱节的矛盾。

　　本教材共 10 章，前两章概述了慢重症和常见慢重症病种居家管理特点，之后分别从管路管理、营养与喂养、设备与器具、呼吸治疗技术、康复技术、健康教育、环境改造与消毒以及出院前准备与慢重症门诊等多个方面讲述慢重症患者居家管理的要点。本教材融汇了医疗、护理、康复和呼吸治疗多个领域的知识和技能，实用性强，编排上既充分考虑到不同患者的个体化需求，也兼顾到医疗机构在慢重症领域的管理，如出院前准备与慢重症门诊的部分在国内医疗系统中还需要大力完善和推广。本教材的参考文献包含国内外的指南、共识和代表性文章，希望学生深刻理解所学的理论性知识，并在实践中感受到慢重症患者对关爱的迫切需求。

本教材在医教协同、新医科教改的基础上,由临床经验丰富的专家共同撰写,本着不忘初心、医教兴国、质量第一、立德树人的原则,内容上紧扣教育改革新形势和新要求。由于参编作者水平和经验有限,虽经反复多次校对修改,书中仍可能存在疏漏之处,敬请相关专家学者、行业师生批评指正,提出合理完善的意见和建议。

最后,感谢曾奕明教授、吕国荣教授在本教材编写过程中给予的关心和指导,感谢福建医科大学附属第二医院、厦门大学附属翔安医院、泉州市医学高等专科学校、武汉科技大学附属武昌医院、中国医科大学附属第一医院、复旦华山福建医院、西安医学院第一附属医院的大力支持!

2025 年 1 月 1 日

第一章 | 慢重症与重症早期康复

第一节　慢重症概述

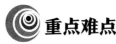 重点难点

(1)掌握狭义慢重症的定义和广义慢重症的特征。

(2)慢重症的并发症、预防和治疗。

一、背景

慢重症(chronically critical ill,CCI)的概念提出已接近 40 年。1985 年,Girard 和 Raffin 首次提出此概念时,文章即被冠以《慢重症：拯救还是任其死亡》(The chronically critical ill:to save or let die)这样耸人听闻的标题,他们关注的是那些从最初的危重期存活下来,但仍然高度依赖重症监护的患者。尽管现代重症医学的进步使更多的急性危重症患者得以存活,但有一部分患者不能完全回归社会,仍然需要医疗照护。其他临床专业技术的进步和社会人口老龄化也推动了失能和失智人口数量的增多,一些患者即使没有经过重症医学科(intensive care unit,ICU)的治疗也可以由慢性疾病进行性加重而直接进入慢性危重症状态。

慢重症是一种可以涵盖各临床病种的综合症候群,最主要的病种来源有慢性呼吸道疾病,慢性心血管疾病,内分泌免疫性疾病,影响到心肺功能和运动功能的脑卒中、脑外伤后遗症等神经重症,各种肿瘤合并营养不良等。

慢重症最主要的特点就是疾病危重性、表现多样性、治疗困难性、病程长期性、病情反复性,往往涉及多器官功能、营养、感染等许多方面。呼吸问题是慢重症患者最容易发生紧急变症的原因,所以呼吸支持是器官维护中最关键的环节。慢重症患者反复入院,疗效和预后差,占用巨大的社会保障资源,同时也给家庭、医院和社会带来巨大的负担。

居家管理是慢重症治疗的重要组成部分,可提供持续性医疗护理,使患者出院后仍能得到全面照顾,降低再住院率及急诊的就诊频率,减少往返奔波医院之苦,减轻家庭经济负担,缩短住院日,增加医院病床利用率。

二、定义

慢重症的具体定义还不是很明确,目前通用的定义是 2014 年三角研究所(Research Triangle Institute,RTI)应美国医保服务中心要求调查慢重症流行病学资料,提出慢重症为在 ICU 至少停留 8 天以上,并且至少有以下 5 项中的 1 项:气管切开/延长的机械通气;脓毒症或者其他严重的感染;创伤;多器官衰竭;脑出血、脑缺血或颅脑外伤。达到该标准后医保花费显著上升。另有学者指出,持续的炎症反应、免疫抑制、分解代谢综合征是多器官衰竭和慢重症的一种特殊的亚型。越来越多的证据表明,慢重症是一种影响多个系统和器官的综合征。

值得注意的是,目前普遍使用的慢重症定义都是建立在对 ICU 群体的调查基础上的,我们可以称之为"狭义"的慢重症。但无论是在普通病房、门诊还是社区和居家都有大量的慢性危重症患者存在,这些患者也一样具有持续性器官功能障碍、不能完全回归社会、需要医疗照护的特点,可以称为"广义"的慢重症。"广义"的慢重症界定标准以及流行病学情况亟须进一步研究。

本书所指的慢重症是"广义"的慢重症,也可以理解为慢性危重性疾病。

三、机制

在急性危重症和慢重症中,身体对压力的反应是不相同的。急性危重症的特点是在遭受严重的打击时会出现应激反应,下丘脑-垂体-肾上腺应激激素大量分泌,分解代谢会立即提供葡萄糖和氨基酸;非生命维持功能下调,如肠道灌注和生殖功能下降,炎症细胞因子诱导肝脏产生急性期反应物。慢重症的病理生理学过程非常复杂,涉及多个器官与系统,急性期典型的应激反应在慢重症中并不存在。本质上,慢重症是炎症损伤后持续的炎症状态,其特征是许多促炎细胞因子的持续升高和抗炎修复调节的失败;临床医生不恰当的处理会导致慢重症的进展和持续,如抗生素的用量不足、不恰当的呼吸机设置产生呼吸机诱导的肺损伤、液体过载、电解质管理不善、营养不良、过度镇静以及医院感染风险。

四、并发症

(一)神经肌病

神经肌病在慢重症患者中较为常见,严重肌病是在肌肉损伤的背景下,系统炎症反应、氧气输送或摄取受损、蛋白质分解代谢和修复机制受损的结果,并且肌病常因失用性萎缩、合并症和年龄而复杂化。多神经病变是系统炎症反应和氧传递、摄取受损背景下的弥漫性轴索损伤。肌病和神经病变可能共存,单纯肌病的预后相对较好。谵妄是慢重症人群中最常见的神经认知异常。有研究显示,多达70%的慢重症人群会发生谵妄,病因包括全身炎症、低血压、电解质失衡、睡眠剥夺、低氧血症和药物(特别是苯二氮䓬)等。

(二)疼痛和抑郁

慢重症患者容易出现疼痛、焦虑、抑郁等不良心理问题。持续存在的基础疾病和炎症反应、卧床制动、关节挛缩或者骨质疏松等都可以引起各种疼痛,而部分慢重症患者因为不能清楚地表达主观感受或者由于长期的疾病状态容易被家属和医护人员忽略疼痛的诉求。慢重症患者除了遭受疾病和留置管道的痛苦,还有对疾病和未来的恐慌与无力、对自己不能劳动和拖累家庭成员的内疚、对生活不能自理的自尊心受挫等主观感受。如果长时间处于这种压力环境中,除了不能正常作息,患者还可能发生神经衰弱和焦虑、抑郁等负性心理,严重影响其生活质量。

(三)感染

侵入性管路、免疫"衰竭"或"瘫痪"、营养不良、高血糖和药物(特别是不适当的抗生素)等多种因素导致慢重症患者感染的风险明显增加。耐万古霉素肠球菌、耐甲氧西林金黄色葡萄球菌和耐碳青霉烯的革兰氏阴性菌等耐药菌会导致感染治疗难度加大,预后不良。感染源识别和控制非常重要,感染源控制不良会导致持续的脓毒症、免疫"衰竭"和神经肌病的恶性循环。

(四)营养不良

疾病本身可能会影响到慢重症患者的进食,比如消化道肿瘤、肝胆和胰腺的疾病可影响患者的食欲和消化,脑卒中或者脑外伤会导致患者吞咽功能存在障碍等;持续的感染可以导致能量的过度消耗和蛋白质负平衡。能量摄入减少和消耗过多之间的不平衡会导致慢重症患者营养不良,表现为水电解质失衡、低蛋白血症、贫血、免疫抑制和骨质丢失等,而营养不良又会加重原发疾病,从而形成恶性循环。

五、预防

(一)预防感染

环境清洁和监测、隔离感染者、氯己定(洗必泰)沐浴、手卫生和其他感染控制教育、紫外线和过氧化氢蒸汽等清洁策略对感染预防都有帮助。对呼吸机相关的肺炎的处理包括床头抬高、最小化镇静、口腔护理、声门下吸痰、消化性溃疡疾病预防和深静脉血栓性静脉炎的预防;对血管导管的感染预防包括深静脉导管插入期间的全屏障预防、洗必泰沐浴、正确的导管插入位置和每日评估需要导管的时间,以及每日操作的无菌化和手卫生;对吞咽功能障碍者需要尽早开始吞咽康复治疗和进食教育,对不能自主进食的患者应选择合适的喂养方式和体位以及营养品种,减少吸入性肺炎的发生;导尿管相关的尿路感染护理措施与血管导管的感染预防相似。早期预防器官功能障碍和医院获得性感染可有效预防慢重症的发生,而适当的护理措施可以将感染风险降到最低。

(二)早期活动

长期制动会导致肌肉萎缩和关节强直,加重胃食管反流,增加得吸入性肺炎的概率,肺部受压会产生不同程度的肺不张,影响呼吸和氧合。慢重症患者应该尽量减少长期卧床和制动,减少镇痛和镇静药物的应用。对于意识障碍或者不能配合的患者可以采取被动运动,对于配合能力低下者可以采取主被动结合的运动,对于有一定能力的患者可以采取适合个体化实施的主动训练方式。慢重症患者需要加强四肢和躯干部核心肌群的主动运动或者被动运动,加强对吸气肌肉和呼气肌肉的负荷训练,加强对日常生活能力的锻炼,如穿衣、洗澡、自主吃饭和大小便等。各种呼吸训练器、弹力带、握力器、八段锦、瑜伽球、四肢联动器械训练都是非常好的选择。

六、治疗

慢重症疾病危重性、表现多样性、治疗困难性、病程长期性、病情反复性等特点注定其治疗是一个多学科交叉融合的系统性工程。现代医疗的进步和各专业专科不断细化发展在相当程度上限制了对患者整体水平的救治和康复预防措施。慢重症的治疗应该至少包括器官功能维护、呼吸治疗、营养支持、康复训练、心理支持、患者和家属教育以及应急处理等几个方面。在医疗机构内需要建立由医师、护师、呼吸治疗师、物理治疗师、临床营养师以及家属组成的跨领域救治团队,这种跨领域模式至少可以带来以下几个方面的益处:①方便不同领域人员合作和沟通,可以及早发现问题、处理隐患和提高工作效率;②技师的参与使慢重症的超早期康复成为现实,可以减少 ICU 镇痛和镇静药物的使用以及 ICU 谵妄的发生,减少呼吸机的使用时间、ICU 停留时间和住院时间,有助于预后改善;③多领域人员的分工合作使得整个治疗流程更加连续顺畅,从 ICU 到普通病房,再到门诊和居家指导的垂直管理成为可能,这对稳定缓解期病情、减少疾病复发、加重的风险具有重大帮助;④各领域人员长时间耳濡目染互相学习,有助于培养和储备具有整体救治观念的复合型人才,有利于各单位在临床实践中快速培养呼吸治疗师和重症康复师等急需的特色人才。

(一)器官功能维护

器官功能维护的工作主要由医生和护理团队完成。慢重症器官功能维护不同于危重患者急性期,监测和治疗的方式方法更趋于缓和。医生制订和调整整体方案并监督指导方案的执行,护理人员在体位管理、皮肤护理、下肢深静脉血栓的防治、患者心理辅导、液体监测和各器官功能维护方面发挥重要作用。

（二）呼吸治疗

呼吸治疗（respiratory care, RC）是在医师的指导协作下，对心肺功能不全或异常患者给予疾病预防、评价、诊断、治疗、管理、控制和照顾的新兴学科。呼吸治疗师是从事呼吸治疗的专业技术人员。在慢重症的管理中，呼吸治疗师在人工气道的建立与维护、机械通气模式与参数的调节、胸部物理治疗、肺功能检测、家庭氧气治疗及健康宣教等多个方面发挥重要作用。呼吸道安全管理是慢重症最重要的保障。有研究表明，超过三分之二的慢重症患者在治疗慢性危重症期间出现了主要并发症，其中一半患者依赖呼吸机。呼吸治疗的重要目标是尽快摆脱呼吸机，减少长期带机的并发症，早日回归社会，提高生活品质。呼吸治疗既可以在病房实施，也可以在门诊实现，呼吸治疗门诊工作可以使许多呼吸相关慢性疾病的患者获益。以慢性阻塞性肺疾病为例，呼吸治疗门诊可以改善患者的运动耐受性、呼吸困难程度、健康状况以及焦虑和抑郁的症状；因急性加重而住院的患者若在出院后 4 周内开始进行肺康复，可以使 3 个月内再次因急性恶化而入院的概率从 33％降至 7％。2019 年，有研究指出，呼吸治疗门诊大约可以减少每人每年约 344 美元的医疗支出。

（三）营养支持

尽管慢重症的代谢显然不同于急性危重患者，但是目前没有单独针对慢重症的营养供给剂量给出指南性意见。慢重症患者因疾病种类、严重程度、合并症或其他个体差异需要实施个体化评估和营养治疗。营养途径的选择优先选择肠内营养，经口进食的患者必须评估患者的意识状态和吞咽功能。对于存在吞咽功能障碍者需要进行严重程度的评估并予以相应的吞咽康复治疗，也要对患者和家属进行吸入性肺炎预防的健康教育和紧急窒息的急救教育。对于意识障碍的患者应该使用空肠喂养方案以减少反流和吸入的概率。对于长期鼻胃管或鼻空肠管喂养的患者需要动员做胃造瘘或者空肠造瘘。所有的管饲喂养的患者都需要保持管路通畅和在位，同时做好患者体位管理以及营养液的品种、剂量、温度、速率的管理，减少并发症。慢重症的肠外营养风险更高，尤其是在医疗机构之外的慢性危重患者，无论是静脉营养管路的护理还是营养供给的质量与安全都存在很大的隐患。

（四）康复训练

由于涉及多器官和多系统病变，对于慢重症患者，应该给予全面评估基础上的整体康复治疗。重症康复的有效性已经在多学科领域被证实，依赖于良好评估基础上的安全性也是有保障的。重症康复评估包括对康复技术适应证和禁忌证的评估、训练过程中安全性监测和评估、康复训练有效性的评估等。评估的内容需要包含全面了解病史和疾病状态，完整的体格检查、实验室检查和影像学检查资料，重要器官的功能状态，特别是心肺功能和意识状态的评估，疾病严重程度、吞咽功能障碍和营养状态评估，日常生活能力、神经精神和心理状态以及患者和家属配合程度评估等。整体康复训练处方是基于对慢重症患者进行全面评估后制订的个体化方案,包含呼吸治疗、物理治疗、言语吞咽治疗、作业治疗、营养治疗和心理治疗等多个方面。居家慢重症患者应该在门诊或者社区得到定期的关怀和指导,保障康复治疗的规范性和持续性,对患者和家属进行教育和引导也非常重要。

(五)姑息治疗

姑息治疗是慢性危重症患者综合治疗的重要组成部分。姑息治疗顾问越来越多地可以帮助应对医患沟通挑战,为患者和家属提供治愈或延长寿命之外的其他支持,优化症状的控制和制订过渡计划。姑息治疗虽然无法针对病因进行治疗,但可以缓解患者躯体和精神心理的痛苦,有益于病情的好转。姑息治疗的实施包括以下内容:①系统评估患者症状;②应用阿片类药物等缓解躯体、精神心理症状;③了解患者及家属治疗目标并告知预后和花费;④充分交流并为患者及家属提供社会心理学支持。慢重症的姑息治疗并非孤立的排他疗法,而是一种综合重症监护与社会心理支持治疗于一体的疗法,这需要临床医生与心理医生、社会工作者、家属的密切配合。

七、未来与展望

现代医学的发展和人口老龄化进程的加速,使得慢重症群体逐年扩大成为必然的趋势,更加广义的包括但不限于ICU慢重症的概念值得深入研究。发展社区康复,培养重症康复技师和呼吸治疗师,培养具有学科交叉知识的复合型人才,提高公众对慢重症的关注度并提供早期预防和康复,对改善慢重症患者和家属的生活质量以及减轻社会负担和降低医疗成本具有重要意义。

【参考文献】

[1]MIRA J C,GENTILE L F,MATHIAS B J,et al.Sepsis pathophysiology,chronic critical illness, and persistent inflammation-immunosuppression and catabolism syndrome[J].Critical Care Medicine, 2017,45(2):253-262.

[2]杨娜,李维勤.慢重症新诊断标准及治疗进展[J].中华危重症医学杂志,2016,9(3):197-200.

[3]CAMHI S L,MERCADO A F,MORRISON S,et al.Deciding in the dark:advance directives and continuation of treatment in chronic critical illness[J].Critical Care Medicine,2009,37(3):919-925.

[4] Global Initiative for Chronic Obstructive Lung Disease (GOLD). Global strategy for the diagnosis,management,and prevention of chronic obstructive pulmonary disease[Z].2022.

[5]PUHAN M A,GIMENO-SANTOS E,CATES C J,et al. Outpatient pulmonary rehabilitation following acute exacerbations of COPD[J].Thorax,2010,65(5):423-428.

[6]CRISTOFORO I,LORENZO P,ANTONELLO C,et al.What still prevents to acknowledge a major role for pulmonary rehabilitation in COPD treatment? [J].Acta Bio-medica:Atenei Parmensis,

2019,90(3):218-224.

[7]陈良辉,郑超敏,洪晓琼,等.重症医学科内部跨领域团队对慢重症患者整体救治新模式探讨——附1例AECOPD患者的临床资料分析[J].中华危重病急救医学杂志,2022,34(9):976-979.

[8]刘玉琪,代冰,段均,等.呼吸治疗门诊建设专家建议[J].中国实用内科杂志,2022,42(12):995-998.

[9]林荣华,王燕婷,尤德源,等.关于慢性危重症及其管理的几点思考[J].中国实用内科杂志,2024,46(6):461-465.

[10]福建省海峡医药卫生交流学会呼吸治疗专业委员会,泉州市呼吸治疗学会,《广泛慢性危重症患者出院管理临床实践专家共识》编写组.广泛慢性危重症患者出院管理临床实践专家共识(2024版)[J].中国实用内科杂志,2024,46(9):705-729.

（刘玉琪 文,吴秀文 一校,张翠翠 二校）

第二节　重症早期康复

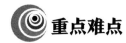 **重点难点**

（1）重症早期康复的概念。

（2）重症早期康复的适应证与禁忌证。

一、背景

20世纪70年代以来,越来越多的研究表明急救医学、神经病学或神经外科干预措施应与康复医学联系起来,对脑损伤者尽早地进行康复治疗对患者的预后是非常有益的。在疾病进展的初期进行康复治疗可以改善脑损伤者的认知、知觉和运动恢复情况,缩短住院时长。长期以来,ICU的患者综合康复一直被忽略,所以相当多的重症患者由于错过最佳的功能恢复期,在生命体征稳定后出现严重后遗症。新医疗模式下的时代需求已转变为在挽救生命的同时兼顾改善患者器官功能和提高预后质量,重症早期康复应运而生,而重症医学的发展也为重症早期康复的安全性提供了保障。

二、定义

重症包括急重症和慢重症两个亚型,包括因各种原因导致长期气管切开状态或存在一个或多个器官功能障碍危及生命的情况。康复是指通过系统化的评估、干预和训练,恢复和提升患者的身体功能与神经精神心理状态,提高患者生活质量。

重症康复应该涵盖早期、全面和长程3个关键环节进行综合评估和管理,本节主要讲述重症早期康复。ICU内重症患者启动早期康复的时机标准没有统一规定,一般在患者入ICU 24小时后即可开始,目前认为若患者生命体征相对稳定且经多学科团队评估后应尽早开始启动。

三、目标

重症早期康复以防治并发症,预防功能障碍和功能退化,改善功能性活动能力和生活质量,同时缩短机械通气时间、ICU住院时间和总住院时间,降低医疗支出为目标。

四、方法

重症康复的流程是一个基于康复循环的系统性工程,其范围涵盖评估、确定问题、设立目标、制订方案(综合考虑适应证、禁忌证、注意事项及对治疗技术的改良)、方案落实,整个过程持续到患者社会角色再塑造。与常规康复不同的是,重症康复的评估要求实时开展,反复核对,密切关注疾病变化,更为重要的是要求根据患者功能水平变化,及时更新目标、调整治疗方案。

重症早期康复还需要多学科团队的协作进行综合评估与治疗。美国重症监护学会制定了集束化管理策略,称作ABCDEF策略。该策略共分为6个步骤:①评估、预防和管理疼痛(assess,prevent,and manage pain);②自主唤醒和自主呼吸测试(both spontaneous awakening trials and spontaneous breathing trials);③镇静、镇痛(choice of analgesia and sedation);④谵妄评估、预防和管理(assess,prevent,and manage delirium);⑤早期移动和锻炼(early mobility);⑥家属参与和团队赋能(family engagement and empowerment),参与重症康复的团队成员包括重症医生、康复医生、ICU护士、康复治疗师(物理治疗师、作业治疗师、言语治疗师、假肢矫形师)、呼吸治疗师、营养师以及心理治疗师等。

重症早期康复的评估内容通常包括病史和体格检查、临床检验、影像检查、器官功能状况、疾病严重程度、营养状态、物理功能和生活能力、吞咽功能障碍、言语障碍、精神神经和心理状态等。康复治疗方法则包括物理治疗、作业治疗、言语吞咽治疗和呼吸治疗、心理支持等。治疗的具体内容包括但不局限于体位摆放、主/被动关节活动度训练、肌力和肌张力、早期活动、呼吸管理、日常活动能力训练(穿衣、进食、个人卫生等)、吞咽训练、言语训练等。重症患者尤其是综合ICU内的危重患者由于病情重,身上的医疗管路多且复杂,监护设备和治疗设备专业性强等诸多因素,早期实施康复的风险高、难度大,必须由有经验的专业人员细致评估生命体征和器官功能,密切监护患者的反应状态才能够安全实施。

重症早期康复模式目前主要包括3种:第一种是ICU内的床旁康复,由康复团队到ICU开展床旁康复,包括以会诊形式的"应召式"服务和相对稳定人员的"驻扎式"服务,从人员稳定性和康复效果及人力成本等多个方面比较都以"驻扎式"服务为首选。第二种是有条件的 ICU 有自己的康复技师和呼吸治疗师,在科室内部组成稳定的跨专业合作团队,这种模式有利于相对固定的各领域人员间彼此合作和沟通,及时发现问题、处理隐患,提高工作效率;各种技师在 ICU 的环境中迅速提升了危重患者的评估处置能力,有利于重症患者早期康复的安全性保障;重症患者相当于每日得到多次多学科会诊,提高了治疗效果,而且整个治疗流程更加连续顺畅;各领域人员长时间耳濡目染互相学习,有助于培养和储备具有危重症患者整体救治观念的综合型人才。第三种是重症康复病房,患者于康复科 ICU 中接受密切的医疗监测和护理,同时接受早期积极的康复训练。这种模式对康复科的医疗品质要求较高,通常是亚重症患者更加合适。

重症康复的患者从不同的 ICU 转出后的去向包括相关临床科室、康复科、康复专科医院、基层医院和社区卫生中心以及医养机构等,部分患者也可以选择居家医疗,条件允许的家庭可以选择居家环境改造、居家监护室建设和居家远程医疗。

五、适应证

患者进入 ICU 24 小时后即应开始康复评估和康复治疗,评估内容应包括呼吸、循环等重要生命体征以及运动系统和神经系统情况等参数,以判断患者是否存在早期康复治疗的风险。有研究认为患者符合下述情况即可考虑开展早期康复:①对刺激保持反应;②吸入氧浓度≤60%,呼气末正压≤10 cmH$_2$O 和/或患者准备撤机;③无直立性低血压或无须泵入血管活性药物,但这些指标并不是绝对的。在 ICU 密切监测条件下,如果患者生命体征相对稳定(如未使用血管活性药或血管活性药已经减量到中小剂量、使用呼吸机情况下患者呼吸和氧合状态良好、心率可以接受)条件下即可以开展主被动结合的呼吸康复、物理治疗等早期康复训练。

六、禁忌证

有研究认为患者处于血流动力学不稳定(收缩压>200 mmHg 或<80 mmHg,心率<40 次/分钟或>130 次/分钟)、心律失常、心肌梗死、呼吸不稳定(血氧饱和度<88%)的情况下不宜进行康复治疗。另外,如患者有活动性出血,使用主动脉内球囊反搏,急性颅内或蛛网膜下腔出血,颅内损伤,不稳定的颈椎骨折和脊髓损伤,神经功能恶化,需颅内压监测及脑室引流;患者感到费力,出现胸痛、眩晕、呕吐或其他明显不适时也不适合康复治疗。

七、问题与挑战

(一)加强对重症康复专业人才的培养

在 ICU 中开展康复治疗需要依赖于除 ICU 原有医生和护士外的康复治疗师的数量、治疗水平和经验,但有重症救治经验的呼吸治疗师、物理治疗师人才的缺乏是重症康复面临的最主要问题。有报道患者在 ICU 治疗过程中,因为康复治疗师的数量不能满足临床重症康复的需求,有 56%(25%~68%)的患者未能接受康复治疗。呼吸治疗师和物理治疗师是重症早期康复团队重要的组成部分,他们可以在工作中发现和评估患者的循环、营养、心理等多个方面的需求状况,是整体救治的重要环节,也可以为患者和家属提供良好的心理关怀。

国内呼吸治疗师人才极度匮乏,需要加速培养。在呼吸治疗学校教育还没有得到广泛开展的情况下,将助理医师和护理人员进行转岗培训是重要的补充。国家层面急需对呼吸治疗师和从事重症康复的物理治疗师、作业治疗师、言语治疗师予以管理上的推动。

(二)推进 ICU 内跨领域团队合作新模式

现代医疗进步和各专业专科不断细化发展在相当程度上限制了对患者整体水平的救治,尤其是对病情复杂的危重症患者,遇到跨专业问题通常以会诊的方式解决。传统的请康复科会诊的模式往往因会诊科室人员紧缺、工作时间不完全一致、不同的科室不方便直接沟通交流以及会诊人员对病情变化缺乏动态了解等多种原因导致实际执行效果并不理想;患者所在科室启动一次会诊需要做资料准备、病情报告、分析讨论以及会诊记录,而来会诊的人员也需要花费较多的时间和精力来了解和评估患者的动态情况,双方的工作效率和工作积极性都受到影响。ICU 培养自己的呼吸治疗师和物理治疗师,形成科室内跨专业团队,有利于重症早期康复的安全有效实施,这种模式值得推广。

(三)提高 ICU 医生对重症早期康复的认知和重视

在现有的医疗模式下,危重患者的救治是由医生主导的,但普遍的情况是医生重视药物治疗而忽视早期康复和预防治疗。因此,非常有必要广泛开展多学科跨专业的学术交流,让 ICU 医生了解并掌握重症早期康复的理念和技术,在传统医疗中融入重症康复的学科知识。

近年来,随着重症康复亚专业的迅速发展,在 ICU 开展重症康复的重要性已经逐渐得到认可,越来越多的危重症患者可在疾病早期接受康复干预,但具体临床应用还需不断实践。期待更多的重症患者可以在疾病早期得到个体化的康复服务,促进功能水平的康复,及早重返家庭和社会。

【参考文献】

[1]MAZAUX J M,DE SÈZE M,JOSEPH P A,et al.Early rehabilitation after severe brain injury:a French perspective[J].Journal of Rehabilitation Medicine,2001,33:99-109.

[2]COPE D N,HALL K.Head injury rehabilitation:benefit of early intervention[J].Archives of Physical Medicine and Rehabilitation,1982,63:433-437.

[3]万春晓,董雪.脑卒中重症康复的历史、现状和未来[J].实用老年医学,2017,31:715-717.

［4］WARD A B,GUTENBRUNNER C,DAMJAN H,et al.European Union of Medical Specialists (UEMS) section of Physical & Rehabilitation Medicine：a position paper on physical and rehabilitation medicine in acute settings［J］.Journal of Rehabilitation Medicine,2010,42：417-424.

［5］MENDEZ-TELLEZ P A,NUSR R,FELDMAN D,et al.Early physical rehabilitation in the ICU：a review for the neurohospitalist［J］.Neurohospitalist,2012,2：96-105.

［6］SCHWEICKERT W D,POHLMAN M C,POHLMAN A S,et al.Early physical and occupational therapy in mechanically ventilated,critically ill patients：a randomised controlled trial［J］.The Lancet,2009,373：1874-1882.

［7］LI Z Q,PENG X X,ZHU B,et al.Active mobilization for mechanically ventilated patients：a systematic review［J］.Archives of Physical Medicine and Rehabilitation,2013,94：551-561.

［8］BOLTON C F.The discovery of critical illness polyneuropathy：a memoir［J］.The Canadian Journal of Neurological Sciences,2010,37：431-438.

［9］CORCORAN J R,HERBSMAN J M,BUSHNIK T,et al.Early rehabilitation in the medical and surgical intensive care units for patients with and without mechanical ventilation：an interprofessional performance improvement project［J］.PM&R,2017,9：113-119.

［10］BAILEY P,THOMSEN G,SPUHLER V J,et al.Early activity is feasible and safe in respiratory failure patients［J］.Critical Care Medicine,2007,35：139-145.

［11］BERNEY S,HAINES K,SKINNER E H,et al.Safety and feasibility of an exercise prescription approach to rehabilitation across the continuum of care for survivors of critical illness［J］.Physical Therapy,2012,92：1524-1535.

［12］BOURDIN G,BARTBIER J,BURLE J F,et al.The feasibility of early physical activity in intensive care unit patients：a prospective observational one-center study［J］.Respiratory Care,2010,55：400-407.

［13］ADLER J,MALONE D.Early mobilization in the intensive care unit：a systematic review［J］.Cardiopulmonary Physical Therapy,2012,23：5-13.

［14］YOSEF-BRAUNER O,ADI N,BEN SHAHAR T,et al.Effect of physical therapy on muscle strength,respiratory muscles and functional parameters in patients with intensive care unit-acquired weakness［J］.Clinical Respiratory Journal,2015,9：1-6.

［15］MORRIS P E,GOAD A,THOMPSON C,et al.Early intensive care unit mobility therapy in the treatment of acute respiratory failure［J］.Critical Care Medicine,2008,36：2238-2243.

［16］ZANNI J M,KORUPOLU R,FAN E,et al.Rehabilitation therapy and outcomes in acute respiratory failure：an observational pilot project［J］.Journal of Critical Care,2010,25：254-262.

［17］万春晓,董雪.脑卒中重症康复的历史、现状和未来［J］.实用老年医学,2017,31(8)：715-717.

［18］余佳丹,喻鹏铭,魏清川,等.重症康复研究进展［J］.华西医学,2018,33(10)：1207-1212.

［19］陈良辉,郑超敏,洪晓琼,等.重症医学科内部跨领域团队对慢重症患者整体救治新模式探讨——附 1 例 AECOPD 患者的临床资料分析［J］.中华危重病急救医学杂志,2022,34(9)：976-979.

［20］郑雨馨,郑雪兰,锁叶,等.中国 12 省份重症医学科慢性危重症诊疗现状的调查报告［J］.中国使用内科杂志,2024,46(9)：745-751.

［21］徐燕,陈德昌.危重患者早期康复的时机与实施进展［J］.中华危重病急救医学,2024,36(9)：992-996.

（刘玉琪 文,陈祥荣 一校,张翠翠 二校）

第二章 | 常见慢重症病种居家管理特点

第一节 慢性呼吸系统疾病

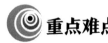重点难点

(1)慢性呼吸系统疾病的定义及分类。

(2)慢性呼吸系统疾病居家管理的特点。

呼吸系统疾病是我国第一大系统性疾病,若未及时诊疗,迁延不愈,容易转为慢性。慢性呼吸系统疾病(chronic respiratory diseases,CRD)是一类严重影响居民身心健康的非传染性疾病,是世界卫生组织(World Health Organization,WHO)定义的"四大慢病"之一。

CRD往往因反复发作,不断加重,容易发展为慢重症。呼吸系统慢重症患者的自我管理影响其生存率及生存质量,因此十分重要。我国正在逐步探索符合国情的呼吸慢病分级诊疗模式,如"医院—社区—家庭"三元联动诊疗、医联体团队协作等模式。本章将列举讲述几种常见的呼吸系统慢病,并归纳其居家管理特点。

一、常见呼吸系统慢重症

容易演变为慢重症的呼吸系统疾病包括慢性阻塞性肺疾病(chronic obstructive pulmonary disease,COPD)、慢性呼吸系统感染(如肺结核、支气管扩张等)、间质性肺疾病,以及各种病因导致的慢性呼吸衰竭。

二、病因

烟草暴露、过多接触职业粉尘和化学物质以及大气污染是呼吸系统疾病常见的共同危险因素。间质性肺疾病包括200多种急性和慢性肺部疾病,其中大多数疾病的病因还不明确。慢性呼吸系统感染多由反复感染、肺部结构破坏所致。部分呼吸系统疾病与宿主因素相关。

三、临床表现

起病初期,症状多不明显;随着病情的演变,临床表现进行性加重。常见症状包括慢性咳嗽、咳痰、胸闷、呼吸困难等,部分患者会有焦虑或抑郁症状,进入疾病终末期可能出现恶病质。各疾病的体征有所不同,肺底爆裂音(Velcro 啰音)是间质性肺疾病的常见体征。

四、治疗

急性加重期应及时就医,稳定期则以定期门诊随访、居家治疗为主。因此,居家管理对于各种呼吸慢重症患者尤为重要。常见的居家治疗措施包括健康教育、应用支气管扩张剂、吸入或口服糖皮质激素、应用祛痰药、长期家庭氧疗康复等。

五、呼吸系统慢重症的居家管理特点

呼吸系统慢重症患者的自我管理影响其生存率及生存质量,因此十分重要。其居家诊疗措施有药物治疗和非药物治疗两方面,药物治疗包括遵医嘱应用化痰、止咳、平喘药物及支气管扩张剂;非药物治疗则是更为重要的、患者可自行管理的诊疗措施,包括对疾病的认识、营养支持、对危险因素的干预、排痰、氧疗、心理干预和肺康复等。此外,患者还需要学习如何识别疾病的加重,及时判断就医的时机。因此,在居家管理过程中,应注意如下几点。

(一)健康宣教

健康宣教是防治慢性疾病急性加重的第一步。呼吸系统疾病种类繁多,对慢重症患者的健康宣教,可从以下内容切入:①介绍疾病的定义、危害;②介绍疾病的危险因素,知晓如何预防疾病、防止疾病加重;③介绍治疗疾病的目标、意义、好处,提高患者诊疗的依从性;④简要识别疾病的稳定期和急性加重期;⑤介绍疾病居家管理的要点,包括药物和非药物,尤其是氧疗、肺康复等。

(二)危险因素干预

烟草暴露、空气污染等因素是 COPD、肺癌等呼吸系统疾病常见的共同危险因素。戒烟是患者居家自我监测的重要内容,这种监测需要患者本人和家属的共同参与。戒烟可延缓患者肺功能的下降速率,改善相关症状,降低疾病急性加重风险。烟草依赖本身也是一种慢性疾病,戒烟的核心是认识烟草依赖,包括心理依赖和躯体依赖两部分。戒烟的起始,应该了解患者的戒烟动机。若患者有意戒烟,则可以通过戒烟热线、戒烟门诊等渠道为患者提供戒烟咨询;若患者动机不足,则可以通过相关方法增强患者动机。戒烟的全过程建议有家属共同参与,尤其是居家自我管理期间,家人的参与能提高戒烟的成功率。

(三)营养支持

呼吸系统慢重症患者多存在不同程度的营养不良,例如30%~60%的COPD住院患者存在疾病相关营养不良,而营养不良则可能进一步加重疾病本身。

恶病质是COPD患者死亡的一项独立预测指标,COPD患者的恶病质发生率约为5%。呼吸系统疾病终末期患者的肌萎缩可能由多种因素引起,包括衰老、营养不良、失健、全身性炎症,有时候还包括药物治疗(如长期口服糖皮质激素)。心肺储备减少限制了晚期肺病患者的体力活动,从而导致失健。体重减轻及肌萎缩与COPD患者的运动耐量差、并发症及死亡之间存在关联,因此应采取干预措施来改善患者营养状况。

合理的营养支持可以改善慢重症患者的疾病状态,如COPD患者的营养支持可轻度改善一些重要评估指标,如吸气肌和呼气肌肌力、6分钟步行试验、握力和体重、生存质量,但不能改善死亡率、肺功能结果或动脉血气。营养支持方案的制订需要临床专科医师、营养师的参与,由患者和家属执行。

(四)重视心理干预

呼吸系统慢重症患者病程长,活动能力差,多合并抑郁情绪、焦虑等障碍,严重影响患者病情转归及生存质量。重度COPD是发生焦虑和抑郁的一个危险因素,而焦虑和抑郁可能导致患者乏力和不愿活动,包括不愿意参加肺康复治疗从而加重肌萎缩,造成严重的恶性循环。

(五)吸入治疗

吸入药物治疗是呼吸系统疾病患者的重要治疗方式,居家患者可采用便携式吸入器和雾化器进行吸入治疗。吸入器可纳入的吸入性药物包括β受体激动剂、抗胆碱能药、糖皮质激素。吸入器主要有3种类型:压力定量吸入器、干粉吸入器和软雾吸入器。正确使用吸入器是治疗的关键环节,主管医生在开出首次处方药物后,通过口述、模型演示、视频等培训患者使用吸入器,一般家属需同时学习,并在复诊的时候,将吸入器带到门诊演示,以进一步评估患者是否正确使用。除此之外,影响吸入药物使用效果的其他因素包括药物在上呼吸道沉积、手口协调性等。雾化器装置有喷射雾化器(又称气动雾化器)、超声雾化器、筛孔雾化器3种常见类型,技术性因素和患者相关因素均可影响雾化器的性能。因此,患者本人及家属均需学习吸入器、雾化器装置的使用及维护,并定期向主管医生反馈。

(六)排痰

分泌物增多且难以排出是慢性呼吸系统疾病患者的常见症状。在COPD患者中,气道黏液高分泌可增加死亡率、加速第一秒用力呼气容积的降低并增加住院风险。慢重症患者居家管理,需加强排痰治疗,包括药物、物理治疗等。促黏液活性药物能够改变黏液产生、分泌、性质和组成。促黏液活性药物包括除痰剂(诱发咳嗽或增加分泌物的量)、黏液溶解药(降低黏液的黏度)、黏液动力药(增加黏液的流动性和可移动性)和黏液调节药(控制高分泌过程)。胸部理疗促排痰设备,如口腔振荡设备、高频胸壁振荡设备、外部拍击背心等。上述排痰措施需要在医生指导下完成。

(七)氧疗

慢性缺氧,甚至呼吸衰竭是呼吸系统慢重症的常见表现,而缺氧会对机体造成不同程度的危害,进一步加重原发病。常用的居家氧疗方式包括经鼻低流量氧疗、储氧面罩氧疗、经鼻高流量氧疗。此外,另需配备氧气罐或者制氧机。家庭氧疗的适应证因疾病的严重程度而异。例如,根据我国医学教材、COPD 相关诊疗指南以及 COPD 全球倡议,COPD 稳定期患者符合以下任何一项即可进行长期家庭氧疗:①动脉血氧分压(PaO_2)≤55 mmHg 或动脉血氧饱和度(SaO_2)≤88%,无论有或无高碳酸血症;②PaO_2 为 55~60 mmHg 或 SaO_2<89%,并有肺动脉高压、右心衰竭或红细胞增多症(血细胞比容>0.55)。与低氧状态相比,过度给氧可能会带来更严重的危害。因此,吸氧时长和吸氧浓度必须引起重视,需要由医师评估并执行。同时应注意装置的消毒、气体的湿化、患者的鼻腔护理、用氧的安全。

(八)急性加重的识别

及时识别病情加重,及早就医对于呼吸系统慢重症患者十分重要。若原有呼吸系统症状加重,或者现有治疗方案无法控制病情,则可能存在病情急性加重,患者需及时到医院就诊。

(九)疫苗

感染是呼吸慢重症急性加重的常见原因,慢重症患者基础肺结构及肺功能差,感染往往就像导火索,引发一系列炎症反应。对于 COPD 患者,建议患者应每年接种流感疫苗。流感疫苗接种可减少 COPD 发作和因流感相关住院,流感疫苗接种本身不会增加接种后数日急性发作的风险。接种肺炎球菌疫苗适用于有肺炎球菌疾病危险因素或会在患病后出现严重不良结局的成人,也是全球婴儿和儿童需要接种的常规疫苗之一。

(十)肺康复

肺康复是大多数呼吸系统慢重症患者住院或居家治疗期间需要接受的治疗内容之一。肺康复可改善 CRD 患者的症状、生存质量、肺功能及医疗资源使用情况,还可能延长生存期。肺康复包括运动训练、促进健康行为和心理支持。促进健康行为如戒烟、规律锻炼、健康营养、合理用药、治疗依从性以及疾病自我管理;心理支持治疗则可以是改善自我效能及提供慢性疾病应对策略。肺康复需要患者及家属的共同参与,将在相应章节进行介绍。

综上,CRD 容易演变为慢重症,居家治疗是呼吸系统慢重症稳定期治疗的重要内容,慢重症患者的居家管理需要医方、患者、家属的共同参与。

【参考文献】

[1]LONG Z,LIU W,QI J L,et al.Mortality trend of chronic respiratory diseases in China,1990 -2019[J].Chinese Journal of Epidemiology,2022,53(2):14-21.

[2]田家利,张素,王雯.慢性呼吸系统疾病管理模式的发展现状和展望[J].中华现代护理杂志,2019,25(14):1717-1720.

[3]钟南山,刘又宁.呼吸病学[M].北京:人民卫生出版社,2012:370-923.

[4]蔡柏蔷,李龙芸.协和呼吸病学[M].北京:中国协和医科大学出版社,2011:1076-1114.

[5]World Health Organization.WHO report on the global tobacco epidemic 2019:offer help to quit tobacco use[R].Geneva:World Health Organization,2019.

[6]NAN Y,DI X B,ZENG X Y,et al. Quit intention and smoking cessation behavior of current smokers aged 15 years and above in China,2018[J].Chinese Journal of Epidemiology,2022,43(6):818-823.

[7]任姗姗,李冠臻,孙建琴,等.老年慢阻肺急性加重期营养状况及急性加重危险因素分析[J].中华健康管理学杂志,2022(4):236-240.

[8]中国老年医学会呼吸病学分会,中国康复医疗机构联盟呼吸康复专业委员会.吸入疗法在呼吸康复中应用的中国专家共识[J].中华结核和呼吸杂志,2022,45(8):753-761.

[9]成人慢性肺部疾病家庭氧疗上海专家共识[J].上海医学,2021,11:789-794.

[10]吴奕星,张静.肺炎球菌疫苗对慢性阻塞性肺疾病的作用及其接种策略进展[J].中华结核和呼吸杂志,2022(4):404-409.

（吴炜景 文,马丽 一校,张翠翠 二校）

第二节 慢性心功能不全

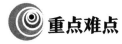 **重点难点**

(1)心功能不全的定义及分类。

(2)慢性心功能不全居家防治的策略及管理。

一、定义

心功能不全(cardiac dysfunction,CD)或称为心功能障碍,从理论上把伴有临床症状的心功能不全称为心力衰竭(heart failure,HF)。CD是一个更为广泛的概念。HF是指由于任何损害心室舒张充盈(舒张性HF)和(或)收缩(收缩性HF),影响心脏结构和(或)功能改变而引起的一组复杂的临床综合征,是一种复杂的临床综合症候群。心力衰竭时心肌功能紊乱,常伴有心室肥厚、扩张、心室重塑等症状,以及神经内分泌系统的激活。慢性心功能不全泛指慢性心力衰竭,是一种多样化的症候群,临床表现形式多样,呈多向发展。

二、分类

(一)左心衰竭、右心衰竭和全心衰竭

成人心力衰竭患者多以左心室异常为基本病因,因为左心室代偿功能不全,主要表现为肺循环瘀血。但是,其临床表现可能是多种多样的。左心室功能不全的临床表现与充盈压(舒张期)增高有关,继而后向传导影响左心房和肺静脉,或者引起心排出量不足。临床表现为呼吸困难,严重者可发生肺水肿症状。当左心功能不全,心排出量不足以维持外周脏器功能需要时,会表现为活动后乏力、肾功能下降、少尿、精神欠佳等。右心衰竭是由长期右心室压力负荷过大(如肺源性心脏病或肺血管性疾病所致的肺动脉高压),以及右心室或其瓣膜内部功能不全所引起的。单纯的右心衰竭主要见于肺源性心脏病及某些先天性心脏病,以体循环瘀血为主要表现。然而,右心室压力负荷过重的最常见原因是左心功能不全导致的肺动脉高压。左心衰竭后肺动脉压力增高,右心负荷加重,出现右心衰竭,即为全心衰竭。右心衰竭的主要表现与右心房及静脉循环系统的压力长期增高有关,临床表现为颈静脉怒张、外周水肿、腹水、肝区和胃肠道瘀血,以及各种胃肠道不适。水肿一般在身体最低部位最早表现出来。心肌炎、心肌病患者若左、右心功能同时受损,则可出现左、右心同时心力衰竭,临床表现为全心衰竭。

(二)急性和慢性心力衰竭

心力衰竭根据发生的时间、速度、严重程度可分为急性心力衰竭和慢性心力衰竭。

急性的心肌损害、心律失常或突然加重的心脏负荷,导致心功能不全或处于代偿期的心脏在短时间内发生失代偿或慢性心力衰竭急剧恶化。临床上以急性左心力衰竭最多见,表现为急性肺水肿或心源性休克。

慢性心力衰竭有一个缓慢的发展过程,一般均有代偿性心脏扩大和(或)肥厚及其他代偿机制的参与。

(三)射血分数降低心力衰竭和射血分数保留心力衰竭

关于心力衰竭的描述,主要是根据左室射血分数(left ventricular ejection fraction,LVEF)来进行的。LVEF＜40％者称为射血分数降低心力衰竭(heart failure with reduced ejection fraction,HFrEF),即传统观念中所述的收缩性心力衰竭。LVEF≥50％

者称为射血分数保留心力衰竭(heart failure with preserved ejection fraction,HFpEF),常有充盈压升高,如左室肥厚或左室增大、舒张功能受损等表现,以前称之为舒张性心力衰竭。大部分的 HFrEF 患者同时有舒张功能不全的情况,而 HFpEF 患者同时也可能有很轻微的收缩功能异常。LVEF 在 40%～49%者称为中间范围射血分数心力衰竭(heart failure with mid-range ejection fraction,HFmrEF),这类患者通常以轻度收缩功能障碍为主,同时伴有舒张功能不全的特征。

三、流行病学

心力衰竭的发病率和患病率均呈现逐年上升的趋势,且发病率和患病率也随年龄增长而大幅上升,如今已成为一种重要的负担,造成住院率和死亡率的上升。近年来心力衰竭的治疗已经有了很大的进步,经过合理的治疗,心力衰竭患者的症状可以显著改善,病情也可以暂时稳定下来。在发达国家,数十年间心力衰竭的病因已经有了很大的变化。除钙化性主动脉狭窄之外的心脏瓣膜疾病目前已经明显减少,冠心病已经成为目前主要的病因,占心力衰竭患者的 60%～75%。与过去相比,高血压虽然不是心力衰竭最主要的诱因,但是 75%的心力衰竭患者都有高血压,其中冠心病患者居多,因此高血压仍然是心力衰竭的一个重要危险因素。

四、临床表现

心力衰竭患者的临床表现主要包括肺淤血、体循环水钠潴留、运动耐量减退和各组织器官灌注不足的症状和体征。患者主诉的症状可能有劳力性呼吸困难、运动耐量减退、端坐呼吸、夜间阵发性呼吸困难、咳嗽、胸痛(有可能是心绞痛)、乏力、易疲劳、容量负荷过重或肺动脉高压、夜尿、失眠、抑郁和体重增加。终末期心力衰竭患者可能还会主诉恶心、腹痛、少尿、意识不清和体重减轻。查体时可能会发现颈静脉压增高、肺部有湿啰音或哮鸣音、胸腔积液、心尖搏动最强点移位、右心室膨隆、肺动脉高压引起的肺动脉瓣区第二心音(P2)亢进、可闻及第三和第四心音(S3 和 S4)、肝淤血、肝颈静脉回流征阳性、因有效循环血容量减少导致的脉搏微弱和外周水肿。终末期心力衰竭患者可能还存在交替脉、腹水、四肢面色苍白湿冷和恶病质的体征。

五、分期与分级

美国心脏病学会/美国心脏协会于 2005 年更新制定了既体现临床症状,又反映心功能病理生理状况的心力衰竭分级,该标准将心力衰竭分为 4 级。

A 级:将来很有可能会发展为心力衰竭。

B 级:无心肌功能紊乱的症状。

C 级:过去曾经或者现在就有心力衰竭的症状。

D级：难治性终末期心力衰竭。

目前我国常采用以下的分期和分级。

(一)心力衰竭分期

A期：前心力衰竭阶段(pre-heart failure,PHF)：患者有心力衰竭高风险因素,但没有任何心力衰竭的症状和(或)体征。高危因素包括高血压、冠心病、糖尿病、肥胖和代谢综合征等,这些高危因素包括最终可累及心脏的疾病以及应用心脏毒性药物史、酗酒史、风湿热史或心肌病家族史等。

B期：前临床心力衰竭阶段(pre-clinical heart failure,PCHF)：患者无心力衰竭的症状及(或)体征,但已出现心脏结构改变,如左心室肥厚、无症状瓣膜性心脏病、既往心肌梗死史等。

C期：临床心力衰竭阶段(clinical heart failure,CHF)：患者已出现心脏结构改变,以往或目前已出现心力衰竭症状及(或)征象。

D期：难治性终末期心力衰竭阶段(refractory end-stage heart failure,RESHF)：患者虽经严格优化的内科药物治疗,但休息时仍有症状,而且常伴心源性恶病质,此类患者须反复长期住院治疗。

此种心力衰竭的分期对病情进展阶段进行全面评估,提出对应不同阶段的治疗方法。通过治疗,病情的进展只能是延缓而无法逆转。

(二)心力衰竭分级

(1)心力衰竭的严重程度目前一般采用美国纽约心脏病学会(New York Heart Association,NYHA)的心功能分级方法。

Ⅰ级：心脏病患者的日常活动量不受限制,一般活动不引起乏力、呼吸困难等心力衰竭症状。

Ⅱ级：心脏病患者的体力活动轻度受限,一般活动时即出现心力衰竭症状,而休息时则无自觉症状。

Ⅲ级：心脏病患者的体力活动明显受限,活动量低于平时一般活动即引起心力衰竭症状。

Ⅳ级：心脏病患者不能从事任何体力活动,心力衰竭症状即使在休息状态下也会出现,并在活动后加重。

这种分级方案的优点是简便易行,缺点是仅凭患者的主观感受和(或)医生的主观评价,短时间内变化的可能性较大,患者个体间的差异也较大。

(2)6分钟步行试验：这种步行试验方式简单、安全、方便,占地面积小,一般病房都可以,开展起来也比较方便容易。通过评定慢性心力衰竭患者的运动耐力情况,评价该患者心力衰竭严重程度和疗效。要求患者在平直走廊里尽快行走,测定6分钟步行距离,根据US Carvedilol研究设定的标准,步行距离<150米、150～450米和>450米分别为重度、中度和轻度心力衰竭。

六、诊断

确诊心力衰竭需要详细询问患者的病史特点,进行详细的体格检查,全面评价心脏的收缩和舒张功能。实验室检查(血电解质、血糖、血脂、血常规、肝肾功能、血白蛋白、尿常规、甲状腺功能等),心电图,X线胸片和肺功能检测等可以排除大多数非心源性疾患。

此外,还可以进行一些特殊的检查排除一些特殊的心脏疾病,如可以通过检查铁蛋白和总铁结合力排查遗传性血色素沉着症;通过检查抗核抗体和其他血清学试验排查系统性红斑狼疮;怀疑心肌炎时可以检查心肌病毒抗体和抗肌球蛋白抗体;怀疑嗜铬细胞瘤时可以检查血清蛋白电泳,尿蛋白电泳,血、尿儿茶酚胺及代谢产物的水平等。

检测血清脑利钠肽(brain natriuretic peptide,BNP)>400 pg/mL 和 N-末端脑利钠肽前体(N-terminal pro-brain natriuretic peptide,NT-proBNP)(年龄小于 50 岁者>450 pg/mL,年龄在 50~75 岁者>900 pg/mL,年龄大于 75 岁者>1800 pg/mL)的水平,有助于确诊急性心力衰竭。这些指标增高提示左心室充盈压升高,对于鉴别有呼吸困难症状的患者特别有帮助。尽管 BNP 和 NT-proBNP 增高不能排除肺源性呼吸困难,但BNP 和 NT-proBNP 水平正常(BNP<100 pg/mL 或 NT-proBNP<300 pg/mL)可以排除呼吸困难是由心力衰竭引起的。尽管收缩性心力衰竭时 BNP 和 NT-proBNP 增高得更多,但并不能据此鉴别收缩性和舒张性心力衰竭。

(一)确定心功能不全的类型和程度

超声心动图是最常用的初步评估左心室功能的方法。它可以测量左心室的射血分数,评估瓣膜的功能、心肌肥厚的程度和心室的舒张功能。大多数舒张性心力衰竭的患者左心室主动舒张功能受损,被动舒张功能可能受损也可能正常,但左心室射血分数正常。

放射性核素心室造影可以用于测定肥胖患者和有严重慢性阻塞性肺病患者的左心室射血分数。心脏磁共振(cardiac magnetic resonance,CMR)是一种更新更准确的测定所有患者左心室射血分数的影像学检查方法,它还可以帮助评估左心室心肌的活力,判断心肌组织是否存在浸润性病变。

(二)确定心力衰竭的病因

心力衰竭能够恢复的程度、病情进展的快慢和治疗的方法都取决于导致心力衰竭的病因。许多诱发心力衰竭的病因是可以得到很好控制的。如控制不佳的高血压病、甲状腺疾病和心肌缺血诱发的心力衰竭都可以通过积极治疗原发病使左心室功能得到显著改善。

建议所有心力衰竭患者都应排查冠心病。因为如果是心肌缺血诱发的心力衰竭,血运重建治疗可以使左心室功能显著改善。局限性室壁活动异常最常见的原因应该是心肌缺血或心肌梗死。当某支冠状动脉阻塞,导致相应区域的心肌供血不足,该区域的心肌收缩能力就会下降,出现运动减弱、无运动或矛盾运动。辅助检查可选择运动或者药物负荷的超声心动图、核素心肌显像和冠状动脉造影。其他排查冠心病的影像学检查方法还有通过冠状动脉计算机断层扫描(computed tomography,CT)造影检查判断冠状动脉是否存在狭窄病变、心脏磁共振成像(magnetic resonance imaging,MRI)检查评估心肌活力以及既能显示心肌灌注又能评估心肌活力的正电子发射计算机断层显像(positron emission tomography,PET)。

NYHA分级对于评估预后,制订合理的药物治疗方案,判断是否需要器械置入治疗,长期随访,以及评价患者对治疗的反应都非常重要。

七、治疗

纠正心力衰竭的诱发因素非常重要,如暴饮暴食、心肌缺血、高血压控制不佳、房颤、低氧血症、甲状腺疾病、贫血、药物治疗依从性差等。如果确实存在药物治疗依从性差,还需要寻找药物治疗依从性差的原因,如是否存在因为经济困难而不能坚持长期药物治疗等。对于慢性心力衰竭的治疗目标:首先是防止和延缓心力衰竭的发生和发展;其次是减轻临床症状,提高生活质量;最后是进一步降低住院率和病死率,改善长期预后。

慢性心功能不全的治疗原则是:采取综合治疗的措施,包括调节心力衰竭的代偿机制,减少其负面效应,如拮抗神经体液因子的过度激活,阻止或延缓心室重塑的进展等,对冠心病、高血压、糖尿病等各种可能导致心功能受损的疾病进行早期预防和管理。

八、慢性心功能不全居家防治的策略和管理

慢性心力衰竭的治疗强调生活方式的干预,对慢性心力衰竭患者生活方式和行为心理干预的有效管理以及自我管理策略的坚持,可以提升患者的生活质量,并且相对于居家管理水平较低的患者,可明显减少住院次数和死亡率。

居家防治主要是由以下3个方面组成,包括自我保健的维护(如保持身体和情绪的稳定、从事体育活动和坚持健康饮食等),自我保健的监测(如定期称重、监测症状和体征的变化)和自我护理的管理(根据出现的症状改变利尿剂的剂量及调整其他用药等)。对于慢性心功能不全的患者,可能需要在疾病发展过程中调节和调整自我管理,如在疾病恶化期、合并症出现时或患者需要就医治疗时。

(一)自我保健的维护

自我保健的维护主要包括维持身体和情绪的稳定,保持身体最佳的营养状态,合理安排生活,优化运动耐量,适当的旅游休闲,优化睡眠,加强免疫和预防感染。具体内容如下所述。

1. 保持身体最佳的营养状态

保持情绪和体重的稳定,避免肥胖及恶病质。如果患者的体重指数(body mass index,BMI)＞35 kg/m²,需考虑减轻体重。NYHA Ⅲ~Ⅳ级的心力衰竭患者,摄入盐＞3 g/d时,住院和死亡的风险可能增加;NYHA Ⅰ~Ⅱ级的心力衰竭患者,摄入盐＜2 g/d时,有相关风险增加的可能性。避免大量液体的摄入,在高温、高湿、恶心、呕吐时调整液体的摄入量。重度心力衰竭患者的液体量限制在1.5~2.0 L/d。限制酒精的摄入。戒

烟,远离毒品。如果有反复出现的高钾血症(或高钾水平),应限制含钾食物和补充剂的摄入量。纠正贫血和铁剂缺乏。

2. 运动训练

可提高运动耐力,合理安排生活,进行日常有规律的锻炼,包括体育锻炼,如步行、骑自行车、游泳、慢跑或轻量级的运动,可根据个人喜好调整身体的活动,应避免极端的运动训练。NYHA Ⅰ~Ⅱ级、NYHA Ⅲ~Ⅳ级的心力衰竭患者,如果病情稳定,并得到最佳的管理状态,可恢复性生活。也可根据身体状态和体能计划旅行与休闲活动。

3. 良好的精神心理支持

心力衰竭患者焦虑和抑郁常见,住院期间心力衰竭患者存在抑郁症状的比例上升至近70%。良好的精神心理支持,对患者及家庭同等重要。抑郁是增加使用医疗保健资源的独立危险因素,其严重程度与死亡率和住院率的增加有关。抗抑郁药物对心力衰竭患者相对安全,不会增加死亡率。运动训练如太极、瑜伽、冥想和压力管理等干预措施可能会提高患者生活质量和改善其心理状态。良好的睡眠有利于维持健康状态和促进健康,可在睡前进行放松活动,避免在一天晚些时间摄入咖啡因,避免睡前一小时使用电视、手机和电脑。

4. 预防感染性疾病

加强机体免疫能力,增强身体抵抗力。感染是导致慢性心力衰竭加重最常见的诱因。可接种流感和肺炎球菌疾病的疫苗。流感疫苗能对心血管疾病起到有效的预防作用,指南推荐心力衰竭患者每年接种流感疫苗和肺炎疫苗。接种疫苗对心力衰竭患者的全因死亡率有明显的降低作用。

(二)自我保健的监测

早期发现心力衰竭症状的恶化对防止住院和增加死亡率很重要。监测心力衰竭患者的体征和症状应作为自我保健的一个组成部分。监测可以由患者自己进行,也可以由临床医生亲自进行,还可以通过包括结构化电话支持在内的远程监测完成。监测的频率应取决于临床状态和疾病的稳定性。如果临床状况或药物发生变化,监测时间应该很短(如几天);但对于稳定的心力衰竭患者,至少需要每6个月监测一次或随访一次。

监测内容包括症状及体征的改变,如活动期间(包括平地行走/上楼梯)、夜间或平卧状态下的呼吸急促或呼吸困难,活动期间的胸闷、胸痛,食欲下降、疲劳、乏力、咳嗽、喘息、口渴、心悸、头晕、发热、腹痛、腹泻、情绪低落、焦虑等,体重的突然增加或下降,水肿(腿、手、颜面、大腿、脚踝、腰部、背部、腹部、阴囊等),血压的改变(血压的升高或降低),脉搏的快、慢或不齐等。

除此之外,记录或监测药物的副作用、不良反应或并发症的情况,提高药物的依从性,并及时寻求专业医务人员的帮助。

(三)自我护理的管理

患者对自我症状的出现做出适当反应,是自我保健的行为。对症状的适当反应包括患者调整利尿剂剂量、降低运动及活动的水平、减少或增加液体或盐的摄入、适当调整降压药物服用的时间和剂量等。灵活和个体化药物的给药方案可提高患者的生活质量,并有助于减少慢性心功能不全患者急诊就诊和因心力衰竭发作相关住院的风险。

自我保健和居家健康管理对于改善患者预后非常重要,包括提高生活质量以及降低再入院率和死亡率。专业卫生医疗人员可在告知患者、健康宣教、调整信息、支持患者的需求和能力,以及参与和患者的互动等多方面,做出相关决策及发挥重要的作用。

自我保健或者说居家健康管理,并不意味着仅仅只要患者"自己做这一切"。患者可以参与自我保健的各个方面(维护、监测和管理),也可以让非正式的护理人员(如家人或朋友)参与进来,并寻求专业医务人员的帮助。在健康中国国家战略的指导下,医院、社区、家庭各级均可借助多方面团队管理模式逐渐完善慢性心功能不全患者的居家健康管理。

【参考文献】

[1]葛均波,徐永健,王辰.内科学[M].9 版.北京:人民卫生出版社,2018.

[2]GOLDMAN L,AUSIELLO D.西氏内科学(原著第 23 版)[M].谢毅,译.西安、北京、广州、上海:中国出版集团世界图书出版公司,2015.

[3]RUNGE M S,PATTERSON C,STOUFFER G A.奈特心脏病学(原著第 2 版)[M].王海昌,陶凌,范延红,主译.北京:人民军医出版社,2015.

[4]JAARSMA T, HILL L, BAYES-GENIS A, et al. Self-care of heart failure patients: practical management recommendations from the Heart Failure Association of the European Society of Cardiology [J].European Journal of Heart Failure,2021,23(1):157-174.

[5]LEE C S,BIDWELL J T,PATURZO M,et al.Patterns of self-care and clinical events in a cohort of adults with heart failure:1 year follow-up[J].Heart & Lung:The Journal of Critical Care,2018,47(1):40-46.

[6]RODRIGUES B S,DAVID C,COSTA J,et al.Influenza vaccination in patients with heart failure:a systematic review and meta-analysis of observational studies[J].Heart,2020,106(5):350-357.

(马丽 文,陈祥荣 一校,张翠翠 二校)

·┼·

第三节　脑卒中

·┼·

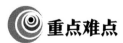 **重点难点**

(1)脑卒中合并症居家护理。

(2)脑卒中居家康复锻炼。

一、脑卒中简介

(一)定义

脑卒中(stroke),俗称中风,是脑血管疾病的主要临床类型,包括缺血性脑卒中和出血性脑卒中(脑出血)。其临床特点表现为突然起病,迅速发生局限性或弥漫性脑功能缺损。最常见的脑卒中类型为急性缺血性脑卒中(急性脑梗死),占脑卒中的 69.6%～70.8%;而脑出血发病率为(12～15)人/(10 万人·年),占脑卒中的 18.8%～47.6%。

(二)临床表现

多见于中老年人,急性起病,临床表现取决于梗死灶的部位和大小以及血管情况。常见的症状有:一侧肢体无力或麻木;一侧面部麻木或口角歪斜;言语含糊或理解障碍;双眼向一侧凝视;视力丧失或模糊;眩晕伴呕吐;既往少见的严重头痛、呕吐;意识障碍或抽搐。

(三)诊断及治疗

急性缺血性脑卒中的诊断标准:急性起病;常常表现为局灶性的神经功能缺损(一侧面瘫,肢体无力或感觉障碍,言语功能受损等),少数表现为全面性的神经功能缺损;影像学提示有责任病灶或症状持续 24 小时以上者;排除其他非血管性疾病的致病因素;脑 CT/MRI 排除脑出血。治疗:一般处理包括监测和管理呼吸、血压、体温、血糖等生命体征;特异性治疗包括改善脑血液循环(静脉溶栓、血管内治疗、抗血小板、抗凝、降纤维蛋白原、扩容等方法),使用他汀降脂及神经保护治疗等。

脑出血的诊断标准:急性起病;局灶性的神经功能缺损症状(少数为全面神经功能缺损),常伴有头痛、呕吐、血压升高和不同程度的意识障碍等症状;影像学提示出血灶;排除其他非血管性疾病因素。治疗:一般处理包括监测和管理呼吸、体温、血压、血糖等;内科治疗包括止血、保护神经、中药制剂等;外科治疗包括微创手术、开颅血肿清除术、去骨瓣减压术、脑室引流术等。

(四)预防及预后

随着中国人口的老龄化,脑卒中的发病率也在逐年上升,并且有年轻化的趋势。对于疑似有高血压的人群应定期监测血压,并筛查是否存在房颤、高脂血症、糖尿病等高危因素。针对不同的高血压人群需采取不同的降压措施并制定不同的降压目标。房颤患者需采取抗凝治疗,有颈动脉斑块者可应用他汀类调脂或抗栓处理。及时采取戒烟限酒、适当运动、合理膳食等生活方式,也是预防卒中发生的有效方法。

我国住院急性缺血性脑卒中患者有 2.3%～3.2%在发病后一个月内死亡,9.0%～9.6%在 3 个月内死亡,其中有高达 34.5%～37.1%的死亡/致残率,一年内的死亡率为14.4%～15.4%,死亡/致残率为 33.4%～33.8%。我国有高达 35%～52%的脑出血患者在发病的 30 天内死亡,仅有五分之一的患者在起病的 6 个月后可以恢复日常生活自理能力。

二、脑卒中合并症

(一)肢体瘫痪

肢体瘫痪的后遗症和相关风险因大脑运动区域受损的位置及大小不同而异。与上肢相比,下肢瘫痪使患者自主锻炼减少,卧床时间延长,并发症如压疮、静脉血栓的机会增加。肢体瘫痪在使患者自理能力受到限制的同时,也对家庭、社会经济造成了巨大的影响。另外,如果不在早期对患者进行规范的良肢位放置和肢体康复训练,瘫痪肢体的肌张力会逐渐增高,很容易出现痉挛并导致姿势异常,引起肢体大关节部位的疼痛,甚至出现关节脱位。

(二)吞咽困难

吞咽困难是脑卒中并发症中较为常见的一种,其发病率为 22%～65%,常常严重影响患者的身心健康。脑卒中患者出现吞咽功能障碍的发生机制包括吞咽皮质中枢损伤、皮质下行纤维损伤和延髓吞咽中枢损伤。吞咽功能障碍会影响各种营养物质和水的摄入,造成气道阻塞性窒息或吸入性肺炎等,即使是轻微的吞咽功能障碍也会对患者的言语和饮食功能造成不同程度的影响。

(三)下肢静脉血栓

急性脑卒中患者常见的、潜在致命的但可预防的并发症——静脉血栓栓塞(venous thromboembolism,VTE),其中包括深静脉血栓(deep vein thrombosis,DVT)和肺栓塞(pulmonary embolism,PE)。脑卒中患者往往处于静脉血栓栓塞的高风险中:行动不便是一个关键的危险因素,多达三分之二的患者在中风后立即出现行动不便或需要协助行走,三分之一将在 3 个月时不能走动而需要帮助;脑损伤引起的全身炎症和感染并发症也可能导致血栓形成。为降低静脉血栓栓塞的相关发病率和死亡率,在中风患者中选择适当的静脉血栓栓塞预防方法就显得十分重要。

(四)压疮

压疮(pressure ulcer,PU),又名褥疮、压力性溃疡,是脑卒中患者常见的并发症之一。它是指由于患者的局部组织长期受到压迫,导致局部皮肤及软组织的血液、营养及氧气供应不足,最终引起局部组织的变性坏死。压疮会对患者的生活质量产生严重影响,增加患者出现营养不良、感染等并发症的概率,严重者甚至会导致死亡。同时,压疮还会延长患者的治疗时间,增加患者的治疗费用,给患者家庭带来巨大的负担。

三、脑卒中合并症的居家护理

(一)肢体瘫痪护理

居家照顾者需要对患者进行引导和训练,每天帮助患者进行定时定量的肢体功能训练,防止肢体萎缩,其间要注意患者因害怕和疼痛而产生的顾虑,最终目的是使患者尽可能具备穿脱衣服、进餐、整理个人卫生等生活自理能力。

居家护理需注意以下几点:①早期注意患者体位的摆放,保持关节的功能位,并重点关注关节活动度的锻炼。②适当的被动锻炼,可以每天2~3次,以患者的耐受为度,频率不能太快,以避免扭伤肌肉和关节脱位,同时对肌肉进行按摩,防止出现肌萎缩。③鼓励患者进行主动运动,可以采用桥式运动、Bobath握手和动作移位等训练。训练时间逐渐延长,力度逐渐变大,次数逐渐增加,注意训练成果的积累,要有耐心。

(二)吞咽困难护理

对于有吞咽功能障碍的患者,居家照顾者需积极关注患者的饮食情况,以防止误吸的发生。同时,照顾者也可以采用口咽部肌肉训练、冷热交替刺激口面部方式训练、气道保护法训练、间歇性经口食管管饲(intermittent oro-esophageal tube feeding,IOE)等方法来帮助患者进行吞咽功能的康复训练。在进行专业的吞咽功能评估之后,照顾者可以通过改变食物性状或采取代偿性进食方法(如调整头部姿势和手法等)来改善患者的吞咽状况。

(三)肺部感染护理

脑卒中患者的长期卧床是坠积性肺炎发生的危险因素之一。因此,照顾者在给患者翻身时,要同时为患者拍背,一般采用空杯状的手势,以促进痰液排出。同时照顾者应积极鼓励患者咳嗽,并训练患者咳痰,以防止坠积性肺炎的发生。

(四)压疮护理

对于长期卧床的脑卒中患者,照顾者每隔2小时可以给患者翻身一次。照顾者要注意对瘫痪肢体进行定期的按摩,并在整理床铺时保持整洁、干爽,不留渣屑。照顾者帮助患者翻身时尽量不要拖、拽、硬推,以免患者的皮肤受到损伤。同时使用充气床垫,并将棉圈、气圈等垫于骨隆处,以改善皮肤局部受压,减少褥疮发生的概率。

四、脑卒中康复锻炼

(一)睡姿训练

对于脑卒中并发阻塞性睡眠呼吸暂停综合征(obstructive sleep apnea syndrome,

OSAS)所致的病态睡眠呼吸障碍,主要采取改变睡姿(如右侧卧位)、减轻体重、氧疗等措施。此外,训练患者采用正确的睡姿,能有效预防关节拉伤,避免肢体水肿发生,预防关节挛缩、肢体僵硬、压疮等并发症。

(二)翻身训练

在偏瘫早期,患者几乎全部时间都卧于床上,这一时期的康复训练主要是一些被动活动训练和翻身训练。而作为早期康复训练之一的翻身训练,其好处有:①诱发主动运动。早期翻身训练的介入可以产生对麻痹侧肢体主动运动的诱发作用,更早地诱发出主动连带运动,为中期康复效果打下良好基础。②促进神经功能重塑。反复进行翻身训练,可以建立肢体由高级中枢控制的运动模式。

训练时的一些注意事项:为了防止产生压疮,照顾者可以每隔1~2小时对患者进行一次翻身训练;在帮助患者主动翻身时不要直接拉患者的手臂,此时患者麻痹侧肢体的肌力弱、肌张力低,若过度地拉拽患者手臂,容易造成患者肩关节的脱位,并且可能会对患者之后的康复造成影响;对患者的自主翻身训练要有耐心,患者常因肢体瘫痪不能自主运动而感到焦虑,此时家属应给予充分的耐心和鼓励,使患者按照标准的要求进行翻身训练,以达到康复的效果。

(三)坐姿及站姿训练

当脑卒中患者生命体征平稳且病情在48小时内无进展时,照顾者就可以尽早帮助患者离床。早期对偏瘫患者进行坐位、起坐和站立等训练不仅是安全可行的,而且还可以为患者的后续康复训练打下基础,提高3个月后的步行能力。相比于卧床而言,坐位更有助于患者进行躯干的伸展,对患者的身心状态有着一定的积极作用。基本的站立步行训练可以改善患者的步行能力和日常生活能力(activity of daily living,ADL)。早期帮助患者进行抗重力肌训练、患侧下肢的负重支撑迈步训练和站立重心转移训练等,有助于患者获得基本的行走能力。

(四)康复体位摆放

脑卒中后患者的患肢往往处于一种痉挛状态,利用良肢位摆放将患者置于抗痉挛体位可以有效地缓解这种状态,有助于患者之后的康复。偏瘫后的各个时期都应注重患者体位的正确摆放,一般每2个小时定期更改一次体位。照顾者应尽量帮助卧床患者摆放于良肢位,并遵循以下几点:以患侧卧位为主,健侧卧位为辅,尽量减少仰卧位,避免使用半卧位。同时,照顾者也应尽早帮助卧床患者进行早期的体位转移训练,有助于患者的后续康复治疗。

五、脑卒中的居家高危因素管理

(一)血压

高血压作为脑卒中发生和复发的危险因素之一,在缺血性脑卒中患者中的诊断率高达 70%。控制血压能够有效降低脑卒中的发生和复发概率。

(二)血脂

高胆固醇血症是缺血性脑卒中复发的危险因素,通过降低血液胆固醇水平,可以有效地减少缺血性脑卒中的复发和死亡风险。

(三)血糖

糖尿病、糖尿病前期、胰岛素抵抗与缺血性脑卒中疾病的发生、复发与死亡等有着明显的联系。我国缺血性脑卒中患者约有 27% 合并有糖尿病。

(四)心房颤动

心房颤动(atrial fibrillation,AF),是脑卒中发生和复发的重要危险因素。随着年龄的增长,与心房颤动相关的脑卒中发病概率也会随之上升,在 80～89 岁时将达到 23.5% 的脑卒中发病率。

(五)生活方式

1. 吸烟

吸烟可以使脑卒中的发生和复发风险增加。不管是主动吸烟还是被动吸烟,都是缺血性脑卒中的独立危险因素。

2. 饮酒

饮酒与缺血性脑卒中的发病具有相关性,过量饮酒增加脑卒中的发病概率。

3. 身体活动

日常运动不足或久坐也是脑卒中的危险因素之一,规律运动并减少久坐对减少脑卒中发生有一定效果。

4. 肥胖

肥胖是脑卒中发生的危险因素。研究结果显示,我国 18 岁及以上人群超重(BMI≥24 kg/m²)发生率约为 30.1%,肥胖(BMI≥28 kg/m²)发生率约为 11.9%,相比于正常体重的人群,超重或肥胖人群会增加 40%～70% 的脑卒中风险。

5. 饮食与营养

健康合理的饮食对降低缺血性脑卒中的风险可能存在一定的效果。

6. 睡眠呼吸障碍

睡眠呼吸暂停会增加脑卒中、死亡和心血管疾病(如心脏病、高血压和心房颤动)的风险。呼吸暂停-低通气指数(apnea-hypopnea index,AHI)是用于评价睡眠呼吸暂停程度的指标。存在>70%的脑卒中患者合并睡眠呼吸暂停(AHI≥5次/小时),其中重度睡眠呼吸暂停(AHI≥30次/小时)约占30%;睡眠呼吸暂停以阻塞性睡眠呼吸暂停(OSA)为主,其中有12%为中枢性睡眠呼吸暂停。

7. 高同型半胱氨酸血症

虽然高同型半胱氨酸血症(hyperhomocysteinemia,HHcy)与脑卒中的发生风险有一定的关联,但目前没有充分的证据可证明减少同型半胱氨酸水平可以降低脑卒中的复发概率。

六、感染性并发症

(一)误吸

误吸是指因运动神经病变,导致其所支配的舌头肌肉、软腭、咽喉的功能受到影响,进食时,数量不等的食物、口腔分泌物或胃食管反流物误入声门下的气道及肺内的过程。由于发生脑梗死的部位不同,其对患者的咳嗽功能和吞咽功能有着不同程度的影响,进而导致显性误吸或隐性误吸的发生,而其中以隐性误吸的危害更大。

(二)吸入性肺炎

作为脑卒中患者最常见的并发症之一,吸入性肺炎是指因患者误将口腔、咽部及胃内容物等其他物质吸入下呼吸道所导致的肺部炎症,尤其是呼吸道防御和清除功能减弱、机体免疫功能低下、体质虚弱的老年患者。吸入性肺炎在使脑卒中患者的医疗费用增加、治疗时间延长的同时,也进一步增加了患者的死亡风险。

(三)喂养管周围瘘或感染

1. 喂养管周围瘘

原因:可能是喂养管选择不当、管径过粗或过细、对周围组织造成刺激或固定不稳,也可能是置管操作不当,损伤周围组织,还可能是患者自身因素,如营养不良、组织愈合能力差等,导致喂养管周围组织无法良好愈合,形成与外界或其他器官相通的异常通道。

危害:可导致营养物质丢失,影响患者营养状况,还可能引起局部及全身感染,增加患者痛苦,严重时可危及生命,影响疾病恢复,延长住院时间。

2. 喂养管周围感染

原因:多因置管时无菌操作不严格,带入细菌;或置管后护理不当,如未定期更换敷料,导致细菌在喂养管周围滋生;患者自身免疫力低下也增加了感染风险。

危害:感染若未得到及时控制,可向深部组织扩散,引起深部组织感染、败血症等严重并发症,增加治疗难度,影响患者预后,甚至可能导致多器官功能障碍。

七、感染性并发症的居家防治

(一)误吸防治

针对误吸并发症,照顾者可采用以下的居家防治方法。

1. 选择合适的喂养方式

①使用间歇性经口食管管饲(IOE)的喂养方式已被证实可以有效地减少患者的误吸风险。②加强鼻胃管留置护理:脑卒中照顾者应熟练掌握操作技能,每次鼻饲前翻身、拍背,必要时吸痰,并在确认胃管位置后方可鼻饲。照顾者需定期测定胃内残留量,频率以每4小时一次为宜,若发现胃内残留量≥200 mL,则暂不给患者进食。

2. 改变食物性状

在固体食物中加入一定量的液体,并利用料理机将食物充分搅拌成糊状,以利于患者食用。

3. 摄食训练

①经口进食者需确认饮食一口的安全量,并以此为基准来选择合适的进食工具。②可活动者,取端坐位,将食物由健侧口腔舌后根放入;不能活动者,根据病情的实际情况选择合适的进食体位,进食完后保持原位30分钟。③进食时注意力要集中,吃完一口后要检查口腔内有无残留后再吃下一口。④喝水时不使用吸管,不仰头吞咽。⑤进食后需常规对患者进行口腔护理。

4. 呼吸训练

脑卒中患者可能会因梗死部位影响呼吸肌肉系统中枢,而导致咳嗽反射减弱,因此加强对呼吸肌肉的训练会有助于恢复脑卒中患者的咳嗽功能,以降低误吸风险。

5. 药物预防误吸

西洛他唑或血管紧张素转换酶抑制剂(angiotensin-converting enzyme inhibitors, ACEI)等药物可以预防误吸的发生。

(二)吸入性肺炎防治

脑卒中患者由于清除呼吸道分泌物的能力下降,会比正常人更容易诱发感染,引发一系列并发症。因此,为了减少脑卒中相关性肺炎的发生概率,需定期帮助患者进行翻身、拍背,促进患者排痰。病情较重者可以每隔2～3小时进行一次翻身、拍背。照顾者帮助患者取侧卧位,手成空杯状,用适宜的力度由下往上从肺底开始叩击胸壁。这样的护理方式能减少患者的痰液坠积,使患者的呼吸功能得到改善,并降低脑卒中相关性肺炎的发生风险。一般推荐在进餐后2小时或在进餐前30分钟对患者进行翻身、拍背,同时也要训练患者的自主排痰能力。

对于鼻饲患者,应在痰液充分排出后再进行鼻饲喂养,帮助患者取半坐位,鼻饲前先回抽以了解有无胃潴留,鼻饲速率不宜过快,鼻饲后30分钟内让患者安静休息,不进行吸痰、拍背等操作,避免因胃内容物反流导致误吸。在病情允许的情况下,鼓励患者经口进食,以软烂、稠厚的食物为主,尽量减少肠内营养的时间。在患者吞咽时,注意让患者的头偏向一侧,并尽量使下腭向下,每次仅能吞咽少量食物,并鼓励患者在多次吞咽或每次吞咽后进行咳嗽。

(三)喂养管周围瘘或感染防治

需定时观察鼻饲患者鼻腔黏膜的情况,确保黏膜的完整性,以防止感染的可能。定期对患者的鼻腔和口腔进行清洁,防止细菌滋生,也可以滴入液状石蜡(石蜡油)以润滑鼻腔。有条件者可以每天进行2～4次的雾化吸入,这样可以缓解因长期鼻饲管刺激咽部所导致的充血水肿。有造瘘者需留心观察造瘘口周围是否出现皮肤红肿、感染和糜烂等情况,并留意是否有胃液、肠液从导管周围溢出。应尽量采用连续输注的方式来注入营养液,并且可以在造瘘周围皮肤上涂抹氧化锌软膏以进行保护,同时做好喂养管的护理。

八、其他并发症

(一)营养液、输液器械管道污染

肠内营养液是细菌理想的培养基,被细菌污染后的营养液如果进入人体,会在患者体内大量滋生,增加患者出现感染的概率及胃肠相关问题的风险。已经打开的营养液容易在操作或运输过程中被细菌污染,故操作者须注意无菌原则,防止营养液出现污染。未经使用的营养液不能提前倒出。持续鼻饲喂养时,细菌可能会从胃肠道顺着营养液传输系统繁殖,因此每24小时应注意更换一次操作设备和营养液器皿。

(二)精神心理并发症

脑卒中后抑郁是指发生于脑卒中后的一系列情感障碍综合征,患者主要表现为情绪低落和兴趣缺失,并往往伴有躯体症状。脑卒中后情绪障碍与脑卒中后不良预后密切相关,同时抑郁与脑卒中的发病率和死亡率增加以及脑卒中恢复不佳和认知状态受损有关。患者时常会感到不愉快,无法像以前一样做平时感兴趣的事情,并且在每天的大部分时间里对生活感到乏味,严重者甚至可能出现自杀倾向。因此,医护人员及家庭照顾者均需重视脑卒中患者的精神心理状态,并及时进行适当的心理干预。

此外,认知功能障碍也是脑卒中后的常见并发症之一,根据筛查人群和筛查方式,脑卒中后患病率估计为20%～80%。部分患者在脑卒中后出现了明显的认知功能损害,即脑卒中后认知功能障碍,表现为记忆力下降、自理能力受损和情感交流障碍等。研究报告表明,多达一半的患者脑卒中后3个月在注意力、记忆力、执行力、空间意识、感知和语言等领域受到不同程度的影响。脑卒中后认知功能障碍不仅增加了患者残疾、抑郁和死亡的风险,并与患者生活质量下降和独立性丧失有关。

九、脑卒中的居家心理干预

脑卒中后遗症患者大多存在着焦虑等负面心理情绪,影响着患者康复治疗依从性,严重时还可能造成抑郁,对患者的生命健康造成威胁。对脑卒中后遗症患者同时实施心理干预和常规康复治疗,可以排解患者不健康的负面情绪,帮助患者以健康乐观的心态面对疾病的治疗和护理,促进患者的临床康复。

此外,对照顾者的心理干预也应该受到重视,这样不仅能改善照顾者内心的不良情绪及生理不适,还能进一步提高其生活质量。医护人员需尽可能地为照顾者提供帮助,积极分享相关经验,传授有关知识,让照顾者掌握辅助患者进行康复训练的要点。这样不仅能培养照顾者的护理能力,提高照顾者的工作效率,还能为照顾者提供心理支持。

【参考文献】

[1]彭斌,吴波.中国急性缺血性脑卒中诊治指南 2018[J].中华神经科杂志,2018,51(9):666-682.

[2]中华医学会神经病学分会,中华医学会神经病学分会脑血管病学组.中国脑出血诊治指南(2019)[J].中华神经科杂志,2019(12):994-1005.

[3]中国脑卒中防治指导规范(2021)[Z].国家卫健委,2021.

[4]SHARRIEF A,GROTTA J C.Stroke in the elderly[J].Handbook of Clinical Neurology,2019,167:393-418.

[5]杨金凤.脑卒中后吞咽困难患者康复训练研究进展[J].中国城乡企业卫生,2022,37(8):65-67.

[6]GOSHGARIAN C, GORELICK P B. DVT prevention in stroke[J]. Current Neurology Neuroscience Reports,2017,17(10):81.

[7]袁野,李晓宁,施艳,等.脑卒中后发生压疮的 Logistic 回归因素分析[J].武警后勤学院学报(医学版),2021,30(6):117-119.

[8]李芯睿,钟美容,唐春妮,等.老年脑卒中患者早期误吸风险评估筛查及预防策略的研究进展[J].当代护士,2022,29(4):20-24.

[9]单慧慧,张青青,黄林敏,等.老年脑卒中患者吸入性肺炎相关危险因素及预后分析[J].中国现代医生,2022,60(6):182-184,188.

[10]虞邦,谈树萍.脑卒中后遗症期患者应用心理干预联合常规康复治疗的价值分析[J].医学食疗与健康,2022,20(8):162-164.

(陈春暖 文,李弥弥 一校,张翠翠 二校)

第四节　阿尔茨海默病

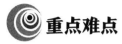重点难点

(1)阿尔茨海默病治疗。

(2)阿尔茨海默病居家护理。

一、定义

阿尔茨海默病(Alzheimer's disease,AD)是一种常见的神经系统变性疾病,其病理特征为老年斑、神经原纤维缠结、海马锥体细胞颗粒空泡变性、神经元缺乏症等。阿尔茨海默病无确切发病原因,该病一般隐匿发作或缓慢发病,以认知功能持续进行性衰退为主要表现,最容易导致痴呆症的发生。65 岁以前发病者,称早老性痴呆;65 岁以后发病者,称老年性痴呆。

二、临床表现

阿尔茨海默病起病隐匿,临床表现主要有认知功能障碍(cognition,C)、精神行为改变(behavior,B)、日常生活能力下降(activity,A)3 个方面,即 ABC 症状群。

(一)认知功能障碍

阿尔茨海默病患者认知功能障碍主要表现为渐进性记忆力减退,以健忘、遗忘等为主要特征的近事记忆损害常为其第一症状。同时伴随着计算能力的下降,主要表现为日常生活计算能力和购物能力的下降,出现不会算账、算错账等情况。

语言障碍包括表达障碍和沟通障碍,表达障碍的表现形式为找词困难,语法错误或句法错误,语言空洞、重复或赘述,语言连贯性、逻辑性障碍等,而理解上的困难会导致患者不愿对外沟通等沟通上的障碍。在早期也可能出现执行能力衰退,包括推理、处理复杂任务的能力受损,判断力、财务管理与决策能力、社交与工作能力衰退等,还可出现视觉结构空间障碍,如迷路等。

社会认知的损害表现为性格的改变,日常的行为不考虑别人的感受,或者明显超出社会可接受的范畴。

(二)精神行为改变

阿尔茨海默病患者可出现精神症状和行为变化,主要包括行为表现淡漠、易激惹、情绪低落、幻觉、妄想、兴奋、徘徊、尾随等。阿尔茨海默病轻度的行为损害在早期表现为动机不足、情绪不稳定、冲动控制障碍、社交不适、不正常的信念和想法等。中度阿尔茨海默病患者往往表现为情绪激动、焦虑、妄想、行为异常,在这一阶段家属需要注意患者精神行为上的变化。

(三)日常生活能力下降

日常生活能力(activities of daily living,ADL)的评估包括两个方面:基础 ADL(basic ADL,BADL)和工具性 ADL(instrumental ADL,IADL)。BADL 评估主要包括基础日常生活能力,如吃、穿、住、行等方面的评估。IADL 评估主要包括电话的使用、购物、准备食物、家务、洗衣、独自坐车、遵令吃药、经济自理等方面的评估。阿尔茨海默病患者早期可出现 BADL 及 IADL 下降,而 IADL 下降的独立危险因素可能是由于执行功能和性格改变。

三、诊断

阿尔茨海默病的诊断与病史采集完整准确、ABC 症候群评估全面系统密切相关。影像学检查如核磁共振结构图像和脑正电子发射计算机断层显像(PET)、单光子发射计算机化断层显像(single photon emission computed tomography,SPECT),血液和脑脊液的生物标记物检测、基因筛查等辅助检查,也有助于提高诊断的精确性和亚型的进一步确定。

阿尔茨海默病的诊断要点包括以下几个方面:①发病隐匿,进行性加重,出现工作和日常生活功能的损害;②认知损害主要是遗忘,同时还有非遗忘的领域,如语言、视觉空间、执行能力等的进行性损害;③人格改变、精神行为异常。同时,阿尔茨海默病的诊断需要排除其他常见的老年性神经和精神障碍,如谵妄、老年性抑郁障碍、老年性精神病,中枢神经系统感染和炎症,血管性认知损害和其他变性病,如路易体痴呆、额颞叶痴呆等。

四、治疗

阿尔茨海默病的治疗原则包括:①早期诊断,及时治疗,终身管理,在临床上还没有根治的办法。②现有抗阿尔茨海默病药物,虽不能使病情逆转,但能延缓进度,应尽量坚持长期治疗。③非药物干预是首选,针对痴呆伴发的精神行为症状,基本以抗痴呆治疗为主,必要时可选用精神类药物,但对药效及副作用要定期评估,切忌长期服用。④对阿尔茨海默病患者进行健康教育,从心理上给予支持,从实际上给予帮助,使他们的生活质量得到提高。同时,阿尔茨海默病患者 ABC 症状交互影响,应遵循综合治疗原则,对 ABC

症候群进行综合关注,改善患者认知功能障碍,控制患者精神行为异常,提高患者的日常生活能力。在阿尔茨海默病治疗过程中,在 ABC 症候群管理中,作为药物治疗的有效补充,非药物治疗可以起到一定的作用,有些甚至可以延缓阿尔茨海默病的进展。

(一)改善认知的药物

1.胆碱酯酶抑制剂

多奈哌齐:提高神经元突触间隙的乙酰胆碱浓度,通过竞争性和非竞争性抑制乙酰胆碱酯酶发挥作用。多奈哌齐推荐的起始剂量为 5 mg/d,对药物较敏感的人一周后可提高到 5 mg/d,一个月后增至 10 mg/d,起始剂量可 2.5 mg/d。如能耐受,应尽量用 10 mg/d剂量,在使用过程中应定期复查心电图。常见的副作用有腹泻、恶心、睡眠障碍等,心动过缓是较严重的副作用。

卡巴拉汀:属氨基甲酸酯类,对乙酰胆碱酯酶、丁酰胆碱酯酶同时具有抑制作用。当每日剂量大于 6 mg/g 时,其临床疗效更值得肯定,但不良反应也相应地在高剂量治疗时增多。

目前,卡巴拉汀的透皮贴剂已经上市,让这种药物的使用变得更加便捷。

2.谷氨酸受体拮抗剂

美金刚:作用于大脑中的谷氨酸-谷氨酰胺系统,是一种非竞争性的 N-甲基-D-天冬氨酸受体拮抗剂,亲和力中等。用法为初服 5 mg,第二周加至 10 mg,第三周加至 15 mg,第四周加至 20 mg,每日一次,口服。对肾功能有损伤的患者,要适当减少美金刚用量。在中度或中重度阿尔茨海默病患者中,使用一种胆碱酯酶抑制剂和美金刚联合治疗,可获得较好的认知、日常生活能力和社会功能提升、精神行为症状改善。

(二)非药物干预精神行为症状

阿尔茨海默病患者的精神行为症状强调以非药物干预为主。非药物干预措施的采用,对促进和改善功能,促进社会活动和体力活动,增加智能刺激,减少认知问题,处理行为问题,解决家庭矛盾,提高社会支持度等方面都有很好的促进和提高作用。

采用多种形式对患者进行非药物干预,包括环境治疗、感官刺激治疗、行为干预、音乐治疗、舒缓治疗、芳香治疗、辨识治疗、认知刺激治疗等,支持干预照料者同样重要。在非药物干预技术的制定和实施过程中应特别注意个体化。

(三)药物治疗精神行为症状

1.抗精神病药

抗精神病药主要用于严重幻觉、妄想、激动冲动等症状的控制。抗精神病药物的使用应遵循"小剂量起用,缓慢增量至症状控制后停止使用"的原则,在使用抗精神病药物时尽量减少用量,以治疗反应和不良反应的缓慢增量为依据。常用药物有利培酮、奥氮平、喹硫平等。

2. 抗抑郁药

抗抑郁药主治郁闷不乐,轻度激越,焦虑不安。常用药物有曲唑酮(25～100 mg)、舍曲林(25～100 mg)、西酞普兰(10～20 mg)、米氮平(7.5～30.0 mg)等。

3. 心境稳定剂

心境稳定剂可减轻冲动、过激行为及其他症状。丙戊酸钠(250～1000 mg)为常用药物。

五、预防

阿尔茨海默病发病可控危险因素干预已成为当前预防研究的热点,因为遗传和终身环境因素及其相互作用决定了发病的危险性。阿尔茨海默病相关的可控危险因素包括两个方面:一是血管;二是社会心理。前者主要包括高血压、糖尿病、血脂、超重或肥胖、房颤、心力衰竭等疾病及其高危因素;后者与患者的文化程度、睡眠障碍、精神萎靡等有一定的联系。针对以上可控因素的介入,对预防疾病的发生和发展起到重要作用。

高血压、糖尿病、血脂异常患者的严格药物治疗和生活方式干预,有利于降低阿尔茨海默病患病率。建议老年人多参加智力活动、体育锻炼和社交活动,在社交中增加参与感,由此可以延缓年龄增长造成的认知功能受损。对烟民,提倡采用生物—心理—社会干预模式,必要时采用药物干预的方式进行健康教育和宣传,以防止认知功能下降。目前已有大量研究显示,吸烟与阿尔茨海默病认知功能衰退有密切关系,而少量饮酒可以明显减少男性患阿尔茨海默病的风险,而长期饮酒可增加男性认知功能障碍的风险,因此提倡戒烟和少量饮酒。饮食因素也被认为直接或间接地参与阿尔茨海默病的发展,因此在认知功能障碍的预防上,营养干预大有可为。地中海式饮食是一种饮食模式,主要是食用蔬果、鱼类、谷物、豆类、橄榄油。研究发现,地中海式饮食可以降低患阿尔茨海默病的危险,减少记忆力下降,也能减少患心脑血管疾病的概率。

认知储备是指大脑对神经病理损伤的反应或补偿能力,被认为是一种保护因素,能减少阿尔茨海默病临床发病和认知功能减退的风险。认知训练对身体健康的老人来说,可以提高整体的认知水平。在认知训练计划上,要因人而异,量体裁衣;开展联合生活方式干预等多形式的综合干预,开展有氧运动等非药物治疗及神经调控技术。

阿尔茨海默病是一种除药物治疗外,可结合非药物治疗来预防的疾病。针对老年人,可加强药物及非药物治疗的联合手段来预防。

六、预后

阿尔茨海默病是进展缓慢的神经退行性疾病,目前临床上尚无根治方法,多采用药物治疗来延缓病情进展。一般情况下,阿尔茨海默病诊断后病程可维持7～10年,早期诊断早期治疗,患者的寿命可能会延长一些。

七、阿尔茨海默病的居家护理

(一)情绪护理

阿尔茨海默病随着病程的延长,往往会产生情感障碍。对于经常焦虑的阿尔茨海默病患者来说,可以选择一个比较安静的房间,安排有趣的活动,让患者融入其中。同时还可以听听轻松舒缓的音乐,让患者的焦躁心情得到舒缓。对于表现萎靡的患者,要耐心倾听患者的倾诉,对患者的难处要有切身体会,做到有求必应。不强求患者办事,对其合理要求尽量满足。同时保护患者的自尊心,避免他们受到心理上的伤害,而意志消沉,甚至发生攻击行为。

(二)用药指导

老年人对药物的敏感性较高,肝脏对药物的解毒功能降低,从而使药物在体内产生毒害的概率增高;老年人肾功能下降,药物排泄受限,在体内容易积存。因此,在陪伴治疗的同时服用药物,需严格遵照医嘱。同时,密切观察患者是否出现不良反应,如神志不清、神志恍惚、情绪激动等。

(三)沟通技巧

阿尔茨海默病患者常伴有交流障碍,针对语言交流障碍,需评估患者语言交流能力及语言交流障碍因素,注意观察其非语言交流信息,鼓励患者缓慢发言、耐心倾听、不插话、不催促;鼓励患者在与他人交往的过程中,尝试与他人交往,参与提高自我价值感的集体活动。

(四)安全护理

阿尔茨海默病患者在日常生活中的自理能力退化,尽可能安排专人照顾,如卫生、饮食、大小便、起居等。对于中重度患者,由于进行性智能的减退,言行举止常与年龄不符,甚至无理取闹,需尽量做到全天候专人看护,以免出现安全问题。

1. 跌伤

阿尔茨海默病患者的身体会发生各种行动紊乱,站立和行走都会发生困难,容易发生跌倒。再加上老年人本身就有骨质疏松的情况,发生骨折的概率非常大。所以,病房、浴池、卫生间的地面要干燥,不能积水,一定要有人陪同,扶着上下楼梯和在外行走。

2. 自伤

阿尔茨海默病的病情进展缓慢,病程也较为漫长。患者害怕给家人增加负担,或突然出现情绪异常,极易自伤自杀。护理人员和家属应全面看护,密切观察,对患者可能出现的自残、自杀等危险因素要及时排除,并妥善保管利器、药品。

3. 走失

阿尔茨海默病患者因记忆功能受损,定向力障碍,常常忘记个人信息和家庭住址。应避免患者单独外出,同时将患者的姓名、病情、家庭住址、联系电话等写清楚,并将"名片"放入患者衣兜内,以备走失时与家人取得联系。

(五)认知功能训练

阿尔茨海默病患者有不同程度的语言功能障碍,要有足够的耐心,利用一切可以照顾和治疗的机会主动和患者交流,比如和患者一起用写有字的卡片和写有字的图片训练。鼓励患者看报纸、听广播,接受外界的各种刺激防止智力进一步衰退。

(六)饮食护理

阿尔茨海默病患者有较大概率出现进食障碍、吞咽困难等情况,使患者不能正常进食,从而导致身体营养不良,严重者还会发生呛咳、误吸、吸入性肺炎等。所以,对于阿尔茨海默病患者的饮食调养是必不可少的。

应选择荤素搭配的食物,营养丰富,味道清淡且鲜美。在饮食种类上,应以蔬菜、水果、干果、瘦肉、奶蛋、豆制品、动物脑髓等清淡、低糖、低脂、低盐、高蛋白、高纤维素的食物为主,品种要多样化。忌食刺激性食物,忌烟酒,忌咖啡,忌浓茶,少食煎炸之物。食物以半流质为宜,软性食物以易消化为宜。患者进食时需有人看管,以免呛到气管而引起窒息或死亡。

(七)服药护理

阿尔茨海默病患者因记忆力减退,常有漏服、少服、过量用药甚至药物中毒等现象,所有的口服药物一定要由护理人员分餐帮助服用。在服药过程中,一定要有护工协助,避免患者忘记或误服。

与此同时,阿尔茨海默病患者往往不承认自己患病,或认为家人给的是毒药,而拒服药物,需要家属耐心劝导,也可以把药碾碎拌饭吃。另外,为防止患者吐药,可让患者张大嘴巴查看是否吞咽。对于不宜吞食片剂的患者,也可将片剂研碎,溶化后与水同服。患者一旦出现神志不清,应下鼻饲管,通过胃管注入药物。同时,用药后将剩余药物整理好,存放于安全场所,以防患者误服、多服、乱服引起中毒。

【参考文献】

[1]中国老年医学学会认知功能障碍分会,认知功能障碍患者照料及管理专家共识撰写组.阿尔茨海默病患者日常生活能力和精神行为症状及认知功能全面管理中国专家共识(2019)[J].中华老年医学杂志,2020,39(1):1-8.

[2]国家卫生健康委办公厅.阿尔茨海默病的诊疗规范(2020年版)[J].全科医学临床与教育,2021,

19(1):4-6.

[3]顾县红.饮食分层管理联合吞咽功能训练在阿尔茨海默病进食障碍患者中的应用[J].首都食品与医药,2021,28(3):144-145.

[4]中国痴呆与认知功能障碍诊治指南写作组,中国医师协会神经内科医师分会认知功能障碍疾病专业委员会.中国阿尔茨海默病一级预防指南[J].中华医学杂志,2020,100(35):2721-2735.

[5]田金洲,解恒革,王鲁宁,等.中国阿尔茨海默病痴呆诊疗指南(2020年版)[J].中华老年医学杂志,2021,40(3):269-283.

[6]王祺.阿尔兹海默症病人饮食护理的研究进展[J].食品安全质量检测学报,2019,10(15):5024-5028.

（陈春暖 文，刘淑芬 一校，张翠翠 二校）

第五节　神经肌肉疾病

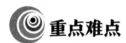 重点难点

(1)神经肌肉疾病种类和并发症。
(2)神经肌肉疾病的居家防治。

一、神经肌肉疾病概述

神经肌肉疾病是神经系统疾病中最常见、最复杂的一组疾病,其不仅范围广(包括肌病、神经-肌肉接头疾病、周围神经病和运动神经元病),而且病因复杂,临床表现多样,是一组神经系统难治性疾病。掌握和熟悉这类疾病对于临床医师来说尤为重要,原因有三:首先,很多获得性的神经肌肉疾病是可治的,有些表现为临床急症,因此早期识别非常重要。其次,现代医学手段在很大程度上改善了很多遗传性神经肌肉疾病患者的生活质量。目前很多遗传性神经肌肉疾病被认为是慢性疾病,早期发现一些特定疾病的并发症,然后通过干预可以挽救生命,需要医护和家庭成员及患者本人协同治疗,以期提高患者的生存时间及提高生存质量。居家管理显然成为治疗的一个重要环节。最后,神经肌肉疾病通常涉及多个专科,包括心内科、呼吸科和消化科等,多学科协同治疗已经成为此类疾病的标准治疗方式。

二、神经肌肉疾病及并发症

首先必须了解神经肌肉疾病的种类,临床上按发病的部位将其分为四大类的疾病,其

并发症各有特点,种类不同。

(一)肌病

肌病的临床表现大多数为肌无力,不同肌病有不同的最初受累肌群,包括眼肌,吞咽、咀嚼肌,面肌,呼吸肌,躯干的屈、伸肌,肢体运动肌群,可伴有肌痛、挛缩或肌红蛋白尿,并且可出现其他脏器的功能损害,表现为慢性呼吸功能障碍、充血性心力衰竭、心律失常。首先需要明确的是:无力可由肌肉、神经-肌肉接头、周围神经或者运动神经元病变导致,通常可以通过临床、实验室和电生理检查来评估。明确病变部位是肌肉,接下来的目标是给出特定的诊断。最后如果有治疗方法则开始相应治疗,如果没有有效的治疗方法则给予支持治疗。

1. 诊断

(1)病史采集和查体:①有"什么阴性"和(或)"阳性"症状。通常阴性症状多见,包括无力、萎缩、易疲劳和运动不耐受。阳性症状包括肌痛、痉挛、肥大、挛缩、强直、涟漪样运动、肌丘、肌红蛋白尿等。②起病和临床过程。起病时间很重要,要注意起病是在出生时、儿童时期还是成人后。③有无家族史。④有无诱发因素。酒精、激素、他汀类药物、化疗药物均可致无力;而酒精、他汀类药物和生肌制剂有可能造成横纹肌溶解症。⑤其他器官是否受累。明确是否有其他器官受累不仅可以缩小诊断范围,而且可以确保相关专科医生给予患者合适的监测和治疗。⑥肌无力的分布。四肢近端无力、四肢远端无力、上肢近端和下肢远端无力、下肢近端和上肢远端无力、眼睑下垂和眼外肌麻痹、躯干肌无力。

(2)诊断检查:①肌酸激酶(creatine kinase,CK)是最有价值的实验室检查,有助于缩小鉴别诊断范围。②神经传导速率(nerve conduction velocity,NCV)和肌电图(electromyography,EMG)可帮助明确肌源性损害病除外其他神经肌肉疾病。③影像学检查对肌病诊断具有一定的价值。CT、肌肉超声和磁共振成像显示肌群受累分布的类型、肌肉及间质受累的严重程度、病程,甚至可能的病理线索。

2. 分类

根据发病机制的不同,肌病可分为:①炎性肌病。它是一类部分由免疫系统介导的肌肉疾病。发病率最高的3种是:皮肌炎、包涵体肌炎、多肌炎。主要的治疗方案是系统性免疫抑制治疗,最常用的药物为糖皮质激素、甲氨蝶呤、硫唑嘌呤。丙种球蛋白可用来改善症状。②中毒性肌病。正确的诊断和治疗可以改善临床结果并避免不必要的治疗。中毒性肌病临床表现广泛,可以是无痛性肌病,也可以是急性横纹肌溶解症。明确诊断,停用引起症状的药物,并使用拮抗剂,对症处理缓解症状,保护机体功能。③代谢性肌病。肌肉能量代谢缺陷的症状与ATP(adenosine triphosphate,腺苷三磷酸)利用率(能量需求)和肌肉代谢途径中ATP再生(能量供给)能力间的不匹配直接相关。能量供需的不匹配损害了能量依赖过程,这些过程又影响了肌肉收缩(无力、劳累性疲劳)、调节肌肉放松(肌痉挛、紧张感)和(或)保持膜离子梯度所需的膜兴奋性(疲劳、无力)以及肌细胞的整合(肌痛、损伤、肌红蛋白尿)。④线粒体肌病。它是指影响肌肉的线粒体病,任何器官都可能出现线粒体功能异常,由于肌肉对能量的需求大而最容易受累,临床表现最明显,但常表现为多器官受累。目前国际上对于该病仍没有针对性的治疗方案,仅能对症处理,保护线粒体,延缓疾病进展。⑤Dystrophin 蛋白病。Duchenne 肌营养不良症和 Becker 肌营养不良症是等位基因病,为 X-性联隐性遗传,均有编码 Dystrophin 蛋白的 *BMD* 基因发生突变所致,表现为进行性肌肉萎缩和无力。其中 Duchenne 肌营养不良症典型的临床表现以男性儿童多见,表现为大运动发育迟缓、跑步困难和易跌倒。体格检查可发现腓肠肌假肥大、鸭步(提示盆带肌无力)和由仰卧位站立时表现的 Gower 征。血清 CK 显著升高(正常值的 20～200 倍),许多患儿伴认知功能障碍。对于任何年龄起病、以对称性肢带肌无力为表现的男性,即使没有阳性的家族史,也都应鉴别是否为 Dystrophin 蛋白病。基因治疗包括用病毒载体或质粒运输构建 *DMD* 基因,干细胞或者肌细胞移植或基因修饰有望成为治疗该病的有效方案。

(二)神经-肌肉接头疾病

神经-肌肉接头疾病是一类发生于神经-肌肉接头上的疾病,主要表现为进展性肌无力,各个脏器、系统均可受累,有时伴肌肉疼痛,类似肌病的症状,但是患者的腱反射常减弱或者消失。眼外肌常受累明显。多数患者有口干和其他自主神经系统症状,如男性出现阳痿、体位性低血压、便秘、眼干等。其主要有以下几种。

1. 重症肌无力

重症肌无力是一种由神经-肌肉接头突触后膜上乙酰胆碱受体抗体介导的自身免疫疾病,表现为典型的波动性肌无力。眼外肌和四肢近端肌较易受累,可发生在所有年龄段。重症肌无力诊断需要全面整合临床病史、体格检查和实验室检查,包括冰冷实验(将冰袋置于眼睑 2～5 分钟可完全或者部分改善眼睑下垂)、乙酰胆碱受体抗体、MuSK 抗体以及肌电图、胸部影像。治疗上主要以乙酰胆碱酯酶抑制剂、糖皮质激素为主,必要时可加用硫唑嘌呤、霉酚酸酯、环孢菌素;可静脉使用丙种球蛋白治疗;血浆置换和胸腺切除属有创性治疗方案。

2. 肉毒中毒

肉毒中毒是一种梭状芽孢杆菌属的厌氧芽孢杆菌所分泌的毒素引起的瘫痪疾病。其诊断较为简单,认真仔细询问病史,加上典型的急性起病的下行性、无痛性、不伴感觉异常的全身瘫痪可以确诊。治疗上以支持治疗为主,使用抗毒素。

3. Lambert-Eaton 肌无力综合征

Lambert-Eaton 肌无力综合征与重症肌无力容易混淆。但其典型的临床表现有特征改变,其三主征与重症肌无力较易鉴别:步态障碍、腱反射消失、自主神经功能障碍。除了三主征,其电生理检查也具有特征性,即电生理三联征:CMAP(compound muscle action potential,复合肌肉动作电位)波幅降低、低频重复电刺激衰减>10%、高频重复电刺激或用最大用力收缩后明显递增。血清学上 90% 患者可检测到 P/Q 型 VGCC(voltage-gated calcium channel,电压门控钙通道)抗体。治疗方案与重症肌无力相似。

4. 先天性肌无力综合征

先天性肌无力综合征包括一组异质性疾病,系由一种或者多种特异机制引起的神经肌肉传递安全系数发生障碍所致。如果从出生或儿童早期即出现易疲劳并伴眼外肌、躯干肌和肢体肌无力,有类似家族史,肌电图 2～3 Hz 刺激可见 CMAP 波递减,血清 AChR、MuSK 和 P/Q 型 Ca^{2+} 通道抗体阴性,有必要进行 CMS 基因学检查。

(三)周围神经病

大多数周围神经病对神经的损害呈"长度依赖"的特征,即长度越长的神经,受损害的严重程度越重。临床表现为从足部开始起病的感觉、运动和反射损害,并逐渐向上发展累及膝部、手指等。根据临床表现而针对性进行神经传导检查和针电极肌电图(EMG)能提供非常有用的诊断线索,可以证实大纤维神经病的存在,并确定病理特征、严重程度、病程长短以及是否具有长度依赖的特点。周围神经病可分为以下几类。

1. 遗传性运动感觉神经病

遗传性运动感觉神经病是遗传性神经疾病中最常见的,是一组遗传异质性疾病,典型症状一般发生在 20 岁以内,但部分患者在成年后呈晚期发病,发病隐匿,以双足和小腿远端开始的对称性肢体肌无力和萎缩为特点。

2. 糖尿病性神经病

糖尿病通过多种途径影响神经系统,可影响全部的外周神经,尤其攻击目标是轴索远端,特别是感觉神经元的轴索。其可以阳性体征起病,如麻刺感、针扎感或其他疼痛感觉,后出现阴性感觉症状,包括麻木和步态不稳。控制血糖是治疗的关键。

3. 中毒和代谢性神经病

中毒和代谢性神经病指大量化学物质导致的周围神经病,有明确化学物质接触史。治疗以脱离化学物品,针对性不同物质的特异治疗为主。

4. 急性炎性脱髓鞘神经病和变异型

急性炎性脱髓鞘神经病又称为格林巴利综合征,是一种急性单相性免疫介导的多发性神经根周围神经病。首发症状未感觉异常,表现为远端肢体麻木和刺痛。晚期,大多数患者会出现客观性感觉减退。治疗上以支持、对症治疗为主。

5. 慢性免疫介导的脱髓鞘性多发性神经病

慢性免疫介导的脱髓鞘性多发性神经病是一组根据病理生理特点、慢性临床表现以及对免疫调节治疗反应而定义的周围神经疾病。临床表现呈异质性,多数典型患者表现为近端和远端肌无力及感觉异常,还具有从纯感觉性到纯运动性再到多灶性。

6. 血管炎性神经病

血管炎性神经病是一组复杂和异质性的疾病,根据分布和受累血管的不同而有多种表现。临床表现取决于受累血管的分布和严重程度。

7. 副肿瘤性神经病

副肿瘤性神经病是恶性肿瘤引发的神经肌肉疾病。临床表现可为局灶性和多灶性,多不对称。

8. 臂丛神经病及腰丛神经病

外伤是臂丛神经病最常见的病因,累及臂丛神经的肿瘤也可引起发病。

　　周围神经损害可产生运动、感觉、反射、自主神经和营养障碍等多个方面的症状和体征。这些症状和体征以及分布特征对临床诊断非常有价值。①运动障碍：周围神经病变通常出现周围性瘫痪，周围神经病变的严重程度决定瘫痪的程度，且颈部、躯干以及肢体的肌肉均可累及，常导致呼吸肌麻痹，引起呼吸困难，吸氧难以解决，需机械辅助通气。②感觉障碍：多存在感觉神经同时受累。在大多数代谢和中毒神经病中，感觉常重于运动障碍。③感觉性共济失调和震颤：当本体感受器传入受累而运动功能相对完好时，可出现步态和肢体运动共济失调。这与周围神经中的脊髓小脑神经纤维受累有关。④腱反射改变：周围神经病变的另一个特征。但是，在某些小纤维病变时，腱反射可以保留，甚至在痛觉和自主神经功能显著丧失时亦如此。⑤自主神经功能障碍：在某些多发神经病中，可发生出汗减少甚至以无汗以及体位性低血压等为症状。⑥畸形和营养障碍：儿童时期起病的慢性多发性神经病常可引起手、足和脊柱的畸形。还由于运动纤维的中断而导致其受支配的肌肉丧失神经支配性而萎缩，主要是营养障碍。

(四)运动神经元病

　　运动神经元病是一组影响脊髓和大脑运动神经元的获得性和遗传性疾病，脊髓的运动神经元变性导致下运动神经元损害的体征和重症，大脑的运动神经元变性则导致上运动神经元损害的体征和症状。上运动神经元体征包括肌无力、反射亢进、痉挛状态、痉挛性构音障碍、原始反射重现(吸吮反射、溯源反射、掌颏反射)和假性延髓性麻痹。下运动神经元体征包括肌无力、局灶性肌萎缩、肌束颤动和反射减弱。其可分为：①脊肌萎缩症：是一种遗传性运动神经元疾病。表现为脑干和脊髓的下运动神经元变性所引起的进行性肌肉无力，呈常染色体隐性遗传。一旦确诊，家庭教育必不可少，应实施多学科治疗及护理。②肌萎缩侧索硬化症：是最常见的成人起病的运动神经元病。无力是主要症状，常呈灶性和不对称性起病，远端比近端常见。典型表现为成人起病的亚急性上肢或下肢无力。

三、神经肌肉疾病并发症居家防治的重要性

　　神经肌肉疾病是一类慢性渐进性的疾病，其虽有急性发作的可能，但是大部分治疗需要医师、患者及家属的配合，而家庭治疗是一种不可或缺的手段。医患良好的沟通，能使家庭治疗成为临床治疗的延续。随着现在电子产品的进步，患者及家属在家治疗可以使用视频详细记录整个治疗过程，及治疗后患者的反应，这可以成为医生针对性地进一步对患者进行更为个性化的治疗，达到延缓疾病进程，提高患者生存周期及改善患者生活质量。

四、神经肌肉病并发症的居家防治

(一)关节活动范围管理(主要包括牵伸和使用矫形器)

(1)牵伸的方法可以是家属帮助下的被动牵伸,也可以是患者主动进行的姿势性牵伸。具体牵伸的方法、时间和频率,应该在详细的关节活动范围评估之后,在医生的指导下进行合理的牵伸治疗。牵伸时应注意动作缓慢和避免过度用力,千万不要引起疼痛或拉伤。特别是对于年龄较小的患儿,如果某次牵伸引起了疼痛或不适,患儿就会对牵伸产生抗拒,不愿再继续接受这种治疗,反而加速关节挛缩的进展。在掌握了正确牵伸方法的前提下,无论是在医院还是在自己家中,甚至是学校课间休息时,都可以随时随地进行牵伸治疗。

(2)矫形器对于预防关节挛缩也有重要作用。对于存在踝关节挛缩的患者,睡眠时使用静态的踝足矫形器(ankle-foot orthoses,AFO)很有益处,但是由于矫形器的材质较硬,有一部分患者会对它产生抵触,因此 AFO 的广泛使用目前还存在一定的难度。对于存在手指关节和腕关节挛缩的患者,也可考虑使用手部和腕部夹板将其维持在中立位。

(二)适度的肌力训练

适度的肌力训练对神经肌肉病患者是有益的,但不恰当的肌力训练也有可能给患者带来损害。因此,医生要以谨慎和严谨的态度,来为神经肌肉病患者制订肌力训练计划,并且要依据疾病类型、肌肉受损程度、整体功能状态来综合制订。

(三)适度的耐力训练

慢走、骑车、游泳、瑜伽等都是常用的耐力训练方法,可以根据患者的体力、喜好和家庭情况来选择,具体的训练强度和时间要因人而异,一定不要引起过度的疲劳和疼痛。

(四)脊柱管理

很多神经肌肉病患者容易出现脊柱侧弯和旋转畸形,除了辅助的物理治疗手段和使用矫形器,平时生活中注意保持良好的卧位、坐位和站立位姿势也很重要。所以,在医生指导下,患者的自我保持和家属的监督对于脊柱管理也尤为重要。

(五)呼吸功能管理

对于存在呼吸功能障碍的患者,大声朗诵、大声唱歌都是简便并且具有趣味性的呼吸训练方法;也可在医生指导下,使用呼吸训练器进行呼吸训练,训练时应避免出现呼吸困难和疲劳。在专业人员给予指导后,主动咳嗽、咳痰训练可帮助患者及时清理痰液;在家庭经济条件允许的情况下,可在家里配备咳痰机,来辅助排痰。

再次强调的是,每位患者都有各自的疾病特点,不能一概而论,具体的康复治疗方法,一定是医生根据康复评定的结果进行个体化制定的。

神经肌肉病患者在明确诊断后,首先到专业的康复医学科门诊就诊,在医生的指导下并掌握相关动作要领及目的,再回到家中进行康复治疗。

(六)循环系统的管理

循环系统主要是心力衰竭的心脏功能管理,其中最基本、最重要的方法是运动疗法。可进行低水平、节律性的有氧运动,也可进行一定范围静态伸展和轻柔的运动,特别是当某些肌群僵硬或者在一定范围内的运动受限时。每次运动性训练应按具体的规程进行,开始时应有热身活动或者准备活动,结束时应有整理活动。准备活动从低强度开始,逐渐增至所需的强度,目的是增加全身关节对运动的适应性,防止骨骼肌最大收缩前外周阻力的突然变化。整理活动则逐渐减低活动强度,防止出现运动后低血压甚至晕厥。

(七)排尿及排便障碍

由于尿道括约肌、膀胱逼尿肌可能受损,患者容易出现尿潴留。住院期间可以使用药物及高中低频脉冲电疗法、感应电疗法、磁疗等。居家可行运动疗法,通过增强相关肌肉力量,提高控尿能力,促进排尿。盆底肌肉训练方法:收紧提起肛门、会阴及尿道,保持5秒,然后放松;休息10秒,再重复以上运动,至少10次以上;然后做5～10次短而快速的收紧提起。15～30分钟/次,每日1～3次,坚持4～6周。由于肠蠕动、肛门括约肌及排便肌群的受损,患者可能出现排便障碍,在住院期间可以使用药物及干扰电疗法、间动电疗法、低频脉冲疗法。居家可行腹部按摩,即患者取仰卧位,屈膝,暴露腹部,覆盖按摩巾,放松腹肌,施术者全掌按摩腹部,沿结肠走向推揉。运动疗法具有维持和改善肠蠕动、改善机体整体耐力的作用,根据病情选择主动有氧运动项目,如慢步走、轻负重伸展运动等。

(八)精神心理并发症

精神心理并发症主要是焦虑和抑郁,可针对性地进行系统化健康教育,即针对患者的心理状态及心理问题,结合其知识层次、性格特点、生活习惯,进行针对性的心理疏导和健康教育,并对患者家属进行培训,交代居家治疗的注意事项,及如何进行简单的心理疏导,必要时可结合药物治疗。

参考资料

[1]拉比·N.塔维尔,沙南·韦南斯.简明神经肌肉疾病学[M].卢家红,赵重波,主译.天津:天津科技翻译出版有限公司,2015.

[2]何成奇,吴毅.内外科疾病康复学[M].3版.北京:人民卫生出版社,2018.

(高宏志 文,王佳音 一校,张翠翠 二校)

第六节　慢性肾脏病

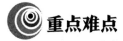**重点难点**

(1)掌握慢性肾脏病的定义及分期。

(2)掌握慢性肾脏病患者的居家管理要点。

慢性肾脏病(chronic kidney disease,CKD)是由众多系统性疾病或直接受到内源性肾脏病的损害而引起肾功能损害的系列疾病总称。它主要具备两个特征:第一,慢性病程。与急性肾损害(acute kidney injury,AKI)不同,CKD造成的肾脏损害一旦发生,即使原发病因不再加重,肾脏损害仍将持续进展,几乎无法逆转。第二,患者肾功能受损后可以诱发更多的肾脏损害,两者相互影响,形成恶性循环。

一、定义及分期

CKD是指各种原因引起的肾脏结构或者功能异常≥3个月,包括出现肾脏损伤标志物(蛋白尿、尿沉渣异常、肾小管相关病变、组织学检查异常及影像学检查异常)或有肾移植病史,伴或不伴肾小球滤过率下降;或不明原因的肾小球滤过率(glomerular filtration rate,GFR)下降(<60 mL/min)≥3个月。

国际公认的CKD肾功能分期是依据美国国家肾脏基金会(National Kidney Foundation,NKF)制定的K/DOQI(Kidney Disease Outcome Quality Initiative)指南。该指南将CKD分为1～5期(表2-6-1)。由于CKD的分期涵盖了从早期仅有肾损伤标志物阳性而GFR正常到终末期肾脏病的各个阶段,因此目前已逐渐不再使用慢性肾脏功能不全这一名词。但值得注意的是,若患者仅有轻度GFR下降而没有肾损害,则不能诊断CKD;只有当GFR<60 mL/min时,才能按照CKD 3期进行处理。

当患者处于CKD 4～5期时,我们也称为慢性肾衰竭。这意味着患者GFR持续下降,肾脏功能受损严重进入了失代偿期,患者可出现由代谢紊乱和临床症状组成的综合征。

表 2-6-1 CKD 分期

分期	特征	GFR/[mL/(min·1.73 m²)]
1	肾损伤标志物阳性,GFR 正常或升高	≥90
2	肾损伤标志物阳性,GFR 轻度降低	60～89
3a	GFR 轻度到中度降低	45～59
3b	GFR 中度到重度降低	30～44
4	GFR 重度降低	15～29
5	终末期肾脏病	<15 或透析

资料来源:National Kidney Foundation. K/DOQI clinical practice guidelines for chronic kidney disease:evaluation,classification,and stratification[J].American Journal of Kidney Diseases,2002,39:S1-S266.

二、流行病学

从全球范围看,CKD 的发病率和全年龄死亡率均呈明显上升趋势,《1990—2017 年全球国家和地区的慢性肾脏疾病负担的系统分析》数据显示,2017 年全球患病率为9.1%。自 1990 年以来,CKD 的全年龄患病率增加了 29.3%。在患者群中,女性患病率高于男性,农村人口患病率比城市人口稍高,且随着年龄的增长而呈上升趋势;患者病情主要集中在 CKD 1～3 期。全国各地区患病率不尽相同,华东、华南和华中地区患病率与全国总患病率接近,华北和西南地区患病率较高,西北地区患病率最低。

CKD 具有病程长、常伴有严重并发症、预后差、医疗费高、患者生活质量严重下降等特点,给社会经济和个人健康带来巨大影响。当前急慢性肾脏病的医疗支出已占我国疾病医疗总支出的 1/5,近年来已成为重点关注的重要公共卫生问题。

三、病因

引起 CKD 的病因众多,临床常见病因主要有糖尿病性肾病、高血压性肾小动脉硬化、肾小球疾病(如肾小球肾炎、淀粉样变性、系统性红斑狼疮)、肾小管间质性肾病(如慢性肾盂肾炎、梗阻性肾病、尿酸性肾病、骨髓瘤肾)、血管性疾病(如硬皮病、血管炎、缺血性肾病、动脉硬化栓塞性肾病)、囊肿性疾病(如多囊肾病、髓质囊肿性肾病)等。

在我国,原发性肾小球肾炎仍是 CKD 的首要发病原因,但随着我国糖尿病的发病率逐年增高,由糖尿病肾病导致的 CKD 发病率也随之上升,未来可能成为我国 CKD 发病的首要病因。同时,其他一些流行病学因素也可增加 CKD 进展性风险,如吸烟、蛋白尿、肥胖和高血脂。

导致慢性肾衰竭患者病情加重或恶化的常见危险因素有:使肾脏受累的疾病复发或

病情恶化;机体有效循环血量绝对或相对不足;肾脏局部血流供应急剧减少;严重且未有效控制的高血压以及持续性泌尿道梗阻。在上述危险因素中,有效循环血量不足和肾脏局部血流供应急剧减少是患者肾功能急剧恶化的主要原因,它将导致慢性肾衰竭患者的残存肾单位持续处于低灌注和低滤过状态。同时,不恰当地使用肾毒性药物也能引起慢性肾衰竭患者病情加重,如非甾体类药物、氨基糖苷类抗菌药物、造影剂等可引起患者肾脏功能急剧恶化。需要注意的是,中草药使用不当已经成为引起 CKD 4～5 期患者肾功能恶化不可忽视的原因。现代药学研究显示,含有马兜铃酸成分(如广防己、关木通、青木香、天仙藤、马兜铃、细辛、寻骨风、朱砂莲)的中草药,能靶向损伤肾小管肾间质。

四、临床表现

肾脏疾病缺乏特异性临床症状和体征。CKD 1～3 期患者可无任何症状或仅表现为运动耐力下降、乏力、食欲减退、夜尿增加等。上述这些症状易被忽视,使得患者常错过了最佳就诊时间。当患者病情持续缓慢加重,逐渐使多个脏器受累并产生功能障碍,进入 CKD 3 期后,上述症状逐渐加重并常伴有水、电解质紊乱和酸碱失衡,高血压,急性心力衰竭,消化道出血,贫血,矿物质骨代谢异常,甲状旁腺功能亢进和中枢神经系统障碍等,严重者可导致生命危险。

(一)胃肠道症状

以食欲减退、恶心、呕吐、口腔有尿味为主要表现的胃肠道症状,是最早出现和最常见的症状。此外还有胃黏膜糜烂、消化性溃疡、出血等临床表现。透析患者胃肠道症状发病率明显增高,排前三位的胃肠道症状分别是消化不良(55.6%)、进食功能障碍(40.3%)和胃食管反流症状(33.4%)。透析患者几乎 100% 存在胃及十二指肠黏膜损伤,多表现为浅表性胃炎或糜烂性胃炎,近 40% 的患者曾经发生过上消化道出血。其发病机制可能与透析患者体内毒素蓄积、抗凝剂使用、抗血小板药使用、消化道黏膜应激酸分泌增多、贫血等因素有关。

(二)水、电解质紊乱及酸碱失衡

慢性肾衰竭患者常伴有水电解质紊乱及酸碱失衡,其中水、钠代谢紊乱和代谢性酸中毒尤为多见。

1. 水、钠代谢紊乱

患者常因水钠潴留而出现稀释性低钠血症,主要表现为水肿和/或体腔积液、高血压,甚至可出现脑水肿和急性左心力衰竭。

2. 钾代谢紊乱

随着患者 GFR 持续下降,肾脏排钾能力逐渐下降,当 GFR 降至 20～25 mL/min 时,可出现高钾血症。患者若同时合并感染、酸中毒、输血、溶血、创伤等情况时,则更易出现高钾血症。各种原因导致钾摄入不足的同时使用排钾利尿剂或者胃肠道丢失过多时,则易出现低钾血症。

3. 钙磷镁代谢紊乱

慢性肾衰竭患者常伴随有高磷、低钙、高镁血症。随着病情进展,患者因尿磷排除逐渐减少可出现高磷血症。低钙血症的产生主要和钙摄入不足及沉积有关:患者钙摄入不足、活性维生素 D 缺乏和代谢性酸中毒,可引起低钙血症。同时血磷和血钙结合形成磷酸钙,在软组织产生沉积而形成软组织异位钙化,进一步降低血钙浓度。当 GFR 降至 20 mL/min 时,肾脏排镁能力明显下降,可出现高镁血症。若患者镁摄入不足或过多使用利尿剂时,偶可出现低镁血症。

4. 代谢性酸中毒

由于肾小管分泌 H^+ 障碍或重吸收 HCO_3^- 能力下降,部分轻中度慢性肾衰竭患者可出现肾小管酸中毒,表现为阴离子间隙正常的高氯血症性代谢性酸中毒。随着肾功能持续恶化,酸性代谢产物潴留,患者可出现尿毒症性酸中毒,表现为高阴离子间隙性代谢性酸中毒。

(三)心血管病变

心血管病变是 CKD 的主要并发症之一。CKD 患者多伴有不同程度的高血压,肾素-血管紧张素活性增强和水、钠潴留是其主要发病机制。随着肾功能不断恶化,CKD 患者心力衰竭的发病率显著增加,进入尿毒症时期,心力衰竭的发病率可高达 $65\%\sim70\%$。心力衰竭的高发病率除了与水、钠潴留、高血压有关,也与尿毒症性心肌病有关。尿毒症性心肌病是尿毒症患者最常见的死亡原因,它主要与代谢废物的潴留和贫血等因素有关,相较于非透析患者,透析患者的动脉粥样硬化和血管钙化程度更加严重,动脉粥样硬化进展更快,因此 CKD 透析患者尿毒症性心肌病的发生率更高。此外,心包炎、心包积液、心律失常、缺血性心脏病和猝死在 CKD 患者中也相当常见。

(四)呼吸系统症状

由于水、钠潴留或酸中毒,患者可有气短、气促等呼吸系统症状,严重酸中毒时可致呼吸深长。水、钠潴留和心功能不全也会导致患者肺水肿或胸腔积液,部分重症患者还可出现尿毒症肺水肿、尿毒症胸膜炎和尿毒症肺钙化。

CKD 患者常伴有睡眠呼吸障碍。随着 GFR 的下降,睡眠呼吸障碍的患病率逐渐增加,CKD 3～4 期患者睡眠呼吸障碍患病率为 41%,血液透析患者中睡眠呼吸障碍患病率为 57%,终末期肾衰竭患者中,阻塞性睡眠呼吸暂停和中枢性睡眠呼吸暂停较为常见。

(五)神经肌肉系统症状

CKD 患者早期会有疲劳、失眠、注意力不集中、记忆力减退等表现。随着病情进展,患者常出现反应冷漠、谵妄、幻觉、嗜睡、昏迷、精神异常等症状,也称为"尿毒症脑病"。

CKD 患者常伴有周围神经病变,以感觉神经障碍为主要临床表现,最常见的症状是肢端袜套样分布的感觉丧失,也可能出现肢体麻木、烧灼感和疼痛感、深反射迟钝或消失,部分患者因为神经肌肉兴奋性增强而出现肌肉震颤、痉挛等症状,也有部分患者会出现肌无力和肌萎缩。

(六)内分泌功能紊乱

肾脏本身内分泌功能失调,常引起 CKD 患者内分泌功能障碍,包括 $1,25\text{-}(OH)_2$ 维生素 D_3、红细胞生成素不足以及肾素-血管紧张素 II 水平升高,同时,还可引起下丘脑-垂体内分泌功能紊乱,如催乳素、促黑色素激素等水平增高。大部分患者有继发性甲状旁腺功能亢进、胰岛素受体障碍、胰高血糖素升高等,约有 1/4 患者可出现甲状腺素水平轻度降低。

(七)骨骼病变

CKD 患者因钙、磷及维生素 D 代谢异常、酸碱失衡、继发甲状旁腺功能亢进等因素而产生的骨病称为肾性骨营养不良或肾性骨病。CKD 1~3 期患者肾性骨营养不良的主要表现是骨质疏松,CKD 4~5 期患者肾性骨营养不良的主要表现是矿物质骨代谢异常。现有数据表明,透析患者一年内发生肾性骨营养不良比率约为 40%,随着患者透析量的增加,肾性骨营养不良的发生率也随之增高。肾性骨营养不良已成为影响 CKD 患者生活质量和生存时间的重要并发症之一。

(八)血液系统症状

CKD 患者的血液系统异常主要表现为肾性贫血和出血倾向。大多数 CKD 患者会有不同程度的贫血,其原因主要有二:一是促红细胞生成素绝对或相对缺乏;二是血浆中某些毒性物质干扰红细胞的生成和代谢而导致贫血。肾性贫血可加速 CKD 的病情进展,显著影响 CKD 患者的生存质量,是 CKD 患者并发心血管疾病的独立危险因素,也是 CKD 患者住院率和死亡率倍增的重要原因。

有研究显示,CKD 患者血小板计数较正常人群低、体积异于正常人群、黏附功能下降、血小板聚集减少。少量研究还提示,CKD 患者血栓素 A2 生成减少。因此,目前认为 CKD 患者的出血倾向和血小板功能异常有关。

(九)皮肤症状

皮肤症状主要表现为皮肤瘙痒和皮肤颜色变化。慢性肾脏病相关性瘙痒(CKD-associated pruritus,CKD-ap)是终末期肾病患者最常见和最令人痛苦的症状之一,其患病率为 20%~40%,常伴随不同程度的抑郁和睡眠障碍,严重影响患者的生活质量。当排除其他合并皮肤瘙痒的疾病,两周内瘙痒发作超过 3 次以上,每日瘙痒数次,每次持续数分钟,影响患者生活;或反复瘙痒持续 6 个月以上,可诊断 CKD-ap。

(十)蛋白质、糖、脂肪代谢紊乱

慢性肾衰竭患者蛋白质代谢紊乱,一般表现为蛋白质代谢产物蓄积,也可有白蛋白水平下降、必需氨基酸水平下降等。上述代谢紊乱主要与蛋白质分解增多或者合成减少、肾排出障碍等因素有关。

糖代谢异常主要有两种临床表现：糖耐受性下降和低血糖，其中糖耐受性下降较多见，低血糖较少见。高脂血症相当常见，多数患者表现为轻度到中度的高甘油三酯血症；少数患者表现为轻度的高胆固醇血症或者两者兼有。

五、诊断

基于肾损伤标志和(或)肾小球滤过率(GFR)下降指标，持续时间超过 3 个月，可诊断 CKD(表 2-6-2)。

表 2-6-2　CKD 诊断标准(至少满足一项)

诊断指标	内容
肾损伤标志	①白蛋白尿(UAER≥30 mg/24 h 或 UACR≥30 mg/g)；②尿沉渣异常；③肾小管相关病变；④组织学异常；⑤影像学所见结构异常；⑥肾移植病史
GFR 下降	eGFR<60 mL · min^{-1} · (1.73 m^2)$^{-1}$

注：UAER——尿白蛋白排泄率；UACR——尿白蛋白肌酐比值；GFR——肾小球滤过率；eGFR——估算 GFR。

资料来源：高翔，梅长林.《慢性肾脏病筛查诊断及防治指南》[J].中国实用内科杂志，2017，37(1)：28-34.

六、筛查与评估

(一)筛查

CKD 起病隐匿，CKD 1～3 期患者往往长期处于无症状阶段，而筛查可做到早发现、早治疗，能够及时有效地控制病情，甚至有可能使病情发展发生逆转，因此积极筛查 CKD 具有非常重要的意义。针对我国 CKD 流行病学资料，已有指南提出对不同人群采取不同筛查策略。

(1)成年人每年常规检测一次尿白蛋白肌酐比值(urinary albumin creatinine ratio, UACR)和血清肌酐。

(2)有肾脏病家族史或急性肾损伤病史的人群、有糖尿病或高血压病或心血管疾病或高尿酸血症以及高龄和肥胖的人群以及长期服用可能造成肾损害药物的人群，均属于 CKD 高危人群。此类人群每年至少进行一次 UACR 和血清肌酐的检测，根据血肌酐值应用 CKD 流行病学合作组(CKD-EPI)公式估算 GFR。

(3)高龄、营养不良、肌肉含量低及肝功能障碍者，根据血肌酐和胱抑素 C 值应用 CKD-EPI 公式估算 GFR。

(二)评估

建议 CKD 患者每年至少检测一次估计肾小球滤过率(estimated GFR,eGFR)和 UACR,进展风险较高或检测结果影响原治疗方案时,可适当增加检测频率,以利于制订合理的治疗方案。

七、居家管理

在医疗环节中,患者居家管理教育是一个很重要但又容易被忽略的环节。居家管理教育的重点在于帮助患者掌握核心的自我管理技能,包括理解疾病治疗的主要目标、常用药物的治疗作用与不良反应、日常饮食的营养要求、能进行自我心理调节、坚持适当锻炼、能与医护进行充分有效的交流、提高自我管理的依从性和自我管理水平,从而帮助患者提高生活质量,达到提升疾病整体治疗效果的目的。

CKD 患者的居家管理主要包括调整生活方式、营养状态评估、饮食管理、运动康复、预防感染等方面,避免 CKD 急性恶化的危险因素等方面。临床实践中,在加强患者健康管理教育的基础上,采取中西医结合的干预措施可以最大程度优化慢病管理的效果。

(一)运动康复

CKD 患者无论病情处于何阶段都要积极参与日常体力活动,避免长时间久坐。如患者情况允许,建议每周锻炼 5 次,每次 30 分钟。初期以低强度运动为主,以运动后微微出汗、次日无疲劳感为宜。此后可依据患者耐受力,逐渐增加运动量。非透析 CKD 患者可以在专业医护人员指导下选择有氧运动、抗阻运动、柔韧性运动进行锻炼。适当锻炼可以改善患者的机体功能,增强代偿能力,减轻机体炎症状态,降低心血管疾病发病风险,延缓 CKD 进展,还能改善患者的心理健康,减轻焦虑和抑郁症状。即便 CKD 患者合并较多并发症而体质虚弱,运动量低于预期值,但仍然可以有不同程度的获益。

中国传统医学理论认为适合 CKD 患者体质特点和强度适中的运动,能改善机体阴阳平衡,调经脉,通气机。基于经络理论的穴位按摩操可改善 CKD 5 期患者的血瘀症表现,提高患者参与运动康复的主动性。

若患者血压异常,伴严重的心肺疾病,发生急性临床事件(急性炎症性疾病,运动相关的肌肉痉挛、关节疼痛等),深静脉血栓形成,因严重水肿、骨关节病等不能配合运动,则不适合进行运动康复。

患者运动康复 3~6 个月后可到医疗机构进行运动负荷试验或简易运动能力试验的测量,以利于专业医护人员评估康复训练成效并适当调整运动处方。

(二)调整生活方式

肥胖的 CKD 患者需要采取适当的减重措施以改善机能。有证据显示,随着这类肥胖患者体重的下降,患者尿蛋白也随之改善。减重措施既包括前述的运动康复训练,也包括营养师指导下的健康均衡饮食。所有 CKD 患者需要定期监测体重,非透析 CKD 患者保持 BMI 在 18.5~24.0 kg/m² 之间,透析患者保持 BMI 在 20~30 kg/m² 之间。如果患者体重短时间内出现明显改变,需要及时就医,寻找相应原因。同时鼓励患者戒烟和戒酒,作息时间规律,避免疲劳,保持乐观的生活态度,正确面对疾病,避免消极悲观的情绪。

(三)营养治疗

1. 低盐饮食

如无其他禁忌,推荐 CKD 3~5 期非透析成人患者每日钠摄入量<2 g/d(相当于食盐<5 g)。由于我国的传统饮食习惯使得成人膳食中平均盐摄入量为 10.5 g/d,因此患者常会因为突然改变饮食习惯而较难达标。但需要向患者强调的是,只要能减少钠的摄入量,即使不能达标,患者仍然能获益。同时需要注意的是,如果患者在低盐饮食中使用低钠盐,而其钾离子含量较高,容易增加 CKD 患者发生高血钾的风险。日常生活中也可选择其他食材部分替代食盐进行烹饪,如柠檬汁、黑胡椒、洋葱、迷迭香、肉桂等。需要时也可使用食物秤。

2. 保证充足热量的摄入

CKD 3~5 期非透析成人患者(肥胖者除外),按年龄、性别、标准体重等因素个体化调整热量的摄入,每日摄入热量应达到 30~35 kcal/kg。

3. 优质低蛋白饮食

原则上应减少 G1~G2 期非糖尿病肾病的蛋白质摄入,推荐摄入量为 0.6~0.8 g/(kg·d)。低蛋白质饮食应从 G3 期开始,推荐摄入量 0.6 g/(kg·d)。从出现微量(A2 级)蛋白尿开始,糖尿病肾病患者就应该减少蛋白质摄入,推荐摄入量 0.8 g/(kg·d)。一旦 GFR 开始下降,蛋白质摄入量则调整为 0.6 g/(kg·d)。日常生活中应尽量选择蛋、鱼、瘦肉、牛奶等作为优质蛋白质来源,因为该类蛋白质富含人体必需氨基酸且消化利用率较高。而植物蛋白食物要少吃,因为其非必需氨基酸含量较高,消化利用率也较低。

4. 低磷饮食

CKD 3~5 期非透析患者应限制饮食中磷的摄入以维持血磷在正常范围,一般维持在<800~1000 mg/d。低磷饮食同时应注意食物中的有机磷,如动物和植物蛋白中的磷或食品加工过程中使用的含磷添加剂。部分肾病常用中药含磷量较高,如西洋参、马齿苋、郁金、水飞蓟等,合并高磷血症时需加以注意。

5. 中医药膳

基于"药食同源"理论,根据食物与药材的"四性五味"特质以及患者的中医症候辨证施膳,可以达到辅助治疗的作用。在中医师的指导下,日常生活中适当增加食疗药材、水果和蔬菜的摄入可以降低机体的净产酸量。饮食中可适当加入性味稍平和的药材如白胡椒、生姜等作为调味剂,提高患者对 CKD 特殊饮食限制的依从性。

(四)预防感染

CKD 患者的感染风险是健康人的 3~4 倍,预防和治疗感染可有效降低 CKD 患者肾功能急剧恶化的风险并延缓 CKD 病情进展。CKD 患者平时要注意保暖,防止受凉及上呼吸道感染,必要时可戴口罩。为避免泌尿生殖道感染,应勤排尿,避免憋尿,注重会阴清洁,勤换内裤。除非有禁忌证,建议 CKD 成人患者每年接种流感疫苗;G4～G5 期患者和肺炎高危人群(如肾病综合征、糖尿病或接受免疫抑制剂治疗者)应接种多价肺炎疫苗,并在 5 年内复种。从中医学角度,气虚证的 CKD 患者卫外不固,易感外邪,因此当气候不佳时更需注意固护正气,可在医师指导下适当饮用玉屏风散、煮水代茶饮以预防外感。

(五)血压控制

高血压本身会引起肾损害,同时也会加快 CKD 病程进展,还能引起心、脑及周围血管等靶器官损害,更使 CKD 患者预后不佳。对于 CKD 合并高血压的成人患者,如可耐受,以 SBP＜120 mmHg 为血压控制目标,也可根据白蛋白尿水平设定:当白蛋白尿≤30 mg/g 时,维持血压≤140/90 mmHg;当白蛋白尿＞30 mg/g 时,控制血压≤130/80 mmHg。60 岁以上的患者可适当放宽降压目标。有高血压病史的成年肾移植受者的目标收缩压＜130 mmHg,舒张压＜80 mmHg。

(六)控制高血糖

高血糖引起的肾脏血流动力学变化及代谢异常是肾损害的基础。血糖控制目标值是糖化血红蛋白(HbA1c)为 7.0％。对糖尿病病史短、预期寿命长、无心血管并发症并能很好耐受治疗者,可控制 HbA1c＜6.5％;对预期寿命较短、存在合并症或低血糖风险者,HbA1c 目标值可放宽至 7.0％以上。

(七)避免随意用药

急性肾损伤是 CKD 病情加速进展的重要危险因素。为了降低急性肾损伤的发生风险,CKD 患者应当注意日常用药安全,避免随意用药。当患者因病情需要拟使用肾素-血管紧张素系统阻断剂、利尿剂、非甾体抗炎药、二甲双胍或地高辛等药物时,应征求专科医师的建议,必要时还需考虑暂停使用这些药物。在使用非处方药或蛋白营养品前,CKD 患者应咨询医师意见而不是自行服用。尤其是某些中药也具有肾毒性(如含有马兜铃酸的中药),还有部分中药长期服用可致高钾血症,此类情况均需引起高度重视。

(八)中药熏洗

中医认为,借用热力作用熏蒸患处可以使中药药物达到疏通腠理、祛风除湿、温经通络、活血化瘀的作用,是一种简便易行的居家自我保健方法,常用于缓解 CKD 3～5 期患者皮肤瘙痒症状。

熏洗组方多用祛风泄浊、清热活血类药物,常用的有地肤子 5 g、白鲜皮 10 g、麻黄 10 g、当归 10 g、桂枝 10 g(孕妇慎用)、苦参 9 g(不与藜芦同用)等。治疗前适当补充温开水,熏蒸时注意温度,避免烫伤,每次熏蒸 20～30 分钟,避免出汗过多,熏蒸后注意避风保暖。若 CKD 3～5 期合并心脑血管疾病、血压控制欠佳、妇女经期应慎用,糖尿病足、下肢动脉闭塞性疾病患者注意熏蒸温度不宜过高。

(九)日常监测

CKD 是一种慢性疾病,不能单纯依靠住院治疗或者定期门诊复诊来发现或者解决所有的问题。为了保证连贯的良好治疗效果,需要患者在居家期间有自我监测的基本能力,以配合医护人员做好日常管理。首先,患者要学会正确测量血压,观察血压的波动,作为标准化诊室血压测量的补充,为临床合理用药提供科学依据。其次,观察尿液泡沫及颜色变化。若患者尿液泡沫增多则提示可能蛋白尿症状加重,若尿液颜色变红则提示可能出现血尿,若尿液颜色由正常淡黄色逐渐清亮成透明色则提示肾脏代谢功能可能恶化,必要时还须指导患者学会使用尿蛋白试纸。最后,监测体重、尿量变化和水肿程度。建议患者居家期间使用尿量杯统计每日尿量并进行记录,同时定期监测体重变化、颜面部和四肢水肿情况。若患者正常饮水且没有大量出汗而尿量逐渐减少,体重逐渐增加,出现颜面部和四肢水肿或水肿程度加重均提示患者病情恶化。同时记录体重的变化也可评估营养治疗效果并进行必要调整。

【参考文献】

[1]葛均波,徐永健,王辰.内科学[M].9 版.北京:人民卫生出版社,2018.

[2]GOLDMAN L,AUSIELLO D.西氏内科学(原著第 23 版)[M].谢毅,译.西安、北京、广州、上海:中国出版集团世界图书出版公司,2015.

[3]BIKBOV B,PURCELL C A,LEVEY A S,et al.Global,regional,and national burden of chronic kidney disease,1990-2017:a systematic analysis for the Global Burden of Disease Study 2017[J].The Lancet,2020,395(10225):709-733.

[4]苏雨田,许正锦.慢性肾脏病流行病学研究进展[J].实用中西医结合临床,2019,19(12):177-180.

[5]年素娟,郑丽平,杨娟,等.血液透析患者胃肠道症状研究的进展[J].中国血液净化,2020(4):253-255.

[6]BAKER L A,MARCH D S,WILKINSON T J,et al.Clinical practice guideline exercise and lifestyle in chronic kidney disease[J].BMC Nephrology,2022,23(1):1-36.

[7]上海市肾内科临床质量控制中心专家组.慢性肾脏病早期筛查,诊断及防治指南(2022 年版)[J].中华肾脏病杂志,2022,38(5):12.

[8]BAKER L A,MARCH D S,WILKINSON T J,et al.Clinical practice guideline exercise and lifestyle in chronic kidney disease[J].BMC Nephrology,2022,23:75.

[9]夏平圆,邹惠琴,王莉,等.健康教育在慢性肾脏病患者中的应用[J].中国当代药,2022,29(13):183-186.

[10]《慢性肾脏病 3～5 期非透析中西医结合诊疗专家共识》编写组.慢性肾脏病 3～5 期非透析中西医结合诊疗专家共识[J].中国中西医结合杂志,2022,42(7):791-801.

[11]中国医师协会肾脏内科医师分会.中国慢性肾脏病营养治疗临床实践指南(2021 版)[J].中华

医学杂志,2021,101(8):539-559.

　　[12]吴梅菊,余学清,阳晓.急性马兜铃酸肾损伤慢性化转归机制的研究进展[J].中国中西医结合杂志,2020,40(6):765-768.

(徐亮 文,陈春暖 一校,张翠翠 二校)

第七节　消化道慢性疾病

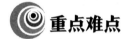 **重点难点**

(1)肝硬化失代偿期的诊断、治疗。

(2)肝硬化失代偿期的居家管理特点。

(3)克罗恩病的并发症及诊断、治疗。

(4)克罗恩病及其并发症的居家管理特点。

(5)复发性急性胰腺炎的诊断、治疗。

(6)复发性急性胰腺炎的居家管理特点。

(7)慢性胆道感染的诊断、治疗。

(8)慢性胆道感染的居家管理特点。

一、肝硬化失代偿期

(一)概述

　　肝硬化(liver cirrhosis)是由各种慢性肝病进展最终导致的临床结局,其主要表现特征为弥漫性肝纤维化、假小叶、肝再生结节形成和肝内外血管增殖等。代偿期多症状轻微或缺乏明显症状,失代偿期主要表现为肝功能减退和门静脉高压。肝硬化晚期常出现各种严重并发症,如消化道大出血、并发感染、出现肝性脑病、肝肾综合征、肝细胞癌变等,如多脏器功能损害进展严重可能危及生命。

(二)临床表现

　　肝硬化代偿期多症状轻微或缺乏明显症状,可出现厌食、乏力、腹泻、腹部不适等症状。至失代偿期,主要表现为肝功能减退和门静脉高压相关的临床表现,如脾肿大、脾功能亢进、腹水、门静脉侧支循环形成导致食管、胃底静脉曲张,甚至曲张血管破裂引起大出血。消化道出血严重时表现为反复呕血、排柏油样黑便甚至血便、不同程度贫血等,可导致失血性周围循环衰竭。如果未得到积极有效的止血治疗,死亡风险极高。

(三)治疗

治疗目标:改善肝功能,治疗并发症,降低病死率。

肝硬化失代偿期的治疗:

(1)保护、改善肝功能:抗病毒治疗,禁酒等病因治疗,适当的保肝治疗。

(2)消化道出血的治疗:包括一般的急救处理,快速建立有效的静脉输液输血通路,补充有效血容量。另外,根据患者情况酌情选择药物治疗、内镜治疗、经颈静脉肝内门体分流术、三腔二囊管压迫止血治疗、手术治疗等。

(3)腹水治疗:限制钠水摄入、予利尿剂治疗、经颈静脉肝内门体分流术、排放腹水、输注白蛋白等。

(4)并发症的治疗:并发感染、肝性脑病、肝肾综合征等的治疗。

(四)居家管理特点

(1)休息:尽量多卧床休息,保持情绪稳定,避免精神紧张,可以适量锻炼,不宜从事重体力劳动,不宜进行高强度运动锻炼,监测小便量、腹围变化。

(2)禁酒及用药:严格禁酒,尽量避免不必要且疗效不确切、可能进一步损害肝脏的用药,谨慎使用感冒药、中草药、保健品、镇静催眠药物等。

(3)饮食:进食以易消化食物为宜,多吃新鲜蔬菜与水果,注意补充富营养食物,如高蛋白及脂肪类食物,应少量持续多次;食物不宜过于粗糙和辛辣刺激,尽量避免吞下硬物(如鱼刺或带骨的食物);进食注意不宜过快、过多。

(4)注意大便颜色,保持大便通畅,不宜用力排便。若出现呕血、排柏油样大便,应及时急诊。

(5)注意居室通风,讲究个人卫生,勤洗手,尽量不着凉,避免不洁饮食。

(6)针对病因治疗:如为乙肝后肝硬化,要坚持口服抗乙肝病毒的药物,病情稳定后每3～6月复查生化、血常规、甲胎蛋白、乙肝DNA、彩超或CT等。

(7)定期胃镜复查:对于行内镜治疗的患者,定期复查内镜,观察曲张静脉大小,有无组织胶排胶现象,必要时再次内镜治疗,预防再次出血。

(8)对于经颈静脉肝内门体分流术治疗后的患者,应定期复查以防分流管道堵塞。注意肝性脑病发生。

(9)对于未行经颈静脉肝内门体分流术治疗的患者,可选择规律服用非选择性β受体阻滞剂(服用后居家观察心率、血压)、内镜治疗、经颈静脉肝内门体分流术等方法预防再出血。

(10)腹腔置管居家护理:要注意穿刺部位是否干燥,是否有伤口周围皮肤红肿,伤口渗液、渗血现象,每天检查导管的固定情况,定期更换敷料,做好消毒,避免感染。注意观察引流物的量、性状及颜色,并定期伤口换药、更换引流袋。

(11)注意观察肝硬化并发症出现:如肝性脑病、肝肾综合征、恶性变等。

二、克罗恩病

(一)概述

克罗恩病(Crohn' disease,CD),是一种消化道慢性疾病,可累及消化道各段,从口腔、食管、胃、小肠、大肠至肛门,病变以末段回肠和邻近结肠最多见,病变呈节段性。其临床表现为不同程度腹痛、腹泻、腹部包块,常出现瘘管和肠梗阻,可同时伴发热、贫血、营养障碍,肠外表现为皮肤、关节、口腔、眼部、肝脏等部位损害。本病发病以青少年多见,年龄18~35岁为其高峰,男女差异不明显。

(二)临床表现

(1)消化系统表现:腹痛最常见,多间歇性发作,多为右下腹或脐周痛。其次为腹泻,反复或持续发作,可出现腹部包块、瘘管、肛周脓肿、肛裂等。

(2)全身表现:患者可因肠道炎症或继发感染而出现不同程度发热,导致进食量减少、慢性腹泻、慢性营养消耗等,表现为营养不良、体重下降、血清白蛋白低下、贫血、维生素缺乏等,如儿童期发病常出现生长发育延缓。

(3)肠外表现:发生率较高,可出现关节、皮肤、口腔、眼部、肝脏等部位损害。

(三)并发症

常见并发症有肠梗阻、便血、消化道穿孔、腹腔脓肿等。若炎症迁延不愈,可增加其癌变风险。

(四)诊断与鉴别诊断

患者出现腹痛、腹泻,特别是合并出现腹部包块、瘘管、肠梗阻、肛周脓肿、发热等表现者,临床上应考虑克罗恩病可能,可行结肠镜检查、小肠检查等进行综合分析,做出临床诊断。须特别注意鉴别感染性肠病、肠道肿瘤、淋巴瘤、肠结核、溃疡性结肠炎、急性阑尾炎、白塞氏病等。

(五)治疗

克罗恩病的治疗总原则:急性炎症的控制,症状缓解的诱导和维持,并发症的防治。

(1)控制炎症反应:可选择氨基水杨酸制剂、糖皮质激素、免疫抑制剂、生物制剂、肠内营养、抗菌治疗等。

(2)一般对症治疗:及时补充水、电解质,积极补充营养,改善贫血和低白蛋白血症。

(3)手术治疗:CD患者手术复发率高,若出现并发症,如出现消化道大出血未止、完全性消化道梗阻、消化道穿孔、腹腔脓肿、CD癌变的患者,需考虑手术。

(4)瘘管治疗:肛瘘有症状或为比较复杂的肛瘘,除积极治疗CD炎症活动外,须抗菌治疗,可选择环丙沙星或甲硝唑等。若出现脓肿,则必须充分穿刺或置管引流。

(六)居家管理特点

(1)有吸烟者必须戒烟。注意休息,保持良好的心态,按时、坚持服药,因多数患者反复发作、迁延不愈,应做好终身治疗的思想准备。使用氨基水杨酸制剂、硫唑嘌呤时起效慢,要在用药第 12～16 周时才能达到最大疗效,需耐心按医嘱用药,还需要关注药物常见的不良反应,如高热、胃肠道症状、血细胞减低、神经系统症状、肝脏功能损害、肌痛和关节痛等。定期到医院复查血常规、生化等。

(2)饮食上:进食易消化食物,尽量避免或减少高脂、高糖、辛辣刺激和腌制品等食物的摄入。多食补血、高蛋白易消化食物,常吃水溶性膳食纤维如苹果、香蕉、豌豆、南瓜等,通过减慢粪便通过肠道的速度来减少腹泻次数,增加营养吸收的时间。

(3)肠内营养制剂:有些肠内营养制剂,患者使用后可能出现口味不适合、腹泻等问题,对营养制剂耐受性差,可以更换其他制剂或采用鼻饲,以降低肠内营养制剂的使用率。另外,需注意其有效期限。

(4)鼻胃管、鼻空肠营养管的居家管路护理:鼻饲前抽出管内剩余残渣,先注入温开水,后注入适量的营养汤、少渣食物或肠内营养制剂,并于鼻饲结束前注入温开水保留于管中。注意观察肠内营养管内残渣的颜色、量,若无法清洗干净,必要时注入适量消化酶制剂以助其消化。若注入肠内营养制剂不顺利或堵塞,可能是管道打折或堵塞、受压迫,应及时联系经管医师。同时定期更换肠内营养管。

(5)腹腔置管居家护理:腹腔脓肿置管居家护理要注意穿刺部位是否干燥,有无伤口周围皮肤红肿、伤口渗液、渗血现象,每天检查导管的固定情况,定期更换敷料,做好消毒,避免感染。注意观察引流物的量、性状及颜色,并定期伤口换药、更换引流袋。若需腹腔注药冲洗,与经管医师或伤口门诊及时联系。

(6)瘘管伤口居家护理:如瘘口没很好愈合,家中注意观察其局部分泌物的量及颜色,常规用药、换药若没很好愈合,应及时联系经管医师,决定换药、用药选择、手术方式的进一步优化等。同时注意其他部位新发瘘管伤口情况。

(7)注意观察大便颜色,若有血便、黑便,注意消化道出血可能,应及时就诊。若出现未能缓解的腹痛、腹胀,需注意其并发症如肠梗阻、穿孔等,应及时就医。

(8)定期复查肠镜,监测肠道病变改善情况,并有利于 CD 癌变的监测。

三、复发性急性胰腺炎

(一)概述

急性胰腺炎(acute pancreatitis,AP),是很常见的腹部炎症性急症,其发病率逐年升高。特别是重症急性胰腺炎(severe acute pancreatitis,SAP),其病死率仍处于较高水平。AP 的发病原因多种,不同地区之间病因存在差异。明确 AP 诊断后,应详细询问病史并进一步检查,尽可能明确其病因,有助于去除诱因、对因治疗,防止胰腺炎反复发作。有些患者的病因、诱因没很好防治,容易致复发性急性胰腺炎。

(二)临床表现

复发性急性胰腺炎,多出现反复急性发作上腹痛,多呈持续性,可放射至腰背部、胸部,但其腹痛的程度与 AP 病情的严重程度不相关。其他可伴随出现恶心、呕吐、腹胀和黄疸、发热等。

(三)并发症

1. 局部并发症

复发性 AP 的局部并发症包括急性胰周液体积聚(acute peripancreatic fluid collection,APFC)、急性坏死物积聚(acute necrotic collection,ANC)、胰瘘、胰腺假性囊肿(pancreatic pseudocyst,PPC)、胰腺坏死、胰腺及其周围脓肿、左侧门静脉高压、腹腔内高压或腹腔间隔室综合征(abdominal compartment syndrome,ACS)等。

2. 全身并发症

常出现全身炎症反应综合征(systemic inflammatory response syndrome,SIRS)、器官功能衰竭、脓毒症和胰性脑病等。

(四)诊断

(1)急性胰腺炎诊断标准:以下 3 项标准中符合至少 2 项表现者,可诊断为 AP:①持续性急性上腹痛,突然发生;②血淀粉酶或脂肪酶活性在正常值 3 倍以上;③出现胰腺水肿、胰周渗液、坏死等影像学表现。反复发作称为复发性急性胰腺炎。

(2)分类诊断:根据有无伴器官衰竭,有无局部或全身并发症及经 48 小时治疗能否恢复,分为轻症急性胰腺炎(mild acute pancreatitis,MAP)、中度重症急性胰腺炎(moderate severe acute pancreatitis,MSAP)、重症急性胰腺炎(SAP),并可使用不同评分标准对 AP 病情的严重程度进行进一步评估。

(3)病因诊断:须先排查胆源性、酒精摄入、高脂血症等常见 AP 病因,其他病因如外伤、胰腺手术、药物和毒物诱发、胰腺肿物、自身免疫因素、高钙血症等亦须注意。

(五)鉴别诊断

须注意鉴别排除:急性心肌梗死、胆石症、胆道感染、消化道穿孔、急性肠梗阻等。

(六)治疗

复发性急性胰腺炎的治疗目标:控制胰腺炎症,寻找并去除病因,防治反复发作。

(1)器官功能的维护,主要措施有早期液体复苏、维护呼吸功能、连续性血液净化、ACS 的处理、肠道功能的维护,注意观察大便颜色,监测肝功能、凝血功能等。

(2)减少胰液分泌:禁食,给予生长抑素及其类似物等药物治疗。

（3）营养支持：条件允许情况下提倡尽早（24～72 h）实施空肠营养。

（4）抗菌药物应用：对胰腺的坏死范围及程度进一步评估，可酌情选择抗菌药物。

（5）病因治疗：对于胆源性病因，应尽早行内镜下治疗或胆囊穿刺引流；对于高脂血症引起的SAP，应尽早行降脂治疗，必要时进行血液净化。

（6）局部并发症的处理：胰腺坏死合并感染，或是假性囊肿出现压迫症状、合并感染、最大径＞6 cm的，可进一步给予引流。

（7）中医中药：在缓解腹痛、腹胀、全身炎症反应、肠麻痹，保护肠黏膜屏障方面有良好的疗效。

（8）外科手术治疗：SAP出现IAH、ACS无法控制，或于微创引流失败时，可考虑外科手术。

（七）居家管理特点

（1）对于高三酰甘油血症引起的AP：避免高脂饮食，适量运动，定期复查血脂，必要时按时服降脂药。

（2）酒精性AP：反复发作者需严格戒酒。

（3）胆源性AP：胆道、胰腺肿瘤引起的AP，应积极治疗胆胰疾病，多在AP恢复后择期手术，尽可能选择微创方式。术后定期复查胆道影像。

（4）腹腔置管居家护理：若微创引流置管，带回家里护理，要注意穿刺部位是否干燥，有无伤口周围皮肤红肿、伤口渗液、渗血现象；检查导管的固定情况，定期更换敷料，做好消毒；观察引流液的量、颜色，定期更换引流袋。若需腹腔注药冲洗，与经管医师或伤口门诊及时联系。

（5）肠内营养制剂：患者使用后可能出现口味不适合、腹泻等问题，对营养制剂耐受性差，可以更换其他制剂或采用鼻饲，以降低肠内营养制剂的使用率。另外，需注意其有效期限。

（6）鼻胃管、鼻空肠营养管等肠内营养管居家护理：鼻饲前后注意护理。注意观察肠内营养管内残渣的颜色、量，若无法清洗干净，必要时注入适量消化酶制剂以助其消化。若注入肠内营养制剂不顺利或堵塞，及时联系经管医师。同时须定期更换肠内营养管。

（7）胆道、胰管支架居家护理：放支架后一般3～6个月进行复查，要复查胆红素、转氨酶等是否明显下降，以及支架的具体位置是否有变化。需要拔除的，遵医嘱按时到医院拔除。

（8）注意监测体温，定期到医院胰腺CT复查以了解胰腺及其局部并发症的恢复情况。

四、慢性胆道感染

（一）概述

慢性胆道感染是指胆道系统（包括肝内外胆管、胆囊）长期受到细菌、寄生虫或炎症的反复刺激,导致持续或反复发作的炎症。常见原因与诱因有胆道梗阻、胆结石、胆道狭窄、寄生虫感染、免疫力低下、急性感染迁延不愈等。

(二)临床表现

(1)典型症状:上腹持续钝痛,进食油腻后加重,腹胀、间歇性黄疸、低热或乏力,可伴体重下降。

(2)不典型表现:易被误诊为胃炎或肝病,结合超声、CT/MRI、磁共振胆胰管造影(无创)、内镜逆行胆胰管造影等进一步检查鉴别。

(三)治疗

(1)积极补液、抗感染治疗,必要的止痛治疗,监测神志、心律、呼吸、血压等生命征,监测血氧饱和度、生化、炎症指标、凝血功能等。

(2)一旦诊断明确,应尽快胆道引流,解除胆道梗阻:24～48 h 内积极的胆道引流可显著降低死亡率。胆道引流方式可以是手术引流、经皮经肝胆管引流(percutaneous transhepatic cholangial drainage,PTCD)、内镜下经乳头引流(dndoscopic papillary balloon dilatation,EPBD)。

(3)早期营养支持治疗:可以有效缓解炎症反应,增强机体抵抗力,减少感染反复慢性发作。

(4)呼吸、循环、肝肾功能等的维护。

(四)居家管理特点

(1)嘱定期复查血生化、炎症指标、凝血功能,胆道、胰腺 CT 复查,遵医嘱按时服药。警惕长期慢性感染可能进展为胆管癌(如肝吸虫感染相关胆管癌)。

(2)饮食上:合理膳食,注意饮食清淡、膳食营养均衡的饮食原则,增强机体抵抗力,最好做到少食多餐,避免暴饮暴食;增加膳食纤维,控制体重;注意饮食卫生,防止寄生虫感染,疫区人群定期驱虫。

(3)限酒:酗酒者严格限酒,直至禁酒。

(4)鼻胆管居家护理:监测、记录鼻胆管的胆汁引流量、性状及颜色,如引流量明显减少,须注意排查引流管堵塞因素。

(5)胆道支架居家护理:若出现明显异物感、疼痛,及时报告医生。放支架后一般 3～6 个月进行复查,包括实验室检查、影像学检查等,复查胆红素、转氨酶等是否明显下降,以及支架的具体位置是否有变化。需要拔除的,遵医嘱按时到医院拔除。

(6)PTCD 置管居家护理:观察记录胆汁引流量、性质、颜色,引流口有无渗液。若引流管出现堵塞,可尝试挤压引流管,或用冲洗液冲洗,必要时与医生联系进一步处理。

(7)"T"形管及胆囊造瘘管的观察与护理:妥善固定"T"形管、造瘘管及引流管,严密观察预防脱出。记录好胆汁引流量,定时更换引流管与引流袋。若出现引流管堵塞,可试用生理盐水缓慢冲洗,或者咨询医生。并注意观察伤口周围皮肤是否有出血、胆汁漏出等异常表现。

(8)服用利胆药物(如熊去氧胆酸),改善胆汁淤积,缓解症状,防治胆道慢性感染反复发作。

(9)若出现剧烈腹痛、高热、黄疸加重,警惕胆道感染急性发作或化脓性胆管炎,需及时就医。

【参考文献】

[1]中华医学会消化病学分会.中国肝硬化临床诊治共识意见[J].中华消化杂志,2023(4):227-247.

[2]中华医学会消化病学分会炎症性肠病学组.炎症性肠病诊断与治疗的共识意见(2018年·北京)[J].中国实用内科杂志,2018,38(9):796-813.

[3]中华医学会消化病学分会胰腺疾病学组,中华胰腺病杂志编辑委员会,中华消化杂志编辑委员会.中国急性胰腺炎诊治指南(2019年,沈阳)[J].中华消化杂志,2019,39(11):721-730.

[4]许鑫森,刘颖斌.急性重症胆管炎的处理策略[J].中华肝胆外科杂志,2021,27(10):789-792.

(梁奕志 文,杜东伟 一校,马良赟 二校)

第八节　免疫系统疾病

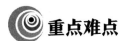 重点难点

(1)免疫系统疾病的概述。
(2)免疫系统疾病防治的管理策略。

一、概述

免疫系统(immune system,IS)是由免疫分子、免疫细胞、免疫组织、免疫器官等组成的复杂的系统,在长期进化过程中逐渐形成的,能够抵抗外来病原微生物的侵袭,并抵御非感染性有害物质的侵害。除了免疫防御功能,免疫系统还可清除体内有害、衰老死亡和肿瘤突变的细胞,并通过自身组织细胞表面表达分子的识别来保持免疫系统内环境的稳定和对破坏组织的修复。人体可出现多种免疫系统疾病,主要有自身免疫性疾病和免疫缺陷病。自身免疫性疾病是指诱发自身免疫耐受状态被打破,或由遗传因素、环境因素等

引起细胞调节异常,而导致的一种临床病症。免疫缺陷病是由遗传因素或其他因素等造成的免疫系统先天性发育障碍或后天损伤所致的综合征。

自身防御分为固有免疫反应和适应性免疫反应两大类。固有免疫反应从广义上说包括物理屏障(如上皮层)和化学屏障(如杀菌、抑菌物质在皮肤黏膜表面的作用)。从狭义上说,固有免疫系统通过激活如单核细胞、巨噬细胞、嗜酸粒细胞、嗜碱粒细胞、中性粒细胞、肥大细胞等各种不同类型固有免疫细胞,产生如补体系统成分、急性期蛋白、细胞因子等固有免疫分子,从而参与和促进局部组织炎症反应,对致病源微生物进行非特异性清除。固有免疫应答是及时的、广泛的而且无特异性,所以造成组织的破坏也是必然的。针对入侵的致病性微生物,尽管固有免疫应答缺乏特异性,但能迅速清除入侵的病原微生物,使感染得到有效的控制。

适应性免疫系统为了避免伤及宿主自身,获得并维持对自身组织成分无应答的几种不同机制,被统称为免疫耐受(immunity)。免疫耐受具有抗原特异性,在淋巴细胞识别抗原后,在某个特定环境下,免疫耐受可被诱发。如果机体不耐受自身抗原,就会导致免疫系统攻击自身抗原,也就是自身免疫,从而造成自身免疫性疾病的慢性炎症。固有免疫参与是适应性免疫应答的启动,也是适应性免疫的先决条件,影响适应性免疫应答的类型。所以,一般认为适应性免疫应答失控的结果是自身免疫性疾病的发生。虽然调控机制复杂,但自身免疫性疾病的发生并不多见。适应性免疫系统方面,多种遗传性免疫缺陷的分子机制拥有的一个共性特征是,宿主对感染的抵抗力大为下降。选择性免疫球蛋白同种型缺乏症、血清中多种免疫球蛋白亚类的浓度降低,患者可能没有任何临床症状或以反复细菌感染为特征,是最常见的先天性免疫缺陷。

获得性免疫缺陷的状态较遗传性免疫缺陷综合征为多见,可分感染性免疫缺陷、医源性免疫缺陷和老年性免疫活性缺陷3种。获得性免疫缺陷可因感染人类免疫缺陷病毒(human immunodeficiency virus,HIV)而引起。其他类型的医源性免疫缺陷,还见于以免疫抑制疗法治疗移植物排斥及自身免疫病的患者。与衰老有关的获得性免疫缺陷,称为免疫衰老。老年人的适应性免疫系统功能失常不仅表现为T细胞和B细胞的应答减弱,还表现为自身耐受性的保持受到影响,导致自身免疫性疾病。

二、类型

免疫系统疾病主要包括自身免疫性疾病和免疫缺陷病。

自身免疫性疾病常见的有自身免疫性溶血性贫血、自身免疫性血小板减少性紫癜、肺出血-肾炎综合征、风湿热、弥漫性甲状腺肿、重症肌无力、溃疡性结肠炎、恶性贫血、强直性脊柱炎、冷球蛋白症、类风湿关节炎、系统性红斑狼疮、多发性硬化病、桥本氏甲状腺炎等。

免疫缺陷病一般分为原发性免疫缺陷病和获得性免疫缺陷病两大类。其中原发性免疫缺陷病与获得性免疫缺陷病是免疫缺陷病的统称。原发性免疫缺陷病有T细胞缺陷、B细胞正常的重症联合免疫缺陷病、X连锁无丙种球蛋白血症、普通变异型免疫缺陷病、X

连锁慢性肉芽肿病、遗传性血管神经水肿、阵发性夜间血红蛋白尿等。获得性免疫缺陷病是由于感染、肿瘤、理化等因素造成的暂时性或永久性的免疫功能受损,临床上最常见的是获得性免疫缺陷综合征(acquired immune deficiency syndrome,AIDS),也就是艾滋病(AIDS)。

　　本章节我们重点介绍 AIDS,即艾滋病的预防和治疗。曾经致命的人类免疫缺陷病毒(human immunodeficiency virus,HIV)感染如今已成为一种慢性疾病,并能得到相应的管理和治疗。抗逆转录病毒治疗(anti-retroviral treatment,ART)会使得血液中无法检测到艾滋病毒,但仍具有传染性。预防性治疗可以通过暴露前和暴露后预防方案来实现。

三、流行病学

　　20世纪80年代 AIDS 开始流行以来,在全球流行的艾滋病不仅成为威胁21世纪人类健康的最严重疾病,也成为国家和社会经济发展的一大障碍。从全球范围来看,HIV的感染大部分都是通过性途径传染的,感染率高达80％。在怀孕期间,分娩或哺乳期母婴之间的传播是 HIV 排名第二的传播方式。另外,注射毒品的传播方式使 HIV 在世界若干地区流行,特别是东欧和亚洲。HIV 的蔓延迅速,与病毒感染后导致严重疾病的发病间隔期较长有关;但是自从检测 HIV 抗体手段得到发展后,世界各地跟踪和监测 HIV的蔓延趋势成为可能。预防和应用抗反转录病毒药物治疗以来,某些国家艾滋病毒的蔓延和病死率得到了一定程度的缓解和下降。

四、病因

　　HIV 是一种慢病毒亚科的逆转录病毒。逆转录病毒的特点是可以利用其 RNA 模板合成 DNA,并通过细胞自身的再生复制出病毒的遗传物质,将其整合到宿主细胞的 DNA中。其潜伏期较长,是一种病程进展缓慢的病毒。HIV 进入人体后感染许多重要器官及细胞,已证实受到感染的有淋巴结、其他淋巴组织、巨噬细胞以及含有表面蛋白的 T 细胞(称为 CD4$^+$)。能够感染细胞的 HIV 病毒株具有广泛的变异性,人体不同细胞及不同个体对感染或病毒产物的抵抗力也有很大的差异。

　　HIV 感染的标志是细胞介导和抗体介导免疫机制的组成部分——CD4$^+$ T 细胞的逐渐枯竭。攻击这些细胞可以让病毒消灭身体的两种免疫机制。巨噬细胞作为 HIV 的储存器,允许病毒可以一直存活下去。巨噬细胞被认为是 HIV 在身体不同组织之间传播的载体。全身的黏膜都富含巨噬细胞。HIV 依次附着在宿主细胞上的 CD4 表面受体和趋化因子受体5(recombinant chemokine c-c-motif receptor 5,CCR5)或 C—X—C 趋化因子受体4(C—X—C motif chemokine receptor4,CXCR4)(或融合蛋白)辅助受体上。然后病毒使用逆转录酶将其 RNA 转化为 DNA,并使用整合酶将其 DNA 插入宿主细胞 DNA中。整合酶是将病毒合成的遗传方式整合到宿主细胞基因组中的 HIV 酶。HIV 酶中还包括一些蛋白酶,可协助组装蛋白质成分以构建新病毒。随着病毒在血液中增多,被攻击宿主细胞增多,CD4$^+$细胞在血液中的数量就会下降。而随着CD4$^+$细胞计数逐渐下降,病毒载量增加,通常会在数年内削弱身体的免疫反应。CD4$^+$细胞计数用于监测疾病的进程。如果CD4$^+$细胞计数低于200个细胞/毫升,就会出现严重的免疫功能障碍,并诊断为AIDS。如果不及时治疗,处于疾病这个阶段的人通常会死于机会性感染。

五、传播方式

从血液、精液、阴道分泌物、唾液、眼泪、乳汁、羊水、尿液、脑脊液和支气管肺泡灌洗液等几乎每一种身体组织和体液中都发现了艾滋病毒的存在。在大多数情况下,该病毒居于体液内的淋巴细胞。因此,从理论上说,任何含有淋巴细胞的体液都能传播该病毒。艾滋病毒也可通过移植的器官,包括肾脏、肝脏、心脏、胰腺和骨进行传播。

(一)性传播

HIV感染是性传播疾病,和其他性病一样,艾滋病毒的传播是双向性的,但男性容易传播给女性。HIV载量指标也与传播风险有关,载量越高的病毒,也有更大的传播风险。

(二)静脉注射

HIV主要通过共用污染的针头和注射器在静脉注射毒品者(intravenous drug user, IDUs)中传播。IDUs还可通过异性或同性性行为,把HIV传给性伴侣,最终还可通过围生期接触传给子女。

(三)血制品和其他组织

HIV可通过全血、新鲜冰冻血浆、红细胞、冷沉淀、凝血因子和血小板等在内的血液制品的输注传播。也有HIV通过移植传播的报道,如肝脏、心脏、肾脏、胰腺、骨等的移植传播。目前自从对供血和血制品开始检测HIV抗体以来,输血相关的传播大为减少,而器官和组织捐献者进行血清学检测,与其相关的传播也大为减少。

(四)对医护人员的传播

HIV在医疗行业的传播,也是需要高度重视的问题。医疗锐器导致的职业暴露是医务人员艾滋病感染最常见的方式,除了血液和被血液严重污染的液体,接触其他体液发生感染的概率相对较低,如果注意遵守常规防范措施,可使受感染风险降低到最低限度。

(五)母婴传播

目前已证实,感染HIV的女性都应接受抗逆转录病毒的最佳治疗,无论是否妊娠,并应鼓励HIV感染的妊娠女性尽可能早期持续性获得产前护理。HIV感染者分娩的方式也是目前讨论的问题,在分娩或破膜前采取剖宫产,可使婴儿感染率比常规阴道分娩显著降低。为避免 HIV 的母婴传播,应劝告 HIV 感染妇女不要哺乳喂养。由于许多 HIV 感染妇女自身或其伴侣及家庭成员有吸毒史,因此在妊娠过程中可能需要给予药物治疗或其他咨询服务。

六、预防

禁欲是唯一的绝对防止 HIV 感染的方式。减少不安全的性行为,鼓励使用避孕套,可减少性传播的感染,是防止性传播艾滋病的重点策略。多项流行病学研究结果显示,性伴侣双方中一方是 HIV 阳性,而另一方是阴性,与正确和一贯使用阴茎套有明确的相关性,保护性性行为可大大减少 HIV 和其他性病的传播。

对于静脉注射药物的人来说,预防艾滋病毒传播的基本途径就是防止静脉注射毒品。对于已有静脉注射毒品的人,进入戒毒治疗中心是最佳良策。对于医务人员预防 HIV 的主要方法,与所有控制感染的方法一样,洗手是普遍性预防的基石;对于可能接触到溢出血液或体液时,佩戴手套;污染或严重污染后,应更换手套,并立即洗手;隔离衣、防护眼镜、面具通常不需要,除非可能发生血污染的液体飞溅时佩戴;需要戴防护眼镜时,同时应戴口罩;可重复使用的设备应清除可见的有机物质,再置于密封袋内,送中心供应室消毒;虽然加热是最佳的简单消毒方式,但是如果不能加热灭菌时,则可使用含有灭分枝杆菌活力的化学制剂来替代,也可有效灭活乙型肝炎病毒和 HIV;谨慎清洗污染的血渍;佩戴手套和使用其他适当的预防措施后,对剩余的污染血液应该用吸水材料(如纸巾)清除,然后污染区域用肥皂和水清洗,以 1∶10 的次氯酸钠溶液(即家用漂白剂)消毒。

医务工作者如果存在皮肤缺失的情况,如有开放性伤口或活动性皮炎,应避免直接接触患者,避免接触污染的设备或材料。处理尖锐的器械("利器")是 HIV 传播中对于医务工作者最危险的方式。使用利器前,应该考虑到用后处理的位置。所有患者的护理区应随时备有不渗透性容器,而且在被服务工作者使用前确认无误。这些容器应经常检查而且不允许摆放过量。针头绝不应该用手弯曲、折断或重复盖针帽,反复盖针帽是医务人员针头扎伤的最常见原因。比如发明了自带护套针头,就大大降低了针刺伤的概率。即使在最好的工作环境下,经黏膜和皮肤意外接触 HIV 患者血液的事件也难免发生。

因此,每一个机构和卫生保健部门可按照美国疾病控制与预防中心(Centers for Control and Prevention,CDC)公布的指导原则处理诸如此类的意外事件。针刺或黏膜接触后的处理要点是确定接触类型,对接触时供(患者)受(医卫人员)双方情况做出适当评估,并在此医务人员接触后至少须随访一年。

七、临床表现和检测

急性 HIV 感染会在病毒感染后 28 天内出现发烧、头痛、咽炎、淋巴结肿大和肌痛等单核细胞增多症样症候群。急性 HIV 综合征持续数周,然后消退。在急性感染期间,由于症状的非特异性,许多人不寻求医疗治疗。急性综合征消退后,感染进入临床潜伏期,此时没有 HIV 感染的特殊症状。这个阶段被称为慢性 HIV 感染。如果感染未经治疗，病毒载量水平升高和 CD4+ 细胞数量减少通常会持续数年。HIV 高危人群应至少每年接受一次检测。诊断实验室测试包括 CD4+ 细胞计数、HIV 病毒载量和 HIV 耐药性测试。CD4+ 细胞计数是衡量免疫系统受损程度的最准确指标。HIV RNA 血液检测（也称为病毒载量检测）是衡量血液中病毒数量的最准确方法。病毒载量表明疾病的严重程度及患者免疫系统对艾滋病的易感性。即使病毒载量下降到无法检测到的水平，HIV 感染者仍存在一定的传染性，这是因为患者体内仍有病毒存在并复制，但当前的常规实验室测试程序无法检测到。与此同时，感染者还应进行 HIV 耐药性测试，以检查病毒是否发生突变，使其对特定类型的 ART 具有耐药性，以进一步指导治疗方案的选择。HIV 抗体需要两周到 6 个月才能出现在血液中。因此，在 HIV 抗体出现在血液中之前，一个人的血液中可能含有病毒。由于 HIV 通常是由于无保护的性行为而发生，因此临床医生还会检测梅毒、淋病和衣原体，还建议进行乙型肝炎和丙型肝炎血液检测。HIV 感染者极易感染结核病，因此需要结核菌素试验［又称为 PPD(purified protein derivative of tuberculin，结核菌素纯蛋白衍生物)试验］或干扰素-γ 释放试验的检测。

八、治疗及预后

HIV 感染和 AIDS 的治疗可归纳为以下 3 部分：①抗逆转录病毒治疗（ART）；②预防机会性感染；③治疗 HIV 相关并发症。通过相关治疗来防止 HIV 的相关并发症，尽可能不打乱患者的生活方式，在患者尚未发展到极度虚弱或危及生命之前，及时给予治疗。

HIV 感染的最晚期阶段是 AIDS，此时 CD4+ 细胞计数低于 200 个细胞/毫升，并且个体通常具有 AIDS 定义条件。有一些特定的机会性感染和恶性肿瘤是定义艾滋病的条件。如果不进行治疗，艾滋病通常是致命的。然而，许多 HIV 感染者从未患上 AIDS。确诊艾滋病的患者，也可以通过积极治疗使其免疫力得以恢复。最近的一项荟萃分析显示，大多数接受 ART 的患者在艾滋病发作后仍能存活 10 年以上，而没有接受 ART 治疗的患者大多在艾滋病发作后两年内死亡。

艾滋病病毒感染已成为一种能使感染者获得高质量生活、可控制的慢性传染性疾病。所有接受治疗的 HIV 感染者及其家人都应该了解其危险因素、传播、感染、诊断、常规治疗以及潜在的机会性感染和恶性肿瘤的治疗。家庭保健提供者可以帮助感染者遵守药物治疗的方案、监测治疗的效果、识别 HIV 并发症和 ART 的副作用。最重要的是，家庭保健提供者可以支持、教育和给予 HIV 感染者及其家人更多的咨询方案。

【参考文献】

［1］GOLDMAN L，AUSIELLO D.西氏内科学（原著第 23 版）［M］.谢毅，译.西安、北京、广州、上海：中国出版集团世界图书出版公司，2015.

［2］RAKEL R E.全科医学（原著第 6 版）［M］.彭国忱,译.北京：人民卫生出版社,2015.

［3］GÜERRI-FERNÁNDEZ R,LERMA-CHIPPIRRAZ E,et al.Bone density,microarchitecture,and tissue quality after 1 year of treatment with tenofovir disoproxil fumarate［J］.AIDS,2018,32（7）：913-920.

［4］KAMKUEMAH M,KAPLAN R,BEKKER L G,et al. Renal impairment in HIV-infected patients initiating tenofovir-containing antiretroviral therapy regimens in a primary healthcare setting in South Africa［J］.Tropical Medicine & International Health,2015,20（4）：518-526.

［5］MARCUS J L,VOLK J E,PINDER J,et al.Successful implementation of HIV preexposure prophylaxis：Lessons learned from three clinical settings［J］.Current HIV/AIDS Reports,2016,13（2）：116-124.

［6］MAY M T,GOMPELS M,DELPECH V,et al.Impact on life expectancy of HIV-1 positive individuals of CD4$^+$ cell count and viral load response to antiretroviral therapy［J］.AIDS,2014,28（8）：1193-1202.

［7］BURGESS M J,KASTEN M J.Human immunodeficiency virus：what primary care clinicians need to know［J］.Mayo Clinic Proceedings,2013,88（12）：1468-1474.

（马丽 文,陈祥荣 一校,张翠翠 二校）

第九节　内分泌系统疾病

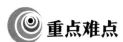 重点难点

（1）糖尿病的定义及治疗。

（2）糖尿病足居家营养管理及居家护理。

一、流行病学

糖尿病已经是一种最让全球人民感到困扰的慢性内分泌代谢性疾病。国际糖尿病联盟（International Diabetes Federation,IDF）数据库（截至 2023 年）显示：目前已知全球范围内患糖尿病的人数已接近 5.37 亿,这使得糖尿病成为 21 世纪世界范围内流行人数最多的疾病。中国糖尿病患病率居世界第一。目前我国对该病的知晓率、治疗率和达标率较低,糖尿病会导致多种急、慢性并发症,严重的并发症可能危及生命。

二、病理生理

糖尿病的基本病理生理是由于绝对或相对胰岛素分泌不足,胰岛素敏感性下降,胰高

血糖素活性增高,包括血糖、蛋白质、脂肪、水分变化及各种电解质浓度异常等因素引起的代谢紊乱,严重时可导致酸碱平衡失常。临床上早期无症状,直至症状期才出现多食、多饮、多尿、烦渴、好饥、消瘦或肥胖、疲乏无力等症状,常伴有大血管、微血管、神经、糖尿病足等慢性并发症。

三、分类

(一)1 型糖尿病(type 1 diabetes mellitus,T1DM)

1 型糖尿病常因胰岛 β 细胞的破坏而导致绝对缺乏胰岛素,分为自身免疫性和特发性两大类。自身免疫性 1 型糖尿病存在自身免疫机制参与,根据起病的急缓,分为急发型和缓发型,谷氨酸脱羧酶(GAD)自身抗体和(或)胰岛细胞抗体阳性。特发性 1 型糖尿病无自身免疫机制参与的证据,各种胰岛 β 细胞自身抗体检查始终为阴性。

(二)2 型糖尿病(type 2 diabetes mellitus,T2DM)

2 型糖尿病的病因主要是胰岛素抵抗,以及(或)胰岛素分泌失调所致。

(三)特殊类型糖尿病

如青少年中线粒体 DNA 突变型、胰岛素基因突变、胰岛素受体缺陷 A 型胰岛素抵抗、脂肪萎缩型糖尿病等成年发病型(maturity-onset diabetes of the young,MODY)。

(四)妊娠期糖尿病

妊娠期糖尿病是指发现妊娠期糖尿病的患者,在怀孕前已有糖尿病的患者,不属于妊娠糖尿病,而属于伴有妊娠的糖尿病。

四、诊断

美国糖尿病协会(The American Diabetes Association,ADA)在 1997 年发表的《糖尿病诊断新标准与临床分型标准》一文中所确定的诊断标准见表 2-9-1。专家委员会建议将空腹血糖(fasting plasma glucose,FPG)≥110 mg/dL(6.1 mmol/L)但<126 mg/dL(7.0 mmol/L)称为空腹血糖损害(impaired fasting glucose,IFG),将口服葡萄糖耐量试验(oral glucose tolerance test,OGTT)中 2 小时静脉血浆葡萄糖(2-hour postprandial glucose,2HPG)≥140 mg/dL(7.8 mmol/L)但<200 mg/dL(11.1 mmol/L)称为糖耐量异常(impaired glucose tolerance,IGT)。

表 2-9-1 1997 年 ADA 糖尿病诊断标准

1. 伴有随意性静脉血浆葡萄糖≥200 mg/dL(11.1 mmol/L)的糖尿病症状。

糖尿病症状:多尿、多饮和无原因体重减轻

随意血糖:不考虑上次进食时间的任一时相血糖

或

2. 空腹静脉血浆葡萄糖(FPG)≥126 mg/dL(7.0 mmol/L)

空腹:禁热量摄入至少 8 小时

或

3. OGTT 时,2 小时静脉血浆葡萄糖(2HPG)≥200 mg/dL(11.1 mmol/L)

OGTT 采用世界卫生组织(World Health Organization,WHO)建议,成人口服相当于 75 克无水葡萄糖(或 82.5 克含结晶水葡萄糖溶于 250~300 毫升)的水溶液,在喝第一口时开始计时,5 分钟内服用完毕

注:临床常规不建议使用 OGTT;未明确血糖偏高者,再进行一天 FPG 反复试验,即可确诊;对无症状患者,至少有两次血糖异常。小儿葡萄糖服量按体重 1.75 克/千克计算,总量超过 75 克时按 75 克计算。

资料来源:林果为,王吉耀,葛均波.实用内科学[M].15 版.北京:人民卫生出版社,2017:2388.

五、治疗

糖尿病内分泌综合治疗的近期目标,应考虑为消除糖尿病症状,预防急性严重代谢紊乱,控制血糖过高及相关代谢紊乱;远期目标也应是指在保证患者正常健康的身心状况,提高患者基本营养生活质量,降低病死率水平和有效延长寿命的前提下,预防和(或)延缓糖尿病慢性并发症的发生和发展,保持健康机体长期良好的营养生活规律和基本生活、学习、劳动的实际能力。

(一)饮食治疗

饮食治疗是目前糖尿病治疗的最为基本和最佳方法,各种病理类型引起的各型糖尿病患者都应该长期坚持科学而合理均衡的饮食。建议部分患者以平衡饮食(balance diet)替代饮食控制,至少也可以让小部分患者清楚知道油炸等加工型食物、腌制品、红肉类等食品都不宜每天空腹过量食用,而在平时就应该摄入适量的多元素辅食及有机蔬菜粗粮和豆制品粗粮等天然优质多元素纤维食品。

糖尿病饮食指导和辅助治疗的原则是:①对每天摄入的热量总量进行调控。②饮食要平衡,各种营养素要合理安排。③饮食定时定量,少食多餐,量力而行。密切配合运动,配合药物治疗。④戒除烟酒,限制饮酒。⑤个体化饮食治疗,适应妇女在妊娠和哺乳过程中的生长发育和特殊需要。⑥严格遵照执行,长期坚持。

(二)运动治疗

在临床医师的指导和帮助下,根据患者的年龄、性别、体力、病情是否有合并症和以往的运动情况,循序渐进地进行适宜人群的各种健康规律的锻炼,需要长期坚持。运动前、

后要严密监测自身血糖。血糖>14 mmol/L,近期低血糖频繁发作或血糖波动较大者,有急性糖尿病并发症及慢性并发症者,如心、脑、眼、肾等,暂不宜锻炼。

(三)口服降糖药

目前国内外临床使用的较为经典、安全、无副作用的口服降糖药主要有非促胰岛素分泌剂(双胍类、α-葡萄糖苷酶抑制剂和噻唑烷-二酮类)和促胰岛素分泌剂(磺酰脲类、格列奈类),近年研制的 DPP-4 (dipeptidyl peptidase-4,二肽基肽酶-4)抑制剂、GLP-1 (glucagon-like peptide-1,胰高血糖素多肽-1)激动剂、SGLT2 (sodium-glucose co-transporter 2,钠-葡萄糖协同转运蛋白2)抑制剂,这些药物都是临床医生比较青睐的药物。

(四)胰岛素治疗

几乎所有类型的糖尿病中,胰岛素治疗都是控制血糖的重要手段。短效胰岛素皮下注射后发生作用快,但持续时间短,可用于糖尿病酮症酸中毒(diabetic keto acidosis,DKA)的静脉注射、短效胰岛素和速效胰岛素类似物皮下注射,主要控制一餐后血糖过高。中效胰岛素主要有中性鱼精蛋白锌胰岛素(neutral protamine hagedorn,NPH),主要用来提供能在两餐后控制高血糖的基础胰岛素。长效制剂有精蛋白锌胰岛素注射液(protamine zincinsulin,PZI,鱼精蛋白锌胰岛素)和长效胰岛素类似物,长效胰岛素无明显作用高峰,主要是提供基础胰岛素。临床上还有多种预混胰岛素、新型双胰岛素等,对更多糖尿病患者起到了一定的帮助作用。

六、糖尿病慢性并发症

(一)心血管并发症

心血管并发症包括心脏和大血管及微血管病变、心肌病变、心脏自主神经病变和冠心病,严重者可能导致心肌梗死、猝死。

(二)糖尿病神经病变

糖尿病神经病变(diabetic peripheral neuropathy,DPN)是糖尿病的主要慢性并发症之一,其最常见的类型为慢性远端对称性感觉运动性多发性神经病变和自主神经病变,严重的神经病变如引起神经炎性膀胱炎可导致患者生活质量严重下降,且严重的自主神经病变可导致心源性猝死。

(三)糖尿病视网膜病变

糖尿病视网膜病变(diabetic retinopathy,DR)属于微血管病变,包括各种各样病理性视网膜病变,是糖尿病常见慢性并发症之一。与非糖尿病患者相比,糖尿病患者的致盲概率高出25倍,这一问题的严重性由此凸显出来。

(四)糖尿病肾病

糖尿病肾病(diabetic nephropathy,DN)在 T1DM 患者中约占 30%,T2DM 患者占 20%~50%,已是糖尿病常见的慢性并发症之一。一般将 DN 分为 5 期,Ⅴ 期为尿毒症期 (end-stage renal disease,ESRD,终末期肾脏病),可有尿毒症临床表现,肾小球滤过率 (GFR)进行性下降,持续蛋白尿,低蛋白血症,水肿,高血压,此期患者常伴发视网膜病变。长期糖尿病尿毒症期的患者生活质量非常低,也是慢性重症值得注意的人群。

(五)糖尿病足

糖尿病足(diabetic foot,DF)指糖尿病患者由于合并神经病变及不同程度的血管病变而导致下肢感染、溃疡形成和(或)深部组织的损伤。全球约有 15% 的糖尿病患者在生活的某段时间出现了足溃疡或坏疽,糖尿病足造成的截肢是非糖尿病患者的 15 倍。糖尿病患者致残致死的一个主要原因就是糖尿病足,这也是一个重大的公共卫生问题。

1. 糖尿病足的整体危险因素

糖尿病患者的低教育水平、低收入、缺乏运动、离异等使糖尿病足风险明显升高。性别也是糖尿病足的重要影响因素。糖尿病足患者无论大小,截肢(趾)风险均明显增高,截肢率较高的是足溃疡。视力障碍是糖尿病足的独立危险因素。糖尿病肾脏疾病不仅是糖尿病足的危险因素也是截肢的高危因素。糖尿病的病程与糖尿病足的发病关联度很高,糖尿病患者在 10 年以上的病程中并发糖尿病足的可能性较大。代谢紊乱与糖尿病足有很大的关系。由于吸烟直接关系到糖尿病足的周围动脉病变,因此吸烟是周围动脉疾病的重要危险因素。

2. 糖尿病足的局部危险因素

(1)糖尿病周围神经病变:糖尿病周围神经病变(diabetic peripheral neuropathy, DPN)是糖尿病足发生的重要危险因素。运动神经病变影响了脚部肌肉的牵拉,使脚底受力的部位发生萎缩和变化,引起脚部的爪形趾、锤状趾等脚部畸形。感觉神经受损,失去保护感,使足部易受损伤,形成溃疡,其原因是外界压力下降,异物或冷热反应,抵抗力下降。自主神经病变使患者的皮肤出汗功能减弱,因而足部皮肤出现干裂、皲裂的现象,这种情况很容易造成细菌的感染。可单独或共同成为影响糖尿病足预后的危险因素的是运动神经、感觉神经和自主神经病变。

(2)糖尿病周围动脉病变:糖尿病患者除了有周围动脉硬化、钙化、狭窄等症状,还会伴有使下肢血液流通不畅的微血管病变和微循环障碍,导致流量减少,组织缺氧,营养物质供应不足,出现下肢发凉、疼痛及间歇性跛行,供血严重不足者,可引起溃疡、四肢坏疽等,严重时可出现下肢疼痛、跛行症状。

(3)截肢(趾)病史:过去有过足部溃疡史的人,再次发生足溃疡的危险性比无足溃疡史的人高 13 倍,发生截肢(趾)的危险性比无足溃疡史的人高 2.0~10.5 倍。有截肢病史的人,5 年内第二次截肢的需要占到一半以上。

(4)足底压力异常:足底压力增高是糖尿病足溃疡发生的独立危险因素,其关联度高达 70%~90%。由于足底压力过大,时间长了,造成局部缺血,足底组织分解,引起炎症,然后形成了足底的炎症。Charcot 神经性骨关节病、畸形足、龋齿、不宜穿的鞋袜,均可造成足的生物力学(压强)异常,造成糖尿病足的发生。其他如嵌甲、水疱、出血、真菌感染等都是糖尿病足的早期病变,这也是很强的糖尿病足溃疡发生的预判因素。

(5)下肢静脉功能不全:没有足够的证据证明下肢静脉功能不全与糖尿病足有直接的相关性,但糖尿病患者出现下肢静脉溃疡感染的机会增加,治疗和愈合的困难程度也随之增加,因此建议对其危险因素进行认真评估,及早发现这些危险因素,并对其进展情况进行积极处理和预防。

3. 临床表现

糖尿病足是由于各种损伤合并感染等多种致病因素引起的慢性、进行性损伤,下肢、微血管、神经、肌肉、肌腱、骨骼的病变和复杂的疾病。因此,它既有糖尿病内科疾病的临床表现,又有外科疾病的症状和体征,如局部感染、溃烂、疽或坏死等。其临床表现主要有以下几个方面:

(1)下肢皮肤瘙痒、干燥无汗,皮下脂肪萎缩,皮肤变得稀薄。色素斑常发生于胫前。足趾和趾部无毛,趾甲增厚,常伴有真菌感染。

(2)四肢末端肌肉萎缩,营养不良,肌张力差,容易损伤关节和韧带。

(3)常见跖骨头下陷、跖趾关节弯曲、弓形足、槌状趾、鸡爪趾、夏科关节、骨质破坏可发生病理性骨折。

(4)四肢末端动脉搏动减弱或消失,血流杂音可在管腔狭窄处听到,四肢末端皮肤发凉、水肿、肤色变暗。

(5)患者常有肢端疼痛,麻木,感觉异常,深浅反射时迟钝或消失,脚踏棉花感,鸭步行走,间歇跛行,静息疼痛,下蹲、起身都有困难。

(6)坏疽初期常因水泡、血疱、糜烂感染等诱因逐渐发展为溃疡或坏死。临床上表现为局部红肿,温度升高,疼痛难忍,并伴有功能紊乱等症状;可伴有恶臭的脓性分泌物;皮色深红或黑褐色,在肢端坏死时可见。

4. 分类

(1)神经性溃疡:起主要作用的是神经病变,有很好的血液循环。脚部一般比较温热,但有发麻的感觉,皮肤比较干燥,没有明显的疼痛感。脚部的动脉得到了很好的搏动。神经病变性足病的后果是神经性溃疡(多发于足底)和神经性关节病(Charcot 关节病)。

(2)神经-缺血性溃疡:常伴有明显的周围神经病变和周围血管病变,足背动脉搏动消失。脚凉,有静息痛,溃疡或疽伏于脚边。

(3)单纯缺血性溃疡:较少见,单纯缺血所致的足溃疡无神经病变。

糖尿病足溃疡患者在初次诊断时,约有 50% 是神经性溃疡,50% 是神经缺血性溃疡。神经-缺血性溃疡是国内糖尿病足溃疡的主要类型。

5. 分级

临床常用的分级为 Wagner 分级(表 2-9-2)。另外,2007 年国际糖尿病足指南提出了新的分级建议(PEDIS 法),目前该分级方法处于探讨阶段,主要通过血流灌注、溃烂面积、溃烂深度/组织缺失、感染和足感 5 个方面来评估。足溃疡和足坏疽实例如图 2-9-1 和图 2-9-2 所示。

表 2-9-2　糖尿病足的 Wagner 分级

分级	分级标准
0 级	存在足溃疡的危险因素,但目前无溃疡
1 级	表面溃疡,临床上无感染
2 级	较深的溃疡,常合并软组织炎
3 级	深度感染,伴有骨组织病变或脓肿
4 级	局限性坏疽(趾、足跟或前足背)
5 级	全足坏疽

资料来源:宁光.内分泌学高级教程[M].北京:人民军医出版社,2016:364.

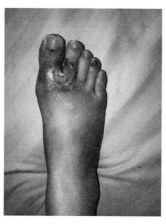

图 2-9-1　足溃疡

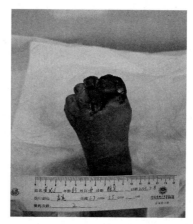

图 2-9-2　足坏疽

6. 治疗

(1)组建包括内分泌科医生、足踝外科医生、血管外科医生、感染科医生等在内的多学科保肢团队;如有需要,及时向上级糖尿病足治疗中心请求咨询和/或转诊,对降低患者截肢率和病死率有一定的帮助。

(2)良好的血糖控制(避免低血糖的发生)对患者足溃疡的感染和截肢的危险有促进糖尿病足溃疡愈合和降低的作用。糖尿病足患者合并高血压时,个体化选择降压药物,将血压控制目标定为<130/80 mmHg,年龄较大或病情较重的患者放宽到 140/90 mmHg。

(3)糖尿病足患者合并高脂血症时,采取生活方式调整,并根据年龄和有无动脉粥样硬化危险因素决定他汀类药物的使用强度和剂量。

(4)糖尿病足患者合并冠心病/外周动脉粥样硬化时,建议每晚服用阿司匹林 100 mg;对不耐受阿司匹林者,每日一次给予氯吡格雷 75 mg 替代。

(5)糖尿病足患者合并心功能不全时,可进行吸氧、镇静、扩血管和利尿等治疗,必要时应立即转诊到心脏内科或 ICU 继续治疗。

(6)DPN 患者疼痛时,某些抗惊厥药和抗忧郁药为一线用药,阿片类不能作为一线或二线推荐。

(7)有骨质破坏,保守治疗无效时,手术骨切除范围根据术前影像学检查、组织病理或细菌学检查结果,并根据足部生物力学已有的变化,选择骨性重建方法;对因感染引起的骨缺损,可在骨切除处临时填入空腔内(骨水泥、生物陶瓷等)含敏感抗生素的材料,如有必要,再进行后期的骨性重建手术。

相关治疗案例如图 2-9-3 和图 2-9-4 所示。

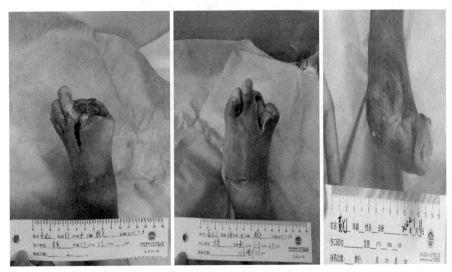

图 2-9-3 糖尿病足患者经过清创、换伤口,逐渐痊愈

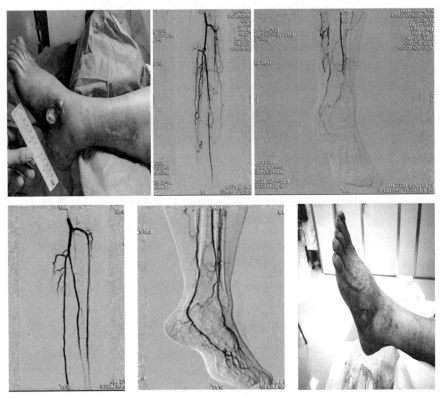

图 2-9-4 内分泌科、血管外科治疗糖尿病足

7. 糖尿病足居家营养管理

(1)糖尿病足营养干预。

①总目标:整体目标强调合理搭配不同营养成分的食物,借由健康的饮食和运动习惯来改善整体的健康状况。特别强调:首先是要达到个体化的控制目标,血糖、血压、血脂、白蛋白都要达到;其次是体重目标值要达到并维持;最后是推动糖尿病足溃疡愈合。

②碳水化合物:每日摄入的人体总热卡中,推荐碳水化合物占 45%~60%。推荐蔬菜、豆类、水果、全麦面包和谷物等富含膳食纤维或升糖指数低的碳水化合物食品。

③蛋白质和氨基酸:蛋白质占总热卡日摄入量的 15%~20%。提倡以优质蛋白质为主,如深海鱼、蛋、黄豆等。对于糖尿病足溃疡患者,考虑到伤口愈合的需要,可适当将每日蛋白质的需要量提高到 1.25~1.50 g/kg。每日补充精氨酸 17~30 g,谷氨酰胺 0.57 g/kg左右,对伤口愈合有利。

④脂肪的补充:每天摄入人体总热量中脂肪占 25%~30%,其中顺式单不饱和脂肪酸占总摄入量的 10%~20%;每日摄入总量应小于 10%的饱和脂肪酸和反式不饱和脂肪酸,升高时低密度脂蛋白胆固醇应小于 8%。

⑤维生素和抗氧化剂:

A. 维生素 D:严重缺乏维生素 D 与严重缺乏(<25 nmol/L)的比例在糖尿病足患者中远高于无足病患者,严重缺乏维生素 D 可能是影响糖尿病足感染愈合的危险因素,并且每隔两周服用 50000 U 维生素 D 补充剂,其创面愈合状况可在 3 个月后好转。

B. 维生素 C:对糖尿病足患者而言,维生素 C 对胶原合成的必需物质创面白细胞和巨噬细胞的活性有增强作用,缺乏维生素 C 可使创面愈合、抗感染能力下降。对于糖尿病足溃疡患者来说,维生素 C 的摄入量可以根据创面增加到每天 70~90 mg,柑橘、草莓、西红柿、西兰花等都含有丰富的维生素 C。

C. 维生素 E 和维生素 A:维生素 E 和维生素 A 对免疫系统和伤口愈合有重要作用,但补充维生素 E 和维生素 A 只对本身缺乏的患者有效,对于维生素 A 和维生素 E 都不缺乏的患者,不建议进行常规的补充。但对于维生素 A 缺乏的患者,建议每天口服 10000~50000 U 维生素 A,以促进溃疡愈合。

⑥矿物质和微量元素:

A. 镁:糖尿病及糖尿病足患者血清镁的含量均比健康人低,连续 12 周每天补充 250 mg氧化镁,对溃疡的愈合有帮助。

B. 锌:糖尿病足患者血清锌水平低于非足病糖尿病患者,糖尿病足溃疡患者每日摄入硫酸锌补充剂 220 mg(含元素锌 50 mg),在 12 周内对溃疡愈合有利。

C. 益生菌:研究显示,在每日接受益生菌干预 12 周后,溃疡面积减少,空腹血糖明显下降,血清胰岛素浓度和 HbA1c胰岛素敏感指数显著升高。

(2)糖尿病足并发症营养干预。

①糖尿病足合并心脏功能障碍:

A. 限制脂肪:脂肪总量应占总能量的 20%~35%,饱和脂肪酸或全天总能量的 7%以下应占所有脂肪摄入量的 10%;摄入的反式脂肪酸应在总能量的 1%以下,每天膳食胆固醇不超过 200 mg。

B. 终止高血压膳食疗法(dietary approaches to stop hypertension,DASH),又称为DASH 饮食:在提高高密度脂蛋白胆固醇(high density lipoprotein cholesterol,HDL-C)、降低低密度脂蛋白胆固醇(low density lipoprotein cholesterol,LDL-C)和甘油三酯(triglyceride,TG)的同时,有助于降低血压,从而使心血管疾病和卒中的发病率明显降低。

C. 坚持地中海饮食:在降低空腹血糖和胰岛素抵抗的同时,有助于提高 HDL-C,降低 TG 和血压。

D. 低升糖指数(low glycemic index,LGI)或低血糖负荷(low glycemic load,LGL)膳食:多项研究发现,LGI 饮食能有效减少糖尿病患者血液中的 LDL-C,使血液中的 HDL-C得到改善,从而减少糖尿病和心血管疾病的危险。

②糖尿病足合并糖尿病肾病:

A. 蛋白质:进行低蛋白饮食治疗,摄入的能量应与非糖尿病($30\sim35$ kcal/kg·d^{-1})肾病者基本相似。但肥胖者需要对能量进行适当限制(可降低 $250\sim500$ kcal/d),直到达到理想体重为止。蛋白质的质和量对肾功能有影响,低蛋白质饮食可能有改善蛋白尿的作用,主要来源是白肉(鱼和鸡肉)、蔬菜和牛奶。显性蛋白尿的出现可以对饮食蛋白进行适量的限制,建议摄入 0.8 g/(kg·d)蛋白质。慢性肾脏病 3 期患者建议配合酮酸饮食实施低蛋白饮食,推荐蛋白质摄取者 0.6 g/(kg·d),并补充 α-酮酸制剂 0.12 g/(kg·d)。若严格或极低蛋白质饮食,或在营养(医)师的监测和指导下进行,则有蛋白质能量营养不良的风险,应考虑其执行的安全性。

B. 脂肪:糖尿病肾病者建议膳食脂肪摄取量:总脂肪供能比小于 30%,饱和脂肪小于 10%,胆固醇小于 200 mg/d。

C. 血液透析患者:透析患者能量摄取推荐量与非糖尿病透析患者相似,$30\sim35$ kcal/(kg·d)60 岁。透析患者的蛋白质推荐量与非糖尿病透析患者相似,血液透析患者的蛋白质推荐量为 $1.1\sim1.2$ g/(kg·d),腹透患者的蛋白质推荐量为 $1.2\sim1.3$ g/(kg·d)。

(3)糖尿病足合并糖尿病神经病变:

①对于糖尿病患者自发性肢体疼痛麻木、神经反射及传导障碍,维生素 B$_{12}$ 的衍生物(甲钴胺)可改善。

②对于临床症状和周围神经病变的神经功能缺损,α-硫辛酸可改善。

(4)糖尿病足合并低血糖:

A. 对有意识的低血糖患者仍首选葡萄糖($15\sim20$ g),尽管碳水化合物都能改善低血糖;如果经过 15 分钟的治疗,血糖仍然偏低,就应该重新给葡萄糖;一旦血糖恢复正常,为防止低血糖反复发作,还需要继续加餐或加点心。

B. 避免空腹饮酒,以减少低血糖危险。

C. 对于运动前血糖监测<5.6 mmol/L 使用胰岛素和促胰岛素分泌剂治疗的患者,应增加碳水化合物摄取,以预防低血糖。

D.2 型糖尿病患者摄入蛋白可增加胰岛素反应,但不增加血浆葡萄糖浓度,因此不能用蛋白食品治疗急性低血糖或防止夜间发生低血糖。

E.LGI 饮食在不增加低血糖风险的前提下,有利于血糖控制。

8. 糖尿病足居家护理

(1)足部护理。例如,保持良好的足部卫生习惯,在干燥区域使用润肤霜、正确修剪趾甲、在家穿柔软减震拖鞋并避免赤脚等。溃疡护理原则指导,强调休息、穿鞋、定期敷料和经常观察感染症状的重要性,并让糖尿病患者和家属学会辨别肿胀、疼痛、变色和皮肤破裂这4个危险征象。在临床实践中,教育经常与其他预防性干预措施相结合,旨在直接改善患者的健康状况。例如,无明显感觉神经病征象或周围血管状况的患者,建议定期进行趾甲修剪和胼胝切除;自主神经病变使得汗腺缺失神经支配,常导致糖尿病患者足部无汗或干燥,易形成裂口,建议患者在这些干燥的部位涂抹润肤乳霜。

(2)鞋子选择。

①对于高危或极高危患者,如有足溃疡史、大小截肢史、Charcot神经性关节病足畸形等,建议使用有减压矫形作用的鞋具进行治疗,防止足溃烂和溃烂复发,同时建议使用定制的鞋具进行治疗,防止糖尿病足溃疡的发生。

②低风险患者不建议使用此类鞋,常规鞋子即可,但要对其合适穿鞋提供指导。足部最高受压点的识别和减压鞋的改良,足底压力的测量起到了不可忽视的作用。更多前瞻性研究证实,溃疡独立的危险因素是糖尿病患者光脚走路导致足底机械性压力显著增高;可调节的其他矫形器如减压鞋、鞋垫或定做等,都能有效缓解前脚掌部位的压力。

③合适的鞋子应该有宽而深的鞋头、柔软的皮革材料,以最大限度减少压力和适应足趾变形。低风险患者群可以穿普通鞋,不必使用治疗鞋,而高危或极高危患者建议使用有减压矫形作用的治疗鞋具,以预防足溃疡及其复发。

④足溃疡前兆病变的治疗。针对所有糖尿病患者,积极消除足底胼胝、鸡眼、嵌甲、脚气、水疱、皲裂等足溃疡前兆,有助于预防足溃疡。

对于患有糖尿病,尤其是糖尿病足的慢性重症患者来说,居家管理得当,既能帮助患者更好的康复,降低生命危险,又能使患者的生活质量得到很大的改善,同时还能减轻家庭和社会的经济负担。

【参考文献】

[1]中华医学会糖尿病分会,中华医学会感染病学分会,中华医学会组织修复与再生分会.中国糖尿病足防治指南(2019版)(Ⅰ)[J].中华糖尿病杂志,2019(2):92-108.

[2]中华医学会糖尿病分会,中国医师协会营养医师专业委员会.中国糖尿病医学营养治疗指南(2013)[J].中华糖尿病杂志,2015,7(2):73-88.

[3]戴薇薇,周秋红.《多学科合作下糖尿病足防治专家共识(2020版)》(预防部分)解读[J].实用老年医学,2022,36(6):645-648.

(陈晓毓 文,陈祥荣 一校,马良赟 二校)

第十节 肿瘤

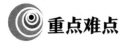

重点难点

掌握恶性肿瘤治疗期间与治疗后居家时面临的肿瘤本身或治疗带来的心理和器官功能障碍以及处理要点。

一、流行病学

根据世界卫生组织国际癌症研究机构（International Agency for Research on Cancer，IARC）近日发布的 2020 年全球最新癌症负担数据，2020 年中国新发癌症病例 457 万例，其中男性 248 万例，女性 209 万例；2020 年中国癌症死亡病例 300 万例，其中男性 182 万例，女性 118 万例。

我国的恶性肿瘤发病率持续上升，而恶性肿瘤生存率呈现逐年上升态势，越来越多的恶性肿瘤患者需要面对治疗期间与治疗后居家时由肿瘤本身或治疗带来的心理和器官功能障碍。良好的居家管理可以减轻恶性肿瘤患者的心理负担、身体不适，及时发现病情变化，对于缓解身心痛苦、改善生存质量及提高生存期有很大帮助。本章节着重讲述各种恶性肿瘤治疗中和治疗后居家时面临的一些常见情况及管理。

二、一般情况管理

（一）人文关怀

1. 定义

临床人文关怀是近些年由欧美的护理团队提出的全新的护理理念，其主要思想是在临床上面对绝症患者时，尤其是恶性肿瘤患者，跳出传统的医学治疗理念，采用强调维护人性尊严的护理治疗，让患者从心理上摆脱疾病带来的痛苦，从而使患者能够提高生活质量，甚至延长其生存期。

2. 意义

现代医学在强调治愈癌症的同时也同样强调改善患者生存质量的重要性，应充分理解并尊重患者及家属的心理状态和需求，减轻其心理压力，为患者选择合理的个体化治疗方案，这样做也有助于改善医患关系。

3. 实施

对恶性肿瘤患者的人文关怀应该贯彻于整个癌症的治疗过程，既要强调医护人员对患者及家属的人文关怀,同时也要重视家属对患者的人文关怀。

首先是有效的沟通。有效的沟通可以让患者及家属充分了解疾病,以及治疗过程中可能面临的一些问题,树立患者及家属的治疗信心。同时,通过沟通,医护人员可以充分了解患者及家属的想法与需求,对于制订合理的个体化治疗方案非常重要。有效的沟通还可以建立医患之间的信任。

其次是尊重和关爱。恶性肿瘤治疗的目的是尽可能治愈肿瘤,不能治愈时要延长生存期和提高生活质量。医护人员在为患者制订诊疗方案时,不能只是遵循诊疗规范,而是应该充分了解患者及家属的顾虑、面临的困难,关爱并减轻他们的心理痛苦,尊重他们的选择,要权衡治疗给患者带来的获益和风险,依据现有循证证据,为患者制订最佳的个体化治疗方案。

最后是姑息治疗。姑息治疗是对肿瘤治疗无效或效果不佳的患者所采取的以控制症状为主要目的的治疗和护理方法。其中最主要的是控制疼痛,也包括其他不适症状,同时对患者的心理状态、社会及家庭问题也要关注。其最终目的是提高患者的生活质量,帮助患者以健康的心理状态面对疾病带来的痛苦、以积极的心态生活并面对死亡,同时帮助患者家属也能够理性对待患者的痛苦及死亡。姑息治疗同样适用于早期恶性肿瘤患者。

(二)疼痛概述

国际疼痛研究协会(International Association for the Study of Pain,IASP)把疼痛定义为一种与实际或潜在组织损害相关,或类似的不愉快的感觉和情感体验。IASP 把肿瘤相关慢性疼痛定义为由原发肿瘤或者转移瘤或者肿瘤治疗引起的慢性疼痛。疼痛是降低恶性肿瘤患者生活质量的最常见的合并症。控制疼痛是恶性肿瘤治疗过程中重要的环节,对于恶性患者应当进行规范的疼痛评估和有效的镇痛,同时要重视患者及其家属理解疼痛治疗的宣教工作。

1. 疼痛评估

准确、全面的疼痛评估是为患者制订合理、恰当的镇痛方案的前提。应对所有恶性肿瘤患者进行疼痛筛查,对于有疼痛症状并需镇痛的恶性肿瘤患者,应当常规评估疼痛程度并在护理记录中记载。癌痛的量化评估方法有多种,临床上常用主诉疼痛程度分级法(verbal rating scale,VRS),这种方法比较简便,患者容易理解与配合。其主要是根据患者对疼痛的主诉,将疼痛程度分为轻度、中度、重度 3 类。轻度疼痛:疼痛可以忍受,不影响正常生活,可以正常睡眠。中度疼痛:疼痛明显,不能忍受,要求镇痛治疗,轻度影响正常睡眠。重度疼痛:疼痛剧烈,不能忍受,强烈要求镇痛治疗,严重影响正常睡眠,可导致自主神经功能紊乱,经常处于被动体位。

2. 疼痛管理

镇痛应当采用综合治疗的原则,根据患者的病情和身体状况,应用恰当的镇痛治疗手段,及早、持续、有效地消除疼痛,预防和控制药物的不良反应,降低疼痛和有关治疗带来的心理负担,提高患者生活质量。

(1)病因治疗。因为疼痛主要是由恶性肿瘤本身和/或并发症引起的,所以应当首先应用各种治疗手段针对病因进行治疗,再结合药物治疗,从而获得最佳的镇痛效果。

（2）药物治疗。镇痛药物应用的5项基本原则如下：

①口服给药：首选给药途径是口服，其他的给药途径包括静脉、皮下、直肠和经皮外用等。具体的给药途径应该根据患者的原发病情（是否能够口服）、疼痛发生的具体情况（疼痛的程度、是否爆发性发作等）选择合适的方式。

②按阶梯给药：

轻度疼痛：首选非甾体类抗炎药物（non-steroidal anti-inflammatory drugs，NSAID）。

中度疼痛：一般选用弱阿片类药物，效果不佳时可选用强阿片类药物（小剂量起始），也可联合应用非甾体类抗炎药物以及其他辅助镇痛药物（如镇静剂、抗惊厥类药物和抗抑郁类药物等）。

重度疼痛：首选强阿片类药物，也可联合应用非甾体类抗炎药物以及辅助镇痛药物。

③按时给药：应根据药物的药代动力学参数合理制定给药间隔时间，规律性给予止痛药。

④个体化给药：应根据患者的病情、疼痛情况，镇痛药物对疼痛的缓解程度和副作用情况，制订个体化的给药方案。

⑤注意具体细节：治疗过程中应仔细评估患者的疼痛减轻情况和药物的副作用，注意多种止痛药物及其他治疗药物之间的配伍禁忌和联用时可能发生的副作用，必要时应该针对药物的副作用予以积极治疗。

（3）患者和家属的宣教。在恶性肿瘤患者的镇痛治疗过程中，对患者及家属的宣教非常重要，要让患者及家属了解镇痛的必要性，解除其思想负担和误区，取得其配合。镇痛治疗方案应由医生制订，患者要按医生制订的方案（药物的种类、用法、剂量等）按时服药；镇痛治疗时，要密切观察治疗效果和药物的副作用，效果不佳时向医生咨询，及时调整治疗方案；保证药物安全、妥善收纳；明确定期复诊、随访的重要性。

（三）营养支持

恶性肿瘤患者普遍存在营养不良，营养不良发生比率可达40%～80%。营养不良会降低肿瘤患者治疗的耐受性，导致治疗方案不能正常实施，从而影响治疗效果。虽然大部分恶性肿瘤患者的治疗要贯穿于生存期，但是患者治疗间歇的更多时间是居家的，所以肿瘤患者的居家营养管理非常重要。这里主要阐述居家营养管理事项。

1. 营养筛查与评估

对居家肿瘤患者应定期进行营养筛查与评估，及时识别发生营养不良的风险，在患者发生营养不良前早期进行营养治疗。目前应用最多的恶性肿瘤营养风险筛查工具是NRS 2002（nutrition risk screening 2002，营养风险筛查2002），常用的营养评估工具包括患者主观整体评估（patient-generated subjective global assessment，PG-SGA）、主观整体评估（subjective global assessment，SGA）、微型营养评估（mini nutritional assessment，MNA）。

2. 对有发生营养不良风险的肿瘤患者应进行营养治疗

首选口服营养补充（oral nutritional supplements，ONS），适用于经饮食模式调整后经口摄入仍不能满足营养需求，而胃肠道功能基本正常的患者。

肿瘤治疗后会有部分患者出现治疗相关副作用,影响经口进食,发生营养不良风险较大。肿瘤治疗结束后应定期随访,进行营养评估,建议每两周随访一次,及时发现营养风险,并给予积极处理。家庭肠内营养可以预防治疗引起的营养不足,防止进一步营养恶化。如果患者在治疗期间留置了胃或空肠导管,治疗后经口进食不能满足营养需求,可以居家经过导管给予肠内营养。口服无法耐受或经口服/肠内营养无法满足营养需求时,如严重的放射性肠炎或严重的吸收障碍患者,应给予肠外营养(parenteral nutrition,PN)。给予家庭肠外营养应综合考虑可行性、发生并发症的危险和患者的获益程度。家庭肠外营养是一项复杂的治疗,执行难度高,并发症发生率高,常导致再次入院,甚至可能危及生命,应严格选择合适的患者,并须由专业人员密切监测。

肿瘤患者的居家营养支持应由临床营养师、专科医师、社区医师、护士以及患者家属根据患者病情制订营养方案,处理营养治疗相关并发症,维持患者体重,改善生存质量。营养教育和膳食指导应在肿瘤患者的整个生存期持续进行。通过营养教育和膳食指导,帮助患者培养健康的饮食习惯和营养观念,提高患者的营养状态和器官功能,减少再入院次数。

对于居家肿瘤患者,建议每3～6个月评估一次患者的营养状态。随访可以通过电话(网络)随访、门诊随访或者上门随访,根据患者具体情况灵活选择。

三、癌症相关疲乏

癌症相关疲乏(cancer-related fatigue,CRF)是癌症患者最为常见的主诉之一。CRF可以导致患者焦虑、抑郁,限制日常活动,进而影响患者正常的工作和社会活动,患者的生活质量因此会严重下降,部分患者可能会因此停止治疗,从而可能降低恶性肿瘤患者的生存期。

(一)定义

CRF是一种与癌症或癌症治疗相关的痛苦的、持续的、主观的身体、情绪和/或认知疲劳或疲惫感,与最近的活动不成正比,并影响正常生活。

(二)临床表现

持续两周及以上的疲劳、无力或倦怠感,需要更多休息才能缓解,经常伴有萎靡、抑郁,甚至认知功能障碍,导致不能完成原来可以胜任的日常工作和生活。

(三)影响因素

CRF是由肿瘤本身及肿瘤治疗等多种因素相互作用的结果,其病理生理学机制尚不清楚。可以引起CRF的因素包括原发肿瘤以及肿瘤所导致的相关症状和器官功能障碍(如疼痛、睡眠障碍、贫血、电解质失衡、营养不良等)、肿瘤治疗因素(手术、细胞毒性化疗、放疗、骨髓移植、免疫治疗等)和心理因素(情绪低落、焦虑、易激惹等)。

(四)筛查与评估

1. 筛查

恶性肿瘤患者在初次就诊时应常规用筛查工具进行疲乏筛查,并定期进行评估,有疲乏相关症状和体征时随时进行评估。

2. 评估

对于 NRS 评估为中重度的 CRF 患者,需要对患者的肿瘤病情(是否复发或进展)、治疗方法(化疗、放疗或免疫治疗等)、治疗阶段(治疗进行中、治疗结束或终末期)、诱发或加重 CRF 的因素(疼痛、营养不良、治疗副作用、情绪不稳定、睡眠障碍等)进行详细评估。CRF 的评估应持续于肿瘤患者的整个病程管理(就诊、治疗、治疗后维持及终末期)。

(五)治疗

对所有患者应进行健康宣教,阐明诱发或加重 CRF 的相关因素。对轻度 CRF 患者,可以教给他们缓解疲乏的常用治疗方法,并定期评估。对中重度 CRF 患者,应积极治疗原发疾病、纠正诱发或加重 CRF 的因素(如镇痛、纠正贫血、改善营养不良、提高睡眠质量、改善重要器官功能等)。

1. 对因治疗

CRF 的对因治疗包括原发肿瘤的治疗,针对肿瘤所导致的并发症或合并症(如疼痛、睡眠障碍、贫血、电解质失衡、营养不良等)的治疗,诱发 CRF 的肿瘤治疗相关因素的治疗,以及针对情绪低落的心理干预等。

2. 对症治疗

(1)非药物治疗。大量研究表明非药物疗法,特别是运动疗法、心理干预、营养治疗可以显著改善 CRF,而药物治疗疗效并不明显,所以建议肿瘤患者在治疗期间应该积极进行非药物疗法缓解 CRF。

①运动疗法:已有大量研究表明恶性肿瘤患者进行适度的体育活动是有益的。当然,目前还没有足够的证据来推荐具体多大的运动量是合适的。一些观察性和干预性研究表明,每周至少进行 3~5 小时的适量运动对于恶性肿瘤患者是有益的,治疗的副作用更少,可以显著缓解 CRF。

②心理干预:情绪低落与 CRF 之间有很强的相关性,但具体的机制尚不清楚。研究表明,积极的心理干预可以显著改善肿瘤患者的 CRF。常用的心理干预方法是认知行为疗法(cognitive behavior therapy,CBT),也可以结合一些补充疗法,如肌肉放松、音乐疗法、催眠、艺术疗法和正念减压训练等。

③营养治疗:恶性肿瘤患者经常伴有营养不良,应对肿瘤患者伴发的厌食症、腹泻、恶心和呕吐引起的营养不良进行积极处理,充分纠正水、电解质紊乱对于预防和治疗疲劳也是必不可少的。

(2)药物治疗。现有的研究表明药物干预治疗 CRF 疗效不佳,精神兴奋剂(哌甲酯)可能在降低 CRF 方面有一些效果,但仅对缓解重度 CRF 有效,轻、中度 CRF 没有改善。抗抑郁药(莫达非尼)也是仅对缓解重度 CRF 有一定效果。也可以尝试应用一些营养补充剂(辅酶 Q$_{10}$、人参、生姜提取物等)来缓解疲劳,但疗效并不确切。

四、认知功能障碍

认知功能是一组基于大脑的思维功能。这些功能包括学习、推理、记忆、解决问题和制定决策。认知功能障碍是指患者的一种或多种思维功能的降低或丧失。

许多恶性肿瘤患者存在不同程度的认知功能障碍。常见的问题发生在记忆、注意力、决策和学习方面。认知功能障碍可以是由恶性肿瘤本身引起的,也可以是由肿瘤治疗引起的。当癌细胞转移到大脑时,情况可能会更严重。

认知功能障碍最常发生在化疗后。化疗后发生的,通常称为"化疗脑"。"化疗脑"发生的机制目前还不太清楚。其他可能导致认知功能障碍的恶性肿瘤治疗方法还有内分泌治疗、放射治疗和外科手术。

(一)评估与筛查

目前临床上缺乏合适的认知功能障碍筛查工具。现有的简易精神状态检查(mini-mental state examination,MMSE)量表和其他工具评估认知功能障碍还不够细化。对于有认知功能障碍的患者应询问障碍的性质、发生和过程,评估导致认知功能障碍发生的因素,如疼痛、睡眠障碍、疲劳、抑郁、治疗药物的副作用等。

(二)认知功能障碍的干预

恶性肿瘤患者的认知功能障碍往往会逐渐自行好转,应对认知功能障碍有如下的一些干预措施。

1. 教育和咨询

教育可以让家属了解到认知功能障碍是恶性肿瘤本身或治疗导致的,可以更好地记录认知功能障碍的症状和发展过程,从而配合医生管理、干预认知功能障碍。

2. 自我管理

通过大脑训练可以提高认知能力,如认知康复或认知行为疗法;培养压力管理技能;倡导健康的生活方式;针对抑郁、疼痛、疲乏以及睡眠障碍等问题寻求医生专业帮助。

3. 认知康复

大脑在成年后有改变和适应的能力。由于大脑的可塑性,训练可以改善认知功能。认知康复是一套旨在改善认知功能的训练,可以在专业医师的指导下进行。

(三)心理治疗

认知行为疗法(cognitive behavioral therapy,CBT)是一种短期的心理治疗方法。治疗目标包括改变不健康的想法和行为。CBT 治疗疲劳或认知功能障碍可改善某些类型的认知功能。

(四)体育活动

积极锻炼身体对整体健康很有好处。它还可以改善认知功能,有氧运动能够增进心脏功能,也能改善老年人的认知功能。目前还需要对恶性肿瘤患者的身体活动和认知功能的关系进行更多的研究。

(五)药物治疗

作为二线治疗,可以考虑应用兴奋剂,如哌甲酯和莫达非尼。另一种选择是多奈哌齐,它可以增强痴呆症患者的认知能力。药物治疗必须在医师的指导下进行。目前,对患有认知功能障碍的肿瘤患者应用药物治疗仍需进行更多的研究。

五、睡眠障碍

良好的睡眠是身心健康所必需的。良好的睡眠包括容易入睡,并能够保持熟睡和放松的睡眠状态。

许多恶性肿瘤患者都有睡眠障碍,导致睡眠障碍的原因包括健康状况、药物治疗影响和不良的睡眠习惯。常见的睡眠障碍类型有昼夜节律性睡眠障碍、睡眠过度、失眠、睡眠不足综合征、嗜睡发作、睡眠呼吸暂停等。

(一)评估

如果患者有睡眠障碍,应该行睡眠障碍的评估。评估包括病史、体格检查、睡眠记录和多导睡眠监测。

(二)治疗

首先应该对可能诱发睡眠障碍的相关因素进行治疗,这些因素包括疼痛、肥胖、贫血、心脏疾病和激素水平异常等问题。对睡眠障碍的具体治疗方法如下所述。

1. 睡眠卫生

睡眠卫生是一套健康的睡眠习惯,这些习惯会帮助入睡。它们包括身体运动、白天的光照暴露和有规律的睡眠模式等。睡眠卫生一般不单独用于治疗睡眠问题,它应该与其他治疗方法一起使用。睡眠卫生可以帮助治疗许多类型的睡眠障碍。

2. 持续气道正压通气

持续气道正压通气目前一般通过无创呼吸机实施。减肥和持续气道正压通气主要应用于阻塞性睡眠呼吸暂停患者,可以改善患者睡眠期间的低通气或呼吸暂停,减少白天的嗜睡。

3. 认知行为疗法

认知行为疗法包括一套完整的治疗程序(刺激控制、睡眠限制、认知疗法、放松和睡眠卫生),是治疗失眠的最常用的治疗方法。

4. 药物治疗

应该谨慎使用安眠药物,一些安眠药可能会导致药物依赖和戒断反应。有时候镇静剂被用来治疗失眠,这是超说明书使用,应当慎重应用。镇静剂包括抗抑郁药、抗组胺药、非典型抗精神病药和褪黑素。由于缺乏临床数据支持,不建议常规使用镇静剂。加巴喷丁埃纳卡比尔和多巴胺激动剂已获得食品药品监督管理局(Food and Drug Administration,FDA)批准,是多动腿综合征(restless leg syndrome,RLS)的首选初始治疗方法,其他治疗 RLS 的药物还有阿片类药物和氯硝西泮。

六、恶心和呕吐

恶心和呕吐是肿瘤治疗过程中常见的合并症和药物副作用。恶心、呕吐可以诱发机体的水和电解质紊乱、营养不良、器官功能降低、心理障碍等一系列不良反应,导致患者的治疗耐受性降低,可能导致治疗终止,降低患者的生活质量,严重者会显著降低肿瘤治疗效果。

(一)诱因

恶心和呕吐是恶性肿瘤患者常见的不适症状,可由恶性肿瘤本身以及恶性肿瘤引起的器官功能障碍引起(如焦虑、脑转移瘤、电解质失衡、肠梗阻、胃潴留等),也可由恶性肿瘤的治疗措施引起。可以造成恶心和呕吐的抗肿瘤治疗包括化疗、放疗、靶向治疗和免疫治疗等。

(二)抗肿瘤治疗相关恶心呕吐的分类

1. 化疗相关性恶心呕吐(chemotherapy-induced nausea and vomiting,CINV)
CINV 根据其发生时间可以分为急性、延迟性、暴发性、难治性和预期性。急性 CINV 是指在治疗后数小时内即发生的恶性呕吐,一般在 24 小时内缓解。延迟性 CINV 是指在治疗后 24 小时之后发生的恶心呕吐,通常在 48～72 小时达到高峰,可持续 6～7 天。暴发性 CINV 是指在治疗前预防性给予止吐治疗,仍然发生的恶心呕吐。难治性 CINV 是指即使使用预防性和解救性止吐治疗,但在每次治疗中仍然发生的恶心呕吐。预期性 CINV 是指在治疗前即出现恶心呕吐,这种类型发生于既往接受过化疗的患者,由既往化疗后严重的恶性呕吐经历导致心理恐惧引起,更常表现为恶心。

靶向治疗和免疫治疗所致恶心呕吐的分类和处理均参考 CINV 的分类和处理。

2. 放疗相关性恶心呕吐(radiotherapy-induced nausea and vomiting,RINV)
RINV 的类型参考化疗相关性恶心呕吐(CINV)的分类。

(三)抗肿瘤药物的致吐风险分级及影响因素

1. 抗肿瘤药物致吐风险分级
按照不给予预防处理时抗肿瘤药物所致急性呕吐发生率,将抗肿瘤药物的致吐风险分为 4 级:①高度致吐风险:急性呕吐发生率大于 90%。②中度致吐风险:急性呕吐发生率 30%～90%。③低度致吐风险:急性呕吐发生率 10%～30%。④轻微致吐风险:急性呕吐发生率小于 10%。

2. 影响抗肿瘤药物致恶性呕吐的其他因素

影响化疗相关性恶性呕吐的因素包括患者的个人身体状况、基础疾病和辅助治疗方法等。可能会加重 CINV 的因素有女性、年轻患者(小于 50 岁)、妊娠呕吐史、晕动病史、既往 CINV 病史、恐惧心理、焦虑、其他治疗性药物(如阿片类止痛药)等。

3. RINV 的风险分级和影响因素

(1)RINV 风险分级。RINV 的致吐风险主要根据照射部位分级:①高度致吐风险:全身。②中度致吐风险:上腹部/全腹部,全脑脊髓。③低度致吐风险:盆腔(下腹部),头颅,头颈部,咽喉部。④轻微致吐风险:四肢,乳腺。

(2)影响 RINV 的其他因素。可能增加 RINV 风险的因素有照射部位(全身、上腹部)、照射面积大于 400 cm²、同步放化疗、既往 CINV 病史等。

(四)抗肿瘤治疗相关恶心呕吐的处理

1. 基本原则

(1)控制肿瘤治疗相关性恶心呕吐最重要的是预防性止吐治疗。

(2)根据肿瘤治疗的不同致吐风险选择一种或多种止吐药物联合应用的方案。

(3)止吐药物首选 5-羟色胺 3 受体拮抗剂(5-HT$_3$RA),可以采用多种途径(口服、静脉注射、透皮贴片等),不同的途径疗效相似。

(4)要关注止吐药物的副作用,多种止吐药物之间及与其他药物间的不良相互作用。

(5)要同时治疗其他可能诱发恶心呕吐的原因。

(6)可以配合使用 H$_2$受体阻滞剂或质子泵抑制剂。

(7)生活方式调节、饮食咨询可能有助于减轻恶性呕吐。

2. 常用的止吐药物

目前临床上常用的止吐药物有 5-羟色胺 3 受体拮抗剂(多拉司琼、帕洛诺司琼等)、神经肽激酶 1 受体拮抗剂(NK-1RA)(阿瑞匹坦等)、糖皮质激素(地塞米松)、非典型抗精神病药物(奥氮平),根据止吐风险选择 5-羟色胺 3 受体拮抗剂联合一种或多种其他止吐药物。

3. 补充疗法

除了药物预防,还有一些其他预防恶心呕吐补充疗法。它们可以与药物一起使用,也可以单独用于帮助治疗恶心呕吐。一些用于治疗恶心呕吐的补充疗法有:

(1)松弛技术:呼吸练习,集中注意力(冥想),或紧张和放松肌肉。

(2)催眠术:由训练有素的专家指导的深度放松状态。

(3)意向导引:聚焦于你脑海中的积极图像。

(4)音乐疗法:使用音乐的疗法。

(5)针灸和穴位按摩。

【参考文献】

[1]中华人民共和国国家卫生健康委员会.癌症疼痛诊疗规范(2018 年版)[J].临床肿瘤学杂志,

2018,23(10):937-944.

[2]中国临床肿瘤学会.恶性肿瘤患者营养治疗指南 2021[M].北京:人民卫生出版社,2021.

[3]中华医学会肿瘤学分会肿瘤支持康复治疗学组.中国癌症相关性疲乏临床实践诊疗指南(2021年版)[J].中国癌症杂志,2021,31(9):852-872.

[4]NCCN Guidelines.Cancer-related fatigue Version 2[Z].2022.

[5]National Comprehensive Cancer Network.Survivorship care for cancer-related late and long-term effects[Z].2020.

（马良赟 文,陈春暖 一校,刘玉琪 二校）

第三章 | 居家患者管路管理

第一节　居家患者气管切开套管管理

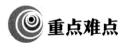

重点难点

(1)气管切开套管的类型。
(2)居家患者气管切开套管的管理。

一、概述

气管切开是挽救危重症患者生命的重要治疗措施之一,主要用于患者因创伤、异物、肿瘤或炎症等所致呼吸困难,通过切开患者颈段前壁,插入气管切开套管,建立新的通道,帮助呼吸的一种常用的急救和治疗方法。气管切开的患者在疾病未恢复之前,需要通过气管套管才能保证正常的呼吸,临床针对不同患者的病情,所使用气管套管的类型也不相同,其所带来的影响和作用也不一样,因此选择正确的气管切开套管及做好相关护理至关重要。在临床上很多患者需要带气管切开套管回归家庭进行后续的居家治疗,因此家庭的主要照护者就需要承担相关的护理工作,包含气管切开套管的清洗消毒、气切伤口的护理、吸痰护理等基础护理以及康复训练。由于受主要照护者的家庭环境、经济条件、文化水平、相关医学知识的熟悉程度以及家庭照护经历等因素影响,在实施相关护理操作的过程中常会出现呼吸道堵塞、套管移位、肺部污染等一系列并发症。同时,对于主要照护者而言,气管切开套管的相关护理操作是一项非常专业的操作,掌握正确的导管护理知识和技能,对保证患者的康复疗效是非常有必要的。

二、气管切开套管的类型及特点

(一)气管切开套管的类型

临床上目前常用的气管切开套管包括3种类型:金属气管切开套管、硅胶气管切开套管以及塑料气管切开套管。

(1)金属气管切开套管是由外套管、内套管和套管芯3部分组成的(图3-1-1),主要有银质和钛合金两种类型,临床使用时根据外套管的内径和长度区分不同的型号,常见型号有4.5~12号不等,临床应根据患者气管切开伤口的大小选择合适的类型和型号。

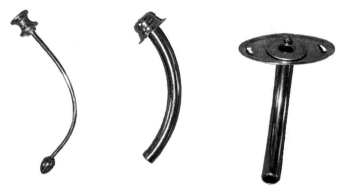

图3-1-1　金属气管切开套管

(2)常见硅胶气管切开套管由外管组成,没有内管和管芯。

(3)常见的塑料气管切开套管,主要有普通塑料气管切开套管和带气囊的塑料气管切开套管两种类型,其中普通塑料气管切开套管一般由外管、内管和套管芯3部分组成,临床常用型号有7~12号不等;带气囊的塑料气管切开套管,一般分为不带内管的气管切开套管(图3-1-2)和带内管可冲洗的气管切开套管(图3-1-3)两个型号,临床上常用型号7~8.5号不等。

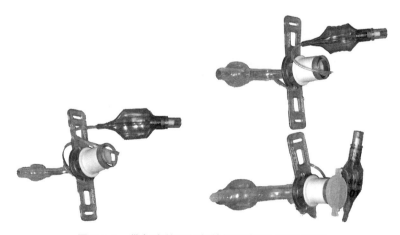

图3-1-2　带气囊的塑料气管切开套管(不带内管)

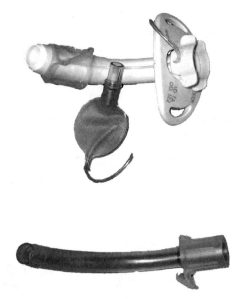

图 3-1-3　带气囊的塑料气管切开套管（带内管可冲洗）

(二)气管切开套管特点

1. 金属气管切开套管特点

(1)成本低,坚固耐用,内含内套管,可随时拆卸更换,便于清洁和消毒,可长期使用不易造成阻塞,能有效预防和减少感染。

(2)如使用不当,或长时间挤压气道黏膜,可导致患者气道狭窄和溃疡等并发症的发生。

(3)临床的内套管经过长时间的消毒,容易变色和变形而造成取放困难。尤其是银质的气管切开套管,因其材质轻柔、易于变形,目前在临床上应用较少。而钛合金材质的气管切开套管由于其硬度适中,因此广泛应用于临床。

(4)不能连接呼吸机进行辅助通气。

(5)没有气囊,无法阻止分泌物流入下呼吸道而起到气道保护功能。

(6)长期使用可造成蚀断,从而形成气道异物。

2. 硅胶气管切开套管特点

硅胶气管切开套管与组织之间有较好的相容性,并且柔软无刺激,因此在临床上使用较广泛;但一般是在气管切开窦道成形后才可以使用,且长期使用可能会发生断裂,故应使用软毛刷清洗套管。

3. 塑料气管切开套管的特点

(1)普通塑料气管切开套管特点:该套管材质较轻,有内套管,方便拆卸清洗,因此不易形成堵管。

(2)带气囊无内套管塑料气管切开套管特点:该套管末端连接有一体式的气囊,外端设有卡口,能够直接与呼吸机连接进行辅助通气。气囊充气后,能够有效止血,还可防止分泌物流入下呼吸道。但由于没有内套管,因此在窦道还没形成前不能取出气管切开套管进行清理,否则抽尽气体的气囊,会形成皱褶而包裹在管壁,使得套管外侧和气管内壁之间形成狭窄的通道,导致气流不畅而发生呼吸困难,故不适用于术后练习堵管的患者。

(3)带气囊可冲洗塑料气管切开套管特点:因其既具有带气囊无内套管塑料气管切开套管的特点,又带有内套管便于随时拆卸清洗,是目前临床上应用广泛且较先进的气管切开套管。

三、气管切开套管固定带材质种类

(一)棉布带

由于棉布原料易得,取材方便,并且价格低廉,患者容易接受,目前临床上普遍采用两条棉布进行气管套管的固定;但是棉布做固定也有许多缺点:

(1)棉布长期系在患者颈部,会对患者的皮肤造成压迫和摩擦,导致患者局部皮肤发红、破损甚至糜烂。

(2)棉布易被血液和气道分泌物等污染,污染后会使棉布硬化,对患者的皮肤有损伤,需要经常更换。

(3)棉布不具有弹性,若固定过松,会造成气管切开套管的移位或滑脱;若固定过紧,当患者的气管切开部位出现肿胀时,可导致棉布对颈部皮肤造成压迫。

(4)更换固定带需要两人配合进行,增加了家庭照护者的工作量。

(5)棉布固定带的透气性差,影响患者的舒适度。

(二)棉布外套止血带

与传统的棉布固定带比较,棉布外套止血带的主要优点包括光滑、弹性好、易清洗、对皮肤的摩擦力和皮肤的损伤较小。但由于止血带的直径较小,因此仍然容易对患者的皮肤造成压迫。

(三)聚氯乙烯

聚氯乙烯材质柔软、亲肤、防水性强、易于清洁,能增加患者的舒适度。用作套管固定带进行颈部固定,可减少对颈部皮肤的摩擦。但聚氯乙烯材质在使用中容易变脆,同时有异味和致敏性,会对患者产生一定的伤害。

(四)硅胶材料

硅胶材料是一种高活性吸附材料,化学性质稳定,安全无异味,无刺激性及机体排斥反应,与其他同类产品比较,硅胶制品具有更环保、耐老化、柔韧性及弹性好、不易变脆等优点。改良后的硅胶材质气道套管固定带,具有抗菌性和无过敏性。同时硅胶材质的固定带弹性好,可随着患者颈围的改变适度拉伸,既能防止固定过紧而导致患者的皮肤磨损和舒适度下降,又能避免因固定过松而引起的气管切开套管松动甚至滑脱。

四、气管切开套管固定方法

(一)缝合法

为了避免意外拔出,将靠近气管切开部分的气管外套管的边缘与皮肤缝合,并在气管外套管下面覆盖高吸水性敷料,再用棉布穿过气管外套管两侧的小孔,并分别打结固定。缝合法虽然能减少意外拔管,但因其会增加患者的不适感,所以很少应用。

(二)打结固定法

将棉布环绕在患者的颈部,将棉布的两端穿过气管内切开的套管孔打结,打结固定法分成单结法和双结法,松紧度以一指为宜(图3-1-4)。该打结固定法操作复杂,需两个家庭照护者进行更换,费时耗力,不仅工作量大,且在解结时容易导致脱管。

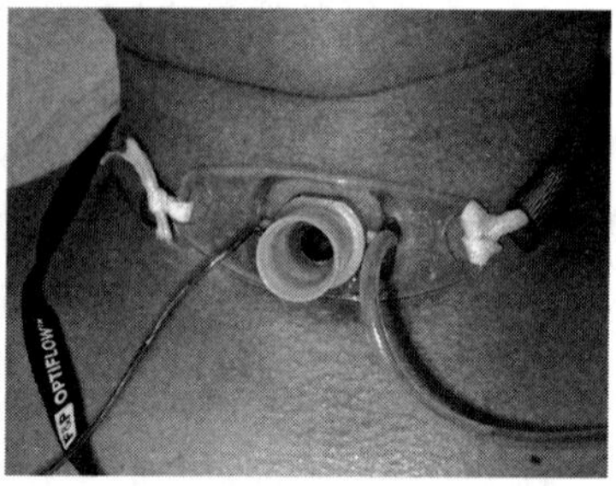

图3-1-4 气管切开打结固定法

(三)子母扣环固定法

(1)魔术贴:也称为粘贴带,有子母两个面,它的一个侧面是柔软的纤维和圆毛,而另一侧面,则是一种比较坚硬的带刺毛的。应用于气管切开套管内固定时,可以通过使用魔术贴的方法,并可根据患者的颈部调整固定带的尺寸,具有良好的黏附力,可多次打开和关闭。但要注意的是,魔术贴的固定不牢,躁动者可以自行解下,而发生意外。

(2)固定扣:所设计的气管外套筒固定带上设有一固定孔,在每一条带子的两端各设有一条带子,其固定方式是将带子从套管的两边孔中穿出,然后反折,再用固定扣固定。该方法操作简单、固定强度高、不易脱落,并可根据颈部尺寸调整固定带的长度。

(四)8字扣固定法

8字扣固定法所用的固定带有两个8字形,8字形的一侧是断裂的,断裂开始通过外侧套管侧壁后再反向折叠,用8字形紧固。8字形锁均为活扣,可自由调整两端长度,调整范围22～36 cm,加外套管4 cm,适用于颈部围度为26～40 cm的患者,婴幼儿及肥胖患者可根据其自身颈部情况定做合适的固定带。

五、气管切开患者的居家护理

(一)一般护理

(1)家庭环境:房间定期进行通风,一天3次,每次至少30分钟,保持室内空气清新。气管切开患者室内湿度控制也很重要,可在室内放置温湿度计,每天监控温湿度。勤擦地板,不要在室内吸烟和进食气味较大的食物,保持室内清洁、空气清新湿润,室内温度一般在20~22 ℃,相对湿度在60%~70%,同时还要加强气道湿化,以免出现气道干燥、纤毛运动不畅导致痰痂形成堵塞气道。所有物品皆需用消毒液擦拭。

(2)正确的体位:患者在无禁忌的情况下,床头应抬高30°~45°,鼓励和帮助患者改变体位,每隔两小时翻身、叩背一次,叩背时,双手应该合十呈空心状,由下往上,由外至内,每边各叩3~5次,可以有效地振动支气管,帮助痰液排出。

(3)活动指导:应尽量避免在人群聚集的一些场所开展日常活动,疾病缓解期可进行适量的活动,如散步、打太极拳等,切勿开展剧烈的体育活动,以免出现气管脱管和感染发生。

(4)准确监测生命体征:每日做好体温、血氧饱和度、呼吸等监测,观察是否有呼吸困难现象,若出现突发情况及时处理并就近求医。

(二)气道湿化

患者长期气管切开后,空气通过气管切开套管直接进入,使下呼吸道丧失了对气流的加温加湿功能,每天流失的水分可达800 mL,导致气道黏膜干燥、分泌物结痂而阻塞气道,故必须使用气道湿化补足下呼吸道内流失的水分,从而避免造成气道干燥。

1. 湿化液的选择

(1)不同浓度盐水:临床上多使用各种浓度的盐水进行湿化。盐水进入气道后会浓缩生成高渗溶液,高渗盐水的渗透压远高于呼吸道黏膜细胞内的渗透压,故可以从黏液细胞中吸出液体,该液体与支气管分泌物相混合起到稀释痰液的作用,使痰液容易咳出。生理盐水主要应用于排痰,尤其是针对咳少量痰的患者。有研究发现,生理盐水并不能稀释和溶解痰液,因此目前临床不推荐使用生理盐水滴注作为湿化方式;而0.45%的盐水有较好的湿化功能,当其被吸入后,在气道中发生了再浓缩,浓缩后的浓度为接近0.9%的氯化钠,对支气管无刺激性。采用0.45%的盐水进行雾化吸入主要适用于有较多黏痰且不易咳出的患者,如支气管炎、支气管扩张及囊性纤维化患者等。也有研究推荐0.25%的盐水,因其浓缩后亦接近生理渗透压,且较少引起气道阻塞,具有更好的湿化效果。

(2)灭菌注射用水:灭菌注射用水是低渗性液体,有很好的稀释痰液的功能,并且具有穿透细胞膜、深入细胞内的特性,既能湿化黏稠的痰液,又可湿润气道内细胞。使用中要注意用量,过多会加重呼吸道黏膜的水肿,导致呼吸道阻力增大。

(3)碳酸氢钠:碳酸氢钠溶液是碱性溶液,而痰液属酸性,因此它有皂化黏稠痰或痰痂的作用,并可通过增加内源性蛋白酶活性,促使气管黏膜的纤毛运动,从而起到稀释痰液、促使痰液清除的目的。但是由于碳酸氢钠是 pH 调节剂,人体吸收后可能会影响动脉血气分析中的一些检测指标数据,因此碳酸氢钠在临床使用还是要较为慎重。另外,碳酸氢钠营造的碱性环境可以抑制真菌的定殖;而且有研究表明,碳酸氢钠溶液和 0.45% 的氯化钠注射液一样,都可以起到很好的气道湿化效果,但在降低肺部感染的发生率上更具有明显的优越性。目前,1.5%、2.5% 以及 5% 的碳酸氢钠均可应用于气道湿化,但是还没有确切的数据证明何种浓度的碳酸氢钠有更好的气道湿化效果。

2. 湿化方法

推荐使用持续加温加湿方法,使用专用的湿化器,添加湿化用水后持续加温加湿,保证患者气道的正常湿度,预防并发症的发生。湿化用水建议使用灭菌注射用水。

3. 湿化效果评价

(1)湿化满意——痰液稀薄,可顺利通过吸引管进行吸痰操作,通常吸一次就可以把气道内的痰液吸引干净;气管导管内无结痂,听诊时肺部气管内无明显干鸣音及大量痰鸣音,患者安静休息,呼吸畅通,痰液黏稠分度在Ⅱ°(具体痰液黏稠分度见表 3-1-1)。

(2)湿化不足——痰液黏稠,吸出困难,必须经过多次吸引才能把气道的痰液吸引干净,患者多表现为烦躁不安,或出现突然的呼吸困难、发绀或末梢氧饱和度值降低,痰液黏稠分度≥Ⅲ°。

(3)湿化过度——痰液过于稀薄,频繁咳嗽,需不断吸引,听诊肺部气管内的痰鸣音多,患者多表现为烦躁不安,发绀,末梢氧饱和度值降低,心率、血压变化以及呼吸机人机对抗等。

表 3-1-1 痰液黏稠分度

分度	判断
Ⅰ°(稀痰)	如米汤或泡沫样,吸痰后无痰液滞留在玻璃接头内壁
Ⅱ°(中度黏痰)	痰液外观较Ⅰ°黏稠,吸痰后有少量痰液滞留在玻璃接头内壁,不易被水冲洗干净
Ⅲ°(重度黏痰)	痰液外观明显黏稠,常呈黄色,吸痰后有大量痰液滞留在玻璃接头内壁,不易被水冲净

(三)吸痰护理

(1)吸痰的适应证:及时吸痰是保持呼吸道通畅,保证机械辅助通气顺利进行的关键。照护者要密切观察患者呼吸、血氧饱和度、痰鸣音、咳嗽动作等情况,判断适当的吸痰时机。另外,在雾化吸入后要注意吸痰,非紧急情况时最好在进食前15分钟完全吸痰,进食中和进食后30分钟内尽量不要吸痰,以防胃内容物反流而发生误吸。

因此,正确判断患者在家中是否有必要吸痰是很有必要的。当发现以下几种情况时,要及时为居家患者进行吸痰:①当患者出现咳嗽或人工气道接口有痰液时。②指脉氧饱和度下降、呼吸急促、心率加快等异常情况发生时。③患者主诉呼吸不畅,呼吸时明显可以听到类似"呼噜"的痰鸣音时。④双肺听诊出现大量的湿啰音,怀疑是气道分泌物增多所致时。

(2)吸痰管和负压的选择:目前常用的是一次性吸痰管,通常使用的吸痰管外径不超过内套管内径的1/3～1/2带侧孔的硅胶管。开启负压时,压力范围在 80～200 cmH$_2$O (1 cmH$_2$O＝0.098 kPa),在使用之前,要选择合适的吸痰管和负压;吸痰管过粗,产生的吸引压力过大,会造成气管内壁的损伤和肺不张,吸痰管过细,产生的吸引压力过小影响吸痰效果,导致痰液不能完全吸出而增加吸痰次数,加重呼吸道的损害。建议居家患者在出院前选择合适的吸痰器和吸痰管。

(3)吸痰前后给氧:吸痰可导致低氧血症、心律失常、低血压,所以在吸痰前2～3分钟内要进行增氧。对使用呼吸机的患者,按增氧按钮,提高吸氧患者的氧气流量。

(4)预防感染:吸痰会增加感染风险,吸痰时要严格遵守无菌原则,一根吸痰管只能使用一次,动作轻柔。

(5)吸痰时间:每次吸痰不能超过15秒,避免出现缺氧和创伤。

(6)吸痰操作流程:居家患者气管切开痰液吸引流程见表 3-1-2。

表 3-1-2 吸痰操作流程

序号	操作内容
1	吸痰前应进行增氧:提高患者的氧浓度
2	调节电动负压吸引器负压范围(请根据医务人员指导调节负压,压力过大会损伤呼吸道黏膜,过小吸引力不够,痰液无法清除干净)
3	打开吸痰管包,戴无菌手套,用右手取出吸痰管并注意不要触碰其他物品
4	将吸痰管和吸引器的导管相连,检查负压吸引器,打开吸引器连接负压吸引连接管与吸痰管,用生理盐水试吸,观察导管是否通畅
5	将吸痰管不带负压放入气管切开套管内,置入深度不宜过深,患者呛咳后再退1～2 cm即可
6	打开负压,旋转吸痰管的同时缓慢提拉,在痰液多的地方可暂时停留,但要注意吸痰时间不得超过15秒
7	吸痰完成后再次给氧
8	整理用物,医疗垃圾分类处理

(四)气管切口护理

气管切开后气道分泌物和周围皮肤是气管切口感染的根源,而切口感染也是呼吸道感染的重要因素之一。正确进行规范的气管切口护理是人工气道管理的重要环节之一,每天进行气管切开换药,污染后随时换药,每次换药至少需要两人一起配合完成,从而避免换药时患者因呛咳造成气管切开套管脱出的严重后果,详细护理流程可参考表 3-1-3。国内的临床实践中一般采用普通无菌纱布进行气管切开换药,而国外研究建议采用水胶体敷料有利于吸收气管切开周围的炎性分泌物。而关于泡沫敷料衬垫、普通无菌纱布、水胶体敷料等开展了干预研究,结果认为泡沫敷料衬垫更为适用于气管切开患者,对气管切开患者的颈部皮肤伤口疗效较佳,但经济成本偏高。因此,应根据患者的情况和经济状况选择合适的敷料。

表 3-1-3　气切口护理流程

序号	操作内容	图示
1	准备用物:手套、棉签、生理盐水、碘伏、开口纱、弯盘(居家也可使用垃圾袋替代)	
2	流动水下使用六步洗手法进行洗手,去除皮肤污垢、碎屑和部分致病菌	
3	佩戴手套(佩戴手套后避免随意触碰其他物品),将污染的开口纱取下放入弯盘	
4	用准备好的碘伏棉签消毒气切口周围,消毒过程中要避免牵拉,以免造成患者不适	
5	用碘伏棉签以气切口处为中心消毒气切口处及周围皮肤,一个棉签只能使用一次,进行半弧形消毒,消毒面积以气切口处为中心周围15厘米,第一遍由外向内,第二遍由内向外。理论上擦拭过程用8个棉签为宜,实际操作中切口周围均擦拭,消毒充分即可	

序号	操作内容	图示
6	碘伏消毒后静置两分钟，用生理盐水清洗，防止皮肤色素沉淀	
7	将无菌的开口纱重新放置气切口处	

(五)口腔护理

患者长期气管切开后,常由于留置胃管不能再通过口腔进行进食而导致细菌在口腔内生长繁殖,并且人工气道的建立给口咽部定殖菌创造了侵入下呼吸道的机会,使患者的肺部感染危险加大。合适的口腔护理液可有效地降低肺炎的发病率,常见的有生理盐水、洗必泰等。2016 年我国卫计委发布的《重症监护病房医院感染预防与控制规范》中特别强调了对于有人工气道的患者,应使用具有消毒作用的口腔含漱液进行口腔护理,每 6~8 小时一次。

(六)外套管固定带及颈部皮肤护理

气管切开外套管固定带对气管切开患者切口消毒、换药都有一定的影响,同时被污染的外套管固定带也可能是导管相关性感染的潜在污染源,因此应密切观察并及早更换套管固定带和消毒颈部皮肤。棉布材质的套管固定带污染后也要尽快更换。止血带、聚氯乙烯材质和硅胶材质的套管固定带污染后可以用 75% 酒精擦拭消毒,也可以用湿毛巾擦拭。颈部皮肤的污染主要在颈后和颈部两侧居多,因此照护者要定时关注颈部皮肤的卫生,并保持皮肤干燥,使用温水擦洗颈部皮肤,以增加患者的舒适感。在气管切开患者的颈部后贴上敷料,可避免气管切开外套管固定带与颈部皮肤直接接触,以减少管固定带与皮肤之间的摩擦,从而保护患者皮肤。

(七)营养护理

长期气管切开的患者因吞咽功能障碍及食欲减退,易出现误吸和营养不良。如患者长期不进食,则会导致消化道黏膜萎缩,胃肠蠕动功能降低,机体抵抗力降低,进一步加重病情。应尽早给予鼻饲饮食,合理安排好鼻饲的间隔时间,以免发生胃内容物反流。在注射器灌注鼻饲前,应先吸净气道内的痰液,以免鼻饲中痰液刺激导致呛咳或呕吐,从而发生窒息。鼻饲前须确保胃管在胃内才能进行鼻饲,每次鼻饲量不宜大于 200 mL,每次间隔时间大于两小时,灌注速率宜慢。鼻饲后 30 分钟内不宜搬动患者,鼻饲后一小时内尽量不要吸痰。

六、气管切开套管的消毒与护理

(一)金属气管切开套管的消毒和护理

内套管要定时进行更换、清洁和消毒,防止分泌物阻塞在套管内,一旦有变色变形需要立即更换。消毒方法则可选择高压蒸气消毒法。

(二)气囊式气管切开套管的消毒和护理

对于长期使用呼吸机辅助呼吸的患者,需要使用气囊式气管套管。需要注意调整气囊的压力,要定时进行气囊压监测,气囊的控制压力在 25~30 mmHg 之间。同时也要关注气囊是否破裂,避免因套囊滑脱而形成气道异物,在吸痰过程中也要尽量轻柔,以防止因激烈咳嗽而导致出血。气囊式气管切开套管可选择浸泡消毒法来消毒内套管,不可煮沸消毒,以免变形。

(三)硅胶气管切开套管的消毒和护理

硅胶气管切开套管常用于全喉切除手术的患者,在患者窦道完全成形后,出院时换上,且需要终身带管。硅胶管套管没有内管,在套管内有痰液的情况下,须将整个套管拆掉,重新更换一套。在护理过程中,注意用轻柔的毛刷清洗套管,以免套管断裂,若硅胶套管出现裂缝应及时更换,不能继续使用。硅胶气管切开套管消毒为浸泡消毒法,不可煮沸消毒,以免变形变软。

七、气管切开套管脱管的防治

(一)防止脱管

脱管是气管切开患者中最严重的并发症之一,在切开前一定要做好对气管切开套管的检查,注意套管固定带的松紧度不要超出一个手指,并且要随时观察和调节固定带的松紧度;在更换气管切开外套管时,易发生气管套管脱出,因此操作时需要两人以上的配合,以保持头颈部和气管导管动作一致,避免套管扭角过大。

(二)脱管后的处置

当出现气管切开套管脱出时,要镇定,迅速使用弯血管钳扩大气管,保证患者通气,并及时置入新的消毒套管;当患者病情稳定,咳嗽有力,咳嗽后可自行排痰时,即可开展堵管试验,若患者在24~48小时内无呼吸困难,能进食、咳嗽、排痰及入睡等,在此情况下就可进行拔管,拔管前应清洁套管周围的皮肤,拔管后用75%酒精消毒气管切口皮肤,并使用蝴蝶状胶带将颈部切口拉紧,并互相靠拢固定,约一周后切口皮肤自行痊愈,无须缝合。

气管切开带管居家治疗的患者面临很大的家庭负担,特别是对于医学知识欠缺的家庭照护者而言,对患者进行正确科学的护理十分困难。因气管切开后,患者的呼吸道与外界直接相连,使得呼吸系统丧失了天然生理屏障的保护,细菌能直接进入气道,同时加上照护者的护理不当易引起切口感染,导致肺部感染的发生。如发生套管堵塞、脱出等严重并发症还需要患者重新入院治疗。因此,提高气管切开带管出院患者的居家护理水平,是确保患者后期康复的关键。

【参考文献】

[1]陈红,曹李瑶,王冲.气管切开病人居家护理主要照顾者负担及其影响因素分析[J].中国医药,2021,16(3):460-463.

[2]王令焕,徐梅,刘大响,等.不同疾病气管切开套管的选择及护理[J].护士进修杂志,2012,27(14):1340-1341.

[3]赵佳佳,金培英.气管切开外套管固定的研究进展[J].循证护理,2018,4(6):503-506.

[4]李丁莲.病房温湿度与病人体温对气管切开病人气道湿化的影响[J].当代护士(中旬刊),2013(11):71-73.

[5]袁斗,程鹤.1例复发性多软骨炎并气管切开病人的居家护理[J].当代护士(下旬刊),2021,28(7):160-162.

[6]中华医学会呼吸病学分会呼吸治疗学组.人工气道气囊的管理专家共识(草案)[J].中华结核和呼吸杂志,2014,37(11):816-819.

[7]严玉娇.成人危重症病人气道管理最佳证据的临床应用[D].荆州:长江大学,2021.

(黄娟 文,高宏志 一校,徐亮 二校)

第二节　居家患者血管通路管理

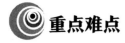 **重点难点**

(1)居家患者血管通路的管理要点。

(2)居家患者血管通路照护的重要性。

一、居家患者血管通路现状

随着医疗护理水平的提升,更多的患者需要通过中心静脉管道、输液港、血液透析管道等方式进行病情的诊疗和维持生命支持。虽然医院内对于各种管路的维护有严格的管理规定,但是由于我国目前社区的护理水平较低,对各类导管的家庭护理没有进行规范化和系统化的管理,因此当患者携带导管出院进行居家康复治疗时,常因家庭照护者对导管的维护不当而发生各种导管相关的并发症。健全的社区护理体系是满足患者居家护理需求的保障,由于目前我国大多数社区护理发展尚不健全,因此医院的护理人员应加强携管居家患者及其照护者的院内培训工作,以弥补社区护理的不足。

二、经外周中心静脉导管的管理

经外周静脉穿刺的中心静脉导管(peripherally inserted central venous catheter, PICC)作为危重患者建立长期静脉通路的方法,是一个简便、高效、安全的静脉内留置的途径。由于常规的浅静脉通路给药方式需要频繁穿刺,对患者伤害较大,因此 PICC 已经变成了永久性通路构建的最佳方式。但是,在 PICC 的应用过程中会形成许多不良并发症,包括静脉炎、深静脉血栓、相关感染等,并且对某些患者的日常活动也可能会造成影响,包括非计划拔管,因此需要患者具备一定的自我护理能力。

PICC 的自我管理是指在医护人员的指导下,PICC 患者居家对导管的维护、导管维护资料的获取、带管活动以及依从性等方面的管理工作。

(一)国外 PICC 居家发展现状

长期居家护理在欧美国家已开展多年,它的护理模式是从医院或专业机构等将专业护理人员请至家庭中,为患者提供专业护理服务。PICC 作为长期家庭护理患者中最常见的导管,既带来了护理的便利性,同时也存在由于管理不善而导致居家医疗风险增加的可能。对长期居家肠外营养和肿瘤化疗中的 PICC 带管患者进行调查,结果表明,血管栓塞的发生率为 1.1%，机械性静脉炎的发生率为 13.1%，而总体的并发症患病率则为 17.5%，由于并发症而导致的拔管率则为 7.0%。这说明 PICC 作为长期居家营养护理和化疗的途径，是最安全有效的。但前提是要精细化管理和居家护理的正确实施，这就需要动用社会力量，转变患者的传统观念，让患者更积极地接触和认同居家护理，使所有带管患者都变成居家护理的主动倡导者，而不是被动接受者。

(二)国内 PICC 居家发展现状

随着国内医疗水平的不断发展，PICC 技术得到了广泛应用。由于不同地区 PICC 置管技术与护理水平不一致，目前我国大部分地区只有在二级以上的诊疗机构才具备设置 PICC 门诊的条件。不少患者由于居住地较偏远，需要花费较多的时间、体力及交通费用到距离最近的诊疗机构，因此对于患者而言很难实现 7 天维护一次，从而放弃留置 PICC，或者因并发症的出现不能得到及时处理而不得不拔除 PICC 导管。另外，使用 PICC 进行静脉营养支持以及肿瘤化疗的患者数在不断增加，肿瘤化疗的患者一般化疗需要 4～6 个疗程，在化疗的间歇期患者需要携管出院，因此居家期间的导管护理已成为医患双方共同关注的问题。当前我国越来越多的医院和医护人员也在大力倡导开展 PICC 居家护理。

(三)PICC 相关并发症及预防

PICC 主要应用于危重症患者和肿瘤患者。有数据显示肿瘤患者 PICC 相关并发症的总体发生率在 30%～40%，主要有静脉血栓，导管相关血流感染，导管相关皮肤破损，导管堵塞、脱出、破裂等。

1. 静脉血栓

PICC 置管引起静脉血栓风险很高，特别是在危重症或恶性肿瘤患者中。研究显示，PICC 置管后 7～14 天静脉血栓发生率可达 20%～30%，所以 PICC 留置后如何防止静脉血栓形成显得尤为重要。

静脉血栓的防治方法主要为机械治疗与药物防治。首选机械治疗，包括尽早活动留置导管的穿刺侧肢体，进行正常生活运动，适度体育锻炼和适量饮水，另外可每天一次微波治疗，每次 20 分钟，持续治疗两周。采用药物防治前应做好血栓危险性评估和抗凝药防治禁忌证的排查，不推荐对静脉血栓的危险患者定期进行药物防治，高风险患者应在医师指导下应用阿司匹林或低分子肝素的方法作为预防血栓产生的有效方式。

2. 导管相关血流感染

导管相关血流感染是指患者留置中心静脉导管期间或拔除中心静脉导管 48 小时后出现的原发性且与身体其他组织的感染无关的血液感染，包括中心血管导管的内部感染和血液感染。患者的感染可发生红、肿、热、疼、渗出等发炎反应，还会出现发热（>38 ℃）、寒战或低血压为主的全身感染症状。为预防导管相关血流感染的发生，在置管后，应充分采用无菌透明、透气性好的敷料以遮盖穿刺部位，对高热、多汗、穿刺治疗部位大出血、渗液等的患者，应采用无菌方形纱布加以遮盖，更换频率至少两天一次，无菌的透明敷料更换应为每周一次。若敷料受潮、松动、有肉眼可见的污垢时必须及时进行更换,更换时应由具有相关资质的医务人员完成。每日观察患者穿刺点及全身有无感染征象,当患者发生穿刺部分局部炎症或全身感染症状,怀疑出现导管相关血流感染时,建议立即就医。若没有发生感染,PICC 不建议常规更换。

3. 导管相关皮肤损伤

导管相关的表皮损伤是指将医用粘胶去除后,在周围皮下发生流脓、局部糜烂等表皮异常情况,包括接触性皮炎、机械性损害、渗血等。接触性皮炎一般是受消毒剂、敷料以及导管装置等影响。在进行 PICC 换药时,应待消毒剂晾干后再覆盖敷料,否则会导致消毒液与敷料之间产生化学反应而刺激患者皮肤。建议采取高举平台法或蝶形交叉固定,妥善固定可有效避免因导管碰撞和牵拉而造成的感染及压力性损伤。

4. 导管堵塞

导管堵塞分为完全堵塞和不完全堵塞。导管完全堵塞指不能推注液体,且导管回抽无回血;导管不完全堵塞指输液滴速缓慢,推注时感觉很困难,导管回抽无回血或回血较为缓慢。防止 PICC 堵塞的主要方法是合理进行冲、封导管,建议在间断输液之后或一次输液(输血)之前或治疗完毕后,立即冲管将附着于管腔里的药物、血液等冲入血管,以减少堵管的风险,并使用 10 U/mL 的肝素钠溶液,使用正压封管方式封闭导管。对于治疗间歇期患者的 PICC,最少一周冲、封管一次。

5. 导管脱出

导管脱离体外 1～5 cm 为轻微脱出,5～10 cm 为中等脱出,10 cm 以上则为严重脱离。建议每日检查导管刻度,并妥善保护管道,活动时置管处幅度不宜过大。

(四)PICC 自我居家护理

患者携带 PICC 居家护理时需牢记以下 4 点:①PICC 并不会妨碍患者的正常生活,患者可在带管情况下逐渐恢复正常活动,但需注意保护导管,避免牵拉及污染导管。在洗澡时,患者要特别注意管道的保护,切勿将管道淋湿或浸泡水里。②勤观察,每天至少观察一次 PICC,观察重点包括穿刺部位皮肤情况、双侧臂围、导管固定情况、导管长度及穿刺点有无渗液。③牢记突发事件应对方法,比如导管脱出、断裂,穿刺点大量渗血等处理流程。④了解标准 PICC 维护的流程,掌握自主居家管道护理的能力。

标准 PICC 维护要点主要包括:①洗手、戴口罩;②一手固定管道,另一只手自下向上揭除敷贴,防止管道因牵拉而脱出;③观察导管穿刺点及周边皮肤有无红肿,有无渗血、渗液,查看管道刻度有无脱出;④用酒精棉签消毒穿刺点周围皮肤至少 3 遍,擦除皮脂以及胶痕;⑤以穿刺点为中心,用洗必泰棉棒消毒皮肤两遍,直径约 15 cm;⑥用洗必泰棉棒消毒 PICC 外露区域及导管连接口;⑦用酒精棉片摩擦消毒接头 10 秒以上;⑧连接预冲液与分隔膜,排气后连接,回抽见回血后采用脉冲式冲管直至残余 5 mL 封管液后正压封管;⑨无张力贴膜,蝶形固定,并做好标记,写明置管时间、置入及外露长度、维护时间、人员名称;⑩登记 PICC 维护手册。

三、输液港的管理

完全植入式静脉输液港(totally implantable venous access port,TIVAP),又称为植入式中央静脉导管系统,简称输液港,是一种可植入皮下,长期留置在患者体内的静脉输液装置,目前临床已广泛应用于肿瘤化疗领域,为需要化疗的患者提供安全可靠的静脉通路。静脉输液港将化疗药液直接输入中心静脉处,可有效防止化疗药刺激外周血管壁导致静脉炎、血管硬化等并发症的发生。与PICC相比,TIVAP并无外渗管道,不需要每周维护。美国输液护士协会(Infusion Nurses,INS)指南建议,留置TIVAP的患者每4周维护一次,同时不影响患者的日常生活,可沐浴、游泳等,极大地提高了患者的生活品质。

(一)置管部位

常用的置管部位有上臂港和胸壁港。上臂港港体位于上臂偏内侧,囊袋切口距离肘关节肱骨内上髁7 cm以上,建议先做皮下短隧道。接受过腋下淋巴结清除手术的患者上肢要排除在外。胸壁港港体放置在胸大肌浅筋膜层、囊袋大小宜以港体刚好能放入为宜,厚度0.5~1.0 cm。目前推荐将上臂港作为无法植入胸壁港,或对囊袋位置有特殊要求患者的替代选择。

(二)常见并发症

TIVAP的有关并发症重在预防,当存在并发症情况时,由于TIVAP是有创植入装置,若患者需要继续治疗,可通过相关措施尽量保留TIVAP;若治疗措施失败或患者已无治疗需要,则应及时取出。

1. 感染

严重影响TIVAP使用寿命,包括在皮下、隧道、囊袋和港体内感染。发生感染应暂停TIVAP的应用与维护,若有渗液要进行细菌培养和药敏实验,并给予局部清创和全身抗感染治疗,待感染控制后再进行使用与维护。

2. 静脉内血栓

静脉内血栓指置管静脉内出现血栓,包括无症状与有症状,无症状者较多为检查时发现,有症状者是指患者出现相应的临床症状,如置管部位及同侧上肢的不适,肩部酸痛,颜面及颈部水肿、充血,头痛或头胀,体征可显示在颈、上肢以及胸前都可见静脉网,在置管部分的肢体发生了水肿、发热、红斑、疼痛和周围血管水肿,触摸到沿静脉走行的硬结伴疼痛。

3. 导管堵塞

临床表现主要为推注和抽回血时困难,排除机械性压迫导管原因后,考虑为导管内容物堵塞,常见为出现血栓,其次是药物沉淀。血栓性堵塞处理方法:给予阿替普酶1 mg/mL或尿激酶5000~10000 U/mL,正压封管30~120分钟后抽出,重复上述步骤。

4. 纤维蛋白鞘

纤维蛋白鞘是覆盖于植入导管表面的含纤维蛋白血栓进一步发展而成的血管化纤维结缔组织,其包裹着导管外壁及导管端孔,可引起导管功能丧失,也可导致血栓、感染,甚至有拔出后出现肺栓塞。对纤维蛋白鞘常用的处理方法是经导管内溶栓治疗,但需要排除溶栓禁忌证。常用药物有尿激酶、阿替普酶和链激酶。

5. 导管末端移位

术中导管末端移位是因为送入导管时,导管未进入上腔静脉,移位至其他静脉,主要与导管置入上腔静脉深度太浅,肩膀和手臂剧烈活动,患者置管期间发生反复呕吐、咳嗽等有关。导管末端移位可引起血栓、纤维蛋白鞘等并发症,影响导管功能,需要尽快调整。可采用介入放射学技术纠正移位导管,或者手术切开透视下调整导管至上腔静脉内。

6. 导管破损或断裂

导管破损或断裂的原因:①夹闭综合征;②一些不确定的外力因素,如安全带或过紧的衣服挤压导致导管破损,常见于皮下隧道导管跨越锁骨前方位置、导管反折处等;③使用小管径注射器,并给以高压注射;④导管与港体连接处破损和导管成角,长期慢性受力,操作不当等。

(三)输液港维护的方法

参与输液港维护人员应经过统一规范培训,并长期从事门诊导管维护工作。维护步骤如下:①在维护导管前,进行全面护理评估;②以输液港注射座为中心消毒,半径为10~12 cm;③用左手的大拇指、食指和中指固定注射座成三角状,并把输液港拱起,以三指中心为穿刺点;④轻柔地在输液港中点向下穿刺,打开延长管夹子,抽回血,并确认针头位置无误后,以生理盐水脉冲式冲洗输液港后,夹闭延长管并分离注射器,并用无菌敷料覆盖;⑤输液时,将输液器直接连接延长管,然后放开夹子,缓慢地注射药液,同时严密监测输注部位有没有渗液现象,发现异常时,则马上暂停输注或采取相应措施;⑥治疗完成后,用20 mL生理盐水脉冲式冲管、正压封管,并夹闭延长管,或用10 mL生理盐水脉冲式冲管,再用5 mL(100 IU/mL)的肝素钠生理盐水正压封管,再夹闭延长管;⑦导管维护结束后,对患者做好宣教。

(四)输液港居家护理

移动式的居家医护平台也是医务人员和患者之间的互动平台,是运用了现代信息化优势,把医护的专业知识技能与患者的实际需求紧密结合在一起,为居家患者提供延续性护理和治疗,使大型综合医院的高水平医疗服务更多地服务广大患者,方便了偏远地方患者的看病难问题,也减轻了患者的家庭经济压力;居家患者若出现输液港的相关并发症可线上咨询医护人员,按指导进行处理或及时就医。

四、血液透析导管的管理

维持性血液透析最适用于终末期肾病治疗,可延长患者的寿命,其中有效的血管通路则是保证透析时间和医疗效率的重要基础。维持性血液透析选择的血管途径为自体动静脉内瘘,随着透析患者的年龄逐渐增大,合并糖尿病、动脉粥样硬化患者也比较多,经国内外实验结果表明,截至目前超过 60%的透析患者的第一次透析时所使用的导管,通路类型都是中心静脉导管,同时这种通路类型也最容易发生感染及血栓并发症等。如何护理好透析患者中心静脉导管尤其显得重要。颈部静脉为无隧道和涤纶套的透析管道(non-cuffed catheter,NCC),原则上使用不得超过 4 周,若预计留置时间超过 4 周,就使用带隧道和涤纶套的透析导管(tunnel-cuffed catheter,TCC)。

(一)血液透析导管的护理

(1)导管护理应由具有相关资质的医护人员完成。

(2)在现场进行操作时,应佩戴口罩和手套(尽可能同时要求患者戴口罩)。

(3)每次使用导管结束后需更换敷料。

(4)进行血液透析治疗上机时导管接头需要经过严格消毒,尽可能缩短开放状态,导管动静脉连接部分应用浓活力碘或氯己定或任何杀菌剂消毒(参见说明书或遵循相关指导)。

(5)导管隧道出口的护理。TCC 保持隧道出口部位清洁,无感染的隧道出口部位可采用生理盐水清洁,如可见分泌物时可使用消毒液消毒,必要时使用含有抗生素的药膏外涂。检查管道是否应用聚氨酯材质,如果是则不使用含酒精的消毒剂,以避免管道损坏,具体需要参考说明书。

(6)在透析治疗后的一个月内,TCC 皮肤处推荐使用透气的敷料覆盖防护。

(二)居家护理要点

(1)在患者居家照顾期间形成良好的个人卫生习惯,保证皮下穿刺处的干燥、洁净;沐浴后,应在管道与皮下隧道出口处采用防水敷贴封闭或采用人工肛袋保护,防止淋湿后产生污染并避免坐浴。

(2)每天测量体温,如有变化及时告知医护人员。

(3)仔细观察导管出口处是否有渗血渗液,注意管道固定状态,检查附近皮肤状况等,一旦出现管道出口附近皮肤有炎症、发热、疼痛或渗血渗液等现象,须尽早与医护人员联系,以及时进行处理,避免感染扩散等情况。

(4)着装建议尽量选择合适宽松的衣物,翻身或穿脱衣服时防止牵拉脱落,一旦导管脱出,应按压止血并立即报告医生。对腹股沟留置深静脉导管患者应减少不必要的运动,以卧床休息为主。

(5)血液透析导管避免接触锐器,以免刺破导管。

(6)只有经过专业培训的医务人员才具有导管维护资格。

(三)导管相关性感染与处理

管道的感染性主要有下列几个类别：①管道出口的感染；②管道细菌定殖；③隧道内的管道感染；④管道相关的血液感染；⑤其他转移性感染,如细菌感染性心内膜炎、化脓性关节炎等。血液感染是导致拔除管道的主要因素。若出现导管相关性感染的情况,不拔管的治疗成功率仅为25%～30%。因此,当怀疑有导管相关性感染情况时,应立即行微生物检查,应用抗菌药物封管,但不建议立即静脉使用抗生素类药物,也不建议在没有经过药物治疗前直接拔除导管。

(四)导管相关性感染的预防

(1)在操作时遵守无菌原则。
(2)去除鼻腔葡萄球菌以及隐匿处的带菌物质。
(3)避免血液透析导管用于输液、采血等。
(4)当没有使用导管的适应证时,应拔除导管。

【参考文献】

[1]马力,刘运江,刘荫华.中国乳腺癌中心静脉血管通路临床实践指南(2022版)[J].中国实用外科杂志,2022(2):151-158.

[2]赵娟,孙迎红,李卫峰,等.成人恶性肿瘤病人PICC血栓预防的最佳证据总结[J].护士进修杂志,2020,35(13):1197-1202.

[3]国家卫生健康委办公厅医政医管局.血管导管相关感染预防与控制指南(2021版)[J].中国感染控制杂志,2021(4):387-388.

[4]中心静脉通路上海协作组,上海市抗癌协会实体肿瘤聚焦诊疗专委会血管通路专家委员会.完全植入式输液港上海专家共识(2019)[J].介入放射学杂志,2019(12):1123-1128.

[5]孙红,陈利芬,郭彩霞,等.临床静脉导管维护操作专家共识[J].中华护理杂志,2019(9):1334-1342.

[6]金其庄,王玉柱,叶朝阳,等.中国血液透析用血管通路专家共识(第2版)[J].中国血液净化,2019(6):365-381.

[7]周丹,胡惠芳,史朝亮,等.PICC居家护理发展现状及其启示[J].护理研究,2018(1):29-31.

(黄娟 文,高宏志 一校,徐亮 二校)

第三节　居家患者泌尿系统管理

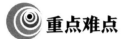重点难点

(1)留置导尿管的相关定义及置管指征。

(2)留置导尿管居家护理的措施要点。

一、留置导尿管相关定义

(一)留置导尿管

留置导尿管是利用无菌技术经尿道将大小适当的导尿管置入膀胱引流出尿液的方法。

(二)长期留置导尿管

长期留置导尿管是指尿管留置大于 28 天,适合于因皮肤黏膜继发性损害而导致的尿道阻塞、尿失禁、糖尿病神经病变、脊髓损伤等尿潴留的患者。

(三)导尿管相关尿路感染

导尿管相关尿路感染指留置导尿管大于两天,在留置期间或拔除尿管 48 小时内发生的菌尿、不明原因的体温高于 38 ℃、肋脊角疼痛及压痛等临床症状及(或)体征的尿路感染。

二、留置导尿管置管指征

(1)急性尿潴留和尿路梗阻。

(2)对急危重症患者,需每小时准确监测尿量。

(3)围手术期。

(4)辅助大小便失禁患者骶尾或会阴部创伤后的愈合。

(5)患者长期制动。

(6)作为临终关爱姑息治疗的部分,增加患者舒适感。

三、留置导尿管的居家护理

(一)日常护理

(1)使用高举平台法妥善固定尿管,建议男性患者将尿管外固定在腹底,而女性患者则固定在大腿的外上三分之一处。避免管道打折、缠绕,确保集尿袋低于膀胱水平,尽量避免集尿袋触及地面。

(2)保证尿液引流系统的密闭、畅通和完好。

(3)观察患者尿液的颜色、性状、量等情况,如有絮状物、血尿等情况及时就医。

(4)无禁忌证,建议每日饮水 2000 mL 以上,增加排尿起到冲洗尿管、预防尿路感染的作用。

(5)保持尿道外口的清洁,每日用清水清洗尿道口周围皮肤。不推荐常规使用消毒剂消毒尿道口,对于大便失禁的患者,每次便后应及时清洁,并使用 0.1%～0.2%的活力碘消毒会阴部、尿道口、肛周及外露导尿管表面。

(6)在洗澡前或擦身后应当注意对导尿管的防护,避免将导尿管直接放在水中。

(7)当导尿管不慎脱出,或留置导尿术装置密闭性被损坏后,应立即联系医护人员更换导尿管。

(二)导尿管的拔除

(1)照顾者应每日评估者是否有留置导尿管的必要性,及时拔管,减少导尿管的留置时间。

(2)带管期间不得自行拔除导尿管,需要拔管时及时到正规医疗机构由专业医护人员拔除导尿管。

(3)不推荐通过夹闭尿管的方式训练膀胱功能。拔管如需进行膀胱功能训练,应联系医护人员,或直接由医护人员执行。

(4)尿管拔除后应使患者多饮水,密切观察患者排尿功能是否恢复正常。拔管后的 24 小时内,必须严密观察患者排尿功能恢复状况,仔细查看患者自行排尿是否通畅,如排尿不畅,应及时就医,必要时重新置入导尿管。

(三)并发症的预防与护理

1. 漏尿

(1)选择合适的导尿管。对于尿管括约肌比较松弛的老年人,一般应选用尺寸较大的导尿管。

(2)检查导尿管气囊固定的完好性。如固定有松动,应在医护人员的指导下加入5～10 mL 无菌生理盐水,至患者不觉得明显压迫感为宜。

(3)保持导尿管引流通畅性,避免尿管弯曲或压迫,集尿袋低于膀胱水平。对于引流困难者,可进行进一步检查或改变尿管位置。

(4)存在漏尿情况的患者应保持床单清洁干燥,避免浸渍皮肤及导致感染。

2. 血尿

(1)观察尿管是否固定不当,是否因活动或翻身时牵拉尿管而引起尿道损伤。

(2)某些疾病也可以导致血尿的发生,当出现血尿时应立即就医。

3. 尿管脱出

(1)发生尿管脱出时照护者应保持冷静,先仔细观察尿管是否完整,前端气囊有无破损,如果无法自主判断,建议通过手机对管路情况进行照相,保存后咨询医护人员。

(2)观察患者是否能够自主排尿、尿道口有无尿液流出等状况。可适当饮水,观察尿量,6 小时内仍无排尿或者排尿量少于 100 mL 应及时就医。

(3)如有少量出血可进一步观察,一旦大量出血或出血不止时应及时就诊。

4. 导尿管相关尿路感染

(1)手卫生。建议在进行与导尿管相关的所有操作之前均要进行手卫生或使用快速手消毒剂进行手消毒。手卫生是防止尿管感染最关键的预防措施之一,因此严格执行手卫生能更有效地保护患者及其照护者。

(2)评估及选择导尿管。配合医护人员评估患者留置导尿的适应证,避免不必要的留置尿管。根据患者尿道情况,选择合适型号、材质的导尿管,密闭式导尿。使用型号尽可能小的导尿管,并与引流袋相匹配。长期留置导尿的患者,不宜频繁更换导尿管。根据说明书乳胶导尿管留置时间不应超过 14 天,硅胶导尿管留置时间不超过 29 天,或遵医嘱更换尿管。

(3)保持会阴清洁。每天洗澡或使用清水或 0.9% 生理盐水或肥皂水清洗尿道口周围区域和导尿管表面。清洁应遵循从会阴部向直肠方向擦洗的原则,注意保护导管,不应将导管浸入水中。对于大便失禁的患者,每次便后应及时清洁,并使用 0.1%～0.2% 的活力碘消毒会阴部、尿道口、肛周及外露导尿管表面。

(4)保持引流系统密闭性。尿袋根据说明书定期更换,如尿袋有破损请立即更换,避免分离尿管与集尿袋口,以保证引流系统密闭性。集尿袋内尿液达到其容量的四分之三时即要排放。

(5)保持引流系统通畅性。建议患者每日保持足够的饮水量,避免尿管打折或弯曲,保持导尿管和收集管不缠绕。尽量使用抗逆流集尿袋,集尿袋低于膀胱水平,避免接触地面。引流管应牢固地固定于床沿上,并防止翻身后将尿管扯出,避免引流管受压、弯曲而影响尿液排出。在为患者翻身前,应先松开引流管的固定位置,以减少由于导尿管被牵扯所造成的不适感。翻身后,将尿袋固定于患者的同侧床边,以保证引流管畅通。躁动或意识模糊的患者,可合理限制其双手活动,防止患者牵拉或自动拔除尿管。

(6)观察。每日观察导尿管的固定,导尿管及其引流装置的完整性、密闭性及通畅性,引流液的情况,尿道口及其周围皮肤黏膜的情况,异常时及时就医。

【参考文献】

[1]中国康复医学会康复护理专业委员会.神经源性膀胱护理实践指南(2017年版)[J].护理学杂志,2017,32(24):1-7.

[2]National Institute for Health and Care Excellence(NICE).Healthcare-associated infections:prevention and control in primary and community care[Z].2017.02.

[3]杜震,乔庐东,闫伟,等.导管相关尿路感染病人尿路上皮细胞内检出细菌群落的临床意义[J].中华泌尿外科杂志,2017,38(1):51-54.

[4]李少华,甘爱丽,李芳梅.延续护理在老年卧床病人家庭留置尿管护理中应用[J].广东职业技术教育与研究,2019(5):194-196.

[5]朱菱,胡晓莹,谢湘梅.留置导尿管不同固定方法的研究现状[J].实用临床医学,2017,18(3):103-104.

[6]中华人民共和国国家卫生和计划生育委员会.导尿管相关尿路感染预防与控制技术指南[Z].2010:2-3.

[7]李玉洁,陈佩仪,梁秋金,等.夹管训练对预防术后留置尿管病人拔管后尿潴留效果的系统评价[J].护士进修杂志,2016,31(9):775-779.

（蔡利萍 文,李锦 一校,徐亮 二校）

第四节　居家患者消化道管路管理

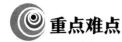 **重点难点**

(1)消化道管路的分类。

(2)消化道管路并发症的居家防治要点。

一、消化道管路的分类及定义

(1)鼻胃管:一种由鼻腔或口腔插入,经口咽部和食管置入胃内的管道。

(2)鼻肠管:一种由鼻腔插入,经咽部、食道、胃部后置入十二指肠或空肠,用于肠内营养输注的管道。

(3)胃造瘘管:一种通过胃造瘘术经腹壁置入胃腔的造瘘管,能够实现经由腹壁外管道输入营养液至胃腔、肠腔内。

二、消化道管路的护理

(一)鼻胃管的护理

1. 鼻胃管的选择

(1)建议居家患者按照个人实际情况选用适当内径、型号的鼻胃管。

(2)居家长期鼻饲的患者建议选择硅胶或聚氨酯材质的鼻胃管。

2. 鼻胃管的置管与更换

(1)鼻胃管的置管,应由经验丰富的医师及护士进行。

(2)鼻胃管置管时建议测量患者鼻尖到下耳垂一剑突的长度为标准。

(3)针对有误吸、反流的患者,建议适当增加鼻胃管置入距离,以确保鼻胃管末端达到正确定位。

(4)严禁患者擅自更换胃管,建议医院内更换或预约延续护理服务上门更换。

3. 确认鼻胃管位置正确

(1)建议在鼻胃管置管工作完成后标识鼻胃管外露的刻度,每天喂食前观察标识有无明显长度变化;当出现明显变化时,应立即检查胃管位置。

(2)每4小时检查胃管的情况,观察胃管固定情况及外露刻度。

(3)居家照护者应掌握胃管位置的判断方法,可采取听诊气过水声判断胃管位置,当发现胃管位置异常时应立即停止喂养,并及时就医。

4. 鼻胃管固定

(1)建议使用弹力抗过敏胶布,T字形交叉固定胃管于患者鼻翼两旁,并另使用一条形宽胶布高举平台法固定于一侧脸颊或耳垂(图3-4-1)。

(2)建议每日更换用胶布固定的部位,防止管路长期压迫局部肌肤和黏膜而引起破损;固定胶布被污染或发生松脱时及时更换。

(3)建议居家照护者加强患者巡视及安抚,减轻留置胃管产生的不适。

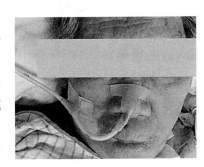

图 3-4-1　鼻胃管固定

(4)对粘胶布过敏的患者,推荐使用棉质系带加固法保护胃管,或对受压迫区域采用减压装置。

5. 患者鼻饲体位

(1)进行鼻饲时,除有禁忌证外都应保持床头抬高30°～45°。

(2)鼻饲结束后建议继续保持床头抬高30～60分钟;如果患者必须降低床头进行其他操作,操作结束后尽快恢复床头高度。

(3)人工气道患者喂饲前应充分吸痰。

6. 鼻胃管喂养方式及注意事项

(1)间断喂养：

①建议居家患者间断喂养时采取少量多次的原则，每日 6～8 次为宜。

②每一次的喂食总量建议不大于 400 mL。

③注意预防误吸的发生。

(2)营养泵喂养：

①对儿童、老年卧床患者、血糖波动性较大的患者(糖尿病、昏迷或低血糖反应及一些重大的代谢素性疾病)及其他无法承受长期间歇喂食的居家患者，建议通过营养泵继续持续喂食。

②当营养液黏度过高，需控制输液流速，或输注大用量、高渗透压的营养液温度时，建议选用营养泵速率从慢到快进行连续喂养。

③居家使用的营养泵建议定期进行校准、维护，以保证其精确度和正常使用。

(3)鼻饲营养液加热：

肠内营养液温度建议保持在 38～42 ℃，避免过凉或过烫影响胃黏膜。可使用加温器，使用加温器时防止发生烫伤。

(4)冲管：

①每 4 小时用 20～30 mL 温水脉冲式冲管一次；对分次喂食的患者，在一次喂食前用 20～30 mL 温水脉冲式冲管。

②给药前应用 10～30 mL 的温水脉冲式溶液冲洗胃管，可以有效减少堵管及药液对管壁的侵蚀。

③如果有鼻胃管堵管，可使用碳酸氢钠等液体冲注溶解。

(5)鼻饲给药：

①居家患者鼻饲药物使用前，建议由医生评估药物是否适合鼻饲。

②进行鼻饲给药前，建议停止喂养并使用 20～30 mL 温水冲管。

③药物不宜直接加入营养液中，且应将各种制剂分别给药，并尽量采用液体制剂，片状药剂应磨成细粉状态，胶囊药剂打开后胶囊应同时溶化，速释片尽量改为其他剂型。

④不宜将肠溶药物或控释片鼻饲。

⑤以鼻饲给药，宜采用干净的注射器，推荐注射器规格＞30 mL。

(6)鼻饲操作的无菌原则：

①鼻饲营养液的选择、喂食流程都应严格按照无菌原则。

②鼻饲操作前进行有效洗手。

③营养液建议现配现用，每次剩余的营养液应冷藏，有效期为 24 小时，未用完时应及时丢弃。

④建议营养泵喂养时使用的喂养管路至少 24 小时更换一次。

(7)口腔护理：为了保证患者口腔清洁、防止相关并发症的发生，针对长期鼻饲的居家患者，建议每天实施最少两次口腔护理。

7. 鼻胃管留置并发症的预防与护理

(1)腹泻:是居家喂养治疗期间最常见的并发症之一。腹泻是指患者大便次数为每天多于3次,水分在80%以上不成形稀便。

预防措施:

①改善营养素配方,在营养物质液中适量添加可溶性膳食纤维素(20 g/L)。

②针对因肠菌群移位而导致的腹泻,可通过酵母菌及益生菌加以防治。

③适当调节营养物质液的温度,尤其是针对老年人、患儿应使营养物质液的温度保持在38～42 ℃。

④在居家实施喂养操作过程中及环境保持清洁。

⑤对于未用完的营养物质液,建议置于冰箱2～6 ℃处存放,有效期为24小时;勿用已过期的营养液。

(2)误吸:是指数量不等的液体或微小颗粒在意外情况下通过声门进入下呼吸道的过程,可导致患者发生吸入性肺炎,严重者引起窒息,危及患者生命安全。

预防措施:

①加强居家患者人工气道的护理,将导管的气囊内压力保持在25～30 cmH₂O,并每隔6～8小时监测气囊压力。

②体位控制是预防患者误吸最有效的手段。患者采用半坐位,床头抬高30°～45°。

③改善患者营养导管的位置及方法,如使用鼻肠管。

④连续饲喂患者每4小时进行胃残留量检测,间断饲喂的患者下一次喂食时回吸胃残留量,若胃残留量＞250 mL,则宜先停止胃肠喂食,2～8小时后再重新喂食;若下一次检测时胃残留量仍＞250 mL,则宜停止胃肠喂食,并尽快就诊检查。

⑤胃肠运动功能不全患者可遵医嘱使用促胃肠动力药、抗反流药等药物。

(3)便秘:是指排便次数减少,每周少于3次,同时排便困难、粪便干结。建议居家营养患者增加水分补给,营养液供应建议选择富含膳食纤维的营养食谱,必要时可给予通便、低压灌肠以及其他刺激大便的处理方法。

(二)鼻肠管的护理

1. 鼻肠管的留置

目前将临床患者放置鼻肠管的方法,一般分为盲插法、通过X线等影像学装置协助置管、在胃镜下经异物钳协助置管、通过电磁显像协助方法置管等方法。

2. 鼻肠管的护理

鼻肠管的一般护理方法与鼻胃管相同,但由于鼻肠管置入难度较高且管路内径较细,需特别强调以下几点:

(1)喂养前后、注药前后及导管夹闭时间超过24小时时,建议进行冲管。

(2)对持续喂养的患者,建议每4小时脉冲式冲管一次。

(3)冲管时使用20～30 mL的灭菌注射用水或温开水进行脉冲式冲管。

(4)喂养结束冲管后盖好保护帽。

3. 鼻肠管留置并发症的预防与护理

除鼻胃管留置并发症外,留置鼻肠管的患者需更关注以下情况:

(1)堵管。鼻肠管堵管为常见并发症之一。主要原因与管径较细、输液速率慢、营养液配方、胃液逆流所造成的蛋白药物改变或不及时冲管等相关。

预防措施:

①居家患者在接受持续的鼻营养液输注时推荐用30 mL温开水每4小时脉冲式冲管一次。

②喂药前后充分冲管;不同药物要进行分次单独给予,药物要彻底碾碎,胶囊除去外壳并稀释输入。

③如鼻肠管堵管后使用温水反复冲吸无法解除,应及时就医,考虑拔除管路后重新置入。

(2)鼻肠管移位、脱出。当患者认知功能障碍、鼻肠管固定不牢、翻身牵扯及各种管道干扰等导致患者不适时,可发生鼻肠管移位和脱出。

预防措施:

①进行鼻肠管置管时,选用适合管径、敏感性小、对患者耐受性的导管。

②在日常护理中妥善固定(表3-4-1),定期检查鼻肠管外露长度,胶布潮湿、松动时及时更换。

表 3-4-1　鼻肠管的固定方法

固定方法	适用情况	操作方法
人字形＋高举平台法	鼻部皮肤完好时	①查看鼻部皮肤情况是否完好。 ②使用酒精棉片擦拭固定处皮肤。 ③取7 cm×3 cm胶布一条,从3 cm端向对侧剪开至2/3处,呈人字形。将胶布末端剪开并贴于鼻部,剪开的两段胶布分别以顺时针、逆时针方向自上而下缠绕导管。 ④另取一条5 cm×3 cm胶布,将导管以高举平台法固定于同侧耳垂或面颊
蝶形固定法＋高举平台法	鼻部皮肤损伤时	①查看鼻部皮肤损伤情况。 ②选择导管固定部位,并用酒精棉片擦拭皮肤。 ③取两条15 cm×2 cm的胶布,在每条胶布两个长边近中线处分别剪出深0.5 cm、长2 cm的缺口。将一条胶布缺口处缠绕粘贴导管,胶布两端皮肤损伤时向上粘贴于两侧面颊。另一条胶布缺口处以反方向缠绕粘贴导管,胶布两端向下粘贴于口唇两侧

(3)黏膜损伤、溃疡、咽痛等。鼻肠管留置过程中患者经常出现咽痛等不适感现象。

预防措施:

①建议在鼻肠管入管时,导管前部适当润滑,避免由于置管造成黏膜损伤。

②定期清理鼻腔分泌物,必要时使用油膏擦洗鼻腔黏膜。

③观察胶布周边皮肤状况,必要时进行置换。

(4)鼻肠管的更换。建议根据鼻肠管类型、材质及相关说明书要求确定使用期限并更换鼻肠管。如出现堵管、管道移位、误吸等并发症,应停止喂养并及时就医拔除或更换管道。

(三)胃造瘘管的护理

1. 胃造瘘管的护理

(1)对长时间留置胃管的居家患者,一般建议外固定设备间应与皮肤保持距离0.5 cm,以防止内外固定设备间张力过大,从而降低缺血性坏死、坏死、感染和固定器植入综合征(buried bumper syndrome,BBS,又称"包埋综合征")的出现。

(2)定期复查造瘘管的情况。

(3)建议在置管24小时后,应用无菌的0.9%氯化钠溶液和纱布清洗以去除胃造瘘口周围的分泌物和污垢,必要时应用无菌方纱遮盖胃造瘘口周围以吸附渗出物。

(4)每日观察胃造瘘口周围是否有感染、皮肤损伤和肉芽组织增生等迹象,如有异常及时就医。

(5)在患者置管治疗后的7~10天,建议应用流水和肥皂水冲洗瘘口。胃管造瘘口周围如有渗液者,应在固定器和皮肤间放置无菌纱布。不建议在胃造瘘口附近使用软膏或粉剂,以避免病菌感染。

(6)为避免粘连,建议手术24小时后,需旋转胃内造瘘管约一周。每7天重复一次,可预防固定器植入综合征的发生。不建议旋转空肠造瘘管以免穿孔及导管尖端移位。

(7)在胃皮窦道完全形成后(胃造瘘管置入7~10天),可每日松开外固定,将导管轻轻置入胃内2~3 cm,然后再轻轻拉回,感觉有困难后停止。此操作可减少固定器植入综合征的发生率。

(8)建议在胃造瘘管水囊内加入蒸馏水,以避免盐类物在囊中沉积并附着造成后期水囊功能不良。每日至少检查一次水囊内液体的质量和水溶液的澄明度,异常时及时就医。

2. 胃造瘘管喂养方式及注意事项

在鼻胃管喂养方式的基础上,应注意:

(1)胃造瘘管置入4小时后可进行肠内营养。建议首先注射50 mL纯净水,约一小时后判断患者有无出现明显的不良反应,监测患者的意识、生命体征、疼痛及出血情况等。

(2)肠内营养饲入时应佩戴一次性工具手套。

(3)建议居家患者使用专用的营养液输注医疗器械。

3. 胃造瘘管留置并发症的预防与护理

(1)出血。建议患者手术前进行出血风险的筛查,如有出血疾病,使用抗凝血药物和抗血小板凝聚剂治疗。

(2)瘘口泄漏。大多数的渗漏原因都和胃造瘘口扩大相关,除此之外固定器的偏移、腹内压力增加、残胃容积增大等也可能引起瘘口泄漏。

预防措施：

①防止过分牵拉管道。

②定时调节管道内固定器。

③防止便秘。

④防治咳嗽，并限制胃残余量。

⑤必要时更换管道，在更换管道时应避免采用更粗大的管道，避免窦道扩大，导致渗漏加剧。

（3）皮肤损伤。胃造瘘口周围皮肤的损害，大多由于导管定位不当、固定器过紧或过松、周围皮肤接触胃液等因素引起。

预防措施：

①采用非密闭的敷料护理皮肤。

②每日检查管道周围皮肤，定期更换敷料，以保证胃造瘘口皮肤的干燥。

③在日常生活中外固定器和腹部皮肤之间要保持约 0.5 cm 的间距，并经常旋转胃造瘘营养管。

（4）胃造瘘和皮肤感染。定期清洗皮肤和用抗生素治疗是防止皮肤感染的主要干预手段，在早期出现感染的征兆和表现如表皮划痕、红斑、化脓性或有恶臭渗出、发热和疼痛时应及时就医。

（5）瘘口周边的肉芽组织增生：

①建议对瘘口周边肌肤每天至少清洁一遍。

②妥善保护造瘘管，并尽量减少造成瘘管的移动和对周边组织的摩擦。

必要时应按医嘱，使用非封闭敷物（如聚氨酯泡沫塑料）和抗菌剂（如聚盐酸己双胍），或局部使用皮质类甾醇及硝酸银类药品。

（6）管道尖端偏移：是指导管尖端位置改变使导管内口与食管、幽门或十二指肠壁贴合而引起堵塞。

建议居家患者定期检查外固定装置、造瘘口的密闭性、导管外露的长度和水囊的容量，异常时及时就医。

（7）固定器植入综合征：是指由于对导管以及内固定器的不当牵拉，而导致将内固定器植入胃壁内。

预防措施：

①外固定器和皮肤之间的间隙至少为 0.5 cm。

②每周旋转导管和推拉导管。

③如果患者发生固定器植入综合征，应拔除导管。

（8）其他并发症：包括坏死性筋膜炎、胃肠瘘和腹膜炎等，一旦出现相应症状应及时就医处理。

4. 胃造瘘管更换

（1）按照制造商的产品说明书及规定日期予以更换。

（2）在更换管路的前两小时内应禁止清水输注，4 小时内禁止食物输注。

（3）建议初次换管时在医院进行，患者的瘘口在基本形成后（首次置管后至少一个月），可由医护人员提供居家换管服务。

（4）建议患者家庭中应该常备一个可以更换的造瘘管，若居家患者在输注药物营养液时有强烈疼痛感或在输液完毕后出现剧痛、渗漏、渗血，应暂停输注，并及时就医。

【参考文献】

［1］何静婷，喻姣花，杨晓霞，等.《成人病人经皮内镜胃造瘘及空肠造瘘护理管理的临床实践指南》解读［J］.中国实用护理杂志，2019（24）：1841-1845.

［2］孙仁华，江荣林，黄曼，等.重症病人早期肠内营养临床实践专家共识［J］.中华危重病急救医学，2018，30（8）：715-721.

［3］胡延秋，程云，王银云，等.成人经鼻胃管喂养临床实践指南的构建［J］.中华护理杂志，2016，51（2）：133-141.

［4］中华护理学会.成人鼻肠管的留置与维护——中华护理学会团体标准［S］.2022.

［5］余娅娟，胡培亚，祝晨，等.鼻肠管延期使用的安全性分析［J］.中国医师杂志，2021，23（7）：978-981.

（李锦 文，马良赟 一校，徐亮 二校）

第五节 居家患者其他管路管理

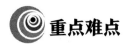

重点难点

（1）自体动静脉内瘘的定义及护理。

（2）肠造口的日常护理及并发症的预防。

一、自体动静脉内瘘的定义

自体动静脉内瘘指通过手术在皮下将距离相近的某一动脉和浅表静脉血管联通，人工形成体内动静脉间直通管道。目的在于一方面利用表浅静脉便于穿刺的优点；另一方面通过动脉直接供血，使表浅静脉血流量增大达到治疗所需。

二、自体动静脉内瘘的护理

(一)动静脉内瘘的术后护理

1. 术侧肢体护理

(1)将术肢适当抬高可促进静脉回流,减轻肢体水肿。同时可配合适当手部活动。

(2)术后避免在内瘘侧肢体输液、输血及抽血化验,避免血肿、静脉炎或内瘘闭塞。

(3)术后两周内手术侧禁止使用袖带测量血压,两周后禁止在内瘘侧肢体长时间捆绑袖带。

2. 内瘘观察

(1)在医护人员的指导下密切监测血管杂音,观察伤口有无渗血及肢端有无苍白、皮温降低等。

(2)观察吻合口有无渗血及血肿,如渗血较少可轻压止血,压迫时应注意保持血管震颤的存在;如渗血较多或肢体剧烈疼痛时及时联系医护人员处理。

(3)观察术侧肢体指端末梢血管充盈情况,有无麻木、发冷、疼痛等缺血情况。

(4)关注动静脉内瘘功能,术后早期每日多次检查静脉是否能触及震颤,听到血管杂音,以便早期发现血栓形成并处理。如遇震颤、杂音消失或降低,应及时报告医护人员。

3. 术后肢体功能锻炼

术后两周,在伤口内无渗血、无感染的前提下,用术侧手握握力球或做握拳动作及腕部关节运动,每次 3 分钟,每天 3～4 次。

(二)动静脉内瘘的居家护理

(1)居家患者建议除透析当天,每日应对内瘘口局部清洗,保持清洁。

(2)在进行血液透析治疗时提醒医护人员有计划地更换穿刺点。

(3)使用内瘘进行血液透析治疗当天不建议洗浴,禁止揭去包裹于内瘘处的敷料,以防止内瘘出血、感染。

(4)内瘘侧不得穿戴过紧饰品,尽量选择袖口宽松的衣物,并要注意入睡姿势不要将内瘘侧手臂枕于头下;避免肢体受压。

(5)避免低血压。

(6)内瘘侧肢体禁止测血压、静脉注射、采血等操作。

(7)内瘘侧肢体不可负重。

(8)学会判断内瘘是否通畅的方法,将内瘘吻合部位贴附于对侧耳朵,可听到血管杂音,则提示通畅;或非手术侧手触摸内瘘,可扪及震颤。每日检查动静脉内瘘 3～4 次,如果震颤或杂音消失、变弱应及时就医处理。

(9)血液透析治疗后第二天建议对内瘘口进行热敷,有消炎消肿的效果;内瘘部若有硬结,可每日用喜疗妥涂擦按摩。

(10)一旦内瘘口穿刺部位出现血肿,建议立即进行压迫止血并用冰袋冷敷。

(11)慎防局部感染,建议保持内瘘侧肢体肌肤清洁,防止因搔抓造成破溃而导致的感染。

(三)动静脉内瘘常见并发症的预防与护理

1. 血管狭窄

患者内瘘出现狭窄,大多是由血管内膜局部增生所致,而吻合口周围以及穿刺部位为最容易引起狭窄的重点区域。

预防措施:建议患者在进行血液透析治疗前应有计划地更换穿刺部位。

2. 血栓

内瘘血栓多出现于狭窄处,常见的诱发原因为血高凝状态、低血压、动静脉内瘘的长时间压迫、低温等。

预防措施:居家患者选择袖口宽松的衣物,避免穿戴过紧饰品,注意睡眠姿势不可将患肢枕于头下,防止肢体受压形成血栓;疑似血栓形成后应立即就医治疗。

3. 感染

长期血液透析患者通常伴有免疫功能降低。

预防措施:

(1)居家患者建议除透析当天,每日清洁内瘘局部皮肤,保持皮肤清洁干燥。

(2)对已经感染的手臂应制动,禁止进行穿刺。

(3)疑似感染时应就医并配合治疗。

4. 内瘘动脉瘤

(1)治疗需考虑瘤体大小及破裂风险。小于 3 cm 或无破裂风险者可严密观察,避免穿刺,佩戴护腕。大于 3 cm 或具有破裂风险的动脉瘤可结合发生部位及患者自身血管条件选择处理方法。

(2)出现皮肤受损如变薄、破溃、感染、疼痛,继发血栓形成影响内瘘血流量,静脉压增高,穿刺区域受限,手部出现缺血症状,出现高输出量心力衰竭等症状时应及时干预治疗。

5. 假性动脉瘤

血液透析后压迫时间不够或按压部位不正确是产生假性动脉瘤的主要原因,其次是因为患者接受血液透析治疗的依从力差,或由于过分紧张和身体频繁变动体位而诱发。

预防措施:

(1)治疗完毕拔出鞘管后必须采取正确的定位和按压手法压迫血管。

(2)在血液透析治疗过程中,避免内瘘侧肢体乱动,剧烈咳嗽、打喷嚏等。

(3)如已发生,密切观察局部动脉瘤增大情况及血压变化,并及时就医。

6. 透析通路相关缺血综合征

当动静脉内瘘形成后,经动脉的血液分流进入低压力的内瘘,从而引起与身体远端肢体动脉血供减少及心肌缺血的综合征。分级:Ⅰ级——手部苍白、发绀和/或发凉,但无疼痛感觉;Ⅱ级——运动和/或透析时上述症状加重伴疼痛;Ⅲ级——静息痛;Ⅳ级——肢体出现溃疡、坏死、坏疽等组织缺失表现。

治疗措施:症状较轻、临床分级为Ⅰ级或Ⅱ级较轻者,可采用手部保暖、功能锻炼等方法及改善血液循环的药物治疗;缺血症状严重、临床分级Ⅱ级较重、Ⅲ级及Ⅳ级者需手术治疗。

三、肠造口的定义

肠造口指出于治疗目的将一段肠管拉出腹壁外所做的人工回/结肠开口,粪便由此排出体外。

四、肠造口的家庭护理

(1)心理支持。照护者应该积极给予生活上的安慰和照顾,促使患者接受现状,在身体允许的情况下鼓励患者多进行社交活动,多与他人交流。

(2)造口护理用品的选择与使用方法。

①造口护理用品的选择:手术早期宜选用透明、无碳片、开口袋;视力障碍、手灵活性差者,宜选预开口造口袋;造口回缩宜选凸面底盘加腰带。

②清晨空腹时进行更换,底盘发白或卷边时应尽快更换。

③造口袋内1/3~1/2满时,排放造口袋内排泄物。

(3)造口皮肤的护理:

①每日观察造口及周围皮肤损伤的部位、颜色、程度、范围、渗液情况等。

②存在造口周围皮肤损伤或有损伤风险时选择无胶带封边的造口底盘,去除压力源;使用无刺激肠造口护理产品,避免使用含过敏原的造口护理用品。

③出现造口及局部皮肤损伤时遵医嘱局部用药。

(4)日常生活注意事项:

①衣着宽松,系腰带应避开造口处,其余与术前一致。

②术后一周后改半流食,如蛋羹,每日少食多餐,两周后可吃软食,宜选择易烂、清淡、易消化饮食,忌生冷、油炸及刺激性饮食。进食的一般原则:全流食—半流食—软食—普食。

③无须担心沐浴引起造口感染。只要不对造瘘口产生刺激、不用力摩擦即可,但尽量不要在浴缸中浸泡,可佩戴造口袋进行淋浴;需要更换新的造口袋时(流程见图3-5-1)可以摘除造口袋进行淋浴,淋浴结束后再装上新的造口袋,游泳时注意覆盖便袋。

④身体情况趋于稳定后,患者可以正常回归到工作岗位,但是要避免重体力劳动,防止形成造口旁疝或造口脱垂等。参加工作和社交宜随身携带造口护理用品,活动前排空或更换新的造口袋。

⑤造口患者也可以运动锻炼,但不能进行剧烈运动或者需要身体紧密接触的运动。

⑥性生活可在身体恢复健康时进行,彼此做好心理准备,妥善处理造口袋。

⑦造口患者应定期清理排泄物,如气味较大建议使用带有碳片的造口袋或袋内放清

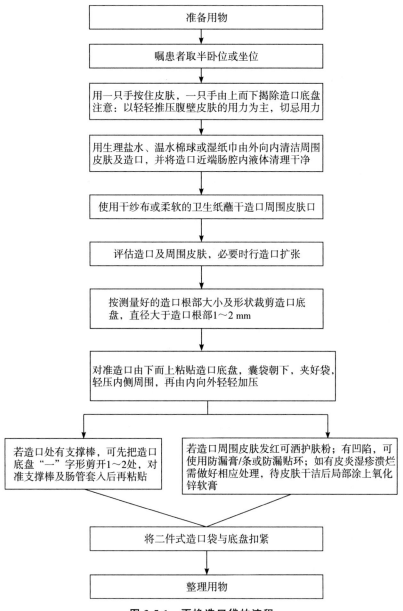

准备用物

↓

嘱患者取半卧位或坐位

↓

用一只手按住皮肤，一只手由上而下揭除造口底盘
注意：以轻轻推压腹壁皮肤的用力为主，切忌用力

↓

用生理盐水、温水棉球或湿纸巾由外向内清洁周围
皮肤及造口，并将造口近端肠腔内液体清理干净

↓

使用干纱布或柔软的卫生纸蘸干造口周围皮肤口

↓

评估造口及周围皮肤，必要时行造口扩张

↓

按测量好的造口根部大小及形状裁剪造口底
盘，直径大于造口根部1～2 mm

↓

对准造口由下而上粘贴造口底盘，囊袋朝下，夹好袋，
轻压内侧周围，再由内向外轻轻加压

↓

若造口处有支撑棒，可先把造口
底盘"一"字形剪开1～2处，对
准支撑棒及肠管套入后再粘贴

若造口周围皮肤发红可洒护肤粉；有凹陷，可
使用防漏膏/条或防漏贴环；如有皮炎湿疹溃烂
需做好相应处理，待皮肤干洁后局部涂上氧化
锌软膏

↓

将二件式造口袋与底盘扣紧

↓

整理用物

图 3-5-1　更换造口袋的流程

洁剂去除异味。

⑧建议患者在出院后一个月复查,术后第一年每 3 个月复查;术后第二年每 6 个月复查,以后每年复查。

(5)并发症观察及护理。为便于异常情况得到及时处理,肠造口患者应在术后开始每日评估造口及周围皮肤情况,造口评估的项目及内容可参考表 3-5-1。肠造口常见并发症包括造口水肿、缺血/坏死、出血等,出现异常及时就医处理。

表 3-5-1　造口评估项目及内容

评估项目	评估内容
位置	右上腹、右下腹、左上腹、左下腹、上腹部、切口正中、脐部
类型	按开口模式可分为单腔造口、双腔造口和袢式造口,按时间可分为永久造口和临时造口
颜色	正常造口为牛肉红或粉红色,表面平坦有光泽且湿润。颜色苍白提示贫血,暗红色或淡紫色提示缺血,黑褐色或黑色提示坏死
高度	造口突出部分为高度,理想高度为 1~2 cm。可记录为平坦、回缩、突出或脱垂等。若造口高度过于平坦或回缩,易引起潮湿相关性皮肤损伤;若突出或脱垂,会造成佩戴困难或造口黏膜出血等并发症
形状	可为圆形、椭圆形或不规则形,理想的造口为圆形
大小	可用量尺测量造口基底部的宽度。若造口为圆形应测量直径,椭圆形宜测量最宽处和最窄处,不规则的可用图形来表示
黏膜皮肤缝合处	正常造口黏膜位于表皮下层,没有张力。评估有无缝线松脱、分离、出血、增生等异常情况
造口周围皮肤	正常造口周围皮肤是颜色正常、完整的,出现红、肿、破溃、水疱、皮疹等皮肤问题应及时就医
袢式造口支撑棒	评估支撑棒有无松脱、移位、压迫黏膜和皮肤
排泄物	一般术后 48~72 小时开始排泄,回肠造口最初为黏稠、黄绿色的黏液或水样便,量约 1500 mL,逐渐过渡到褐色、糊样便,观察其颜色、性状等;结肠造口排泄物为褐色、糊状或软便。若排泄物含有血性液体或术后 5 天仍无排气、排便等均为异常

资料来源:改编自中华护理学会伤口、造口、失禁护理专业委员会.成人肠造口护理标准[J].中华护理杂志,2020,55(S2):15-19.

【参考文献】

[1]金其庄,王玉柱,叶朝阳,等.中国血液透析用血管通路专家共识(第 2 版)[J].中国血液净化,2019,18(6):365-381.

[2]中华护理学会伤口、造口、失禁护理专业委员会.成人肠造口护理标准[J].中华护理杂志,2020,55(增刊):15-19.

(李锦 文,高宏志 一校,徐亮 二校)

第四章｜居家患者营养与喂养

+--+

第一节　营养状态评估与管理

+--+

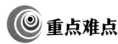 **重点难点**

（1）熟悉营养状态评估的内容。

（2）了解营养不良居家防治的重要性。

一、营养状态评估

营养评估（nutritional assessment，NA）是指通过膳食调查、人体组成测定、人体测量、生化检查、临床检查及多项综合营养评定方法，全面检查和评估营养代谢、机体机能等情况。营养是影响健康的重要因素。营养的摄取不足会造成免疫力降低从而增加感染概率，影响呼吸功能，妨碍康复进程，加重医疗负担、社会负担。

慢重症者常存在营养不良，且多是老年患者，基础状态差，免疫力低下。居家管理的慢重症者营养不良的危险因素通常并未解除，且远离医护人员的照护，应特别注意定期营养评估，根据营养现状，及时调整营养治疗方案。

二、营养不良

传统的营养不良主要指营养不足。营养不良新定义则认为任何一种营养素的失衡均可称为营养不良，包括营养过剩（overnutrition）和营养不足（undernutrition）。营养不足通常指蛋白质-能量缺乏性营养不良（protein-energy malnutrition，PEM），是由于机体能量和（或）蛋白质摄入不足或吸收障碍而引起的一种慢性营养缺乏症，表现为体重减轻、皮下脂肪减少、渐进性消瘦或水肿、血清胆固醇下降，常伴各器官功能紊乱。

营养不良的原因主要有摄入不足/过量，饮食结构不均衡，吸收不良，消耗增加，营养素代谢障碍，心理因素等。营养不良可分为以下几种：①能量缺乏型，主要为成人消瘦型营养不良；②蛋白缺乏型，即低蛋白血症型营养不良；③蛋白质-能量缺乏型，又称混合型营养不良。营养不良还可根据严重程度分为轻、中、重度营养不良（表4-1-1）。

表4-1-1　营养不良的诊断标准

参数	正常范围	营养不良		
		轻度	中度	重度
体重（占理想值的）/%	>90	80～90	60～79	<60
体质指数	18.5～23.0	17.0～18.5	16.0～16.9	<16.0
三头肌褶皱厚度（占正常值的）/%	>90	80～90	60～80	<60
上臂肌围（占正常值的）/%	>90	80～90	60～79	<60
肌酐身高指数（占正常值的）/%	>95	85～94	70～84	<70
白蛋白/（g/L）	>30	30～25	24.9～20	<20
转铁蛋白/（g/L）	2.0～4.0	1.5～2.0	1.0～1.5	<1.0
前白蛋白/（g/L）	>0.20	0.16～0.20	0.10～0.15	<0.10

资料来源：改编自吴国豪.实用临床营养学［M］.上海：复旦大学出版社,2006：10.

三、营养状态评估

（一）临床检查

临床检查包括病史分析和体格检查，用于提示是否存在营养不良，但不能完全反映其营养状态。

1. 病史分析

病史可帮助了解患者体重减少的速率、程度及营养摄入的数量和质量，饮食特点，味觉改变，食物药物过敏，酒精摄入及厌食等相关信息。可着重明确以下几点：①饮食调查，通过回顾24小时饮食、3天连续称重食物、频率调查问卷等了解有无厌食、食物禁忌、吸收不良、消化障碍及热量与营养素摄入量等；②已存在的病理与营养成分影响因子，传染病、内分泌疾病、慢性疾病、神经运动系统疾病等；③用药史，包括代谢药物、类固醇、免疫抑制剂、放化疗、利尿剂、泻药等；④食物过敏及不耐受等。

除了常规的病史采集和饮食评估，对居家慢重症者还可加以心理评估和功能评估。心理评估包括情绪、经济状况、居住环境等。功能评估则重在调查是否能独立进食，日常行动能力等。

2. 体格检查

详细的体格检查可发现患者皮肤干燥、鳞屑、萎缩、肌肉消耗、水肿、意识状态等信息。体格检查时需注意以下提示营养不良的体征：①恶病质；②肌肉萎缩；③毛发脱落；④皮肤损害；⑤水肿或腹水；⑥维生素、微量元素不足体征；⑦必需脂肪酸缺乏体征。

(二)人体测量

1. 体重

体重是机体脂肪组织、瘦组织群、水和矿物质的总和,监测体重是营养评估中最简单、直接而又可靠的方法。测定体重时需要保持时间、衣着、姿势的一致,一般选择晨起空腹、排空大小便,精确到 0.5 kg。

体重的评定指标有以下几项:

(1)真实体重占理想体重百分比(%),算法为真实体重/理想体重×100%。

理想体重计算方法:男性理想体重(kg)=身高(cm)−105;女性理想体重(kg)=身高(cm)−100。测量身高时要求被测者赤脚直立于地面上,两脚跟靠紧,脚尖呈 40°～60°角,膝伸直,肩自然放松,上肢自然下垂,头正,眼耳在同一水平面上。对无法直立的患者,可以用身长、坐高等来代替。真实体重占理想体重的 90%～110% 为正常,<80% 为消瘦,>120% 为肥胖,真实体重为理想体重的 110%～120% 为超重,80%～90% 为消瘦。

(2)体重改变:由于身高与体重的个体差异较大,因此体重改变作为营养评估的指标更为合理。算法为:体重改变(%)=[平时体重(kg)−实测体重(kg)]/平时体重(kg)×100%。体重改变的评价标准需综合考虑体重变化的幅度与速率,见表 4-1-2。

表 4-1-2　体重改变结果评价

时间	中度体重丧失	重度体重丧失
一周	1%～2%	>2%
一个月	5%	>5%
3 个月	7.5%	>7.5%
6 个月	10%	>10%

资料来源:改编自吴国豪.实用临床营养学[M].上海:复旦大学出版社,2006:4.

(3)体重指数(BMI):是常用的一项体重/身高关系指数,计算方法为体重(kg)/身高(m²),被认为是表征 PEM(protein-energy malnutrition,蛋白质-能量营养不良)型营养不良的可靠指标。BMI 的正常范围是 18.5～23.0 kg/m²,若 BMI<16 kg/m² 则可考虑是重度营养不良。但是体重和 BMI 均无法反映身体成分或近期病情变化。目前对体重指标一般的认识是,体重变化是营养不良最重要的指标之一,但应结合内脏功能的测定指标。

2. 褶皱厚度

褶皱厚度反映皮下脂肪含量,包括三头肌皮褶厚度(triceps skinfold thickness,TSF)、肩胛下皮褶厚度,以及髋部与腹部皮褶厚度。

(1)TSF:被测者上臂自然下垂,取左上臂或右上臂背侧肩胛骨肩峰至尺骨鹰嘴连线中点,于该点上方 2 cm 处,以左手拇指与食指将皮肤连同皮下脂肪捏起呈皱褶状,捏起处两边的皮肤须对称,然后用压力为 10 g/mm² 的褶皱厚度计测定(图 4-1-1)。应在夹住后

3秒内读数,测定时间延长可使被测点皮下脂肪被压缩,引起人为误差,连续测定3次后取其平均值。TSF男性正常参考值为8.3 mm,女性为15.3 mm。实测值相当于正常值的90%以上为正常,介于80%~90%之间为轻度体脂消耗,介于60%~80%之间为中度体脂消耗,小于60%为重度体脂消耗,若<5 mm,则表示无脂肪可测。

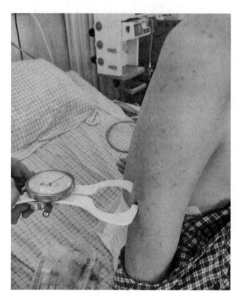

图4-1-1　TSF测定

(2)肩胛下皮褶厚度:上臂自然下垂,取左或右肩胛骨下角约2 cm处,测定方法同TSF。以肩胛骨下褶皱厚度与TSF之和来判定。男性正常参考值为10~40 mm,女性为20~50 mm,男性<10 mm、女性<20 mm者为消瘦。

(3)髋部与腹部皮褶厚度:髋部取左侧腋中线与髂脊交叉处,腹部取脐右侧1 cm处,测定方法同TSF。

3. 上臂围与上臂肌围

(1)上臂围(arm circumference,AC):上臂自然下垂,用软尺测量上臂中点的周长。连续测量3次取平均值,软尺误差不得大于0.1 cm。

(2)上臂肌围(arm muscle circumference,AMC):可间接反映体内蛋白质贮存水平,与血清白蛋白水平相关。可用AC值换算求得AMC,即AMC=AC-3.14×TSF。AMC的正常参考值男性为24.8 cm,女性为21.0 cm,实测值在正常值90%以上时为正常,占正常值80%~90%时,为轻度营养不良,60%~80%时,为中度营养不良,小于60%时,为重度营养不良。

4. 握力

握力的测定方法:先将握杆指针调整到"0"的位置;受测者身体挺直、放松,两臂自然下垂,手持握力计,紧握握力计后读数。接着,被测者稍作休息,重复上面的步骤,再进行两次测定,结果取3次测量的平均值。需要注意的是,手臂不能碰到身体,握力器在确定握力的过程中不能晃动。

(三)生化及实验室检查

利用多种生化和实验室检查可测定蛋白质、脂肪、维生素及微量元素的营养状况和免疫功能。血液中白蛋白、转铁蛋白、前白蛋白、视黄醇结合蛋白的水平可用于评估营养状态。此外,肝脏中酶的活性以及电解质水平(钙、磷、镁)等都应常规检测。

四、营养管理

本节简要概述营养治疗途径、治疗量及制剂,具体内容将在本章后续小节详细讲解。

(一)营养治疗途径

常见营养治疗的途径有:①口服:适用于可经口进食并且胃肠道功能正常的人群。②鼻胃管:在特殊情况下帮助不能吞咽的患者输送必要的水分和食物,适用于胃肠道功能良好且短期使用(<30 天)的人群。③鼻十二指肠/空肠管:建立幽门后肠内营养通路,减少反流与误吸,适用于短期使用(<30 天)、误吸风险高、胃功能障碍、肠道功能正常人群。④经皮内镜下胃造口术(percutaneous endoscopic gastrostomy,PEG)/经皮内镜下空肠造口术(percutaneous endoscopic jejunostomy,PEJ):在内镜引导下经皮穿刺进入胃(胃功能良好)或空肠(胃功能障碍)放置造瘘管进行肠内营养或姑息性胃肠减压的一种技术,适用于长期肠内营养人群(>30 天)。⑤空肠穿刺置管造口术(needle catheter jejunostomy,NCJ),多应用于腹部手术后需较长时间(>2 周)实施肠内营养的患者。⑥家庭肠外营养(home parenteral nutrition,HPN):是指在营养支持小组的指导下,让某些病情相对平稳、需要长期或较长期依赖肠外营养的特殊群体在家中实施肠外营养。肠外营养途径有颈内静脉置管、锁骨下静脉置管、PICC、隧道式锁骨下穿刺置管。HPN 的营养制剂由医生及营养师根据病情开立。

(二)营养治疗量

1. 能量

居家康复的慢重症者需要的总热卡目标在 20～30 kcal/kg 波动。低体重者(BMI<21 kg/m²)按实际体重的 120% 计算,肥胖者按理想体重计算。

2. 脂肪

WHO 推荐脂肪量一般不超过摄入总能量的 35%,且饱和脂肪酸应小于总能量的10%,多不饱和脂肪酸可提供必需脂肪酸,应占总能量的 6%～11%,尽可能增加单不饱和脂肪酸比例。

3. 蛋白质

通常情况下蛋白质可给予 1.2～1.5 g/(kg·d),而在疾病危重等情况下可给予2.0 g/(kg·d)。

4. 膳食纤维

慢重症者胃肠道功能减退,且往往由于口腔问题致膳食纤维摄入不足,而膳食纤维可改善肠道功能。当能够耐受肠内营养时,可考虑补充膳食纤维。

5. 维生素及微量元素

若监测血清水平未见明显缺乏维生素或微量元素,可按照生理需要量进行补充。如有胃大部分切除、炎症性肠病、慢性肾功能不全等疾病影响维生素及微量元素(如维生素B_{12}、铁等)的吸收,则需要进行额外补充。

(三)营养制剂

1. 肠外营养制剂

肠外营养常见制剂包括葡萄糖、脂肪、氨基酸、维生素和矿物质等。目前市售双腔袋或三腔袋的"全合一"营养液,可满足居家管理患者的使用需求。

(1)葡萄糖制剂:常用的有 50%葡萄糖、10%葡萄糖、5%葡萄糖等。

(2)脂肪乳剂:包括中-长链脂肪乳、鱼油脂肪乳剂和结构脂肪乳剂。鱼油主要成分是ω-3 脂肪酸,具有调节免疫功能、减轻炎症反应和血小板聚集等功能。

(3)氨基酸制剂:根据氨基酸成分和含量的不同,分为平衡氨基酸和专用氨基酸。平衡氨基酸含有人体所需的大多数氨基酸,生物利用度高,适用于肝肾功能正常的患者。专用氨基酸主要指肝病、肾病、创伤等患者用的氨基酸。如肝病氨基酸富含支链氨基酸,能够调节血浆支链氨基酸/芳香族氨基酸的比例,适用于肝硬化、重症肝炎和肝昏迷的治疗。

(4)电解质、微量元素和维生素:若肠外营养成为唯一的营养途径,那么必须注意从开始即经静脉补充所有电解质、微量元素和维生素。

2. 肠内营养制剂

(1)按照氮源分类:

①氨基酸型肠内营养剂:含有 18 种氨基酸、多种电解质和微量元素、多种维生素及谷氨酰胺、生物素、脂肪等营养要素,不需要消化就能被肠黏膜吸收,适用于重症代谢障碍及胃肠道功能障碍者的肠内营养支持,但更侧重于消化道仅有部分功能、患胰腺疾病的患者。

②短肽型肠内营养剂:主要成分为水解乳清蛋白、麦芽糊精、植物油、矿物质、维生素和微量元素等,具有良好的营养作用,脂肪吸收率相对更高,适用于胃肠道功能有损失,而不能或不愿进食足够数量的常规食物,需要进行肠内营养治疗者。

③整蛋白型肠内营养剂:不含有膳食纤维,适用于严重胃肠道狭窄和肠瘘患者。

(2)按照营养组成分类:

①要素制剂(element diet):主要由单体物质组成,化学成分比较明确,包括氨基酸或多肽类、脂肪、葡萄糖、多种维生素以及微量元素,既能为患者提供必需的蛋白质、热能和其他营养素,又可被肠道直接或近似直接吸收与利用,主要适用于肠道消化及吸收功能受损者,如胰腺炎、短肠综合征等。

②非要素制剂(non-element diet):以完整蛋白质或游离大分子肽为氮源,临床上的

应用较广泛,使用方便,耐受性好,适用于肠道功能较好者。

③组件制剂(module diet):又称不完全制剂,仅以某种或某类营养素为主,如蛋白质组件、糖类组件、脂肪组件、维生素组件和矿物质组件等,可作为完全制剂的补充,弥补完全制剂无法满足个体差异方面的不足;也可按照对某种营养素的特殊需求,如烧伤、糖尿病、肝衰竭、肾衰竭等,由两种或两种以上营养素构成相应的组件配方。

④特殊治疗用制剂:是指根据疾病不同特性给予特殊的营养制剂,如糖尿病专用制剂、肿瘤专用制剂、肺部疾病专用制剂、肝衰竭专用制剂、先天性氨基酸代谢缺陷症专用制剂及肾衰竭专用制剂等。

3. 特殊医学用途配方食品

特殊医学用途配方食品(food for special medical purpose),简称特医食品,是为了满足进食受限、消化吸收障碍、代谢紊乱或特定疾病状态人群对营养素或膳食的特殊需要,专门加工配制而成的配方食品。该类产品必须在医生或临床营养师指导下单独食用或与其他食品配合食用。特医食品适用于慢重症者的居家管理,适用于主吞咽和咀嚼困难、意识障碍或昏迷无进食能力、消化道疾病稳定期、高分解代谢、慢性消耗性疾病等各种居家护理者的膳食补充。

4. 特殊膳食用食品

特殊膳食用食品是指为满足某些特殊人群的生理需要,或某些疾病患者的营养需要,按特殊配方而专门加工的食品,其范围囊括了上述三大类营养制剂。

五、营养监测

居家的慢重症者的营养干预目标与其他重症患者相同,即在一周内达到目标热卡的60%,但个体间的营养状态及对营养的需求和对营养治疗的耐受存在巨大差异。对于已有严重营养不良者,尤其是长期饥饿或禁食者,应严格控制起始喂养目标量,逐渐增加营养素摄入(包括肠内和肠外途径)。对长期营养不良者,营养治疗应遵循先少后多、先慢后快、逐步过渡的原则,预防再喂养综合征及餐后低血压的发生。一旦出现不耐受,不仅会导致治疗不能达标且可能加重病情,因此需对肠道不耐受加以检测和干预,老年重症者需要更严密的监测和更精细的管理。

(1)呕吐、腹胀:暂停肠内营养,体格检查联合影像学检查明确病因。若排除机械性及绞窄性肠梗阻,予抬高床头、甲氧氯普胺(胃复安)或红霉素促进胃肠蠕动,予促胃动力药物治疗无效可考虑幽门后营养支持治疗。

(2)腹泻:①疾病相关腹泻:急性胃肠炎、腹膜炎、神经内分泌肿瘤,主要进行病因治疗,同时静脉补充水电解质维持内环境稳定。②抗生素相关性腹泻:连续2~3天留取大便常规及行菌群调查与艰难梭状芽孢杆菌检查。若结果为阴性,按照喂养相关腹泻对症处理;若结果为阳性,予甲硝唑或万古霉素口服治疗。③喂养相关性腹泻:需要在排除上述两种情况后才能按此病因处理,可采用稀释营养液、减慢喂养速率及加温办法对症处理。

（3）腹痛：暂停肠内营养，体格检查联合影像学检查明确病因。若为机械性及绞窄性肠梗阻则需外科处理；若排除，则可考虑调整肠内营养配方和滋养型喂养。

【参考文献】

[1]于康.临床营养治疗学[M].2版.北京：中国协和医科大学出版社，2008：176-199.
[2]中国营养学会.中国居民膳食指南（2022）[M].北京：人民卫生出版社，2022.
[3]王玲玲，陈蕊，董家辉，等.慢重症患者的营养支持策略[J].中华危重病急救医学，2021，33（3）：381-384.
[4]刘薇，艾宇航.老年重症患者的营养支持策略[J].中华老年病研究电子杂志，2019，6（1）：17-20.

（吴秀文 文，刘玉琪 一校，徐亮 二校）

第二节 吞咽功能障碍评估

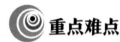 **重点难点**

（1）掌握居家吞咽功能障碍的评估流程、吞咽功能障碍筛查、吞咽功能综合评估。
（2）熟悉居家吞咽功能障碍的评定内容、认知的评定、心理的评定。
（3）了解居家吞咽功能障碍的主观评估。

一、主观评估

（一）主诉

主诉是由患者本人或家属和护理人员描述患者的症状或（和）体征、性质、持续时间等内容，并反映症状、地点和时间三要素。检查者可以根据主诉对疾病的系统进行初步估计，对疾病的严重程度进行针对性检查。

1. 口腔准备期吞咽功能障碍

主要主诉症状为流涎、食物含在口腔中长时间咀嚼且难以吞咽、单次进食时间过长、进食后食物残渣可能出现在面颊两侧或一侧、日常生活中主要吃软烂食物和稀食，严重者可伴有营养不良症状。

2. 口腔期吞咽功能障碍

主要主诉症状是吞咽困难。吞咽伴随头部代偿动作（低头或侧咽）。吞咽后声质改变,咽内异物感增强,反复吞咽清喉动作增多,可伴有咳嗽。主要由咽反射迟钝、口腔唾液分泌过多、咽肌无力引起。

3. 咽期吞咽功能障碍

主要主诉症状是呼吸急促、嗓音短促、无法吞咽食物、频繁咳嗽和偶尔声音嘶哑。主要是头颈部肿瘤和呼吸系统疾病的放化疗引起的,也可以是组织老化、器官退化引起的。

4. 食管期吞咽功能障碍

主要主诉为口鼻反流、呕吐、胸痛、胸堵、胸灼烧等。主要由食道蠕动减少、酒精中毒引起的食道静脉曲张、胃食管反流、衰老和糖尿病引起。

(二)病史询问

(1)一般项目查询包括患者姓名、年龄、出生地点、国籍、婚姻、职业、就诊日期以及与患者的关系。

(2)主诉者抱怨看病的主要原因、持续时间、最痛苦或最明显的体征和症状。

(3)目前的病史包括发病、诱因、主要症状、疾病的发展演变、伴随症状、诊断和治疗过程、病程的一般情况。

(4)既往史包括既往健康状况、疾病史、传染病史、疫苗接种史、手术史、输血史、药物过敏史。

(5)个人履历包括个人经历、职业习惯和爱好。

(6)婚育史包括是否结婚或生育、结婚年龄。

二、吞咽功能障碍筛查

吞咽功能障碍筛查作为疾病诊断的第一步,可以初步判断是否存在吞咽功能障碍,并指导下一步是否需要进行更详细、全面的吞咽功能评估。

(一)问卷调查

吞咽功能障碍问卷调查主要以问卷的形式进行筛选,以确定吞咽功能障碍的可能性,为下一步诊断和治疗提供依据。问卷有多种形式,包括自我筛查量表和临床筛查,最常用的是吞咽筛查量表(eating assessment test-10,EAT-10)。

(二)反复唾液吞咽试验

主要是观察吞咽过程中喉部抬升的次数和高度。中老年患者(50 岁以上)在 30 秒内应喉咙抬高 5 次及以上,老年患者(80 岁以上)30 秒内应喉部抬高 3 次及以上。单个吞咽过程患者的喉部抬高应大于 2 cm。

(三)改良饮水试验

改良饮水试验是在洼田饮水试验的基础上进行的一系列改进,使吞咽评价更加有效、方便。临床实践中改进的饮用水试验有7种,其中最适合居家患者的评价是:如果居家患者意识良好,咳嗽正常,确保患者处于坐姿或有其他方法支撑,先给患者喝3 mL水。如果没有咳嗽,就把水杯给受试者正常喝一次水。如果患者咳嗽或出现误吸症状,则判断存在吞咽功能障碍的风险。如果上述筛查试验满意,无咳嗽,可进行进一步检查。5 mL膏状食物,随意喝50 mL水,再给一小块蛋糕。如果一切正常,则允许口服。

(四)染料测试

染料测试是吞咽困难的筛查方法之一,主要用于气管切开术患者,通过果绿、亚甲蓝等试验来判断是否存在吞咽困难。

1. 方法

气管切开术患者口服一定数量的染色食物,通常是绿色或蓝色的混合物,吞咽后用吸痰器在气管插管处或气囊内进行吸痰,观察有无染色食物。

2. 结果

如果患者从气管内咳出染料颜色或从气囊中吸出染色食物(图4-2-1),则确认患者有吞咽功能障碍,有误吸危险。如果染料颜色出现较晚,不一定是吞咽功能障碍。正常的生理唾液分泌也流经口咽,需要进一步分析和识别,最好的评估方法是吞咽造影。

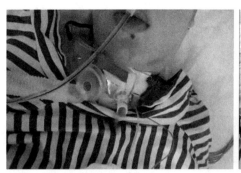

(a)气管切开套管处染色　　　　　(b)气囊抽吸染色

图 4-2-1　染料测试阳性

三、吞咽功能综合评估

基于以上对吞咽功能障碍的主观评估和筛查,确定存在吞咽功能障碍者需要进一步全面评估吞咽功能,以确定吞咽功能障碍主要原因和程度。除了对吞咽器官进行详细评估,还应对长期在家的患者进行认知功能、心理功能、营养状况等方面的详细功能评估,以确定危险因素,为下一步治疗提供依据。

(一)认知功能评估

吞咽困难的发生往往伴随着相关的认知下降,不同程度的认知功能障碍的发生率也在逐年增加。居家者最常见的认知功能障碍为老年痴呆,即阿尔茨海默病,它具有不可逆的特征,残疾程度足以干扰日常生活能力以及社会和职业功能。吞咽功能障碍患者的治疗和评估必须依赖于患者的主动性协调,如患者存在不同程度的认知功能障碍疾病,影响判断和治疗的准确性。因此,在治疗前需对居家患者进行认知功能评估。认知功能障碍的临床评估主要采用量表法,主要包括简易智能精神评估量表和蒙特利尔认知功能评估量表。

1. 简易智能精神评估量表

简易智能精神评估量表是筛查痴呆的首选量表,也是临床中最常用的辅助筛查各种认知功能障碍的工具。正常的门槛是:文盲>17 分,小学教育>20 分,初中教育>24 分。其评估结果反映了整体认知功能。总分是 30 分,分数越高代表认知功能越好。评估内容全面,操作简单、快捷,整个评估过程仅需 5~10 分钟。其常被用于痴呆的筛查和认知的评估与随访。

2. 蒙特利尔认知功能评估量表

蒙特利尔认知功能评估量表共包括 8 个认知领域的 11 个项目,总分 30 分,测试结果≥26 分被认为是正常的。该量表在筛选方面具有较高的敏感性,涵盖了重要的认知领域,测试时间相对较短。

(二)吞咽器官功能评估

吞咽器官功能评估是指口、唇、舌、颊、软腭、咽、喉的评估,包括肌肉力量、耐力、反射的评估。

1. 口腔及面部直视检查

采取端坐或半倚位,观察面部肌肉是否损伤,唇线是否在同一水平线上,唇沟和颊沟是否浅;硬腭、软腭和小舌的体积,腭和舌咽弓的完整性;舌的外形、大小,表面是否干燥、结痂和疤痕;牙齿是否有损伤和缺损,是否有义齿。

2. 口颜面运动功能检查

(1)唇的运动:观察静止状态下嘴唇的位置,无论它是否在同一水平线上,做吸吮和抿嘴唇的动作,并交替重复"衣"和"乌"音(图 4-2-2)。

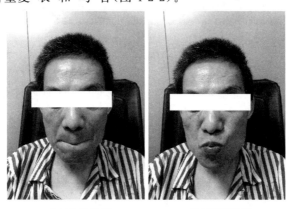

(a)抿唇动作　　　　(b)嘟唇动作

图 4-2-2　唇的运动

（2）面颊的运动：观察静止状态下两侧面颊肌肉丰盈度，做鼓腮吹气动作，观察面颊的充盈程度（图 4-2-3）。

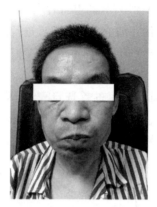

图 4-2-3　鼓腮吹气动作

（3）颌的运动：观察静态和运动时下巴的位置，交替张口和闭口，观察动作是否全方位，能否进行阻力运动

（4）舌的运动：观察静止状态下的舌头位置，在口腔中交替进行舌头伸展，舌头缩回，舌头抬高、左右侧向运动和舌头旋转，以查看是否达到了关节运动的全部范围。上述运动是否能抵抗阻力，舌头的感觉是否正常（图 4-2-4）。

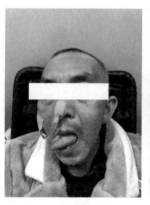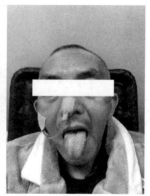

（a）舌右移　　　　　（b）舌前伸
图 4-2-4　舌的交替运动观察

（5）软腭的运动：吞咽时是否有水或食物进入鼻腔，交谈时是否有鼻音或鼻漏。发出"啊"音，观察软腭的抬起。

3. 吞咽反射评估

（1）咽反射评估：在自然放松状态下，用棉签触摸硬腭和软腭的交界处或软腭和悬雍垂下方，评估咽反射，正常情况下可诱发咽反射。

（2）呕吐反射评估：用棉签触摸舌头表面或咽后壁，观察触摸后整个咽后壁和软腭是否有运动。

（3）咳嗽反射评估：咳嗽反射是人体的一种保护性反射，位于喉部、气管和支气管黏膜中的受体。观察是否有自发性咳嗽或刺激性咳嗽反应。

4. 喉功能评估

（1）音量：从 1 数到 5，依次增加音量，观察音量变化。

（2）声音质量：听语音时，评估声音质量是否嘶哑，如声音嘶哑表示声带未完全闭合，以及吸入的风险。

（3）发音持续时间：要求患者尽可能长地发音"啊"，并观察持续时间和清晰度。

（4）喉部抬升高度：喉部抬高要求患者做短吞咽动作，观察喉部抬升高度，可以用4 个手指进行。

（三）呼吸功能评估

居家吞咽功能障碍常伴有呼吸系统疾病，主要表现为气道保护受损。居家功能评估常用的临床方法包括一般评估、肺功能评估、呼吸肌评估、气道阻力检查和运动心肺功能等。

（1）一般评估：观察呼吸频率、呼吸方式和呼吸困难程度，比较胸部扩张和对称性，听诊是否有异常呼吸音，判断气道通畅以及是否存在气胸或渗出性胸膜炎。

（2）肺功能评估：主要包括肺活量测定、肺总量测定、第一秒用力呼气容积和用力肺活量测定、最大通气量测定和弥散功能测定。

（3）量表评估：对于可能有吞咽功能障碍的患者以 Borg 量表为主进行呼吸功能评估。该量表分 10 个等级，依次代表呼吸的困难程度。0 分为一点也不觉得呼吸困难或疲劳，10 分为极度呼吸困难或疲劳，达到极限。

（四）心理评估

居家患者的心理可以归纳为 3 个方面：身体老化、心理老化和心理健康。目前，测量心理评估的主要方法是量表法，主要是自我评定量表和其他评定量表，常用汉密尔顿抑郁量表（Hamilton Depression Scale，HAMD）和汉密尔顿焦虑量表（Hamilton Anxiety Scale，HAMA）进行评估。

1. HAMD

HAMD 主要用于评价抑郁症状的严重程度和抗抑郁药物的治疗效果。总分超过35 分，可能是重度抑郁症；超过 20 分，可能表示轻度或中度抑郁；如果分数小于 8，则患者没有抑郁症状。

2. HAMA

HAMA 主要适用于诊断为功能性焦虑的成年患者。总分≥29 分，提示严重焦虑；≥21 分，提示有显著的焦虑；≥14 分，提示有一定焦虑；超过 7 分，可能会存在焦虑；如果得分小于 7，则没有焦虑。

四、摄食评估

(一)评估目的

(1)全面了解各生理分期内吞咽功能障碍具体情况。

(2)确定最佳安全有效饮食。

(3)制订饮食计划。

(二)评定方法

(1)进食姿势:一般来说,可以坐或支持情况下,应尽可能使之保持直立坐位,如70°～90°。有部分居家患者长期卧床,一般抬高床头,不能直接将其变成90°,而是根据自身情况循序渐进地调整姿势,常规进食时卧床抬高床头高度应不低于30°。

(2)食物质地:进行摄食评估食物的质地选择显得尤为重要,需从口颜面肌群肌肉功能、咽部和喉部的功能与病史相结合,同时还应注意选择食物放置在口腔中的位置和选择最佳吞咽指令来进行摄食评估。

(3)食物类型:食物类型多以液体增稠为基础,居家也可将食物切碎或研磨加工做成泥状,以提升进食过程中的安全性和有效性。

(4)吞咽过程评价:摄食评估中,着重观察吞咽前、吞咽中及吞咽后的情况,观察以下几个方面:一口量(mL)、食物放入位置、吞咽模式、吞咽时间、吞咽动作、喉活动度、咳嗽力量、口腔残留量、食物反流、呛咳、咽残留感和吞咽后声音的变化等。

(三)注意事项

应严格掌握人选标准和禁忌,符合以下几种情况的居家患者方可进行摄食评估:

(1)意识清楚。

(2)能以最佳姿势饮水和进食。

(3)有保护气道的能力,如患者具有吞咽、咳嗽、清除气道的能力,或已观察到患者有吞咽反射、咳嗽。

(4)有足够的体力/耐力完成进食评估。

【参考文献】

[1]窦祖林.吞咽功能障碍评估与治疗[M].2版.北京:人民卫生出版社,2017:112-113.

[2]戴勇,黄怀.老年人呼吸功能评估现状及进展[J].实用老年医学,2019,33(5):5.

(张翠翠 文,王志勇 一校,徐亮 二校)

第三节 误吸的预防

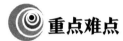重点难点

(1)掌握误吸的预防措施和处理方法。

(2)熟悉鼻饲喂养管理、人工气道管理及经口进食管理方法。

(3)了解误吸的发生机制。

慢重症患者大多存在脏器功能衰竭或不全的问题。这类患者在出院后,部分患者可能会处于意识障碍、认知功能障碍、气管切开、管饲等状态,极少部分患者仍处于机械通气状态,以上因素都容易导致误吸的发生,出现吸入性肺炎。患者居家期间,呼吸功能障碍和肺部感染是最需要预防的并发症,因此应该加强对误吸的预防和管理。

一、气管切开管理

吞咽是一个复杂的过程,气管切开术会破坏上呼吸道的结构,导致吞咽的生理和/或生物力学变化,从而增加吞咽困难的风险。吞咽的生理/生物力学变化主要包括感觉输入的减少、喉结构的失用性萎缩和声门下压力的降低。约71%的吞咽功能障碍表现为漏液、误吸、残留等。

(一)气管切开后误吸的临床表现

误吸是指将口咽或胃的内容物吸入声门以下的呼吸道。特别是当下列危险因素共存时更容易出现:喂养依赖、口腔护理依赖、单侧/双侧声带麻痹、龋齿、管饲、多种疾病并存和吸烟。医源性因素,如气管切开术、长期辅助通气、持续输注和管饲、上消化道或支气管镜检查,均可导致误吸。误吸发生后,患者立即出现刺激性咳嗽、气短甚至哮喘,称为显性误吸;患者误吸时(>1分钟),无咳嗽等外征,无刺激性咳嗽、气短等症状,称为隐性误吸,常漏诊。

误吸入物质的主要来源是食物、胃食管反流的胃内容物和口咽分泌物(包括唾液和口腔病原微生物)。误吸根据速率可分为急性误吸和慢性误吸。急性误吸的危害包括吸入性肺炎、呼吸困难、呼吸衰竭,甚至窒息。由于误吸引起的明显不适,患者害怕进食,从而导致电解质紊乱、脱水、肾功能损害。慢性误吸的危害包括反复少量误吸引起的肺纤维化,饮食减少引起的营养不良和营养不良性贫血,焦虑、抑郁等神经精神障碍。

(二)气管切开后误吸的诊断

误吸的临床评估包括主观评估和客观评估两方面,主观评估主要包括既往是否存在误吸史和相关的危险因素,客观评估包括误吸的筛查和仪器评估。此部分内容详见本章第二节。误吸的筛查在专业人士的指导下,可以居家完成。如果误吸严重,须到医院进行仪器评估。

(三)气管切开后误吸的预防及治疗

1. 营养方式选择

气管切开术是鼻饲状态下误吸的独立危险因素。严重胃食管反流的患者,可经鼻肠管喂食,PEG胃空肠喂食或全肠外营养。

2. 堵管

封堵气切造口和安装语音阀(speaking salve)是常见的堵管方法,可以在一定程度上改善气管切开术后引起的吞咽生理和/或生物力学变化。对于没有拔管和封堵指征的患者,佩戴语音阀可使患者在呼气时关闭阀门,气流将从患者的口鼻呼出,使患者恢复声门下压力,从而避免误吸。

3. 气囊管理

气切套管的气囊管理对误吸至关重要,所以必须对人工气道的气囊压力进行定期监测。气囊压力过低会导致误吸和漏气;气囊压力过高则可引起患者气管壁受压,甚至出现缺血、穿孔等严重现象,严重情况下还将引起气道痉挛的症状出现。气囊压力一般应控制在 $25\sim30$ cmH$_2$O。

4. 气道分泌物管理

(1)口腔、鼻腔、咽腔吸引:持续的口腔、咽腔吸引可减少肺炎的发生风险、可减缓肺炎的发生时间。在翻身前给予口腔及咽腔吸引,亦可使肺炎的发生率降低。由于经鼻吸引,存在一定的出血风险,故不建议持续经鼻腔吸引。若存在经鼻吸引困难或出血风险较大的现象,可建立并通过口咽通道进行气管内吸痰。

(2)声门下吸引:可应用具备气囊上吸引功能的气管切开套管,需要定时进行声门下吸引,可使聚积在气囊上方的分泌物得以有效清除,并使进入下气道分泌物的量减少,以达到缩短机械通气时间和降低肺炎发生率的目的。

二、鼻饲管理

肠内营养是吞咽困难、意识障碍患者补充营养的首选,但患者容易因吞咽、咳嗽反射慢、鼻饲管道护理不当等原因发生误吸。因此,及早发现误吸的风险并实施护理支持,可预防肠内营养支持患者误吸的发生,改善患者预后和生存质量。

(一)评估

需要对接受肠内营养支持的患者的误吸风险进行早期评估和识别。符合以下6个特征的患者为误吸高危患者：①昏迷或格拉斯哥昏迷评分＜9分；②人工气道或机械通气；③使用镇静、催眠、抗焦虑、抗高血压、泻药、利尿药；④既往有误吸史；⑤回抽胃液，残余量为＞100 mL；⑥食道、胃肠疾病。此类患者需采用合适的风险评估方法进行误吸风险评估并监测是否有吸入性肺炎的症状，主要包括痰液的性质和颜色，有无不明原因的发热等。

(二)团队管理

出院前，对所有参与慢重症者居家管理的人员进行针对性的培训。出院后在居家护理期间，如考虑存在误吸情况应及时就医。

(三)喂养方式

对于小于4周的肠内营养患者首选经鼻胃管喂养，不耐受经鼻胃管喂养或有反流和误吸高风险者选择鼻肠管喂养，长期肠内营养者进行胃造口。意识障碍患者在意识水平清楚之前不经口喂食。

(四)胃管选择与固定

1. 胃管的选择

在进行鼻胃管选择时应选择弹性较好或聚氨酯鼻胃管，管径以12至14号为宜，不宜过粗。在脑梗死患者鼻胃管吸入预防护理中，使用细管、质地柔软、组织相容性较好的胃管能够降低对胃肠功能的负面影响，使鼻胃管的刺激减少，吸入风险降低。

2. 胃管放置长度

将鼻胃管的置管深度延长，可确保胃管末端到达胃幽门部，促进营养液的消化，同时还可避免营养液从胃管末端侧孔流出后，发生反流误吸。研究证实，55～65 cm长度的鼻饲管能够明显降低患者呛咳、反流、误吸和吸入性肺炎的发生率。

3. 胃管位置确定和固定

常见的确定胃管位置的方法有使用听诊器听气过水声、回抽胃内容物、观察气泡法。针对观察气泡法，若将胃管误插入呼吸道，存在将水吸入肺内的风险，目前得到较多认可的是，即使用两种或两种以上的方法确定胃管的正确位置。除此之外还应做好对鼻胃管的固定，放置胃管后采用3M丝绸胶布"工"字形(图4-3-1)或扁帽带将鼻胃管牢固固定，并在首次放置胃管时，标记鼻胃管穿出鼻孔处的位置。每日巡视时检查标记的位置，监测时机为每

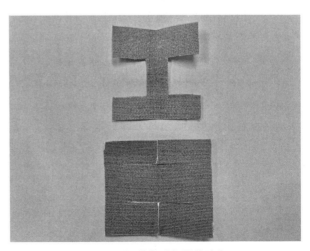

图4-3-1 "工"字形备用的胶布

次喂养前,当外露长度发生明显变化时,立即床旁检测胃管长度。

4. 鼻饲体位

防止反流误吸的关键是维持良好的体位。患者鼻饲喂养时采取半卧位已经得到普遍认可,即采用床头抬高 $30°\sim45°$。该体位下可降低误吸、反流和肺炎的发生率。

5. 鼻饲速率及进食量

单次鼻饲,喂养速率不宜过快,15～30 分钟完成为宜。如果为持续的胃肠泵入者,应根据胃残留量和病情情况,逐步对其喂食速率进行调整,以 40～60 mL/h 至 80～100 mL/h 的增加方法,一般情况下速率不超过 150 mL/h,每日的总量不应超过 2000 mL。尽量在晚上休息胃肠道,主要在白天进行鼻饲喂养。喂食时,避免翻身、背拍、吸痰等操作,鼻饲后保持半卧位 30～60 分钟。

6. 胃残余量监测

定期对患者胃液进行抽取,以了解其胃潴留情况。当胃残余量达到 150 mL 以上时,应立即暂停鼻饲,并使用胃动力药,如多潘立酮、胃复安等。当胃残留量超过 200 mL 时,应对患者采取相应措施以促进胃排空,进而降低误吸入气管和反流的风险。尤其是当病情发生恶化或加重时,即使残留的胃液很少,也要加强监测残留胃液的情况。必要情况下,应行胃肠减压,以降低误吸或反流的风险。

三、经口进食管理

经口进食是最佳的营养选择,建议基于临床吞咽功能评估和/或器械评估进行饮食代偿;建议慢性危重症患者,在处于低误吸风险的情况下,经口进食以改善营养状况,但在进行经口进食过程中,仍需注意误吸预防。建议采用安全进食八步法:

(1)对吞咽功能障碍患者及家属的健康教育与指导。

(2)进食环境:安静、舒适,进餐时不要大声说话,让患者尽量保持轻松、愉快的心情。

(3)进食体位与姿势:有吞咽中或吞咽后食物残留时,建议身体前倾半坐位或半坐位;偏瘫患者建议健侧侧卧半坐位;对于反流疾病,建议采用末端坐姿。

(4)食物选择:根据评估结果选择合适的食物。一般情况下可先进行糊状食物摄入,待患者吞咽功能发生明显改善后,可逐步过渡到软饭等食物,最后可摄入普通食物和液体。

(5)进食速率:为减少误咽的危险,应调整适合的进食速率,嘱患者应在前一口吞咽完成后再进食下一口,避免两次食物重叠入口的现象。

(6)一口量:一口量太少(少于 1 mL)不能启动吞咽,一口量太大,容易导致吞咽前误吸。一般建议稀液体 1～20 mL、果酱或布丁 5～7 mL、浓稠泥状食物 3～5 mL、肉团平均为 2 mL 为宜。

(7)吞咽方式:吞咽方式的选择包括:①空吞咽:患者每次进食后,应嘱其反复进行几次空吞咽动作,以便让食团全部咽下,然后再进行下一次进食。②交互吞咽:可每次进食后嘱患者饮极少量的水,即 1～2 mL,这样既有利于诱发患者的吞咽反射,又可以达到清除患者咽部残留食物的目的。

(8)进食后的记录与排痰：记录每次进食时间、食物成分、食物性状、每次入量、进食的反应等，如有出现呛咳误咽应进行排痰。

四、口腔护理与训练

口腔护理的目的是保持口腔处于舒适、洁净、湿润的状态，有效的口腔护理要求清洁整个口腔黏膜、牙齿、舌、齿颊沟及咽喉部。改善口腔舒适度有助于提高患者的食欲和营养情况。良好的口腔护理在清洁口腔的同时早期介入口腔感觉运动训练，可以有效地促进舌肌、颊肌、咀嚼肌及咽喉部肌群的功能改善，改善吞咽功能障碍患者的吞咽功能，帮助患者实现安全吞咽，对康复具有重要意义。

（一）口腔护理方法

1. 负压冲洗式刷牙法

负压冲洗式刷牙法适用于昏迷、气管插管、气管切开术或洼田饮水试验 2 级及以上的慢性危重患者。口腔护理液经"冲吸口腔护理痰吸管"的进水腔进入，冲洗口腔后经吸管吸走。同时，硅胶刷毛在口腔内持续刷洗，对吞咽功能障碍患者有良好的口腔护理效果。

2. 含漱法

含漱法适用于洼田饮水试验 3 级以下的无意识障碍的患者。吞咽功能较差患者使用此种方法，会增加误吸风险，不适宜使用。嘱患者选择适宜的漱口液进行漱口。此种方法根据吞咽功能障碍的不同程度进行分级口腔护理，在提高护士工作效率、避免医疗资源浪费的同时，提高口腔健康状况。

3. 冷热交替冲洗式口腔护理

首先嘱患者张口，交替使用冷、温生理盐水冲洗装置，利用负压一边冲洗一边刷，同时吸干净口腔内的冲洗液及分泌物。此方法相对于以往的冰水刺激、冰棉签刺激等，能保持口腔清洁的同时也能促进吞咽功能的恢复，降低误吸、吸入性肺炎的发生率。

4. 气管切开口腔护理步骤

无论采取何种方法，较全面的步骤应包括：①评估意识，烦躁、不合作的患者应在充分镇静下才能进行。②指导与配合，意识清楚的气管切开患者需教会患者用手势表达不适的方法。③将患者床头抬高 15°～30°，侧卧位，头偏向一侧。④必要时测口腔 pH 值。⑤检查气囊压力，保证气囊压力为 25～30 cmH$_2$O，以减少误吸的风险。⑥检查口腔卫生情况。⑦彻底吸净气管内的痰和口腔内的分泌物。

5. 口腔护理频率与时间

一般一天至少刷牙两次，最好是早餐后、晚餐后或必要时，根据口腔状况和舒适度，每次刷牙 3～4 分钟。对于气管切开术后的患者，如果口腔功能良好，口腔护理频率可达 6 小时/次；当患者口腔功能较差时，应将口腔护理频率改为 4 小时/次。

（二）口腔感觉训练

口腔感觉训练有助于减少口腔残留，改善口腔卫生，进一步减少误吸和吸入性肺炎的发生。口腔感觉运动训练的具体措施有:①冰刺激训练:用蘸水的冰棉签摩擦软腭、咽和咽后壁。②K点刺激:K点位于磨牙后三角高度、腭舌弓和翼状下颌膜中央凹陷处,刺激K点,促进张口,诱发吞咽反射。③味觉刺激:将蘸有不同味道液体的棉签置于舌头相应的味蕾敏感区域进行刺激。④气脉冲激感刺激:简易气囊接导气管,放置于咽前弓、舌根、咽后壁等处,快速按压气囊刺激口咽。⑤口腔及面部振动刺激:用改进型振动器在口腔内刷脸颊、舌头或脸部。⑥唇、舌、上下颌运动体操。⑦冰酸刺激:吞咽前对腭舌弓进行冰酸刺激。⑧摄食训练:先指导患者进行空咽训练,患者取30°~60°仰卧位,头部前屈,选滑软的半流质食物进食。训练20~30分钟/次,1次/天,持续14天。

五、服药管理

慢重症常常需要口服片剂或胶囊等剂型的药物,但患者又常合并吞咽功能障碍和认知功能障碍,容易导致服药过程中出现渗漏、误吸或者抗拒服药导致依从性下降,均会使病情管理困难,甚至影响疾病的预后。

一些药物如果物理性状改变,如碾碎药片和打开胶囊,可能会改变药物的药代动力学和药效动力学特征,影响药物疗效或发生不良反应;用食物或液体作为药物的载体,也可能导致药物与食物或液体发生作用,从而影响药物的疗效及安全性。因此,对吞咽功能障碍者进行服药管理十分重要。

(一)服药的筛查与评估

对慢重症合并吞咽功能障碍者而言,吞咽口服药物是一项巨大的挑战。因此,在患者出院前,应针对口服药物情况,进行吞咽功能及误吸情况筛查和评估,确定其是否存在吞咽功能障碍以及吞咽功能障碍的程度,如有或高度怀疑有误吸风险,则应进行进一步临床评估及仪器检测。医师综合考虑患者整体健康状况、意愿和习惯制订出院后的口服药物方案。

(二)代偿性策略辅助服药

在出院前完成吞咽功能的综合评估后,制定准确的代偿策略,以辅助服药,包括环境准备、吞咽姿势和动作调整、改变食物/液体的质地等。

(三)药物剂型

泡腾片和口腔崩解剂型是合并吞咽功能障碍的慢重症的首选。圆形和椭圆形片剂比扁圆形和拱形圆形片剂更容易吞咽。其中<8 mm的圆形片、<15 mm的椭圆形片和<16 mm的椭圆形片在吞咽功能障碍者中接受度和依从性较高。它们通过食道的速率更快,有助于减少误吸的发生率。因此,帮助患者选择合适的剂型,可以有效提高吞咽困难者的依从性。

(四)用药效果监测和记录

居家护理人员或者家属作为吞咽功能障碍者服药管理的一线人员,须密切关注用药后的效果,评估患者吞咽药物后误吸的情况,一旦确定有误吸的表现,护理人员或者家属应立即采取紧急处理,必要时到医院就诊。在日常服药管理中,详细记录药物的剂量、方法及疗效并及时做好临床疗效和不良事件监测的护理记录。

【参考文献】

[1]刘洪霞,唐荔,田永明,等.近十年国内外机械通气病人口腔护理研究现状与热点[J].中国医药导报,2022,19(12):156-9,172.

[2]刘芳,高岚,王晓英,等.神经重症病人肠内喂养护理专家共识[J].中华护理杂志,2022,57(3):261-264.

[3]费朝廷,刘艺,朱丽群,等.吞咽功能障碍病人服药管理的最佳证据总结[J].中华护理杂志,2021,56(12):1852-1859.

[4]张娟,刘璐,李萌,等.肠内营养支持病人误吸的预防与管理最佳证据总结[J].全科护理,2021,19(26):3601-3606.

[5]严玉娇,丁娟,刘晃含,等.成人危重症病人气道管理的最佳证据总结[J].护理学报,2021,28(3):39-45.

[6]韩云宏,赵青,赵红梅.气管切开后误吸的研究进展[J].中华物理医学与康复杂志,2020,42(10):944-947.

[7]夏丽霞,顾则娟,林征,等.成人吞咽功能障碍经口进食专业照护证据总结[J].护理研究,2020,34(17):2997-3004.

[8]常红,赵洁,田思颖.基于饮食性状改变的卒中吞咽功能障碍病人经口进食管理的研究进展[J].中国护理管理,2020,20(3):334-337.

[9]米元元,沈月,王宗华,等.机械通气病人误吸预防及管理的最佳证据总结[J].中华护理杂志,2018,53(7):849-856.

[10]倪莹莹,王首红,宋为群,等.神经重症康复中国专家共识(中)[J].中国康复医学杂志,2018,33(2):130-136.

[11]中国吞咽功能障碍康复评估与治疗专家共识组.中国吞咽功能障碍评估与治疗专家共识(2017年版)[J].中华物理医学与康复杂志,2018,40(1):1-10.

[12]中国吞咽功能障碍康复评估与治疗专家共识组.中国吞咽功能障碍评估与治疗专家共识(2017年版)[J].中华物理医学与康复杂志,2017,39(12):881-892.

[13]王燕燕,史妍萍,张毅.神经外科重症鼻饲病人误吸预防的研究进展[J].护理管理杂志,2016,16(1):27-29.

(王志勇 文,陈春暖 一校,徐亮 二校)

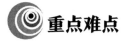

第四节　吞咽功能障碍治疗

重点难点

（1）掌握口腔器官训练方法。

（2）了解常见疾病的吞咽功能障碍的治疗策略。

（3）了解吞咽功能障碍电磁仪器治疗原理。

一、吞咽功能障碍的居家康复训练方法

（一）口腔器官训练

1. 口腔器官运动训练

（1）唇运动训练：对于慢重症的吞咽居家康复，口唇的功能在整个吞咽阶段起着重要的作用。关于口唇的运动主要包括口唇的张开闭合、口唇外展、抿唇、嘟唇等动作。以下训练频率可根据患者的体质差异而进行个体化训练，可 10 次为一组，每天训练 3 组以上。

①口唇的张开闭合训练：该训练方法可有效改善患者嘴唇的自主运动功能，进而减少在进食过程中食物或水从口腔中漏出的情况。具体的训练方法就是让患者重复进行嘴唇的张开和闭合动作（图 4-4-1）。

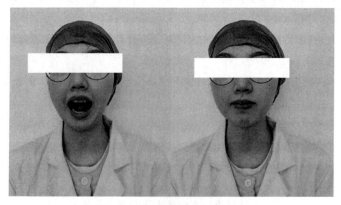

图 4-4-1　口唇的张开闭合训练

②口唇外展训练：该训练方法能够有效改善患者口轮匝肌功能，通过反复进行口唇的上拉和外展动作，进而提高患者的口唇部肌肉力量（图 4-4-2）。

③抿唇训练：该训练方法可有效改善患者嘴唇的自主运动功能，通过反复进行闭紧双唇再放松动作，进而提高患者的口唇部肌肉力量（图4-4-3）。

④嘟唇训练：该动作能够使患者口轮匝肌收缩，并尽可能增大口唇运动的范围。具体的训练方法是让患者上下两唇同时向前收缩以进行嘟唇训练（图4-4-4）。

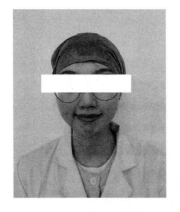
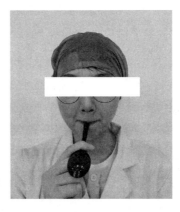
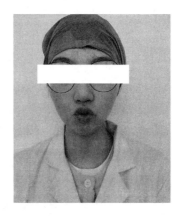

图4-4-2　口唇外展训练　　　　图4-4-3　抿唇训练　　　　图4-4-4　嘟唇训练

（2）舌头运动训练：对于慢重症的吞咽居家康复，舌头的功能在整个吞咽阶段起着运送和搅拌食物等重要的作用。关于舌头的运动主要包括舌头的主动、被动和抗阻训练。以下训练频率可根据患者的体质差异而进行个体化训练，可参考10次为一组，每天训练3组以上（图4-4-5）。

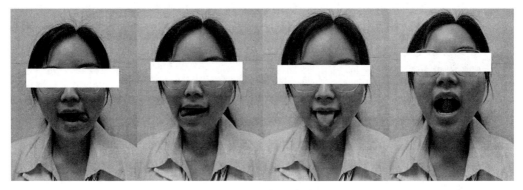

图4-4-5　舌头运动训练

①舌头主动训练：该动作可以改善舌头的灵活度。具体训练方法为主动做舌头的各个方向的运动，即舌头的上、下、左、右以及卷舌等动作。

②舌头被动训练：当无法进行舌头的主动运动时，操作者可借助工具帮助患者进行舌头的被动训练。具体训练方法分别为做舌向上、向下、向左和向右的各个方向的被动运动。

③舌头抗阻训练：当能够很好地进行舌头的主动运动时，操作者可借助工具引导患者对抗部分阻力进行舌向上、向下、向左和向右的各个方向的抗阻训练。该方法能够改善患

者舌的稳定性和肌肉力量。

（3）颊部运动训练：

①下颌抗阻训练：该动作能够改善下颌的稳定性和运动功能。具体训练方法为尽可能进行最大范围内的张口动作，然后操作者用手托住下颌，并施以一定的阻力，让患者反复数次进行练习（图4-4-6）。

②鼓腮训练：该动作能够改善面部肌肉的力量，可减少患者在进食时口腔内的残留。具体方法为让患者做鼓腮的动作，并左右交替依次进行反复数次训练（图4-4-7）。

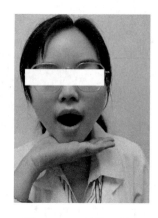 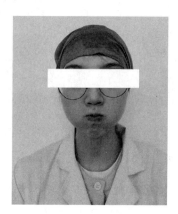

图 4-4-6　下颌抗阻训练　　　　　图 4-4-7　鼓腮训练

2. 口腔器官感觉训练

使用冰棉签刺激患者口咽的内部，包括软腭、腭弓、咽后壁以及舌根等部位，以提高咽喉部以及吞咽的敏感性，增加感觉输入，该方法称为冰刺激训练。若在该训练期间出现恶心呕吐等无法耐受的情况，则应停止治疗。患者也可以在专业人士指导下进行 K 点刺激训练，改善吞咽功能。

（二）气道保护训练

气道保护训练主要有声门上吞咽训练、门德尔松方法训练、用力吞咽训练。该训练需要专业人员进行评估与操作。

（三）嗓音训练

（1）吞咽功能障碍者常常伴随着构音障碍、声带闭合不紧的问题，因此患者可在专业人士指导下进行构音训练、声带运动训练预防误吸的发生。

（2）直接摄食训练。

（3）吞咽电仪器治疗。

随着医疗技术的发展，神经肌肉电刺激疗法从临床上的应用逐渐过渡至家庭式的康复训练中，其原理为利用低频电流脉冲刺激所需要的目标区域，使电流脉冲沿神经细胞进行传导，使瘫痪的神经发生收缩，麻痹的神经纤维被激活，大脑神经中枢得到兴奋，从而使吞咽系统反射弧重新或恢复构建，进一步增强咽喉部的收缩功能，缩短吞咽反射时间，从而使吞咽功能得到提高。

家用神经肌肉电刺激治疗仪多为两通道或 4 通道,使用专门贴片贴于患者颈部或面部。

患者居家进行治疗时,应当详细阅读使用说明书,正确贴放贴片。注意务必将贴片完全接触于皮肤,若没有紧贴皮肤可能会导致接触面积过小而引起瞬间电流过大,造成疼痛加剧等不适症状,影响吞咽治疗效果。吞咽电仪器每次的治疗时间为 20～30 分钟,频率可为每日一次,也可根据病情等自身情况酌情增加治疗次数。需要注意的是,戴有心脏起搏器以及其他植入式电极、癫痫的患者应慎用该治疗。

二、常见疾病吞咽功能障碍的居家康复治疗

(一)脑卒中吞咽功能障碍居家康复治疗

脑卒中不同部位的损伤会引起不同症状的吞咽功能障碍。如皮质运动区损伤,导致吞咽相关肌群的运动控制障碍易直接引起吞咽功能障碍,其主要症状为吞咽动作启动困难和咽反射启动延迟。皮质感觉区损伤会导致吞咽功能障碍者出现感觉异常,具体表现为无法感知口腔和咽部的食物残留,从而无法启动吞咽反射来清除残留物,更增加了误吸的风险。皮质延髓束损伤会使反射性的吞咽有所保留,但同时也会出现咽期延长,甚至不能开启主动吞咽的动作,如果延髓吞咽中枢失去了其高位中枢的抑制作用,则会进一步导致环咽肌失弛缓的症状。基底节损伤会引起吞咽功能障碍的一系列临床表现,如口腔和咽部肌肉不自主运动常常导致食物无法控制,口咽部的食物残留,若内囊损伤更会进一步引起口腔运送时间减慢、咽期启动延迟,以及咽期神经肌肉的时序性控制紊乱等症状。延髓损伤会直接引起呼吸吞咽协调性障碍,可能出现严重的吞咽运动和感觉功能障碍,还可影响舌骨、喉复合体上抬,咽缩肌无力,声带及软腭麻痹,咽反射消失,吞咽费力,咽期延长,咽部食物残留,甚至可能会有呕吐、误吸或反流等症状出现。脑桥损伤会导致咽期启动延迟,咽反射消失,喉上抬不充分甚至引起环咽肌失弛缓等功能障碍。

脑卒中吞咽功能障碍患者的治疗目标是确保其营养物质和水分的摄入,预防误吸所引起的并发症,进而降低吞咽功能障碍导致的死亡率。具体的策略包括直接策略、间接策略和其他治疗策略。直接策略指直接在进食中改善吞咽功能障碍情况。间接策略指不进行摄食训练,而是通过其他动作的训练来提高其与吞咽有关的神经肌肉的控制力。其他治疗策略包括药物治疗、胃肠营养治疗,以及肉毒毒素注射治疗等。

(二)阿尔茨海默病吞咽功能障碍居家康复治疗

阿尔茨海默病所引起的吞咽功能障碍的表现不尽相同。由于原发疾病的原因,常常有一系列其他的症状基础,如认知功能全面下降会直接导致进食的主动参与性下降,吞咽相关器官的失用以及口腔咽部的感觉障碍,吞咽食物时在口腔内的推送时间会明显延长,导致口腔食物残留。随着患者病情不断进展,其吞咽相关的失认和失用的症状进一步加重,可能出现忘记吞咽或拒绝张口进食的现象,或食物放在口腔中长时间不吞咽,牙关紧

闭,没有吞咽的意识动作,进食速率逐渐迟缓甚至停滞,吞咽反射不启动等症状,更加导致其吞咽功能障碍程度逐渐加重。另外,患有阿尔茨海默病者通常年纪较大,可能会伴随多种疾病的发生,其中长期的吞咽功能障碍还会引起营养状况下降,体重减轻,免疫力下降更易增加其他疾病的患病风险。

阿尔茨海默病吞咽功能障碍者的治疗目标是保持营养状态和防止脱水情况的发生。具体的治疗策略包括直接策略、间接策略、代偿策略以及其他策略。直接策略以直接进食为主,具体的摄食训练方法可参考前文。间接策略指通过其他吞咽相关动作的训练和感觉促进来提高与吞咽有关的神经肌肉功能,也可采用神经肌肉电刺激进行同步训练,具体的训练方法可参考前文。代偿策略指对患者进行吞咽姿势和体位的调整,食物种类及味道的改善或营造不同的进食环境来促进吞咽功能的恢复。其他策略包括认知训练和药物训练等,对阿尔茨海默病的患者更要侧重于其认知功能恢复,应确保患者在足够的认知意识下进行吞咽和进食;也可配合药物进行同步治疗。

(三)帕金森吞咽功能障碍居家康复治疗

帕金森者的吞咽功能障碍可能会影响吞咽过程的任何阶段,包括口腔期、咽期和食管期,甚至呼吸系统。该疾病所引起的吞咽功能障碍通常具有发病隐匿的特点,起初不易被家属发现或察觉,通常在疾病的中晚期严重损害其吞咽功能障碍时,才可能被家属或患者主观发觉到。帕金森病各阶段吞咽功能障碍的共同点为运动模式的异常和协调功能的下降,口腔期阶段的吞咽功能障碍可表现为咀嚼不充分、口腔食物残留。其中,尤其是舌肌运动异常,主要表现为舌肌肉僵硬、震颤,运动迟缓、力量减弱、舌肌运动不协调,进而影响食团的形成,致使口腔内可吞咽的食物减少,进一步影响口腔食物的运送,延长口腔期时间,影响吞咽功能。咽期阶段的吞咽功能障碍可表现为鼻腔渗透,其自发吞咽与唾液聚集的比值降低,咽部食物发生残留,致使咽期时间延长、气道保护功能下降,甚至有误吸等症状发生。食管期阶段的吞咽功能障碍可表现为胃食管反流误吸,致使食管期时间延长,故影响其吞咽功能。

帕金森吞咽功能障碍者的治疗目标是保持或改善其吞咽功能水平,维持吞咽的基本机能,并预防吸入性肺炎的发生。目前临床上对帕金森病吞咽功能障碍的康复治疗方案尚未有统一的标准,一般根据具体吞咽功能障碍的症状来选择相应的治疗方案。临床上对吞咽功能障碍的治疗手段包括吞咽疗法、药物治疗以及营养管理等。吞咽疗法可分为直接摄食训练及吞咽相关的感觉和运动训练。注意在进行直接摄食训练时,应密切关注患者生命体征和面部表情,避免出现呛咳等症状的发生。药物治疗主要包括左旋多巴和多巴胺替代疗法,肉毒毒素注射以及皮下注射罗替戈汀、阿扑吗啡等。同时该类型患者的营养管理也十分重要,应密切关注其营养状况、水合状态和能量平衡,确保摄入足够的营养物质和水。

(四)慢性阻塞性肺病吞咽功能障碍居家康复治疗

目前临床上对慢性阻塞性肺病(COPD)合并有吞咽功能障碍者的具体症状还未有统

一的界定。由于 COPD 肺功能均有不同程度的损伤,故其呼吸系统以及呼吸功能也会有不同程度的损害,如呼吸节律快且乱,故会直接引起吞咽与呼吸协调性发生改变,极容易导致渗漏及误吸症状的发生。在其他患者中,进食误吸可能并不是最常见的症状;而在 COPD 中,却常常见。COPD 由于原发病的原因,该类型患者的吞咽力量减弱,舌肌与咽部肌肉的力量变差,口腔的相关解剖结构协调性变弱,会出现吞咽无力、咽反射延迟等症状。此外,咽喉部的敏感性减弱也是 COPD 者另一重要的临床表现。由于咽喉感觉损害可导致咽隐窝过多残留物,进一步增加了其误吸的风险,吸入性肺炎感染率加大,严重危害生命安全。

COPD 合并有吞咽功能障碍者普遍的问题是呼吸吞咽的协调性较差,由于本身认知功能就有一定的障碍,故其吞咽功能障碍可能会持续存在。对于这类患者的居家康复应重点放在呼吸吞咽协调性的训练和确保其足够的营养摄入上。针对患者呼吸吞咽的协调性较差这种情况,可以对其进行呼吸训练。患者可居家自行进行常规的腹式呼吸功能训练,以改善呼吸功能,增强咳嗽与气道清除的能力;还可进行体外膈肌起搏器训练,该疗法是一种呼吸肌辅助治疗和锻炼的方式,能够增强膈肌肌力和耐力,可减少肺部并发症的发生风险,进一步改善呼吸困难。由于膈肌是最主要的吸气肌,该技术原理是通过体外电极对膈神经进行功能性的无创电刺激,使膈肌有规律地进行收缩,进一步提高膈神经的兴奋性,从而使胸腔容积相应增加,维持膈肌功能,并逐渐恢复膈肌的正常功能。另外也可进行吞咽相关器官的动作训练来改善口咽部的运动,提高其吞咽功能,具体训练方法可参考前文。对于能够进食的患者,可进行摄食训练,包括调整进食体位、一口量和速率、食物性状,患者在进食时应注意进食体位和姿势,如用力吞咽、侧方吞咽等,还应注意口腔卫生,具体进食方法可参考前文。

【参考文献】

[1]刘湉.护士主导拔管后吞咽困难筛查程序的研究进展[J].护理实践与研究,2022,19(13):1945-1950.

[2]李淑景,周晓虹,宋东庆.改良吞咽球囊扩张术联合呼吸训练对 ICU 老年脑卒中后吞咽功能障碍患者吞咽能力及吸入性肺炎的影响[J].中国老年学杂志,2022,42(8):1813-1815.

[3]张滢滢,王海芳,王玉宇,等.ICU 不同进食方式的患者误吸发生现状及特征比较[J].中华护理杂志,2022,57(3):265-271.

[4]何月月,刘欢,田永明,等.危重患者气管插管拔管后吞咽功能障碍研究新进展[J].中国全科医学,2022,25(6):760-765.

[5]MARIN S,SERRA G M,ORTEGA O,et al.Healthcare-related cost of oropharyngeal dysphagia and its complications pneumonia and malnutrition after stroke:a systematic review[J].BMJ Open,2020,10:1-13.

(张惠东 文,刘玉琪 一校,徐亮 二校)

第五节　管饲营养种类

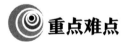**重点难点**

掌握居家患者管饲营养的种类。

一、管饲的概念、适应证与禁忌证

管饲(tube feeding,TF)是将导管插入胃肠道,为患者提供食物、水、药物及营养制剂的方法,是临床上进行营养支持的重要方式。

对于胃肠功能存在的患者,首选使用肠内营养。管饲营养作为肠内营养的一种,适用于不能正常进口进食者、高分解代谢者、处于慢性消耗者、肝肾功能不全者及过渡期疾病者等。

胃肠功能障碍和因手术因素或有胃肠解剖问题的患者,禁止使用管饲营养,如肠梗阻、胃肠道有活动性出血、严重胃肠炎症、严重腹泻及休克患者等。

二、管饲营养的类型

根据导管插入的途径,管饲营养可分为以下几类。

(一)鼻胃管

鼻胃管是经过鼻腔、咽喉、食管,管尖留置在胃腔内的导管。其常用于胃肠功能正常、无昏迷及经短时间即可过渡到经口进食的患者,是最常用的肠内营养途径。其优点是操作简单、易行,缺点是可能发生反流、误吸。大部分重症患者可以通过此途径开始肠内营养支持。

(二)鼻空肠管

鼻空肠管是经过鼻腔咽喉、食管、胃,管尖留置在十二指肠或空肠内的导管。其优点在于喂养管通过幽门进入十二指肠或空肠,使反流与误吸的发生率降低,耐受性增加。开始阶段营养液的渗透压不宜过高。

(三)经皮内镜下胃造口术(PEG)

PEG是在内镜引导下,经皮穿刺进入胃内,并且放置胃造口管,进行肠内营养支持或胃肠减压的一种技术。其优点是减少了鼻咽与上呼吸道感染,可长期留置,适用于昏迷、食管梗阻等长时间不能进食而胃排空良好的危重症患者。

(四)经皮内镜下空肠造口术(PEJ)

PEJ 是在内镜引导下经皮穿刺进入空肠,并且放置空肠造口管,进行肠内营养支持或胃肠减压的一种技术。其优点除可减少鼻咽与上呼吸道感染外,还能减少反流与误吸的风险,在喂养的同时行胃十二指肠减压,并可长期留置喂养管,尤其适合于不耐受经胃营养、有反流和误吸高风险及需要胃肠减压的危重症患者。

三、管饲营养制剂

管饲营养制剂包括要素型肠内营养制剂、非要素型肠内营养制剂、组件型肠内营养制剂、特殊应用型肠内营养制剂。

四、管饲营养供给方式

(一)按时分次给予

适用于胃肠功能良好者和喂养管尖端处于胃内者。将配好的肠内营养液用注射器分次缓慢注入,每次 100～300 mL,在 10～20 分钟内完成,每次间隔 2～3 小时,每日 6～8 次。此方式患者能有较多时间自由活动,但易引起胃肠道反应如腹胀、腹泻、恶心等。

(二)间歇重力输注

将营养液置于吊瓶内,经输注管与喂养管相连,借助重力缓慢输注。每次 200～500 mL,在 2～3 小时内完成,每次间隔 2～3 小时,每日 4～6 次。多数患者可耐受。

(三)持续连续输注

装置与间歇重力输注相同,在 12～24 小时内持续输注。临床上推荐采用肠内营养输注泵连续输注,可保持恒定速率,便于监控管理。尤其适合于病情危重、胃肠道功能和耐受性较差、经十二指肠或空肠造口管管饲患者。

五、管饲居家管理要点

(一)医院到家庭的过渡

由于大部分管饲的都是老年慢性病患者,住院时长通常短暂。出院之前,医生应根据患者的治疗方案、饮食习惯、经济能力等为患者制订营养方案,包括营养液温度的设置、所需器具的名称和使用方法、输注技术,以及常见并发症的防治措施与紧急处置方案,给患者、家属示范膳食配置、输注技术、造口处护理等操作,再在监督下完成喂养操作,直至能够正确、熟练地掌握,并且可制作小册子记录喂养步骤和常见并发症的处理,以免时间过久导致遗忘,告知患者及陪护发现异常及时与医护人员联系,定期随访,确保患者回归家庭后的管饲安全。

(二)日常居家管理

1. 体位选择

只要病情许可,均应在喂养时及喂养后半小时内抬高床头 30°～45°或半坐卧位,利用地心引力作用减少食物反流,促使胃排空,从而避免发生误吸。尽可能保持患者体位相对稳定,减少误吸。

2. 口咽部的训练

吞咽功能障碍是发生吸入性肺炎的重要原因。对神志清楚合作的患者,应及时指导其进行早期吞咽康复训练、饮水和摄食康复训练。

3. 口腔及鼻咽部的护理

长期留置鼻胃管或鼻肠管可能导致鼻、咽、食管黏膜出血。材质较硬的喂养管和不规范的胶布固定方法增加了局部皮肤破溃及坏死的发生率。甘油润鼻可以润滑鼻黏膜,避免黏膜坏死。翻身拍背、饮用少量开水以及超声雾化都能够有效清理呼吸道,从而避免发生感染。

4. 营养制剂的选择

肠内营养素的选择,要以高蛋白质、多维生素、高热量和易消化为主要原则。通过与蛋白质相互补充的方式,尽可能增加共生物价;必须注意的是要严格控制糖类的摄入量,防止引起腹胀。居家管理中多采用管饲自制匀浆膳食进行肠内营养支持。匀浆膳的主要原材料均为纯天然食品,是将纯天然食品按营养要求搭配,经制熟、杀菌后,再充分拌匀,其要求是能量充足,以平衡为佳,可通过观察患者体重的变化配制成1500～2000 kcal 不等热量的膳食。由少量开始,每次 50～100 mL,用注射器由鼻饲管缓慢注入,适应后,逐渐增加至每次 200～300 mL,每日分6～7 次灌注,温度以 36～40 ℃较为适宜。每次灌注后,用少量温开水冲洗鼻饲管,以防蛋白质在管中凝固,并保持管道清洁。

(三)心理及社会支持

1. 更多的社会支持

良好的社会支持对于患者保持正常情感需求有着重要作用。慢重症患者可以多和家属、朋友相处,参与社会活动,从而获得更多的社会支持和情感与经济上的帮助。同时医院及社区也需提供支持,共同营造和谐的医患、家庭、社会氛围。

2. 充足的信息支持

家庭管饲的负性经验使患者缺乏对自己的掌控,主要是管饲患者缺乏自我,并关注于自己和别人的不同,如负面的身体形象等,因此感觉到了疏离与被排挤。管饲患者的适应水平与掌握知识的量与质有关,丰富的理论知识是顺利适应管饲而转到正常生活的条件。欧洲临床营养与代谢学会建议:对家庭肠内营养的患者以及家庭做好出院前教育,有关保健信息要以口头和书面文字及图片形式告知患者。延续性健康教育能显著减少合并症的患病率,改善患者生活质量,故可利用电子远程设备实现远程服务,解决患者因距离上产生的健康问题。

3. 建立家庭肠内营养支持团队,完善医院—社区—家庭延续性医疗服务体系

随着管饲患者对生活适应的方式越来越主动,这些患者逐步适应新生活并意识到管饲对于生活的价值。家庭肠内营养管理小组包括多学科人员,多学科合作可以有效减少并发症,优化慢重症患者居家营养的延续性管理。团队成员将为患者进行持续性的居家护理,并同时为患者和护理者进行多维度的心理支持,以此提升延续性护理品质,并确保家庭肠内营养的安全、顺利进行。

综上所述,慢重症患者由于高代谢和摄入不足,易发生营养不良。营养不良导致患者并发症发生率增加,伤口愈合延迟,使疾病恶化,死亡率增加。慢重症患者在医院治疗中,营养不良问题受到临床营养师和医生的重视,但营养不良在慢重症患者居家管理中也不容忽视。慢重症者的营养支持虽不能完全阻止和逆转危重患者的病情转归,但可以减少患者的并发症发生,提高生命质量,延缓死亡。

【参考文献】

[1]张波,桂莉.急危重症护理学[M].4版.北京:人民卫生出版社,2017.

[2]周飞飞.ICU管饲病人的饮食护理分析[J].饮食保健,2019,6(40):100.

[3]朱明炜.肠内营养管饲途径的循证应用[J].临床外科杂志,2008,16(12):806-807.

[4]张武爱.管饲肠内营养的护理进展研究[J].养生保健指南,2017(45):6,12.

[5]甘美婵,梁广斌,甄乐锋,等.管饲给药情况分析[J].中国药师,2015,18(9):1550-1552.

[6]薛敏,韩景,翟晓媛,等.家庭管饲患者带管生活真实体验的Meta整合[J].中国护理管理,2021,21(7):1031-1037.

[7]姜玲玲,陈云,张镕镕,等.经鼻管饲护理的管理规范[J].江苏卫生事业管理,2017,28(6):117-119.

[8]李冰,王建荣.空肠管饲的研究及其护理进展[J].护理研究,2005,19(28):2547-2550.

[9]徐永能,卢少萍,申铁梅.老年管饲的护理进展[J].中国老年学杂志,2007,27(18):1843-1846.

[10]BERING J,DI BAISE J K.Home parenteral and enteral nutrition[J].Nutrients,2022,14(13):2558.

(郑剑煌 文,刘玉琪 一校,徐亮 二校)

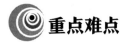

第六节　管饲营养并发症

重点难点

掌握居家患者管饲营养并发症的种类及防治方法。

一、管饲营养并发症的种类

管饲营养是指通过人工管道向胃内或空肠内输送营养物质的方法,其具有简便易行、效果持久、费用低廉等优点。目前,管饲营养是慢重症居家管理患者较为常用的营养支持方法,其并发症的相关防治需要引起高度重视,主要包括胃肠道并发症、代谢性并发症、机械性并发症、感染性并发症及其他并发症五大类。

二、管饲营养并发症

(一)胃肠道并发症

1. 腹泻

腹泻是指排便次数高于平日习惯的频率,排出的大便粪质稀薄。发生机制为肠蠕动亢进、肠液分泌增多或吸收障碍。腹泻是管饲营养患者最常见的并发症,其发生率高达20%～40%,诸多原因都会造成患者行管饲营养期间发生腹泻。

(1)药物治疗相关性因素:行管饲营养的患者在使用大量广谱抗生素后会造成肠道菌群失调,同时也会引起肠黏膜屏障受损,患者出现肠道感染进而引发腹泻。

(2)选择不恰当的营养制剂配方或营养制剂在生产制作及保存运输过程中被致病细菌污染导致患者出现腹泻。

(3)应用浓度较高的营养制剂会引发水样腹泻。若向患者胃肠道注入高渗性营养制剂,胃肠道黏膜将迅速分泌出大量水分以稀释高浓度的营养制剂,此时大量水分迅速进入患者胃肠道刺激小肠平滑肌蠕动,使患者发生水样腹泻。

(4)注入营养制剂的速率过快或温度过低,使患者胃肠道黏膜不耐受而引发腹泻。温度过低的营养制剂会加速患者胃肠道黏膜血管收缩,影响营养制剂的消化分解及蛋白质吸收,患者可出现轻度腹痛及腹泻等一系列胃肠刺激反应。

(5)低蛋白血症或营养不良会导致患者的胃肠道黏膜吸收功能下降,进而引起腹泻。

(6)缺乏乳糖酶的患者应用含乳糖的营养制剂也会引发腹泻。

(7)患者肠腔内缺乏脂肪酶会影响营养制剂中脂肪的吸收,若此时应用的营养制剂中含有大量脂肪,则会导致患者发生腹泻。

2. 恶心、呕吐与腹胀

行管饲营养的患者中有10%～20%会发生恶心、呕吐与腹胀,可能与不恰当的营养制剂配方,患者乳糖不耐受或给予营养制剂的浓度、温度及速率不合适有关。由于患者长期卧床,其胃肠道蠕动功能降低,影响了胃肠道黏膜的正常消化吸收,从而导致食物长时间滞留于胃肠内引起腹胀,严重时引发胃潴留。

3. 肠坏死

在管饲营养过程中肠坏死的发生情况比较罕见,但该并发症的病死率极高,起病时间多在喂养开始后的3～15天。行管饲营养的患者出现肠坏死可能有以下几个原因:

(1)行管饲营养期间多种原因造成患者肠黏膜的基础性损伤或患者的肠黏膜发生再灌注损伤。

(2)患者的肠黏膜增加了对血管升压素或血管收缩类药物的敏感性,使得患者肠黏膜的血管发生收缩,进而限制了肠黏膜的血流灌注。

(3)在肠黏膜内毒素和其他肠毒素的作用下,患者肠黏膜会受到强烈刺激发生痉挛而引发肠坏死。

(4)特殊营养素的代谢和毒性效应。

(5)若患者肠腔内细菌发生过度繁殖,患者肠道内的营养物质在这些细菌的作用下大量发酵,致使患者肠腔发生进行性扩张,不断扩张的肠腔会压迫肠壁进而阻碍肠黏膜的血供。

(6)营养制剂的代谢使得肠黏膜能量及氧的需求量增加,若能量和氧的供应量不足,则会使患者肠黏膜发生缺血缺氧而坏死。

4. 便秘

便秘是指排便频率减少即一周内排便次数少于两次,患者排便困难且大便干结。管饲营养患者长期卧床致其胃肠道蠕动功能减退,加上部分营养制剂中膳食纤维含量低,导致粪便在患者肠腔内滞留过久,粪便中的水分被肠道过度吸收造成患者发生便秘。

5. 胃潴留

胃潴留是胃内容物未能及时排空的现象,一般认为呕吐出4～6 h以前的食物或胃空腹时胃内容物残留量在200 mL以上时称为胃潴留。胃潴留是患者行管饲营养期间比较常见的一种胃肠道并发症。有研究发现,管饲营养并发症中腹胀引起的高胃残留量发生率为10%～78%,危重症患者管饲营养时胃潴留发生率为3%～58%。胃潴留的高发时间段在患者行管饲营养的第六天或第七天,主要是因为患者处于老年阶段且长期卧床,导致患者胃肠道消化功能减退、蠕动速率减慢及排空能力下降,当营养制剂注入过多或注入营养制剂的间隔时间较短时,大量的营养制剂潴留于胃内引发胃潴留。胃潴留不仅影响管饲营养的实施效果,还会促使其他胃肠道并发症的发生,如恶心、呕吐、便秘及腹泻等,因此预防胃潴留对于行管饲营养的患者来说至关重要。

(二)机械性并发症

1. 黏膜损伤

以下两种情况都可造成患者管饲营养期间发生皮肤黏膜组织损伤：

(1)插管时造成的机械性损伤。

(2)喂养管质地比较坚硬或放置喂养管时间较长,压迫鼻、食管及胃等局部黏膜组织引起黏膜组织发生水肿、糜烂、溃疡及坏死。

2. 喂养管放置不当

多发生于患者行鼻胃置管或鼻十二指肠及空肠置管时,插管操作时往往误将喂养管置入患者的气管或支气管内,严重时甚至会穿透患者肺及脏层胸膜组织,造成气胸、血气胸、脓胸、气管胸膜瘘等临床严重危害。

3. 喂养管阻塞

管道堵塞的发生率较小,但往往是造成拔管的重要原因。最常见的原因是膳食残渣或粉碎不全的药片黏附于喂养管的管壁,或药片与营养制剂不相溶形成沉淀附着于管壁所致。此外,喂养管打折、管腔内营养制剂黏稠、沉淀或肠内黏液凝结都可阻塞喂养管。

4. 喂养管移位、脱出

由于固定喂养管的缝线松脱且喂养管本身固定不牢,部分患者出现神志不清、躁动不安时将喂养管自行拔出及患者翻身时幅度过大牵拉喂养管,都会造成喂养管脱出。患者发生严重呕吐时也极易引起喂养管滑脱。一旦出现上述情况会使患者的管饲营养无法顺利进行,如若是造口置管的患者还可能诱发腹膜炎。

(三)代谢性并发症

1. 高血糖和低血糖

管饲营养最常见的代谢性并发症是高血糖和低血糖,高血糖常见于处于高代谢状态的患者、接受高碳水化合物的患者及接受皮质激素治疗的患者,持续性高血糖还可能引起患者发生代谢性紊乱综合征,导致患者出现肌肉萎缩以及抵抗力、免疫力下降;而低血糖多发生于长期应用管饲营养而突然停止时。

2. 电解质紊乱和高碳酸血症

管饲营养可能会导致患者出现各种机体代谢性问题,主要包括水、电解质紊乱,维生素和微量元素的过量或缺乏。营养制剂用量不足或过多以及腹泻等原因,导致患者出现低钠或高钠血症、高钾或低钾血症等电解质紊乱的情况。当患者摄入大量碳水化合物时,会分解产生过多的二氧化碳,若此时患者肺功能不佳即可导致高碳酸血症。

(四)感染性并发症

1. 误吸

误吸是指在患者进食或非进食时,固体或液体等营养制剂进入声门以下的呼吸道,是患者行管饲营养支持治疗时一种常见的并发症。行鼻胃管喂养的患者极易发生误吸,一且发生误吸,将严重损伤患者的支气管黏膜及肺部组织。误吸数秒,患者的局部肺组织将会发生膨胀不全;误吸数分钟,患者的整个肺组织即可膨胀不全,几小时后气管上皮细胞将会发生退行性病变,严重者甚至会导致患者气管黏膜发生脱落。

2. 吸入性肺炎

吸入性肺炎主要指口腔内食物残渣或胃部残留物经气道误吸进入肺部,诱发肺部炎症。吸入性肺炎是管饲营养患者感染性并发症中最常见的并发症,也是管饲营养患者最严重和致命的并发症。长期行管饲营养的患者由于其严重咳嗽、一次摄入量过多及速率过快等会导致患者发生恶心呕吐、反流,或由于喂养管置入深度不够、翻身及喂食时喂养管发生移位,都可导致食物反流造成吸入性肺炎。对于意识障碍的患者,因其呼吸道清除或防御功能减弱,口腔、鼻腔分泌物不能及时咳出导致误吸造成吸入性肺炎。另外,体位不当也是造成吸入性肺炎的原因之一。平卧位进食时胃内容物存在于胃底、胃体、贲门甚至食管内,患者咽喉、食管、胃处于同一水平,加上管饲患者吞咽功能障碍,因此极易发生食物反流继而发生吸入性肺炎。

3. 喂养管周围瘘或感染

经胃造口和空肠造口的患者极易发生喂养管周围瘘或感染,主要表现为导管周围有胃液或肠液溢出,刺激造口周围的皮肤组织,导致患者造口四周皮肤组织发红、水肿、糜烂,严重者甚至化脓。

(五)其他并发症

1. 营养液、输注器械管道污染

管饲营养制剂是细菌理想的培养基,一旦营养制剂被污染,细菌将大量繁殖,瓶(罐)盖打开的营养制剂在操作或运输过程中极易被污染。若患者使用了被污染的营养制剂,易导致脓毒症、肺炎及胃肠道感染等相关问题。

2. 精神心理并发症

焦虑是管饲营养患者一种常见的心理并发症,由于多数患者及其家属不了解管饲营养,从而产生一定的惧怕心理,尤其是经鼻插管的不适感会使患者产生抵触情绪。有研究表明,高水平焦虑症状会对患者的生命质量造成影响,导致更多的医疗消耗,同时增加不良预后的风险及家庭的负担,严重者甚至危及生命。另外,有的患者对管饲营养持怀疑态度,这些心理反应会使管饲营养无法顺利完成,一旦在患者管饲营养过程中出现轻度的并发症或不适感,患者将会极度不配合甚至拒绝管饲营养。

三、管饲营养并发症的居家防治

(一)胃肠道并发症的居家防治

1. 腹泻的居家防治

针对管饲营养患者腹泻发生的相关因素,管饲营养宜采用逐步适应的方法,确保管饲营养制剂的质量,营养液应当现配现用并妥善保存;若患者发生低蛋白血症,应当及时纠正,如以腹泻为感染因素,可针对性应用抗生素,必要时依据药敏结果进行调整;患者管饲营养期间应密切观察其反应,当出现异常情况应当采取对症处理措施。

(1)控制营养液的3个度:

①严格控制营养液浓度。注入葡萄糖氯化钠联合10%葡萄糖及温开水能够使肠道对后续的营养制剂形成一定的适应。将生理盐水、葡萄糖氯化钠、10%葡萄糖、温开水与营养制剂按照1∶1∶1∶1的比例稀释后注入,能有效避免肠道受到强烈刺激引发的腹泻;营养制剂的渗透压过高会加速肠道吸收过多水分进而出现腹泻,因此应当根据患者实际情况选择合适的等渗制剂,避免胃肠道黏膜受到强烈刺激。

②控制营养液温度。温度过高的营养制剂会损伤胃肠道黏膜,温度过低的营养制剂会加速胃肠道蠕动、胃肠道黏膜血管收缩及肠痉挛,因此应当将营养制剂的温度控制在36.9~37.9℃为宜。必要时可根据患者情况采用加温营养泵调节温度至37℃持续泵入,能够有效预防腹泻的发生。

③控制灌注速率。营养制剂应按照循序渐进的原则注入,保证每次管饲喂养时间在30~40分钟为宜,速率从慢到快、容量从少到多、浓度从低到高,让肠道有一个适应的过程,进而使患者更好地适应管饲营养。

(2)确保管饲营养的质量。管饲营养制剂应当现配现用且最多保存24小时,保存于4℃冰箱内。操作者在管饲营养前要洗手,在使用泵注时要严密观察患者情况;管饲营养所需的输注管道与相关辅助器具应当每日进行更换,采用封闭式输注方法,待灌注完毕后管道末端应当使用无菌纱布覆盖,管饲容器每日煮沸消毒后使用。

(3)避免腹泻。定期更换自制匀浆膳食的配方纠正低蛋白血症有利于改善腹泻症状。此外,患者腹泻的发生与使用抗生素的时间及联合使用抗生素等显著相关,应根据药敏试验结果使用有针对性的抗生素以减少腹泻的发生。

(4)密切观察。在管饲喂养时应密切观察患者排便量、性状、次数以及肠鸣音等,注意观察患者有无水、电解质紊乱等症状。在营养制剂注入的过程中,若患者出现腹泻应仔细查明原因,去除相关病因后症状即可得到改善,必要时给予患者收敛药或止泻剂。还可适当增加营养制剂中可溶性膳食纤维含量以改善患者的腹泻症状,严重者应当暂停管饲营养。患者便后应当保持肛周皮肤清洁,防止肛周皮肤受到刺激发生水肿、溃烂。腹泻严重者及时补充液体,同时注意保持水、电解质平衡。及时到医院进行大便常规的检查使得腹泻症状得到及时处理。

(5)多联益生菌及益生元的使用。在管饲营养期间大量使用广谱抗生素,会导致肠道菌群紊乱进而引发腹泻。多联益生菌及益生元联合应用,在改善肠道菌群紊乱引起的腹泻及预防细菌易位的发展中也起到了重要的作用,从而防止肠黏膜屏障功能的损害。多联益生菌及益生元联合应用能更好地改善管饲营养患者的营养状况,减少并发症的发生,有利于改善预后。

2. 恶心、呕吐与腹胀的居家防治

若患者出现恶心、呕吐及腹胀,应当根据患者情况调整营养制剂的浓度、速率及温度。

同时注意观察营养制剂是否被污染。一旦患者出现消化道症状应针对原因采取相应措施,如加入调味剂或更换膳食品种等。如若患者为长期管饲营养者,则应做到以下几点:

（1）观察患者是否发生腹胀。

（2）每次注入营养制剂前需要抽吸喂养管,以了解患者胃内容物是否排空,若胃内残余量在 100 mL 以上,则提示患者可能会发生胃潴留,需要适当延长注入营养制剂的间隔时间。

（3）严重胃潴留的患者可适当进行胃负压引流,必要时给予促进胃肠蠕动的药物,如多潘立酮等。

3. 肠坏死的居家防治

应当严格控制营养制剂浓度,管饲营养时应当遵循低速、低浓度、低容量的原则,缓慢过渡以使患者逐渐适应,避免肠黏膜受到高浓度营养制剂的强烈刺激。一旦怀疑有肠坏死出现,须及时送医并立即停止注入营养制剂,改用其他营养治疗方式补给患者所需营养物质,同时对营养制剂进行细菌培养,以尽早查明原因并进行针对性处理以预防肠坏死。

4. 便秘的居家防治

（1）在营养制剂中适当加入一定量的纤维素,同时补充足够的液体摄入。

（2）腹部按摩:每日协助患者进行顺时针方向的腹部按摩能改善肠道功能,给肠道以轻度的刺激可加速其蠕动、促进小肠及大肠的推进型节律性收缩、减少肠道对粪便中水分的吸收,进而使得大便软化易于排出。腹部按摩刺激能够引起患者的排便反射,利于肠道及时排空以防止发生便秘。此外,腹部按摩能够促进肠黏膜血液循环、增加肠黏膜神经营养以增加神经末梢感受器的敏感性和肠黏膜的应激能力,极大程度改善患者的肠道蠕动功能。

（3）每日或隔日在相同时间帮助患者排便以帮助患者养成定期排便的习惯,排便时间间隔最好为 2～3 天一次。

（4）针对顽固性便秘的患者可给予缓泻剂或开塞露帮助通便。

（5）以上效果不佳时可给予温盐水灌肠,必要时可用手指由肛门取出大便,保持大便通畅以减轻患者便秘症状。

5. 胃潴留的居家防治

检查患者胃内充盈程度及残余量,每次行管饲营养前回抽胃液检查胃内残留物的量、性质等。若患者出现腹胀或腹部听诊无肠鸣音时应采取处理措施,如暂停管饲营养或行胃肠减压,见咖啡样胃内容物时应留取标本并及时送医进行相关检查。对于长期卧床的患者要鼓励其做主动或被动活动,如在床上进行肢体活动或腹部按摩以促进食物的消化吸收。若情况允许,可在营养制剂中适当添加含纤维素较多的菜汁或果汁等,必要时可给予增进消化、促进胃肠蠕动的药物,如胰酶、多潘立酮等。每日营养制剂的量最好控制在 500～1000 mL 之间,每次注入的量不应超过 200 mL 且注入营养制剂的间隔时间最好在两小时以上。也可使用中医治疗的方法,如中药灌肠、中医技术操作,主要包括穴位注射、腹部按摩等方式能够改善患者肠道蠕动功能以减轻患者胃潴留的症状。

(二)机械性并发症的居家防治

1. 黏膜损伤的居家防治

插管时应选用直径适宜、质地柔软且有韧性的喂养管,熟练掌握插管的操作技术,插管时小心仔细、动作轻柔,若插管过程有阻力时,应停止继续插入喂养管并查找原因,切忌暴力硬插造成黏膜组织损伤。对于长期带管者在管饲期间加强口、鼻腔护理,每天用油膏涂拭润滑鼻腔黏膜,每天更换固定管腔的胶布、敷料,以防黏膜损伤。密切观察其黏膜皮肤情况,一旦损伤黏膜组织可拔出导管以解除压迫,待相关症状消失后再行插管,也可选用其他途径为患者补充机体所需营养,如胃造口或空肠造口行管饲营养。

2. 喂养管放置不当的居家防治

若发现喂养管误入气管或支气管内应立即拔出导管,并观察患者是否出现气胸、血胸等临床表现,如若出现上述情况应当立即前往医院做相应处理。在插管时应当严格遵循插管的操作流程和相应原则,注入营养制剂前应抽吸观察喂养管的位置是否正确,必要时可进行 X 线检查以确定导管位置是否正确。

3. 喂养管阻塞的居家防治

(1)每次注入营养制剂前后及喂药前后应当用 20～30 mL 的温开水冲管,能够有效防止食物残渣堵塞管腔,同时也能保证药物疗效。

(2)药片需要充分碾碎溶解后才能注入,但缓释片、控释片、肠溶片类药物不建议碾碎溶解注入。

(3)为了避免药物之间发生配伍禁忌,需要将不同的药物分开注入,每种药物给药完毕后都要冲洗导管。

(4)在制作匀浆制剂时,需要将各种食物充分搅碎且不能过度黏稠,最好使用匀浆机配制营养制剂。

(5)不能将酸性果汁与牛奶同时注入,否则蛋白质在酸性条件下极易形成颗粒物质堵塞管腔。

(6)在喂养管发生阻塞后可用温水进行低压冲洗,必要时可借助导丝疏通管腔。

4. 喂养管移位、脱出的居家防治

管饲营养期间,喂养管的外露部分应卷起并妥善固定,以免患者产生恶心、呕吐等不适反应。要教会患者和家属判断导管是否在位的方法,如测量体外导管长度、抽吸胃液,在每天灌食前常规检查。如患者出现强烈咳嗽、呕吐等应考虑可能发生了导管移位,应采取相应的对症处理,严防导管移位、脱出,一旦喂养管脱出应评估患者状态后重新置管。此外,在患者翻身时注意保护胃管以免脱落,适当约束躁动不安者的四肢可防止其自行拔管。

(三)代谢性并发症的居家防治

1. 高血糖和低血糖的居家防治

密切监测患者尿糖和酮体这两个指标,它们是发现患者出现高糖血症的有效方法。一旦患者出现高血糖,可行胰岛素治疗。停用管饲营养应当逐渐进行,必要时可适当补充葡萄糖,以免患者发生低血糖。

2. 电解质紊乱和高碳酸血症的居家防治

在管饲营养期间严密监测患者的水、电解质水平,家属应严密监测患者管饲营养期间的变化情况,了解营养支持治疗动态变化的效果,防止代谢性并发症发生。主要包括以下几个监测项目:

(1)每周定期测量一次体重,患者的体重应保持相对稳定的水平或缓慢增加。

(2)将患者的小便量维持在1000~2000 mL/d,在患者尿量较少时需增加水分的摄入。

(3)定期进行血生化检查可了解患者蛋白质和电解质变化水平。

(四)感染性并发症的居家防治

1. 误吸的居家防治

行管饲营养时,患者可采取侧卧位或半卧位。侧卧位使得患者呼吸道分泌物易于排出从而避免误吸,半卧位主要通过借助重力作用来避免食物误吸反流。一旦误吸发生:

(1)立即停用管饲营养,并取右侧卧位,使头部处于低位。

(2)尽量帮助患者吸出气道内的液体、吸入物及胃内容物,或鼓励帮助患者咳出气管内的食物颗粒,必要时及时送医。

(3)患者若发生肺水肿应积极治疗。

(4)应用抗生素进行抗感染治疗。

2. 吸入性肺炎的居家防治

必须严格准确掌握管饲营养的适应证和时机,尽量减少某些不必要或不当的操作。为了防止吸入性肺炎的发生,管饲营养时应注意以下几点:

(1)在喂养时及喂养后一小时内,可抬高患者床头30°~45°。

(2)尽量采用间歇性或连续性灌注营养制剂的方式来替代一次性灌注,以提高患者的耐受性。

(3)管饲营养后30分钟内仍需保持半卧位。

(4)定期检查胃残液量。

(5)对于不耐受鼻胃管或鼻肠管的患者,应及时更换管饲营养方式。

3. 喂养管周围瘘或感染的居家防治

对于造口周围皮肤,可使用氧化锌软膏涂抹局部皮肤组织,及时更换造口周围的敷料以保持局部组织的清洁干燥;若消化道远端发生梗阻,会导致局部组织出现红、肿、热、痛等炎症反应,此时应当及时就医;对于使用鼻胃管或鼻肠管给予营养支持治疗的患者,可使用无张力法固定喂养管,胶布应当每日更换以免皮肤黏膜发生压力性损伤及过敏破溃,每日可使用水性或油性润滑剂擦拭患者的鼻黏膜;需随时保持喂养管管道通畅,发生梗阻时不可强行喂养。

(五)其他并发症的居家防治

1. 营养液、输注器械管道污染的居家防治

在营养制剂制作及输送过程中应当严格遵循无菌原则,防止未经消毒处理的物体直接接触营养制剂的任何部分。管饲营养持续时间过长会导致细菌可能从胃肠道顺着传输系统进行大量繁殖,因此营养制剂输送系统和储存营养制剂的器具应当 24 小时更换。

2. 精神心理并发症的居家防治

因长期的喂养管置入和患者对疾病的担心以及高昂的医疗费用,患者心理会出现焦虑不安等心理问题,因此适当给予患者心理疏导尤为重要。为患者及其家属进行心理疏导时可运用语言或非语言等方式,与患者交流时语气应当舒缓温和,当患者出现轻微并发症时,应当做出合理解释,并分析出现该并发症的原因,同时给予相应的处理措施,消除患者疑虑。注意在为患者管饲喂养的过程中,应做到动作熟练轻柔以取得患者及家属的信任,使患者能够在管饲喂养的过程中高度配合,以圆满完成营养计划。

综上所述,管饲营养是居家患者一种重要的营养支持治疗方式,其并发症种类繁多且发生率较高,做好患者管饲营养并发症的居家防治至关重要,能够有效促进患者的营养治疗计划圆满完成,以改善患者的营养状况,进而促进患者疾病康复。

【参考文献】

[1]张波,桂莉.急危重症护理学[M].4 版.北京:人民卫生出版社,2017.

[2]邵菲,韩骅,丁贵凤.循证健康教育对社区老年肠内营养患者生活质量的影响[J].疾病预防控制,2022,43(16):42-45.

[3]刘桂英,刘幼华,郭红,等.基于共词聚类分析肠内营养后胃潴留国内研究的文献计量学分析[J].循证护理,2022,8(13):1781-1785.

[4]陈金梦,何先弟.重症患者肠内管饲研究进展[J].中华医师杂志,2019,21(6):954-958.

[5]张明会.脑卒中患者管饲营养并发症的现状与护理[J].当代护士,2018,25(9):15-18.

[6]杨慧敏.综合营养护理对在老年管饲患者并发症发生率的影响[J].实用临床护理学电子杂志,2018,3(27):45,57.

[7]张武爱.管饲肠内营养的护理进展研究[J].养生保健指南,2017(45):6,12.

(郑剑煌 文,刘玉琪 一校,徐亮 二校)

第七节 肠外营养支持

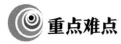

重点难点

(1)掌握居家肠外营养支持适应证、注意事项。
(2)熟悉居家肠外营养实施技术运用。

一、定义

肠外营养(parenteral nutrition,PN)是通过静脉途径为人体提供氨基酸、葡萄糖、脂类、电解质、维生素和微量元素等营养素的现代临床营养治疗方法,包括完全肠外营养(total parenteral nutrition,TPN)和补偿型肠外营养(supplemental parenteral nutrition,SPN)。肠外营养药物主要是指静脉药物,由于涉及患者群体广泛,且处方成分多变,配比复杂等问题,若使用不当可能会对患者身体健康产生严重影响甚至致死,是目前危害最高的药物类型之一。

二、适应证

需要进行肠外营养的患者,应先进行营养评估。可针对患者病情、疾病类型,选择合格有效的检测方法和评价工具,其中营养风险筛查2002(NRS 2002)是欧洲肠外肠内营养学会于2002年推荐使用的筛查工具。它具有操作方便、适用范围广的优点,因此作为首选推荐。如果营养风险筛查评分≥3分的患者,提示其处于营养不良或营养风险,需要营养支持。

(一)总体适应证

(1)大于一周时间不能进食或通过肠内营养治疗无法满足每日所需能量、蛋白质及其他营养素。

(2)因为严重的胃肠功能障碍,或肠内营养无法提供所需的营养能量需求者。

(3)通过肠内营养治疗不能达到50%～60%的需要量者,应于3～7天内重新开始肠外营养。中等至重度的营养不良疾病,或不能通过肠内营养取得理想疗效者,依据症状和营养评估结果,可及时开始肠外营养。在对患者进行肠外营养后,可维持正常营养需求,纠正代谢紊乱情况。

(二)具体适应证

由于下列原因不能进食或经由消化系统吸取营养:

(1)大面积的小胃切除术、小肠疾病、放射性肠炎、剧烈腹泻、顽固性腹泻等。

(2)进行过大剂量放、化疗的严重营养不良患者。

(3)进行骨髓移植患者。

(4)无法进行或不能耐受肠道内营养的重症胰腺炎患者。

(5)消化道功能障碍的严重营养不良患者。

(6)营养吸收不好的获得性免疫缺陷性疾病患者,或出现疾病并发症(如顽固性泄泻、并发他人传染、进行化疗等)的获得性免疫缺陷性疾病患者。

(7)重度溶解及代谢情况的患者(如颅脑外伤、重大损伤、重度灼伤等),在5～7 d内不能通过其胃消化道恢复营养。

三、肠外营养处方及相容性

(1)肠外的营养配方,应含有葡萄糖、氨基酸、脂肪乳、矿物质和维生素的成分;配置营养液处方时,需充分考虑营养液的稳定性及相容性。

葡萄糖、氨基酸和脂质乳都是肠外营养素中最不能缺乏的部分,而微量营养素缺乏则会提高有关营养成分缺乏以及并发症的发生危险性。对于长时间碳水化合物摄入量水平降低或短缺的营养素恶化患者来说,在临床需要进行较高碳水化合物负担的营养素处理时,更易于出现维生素 B_{12} 缺乏症。维生素和微量元素的合理使用,可明显降低重症患者的总死亡率和感染性合并症的总患病率。所以,临床使用过程中应该重视微量营养素缺乏带来的可能危险,并及时检测微量营养素是否缺乏及其有关合并症的发生。

(2)市场上成品制剂的选择。目前,市场上成品肠外营养制剂常见以下 3 种:脂肪乳氨基酸(17)葡萄糖(11%)注射液、脂肪乳氨基酸(17)葡萄糖(19%)注射液和结构脂肪乳(20%)氨基酸(16)葡萄糖(13%)注射液。

结构脂肪乳(20%)氨基酸(16)葡萄糖(13%)注射液含牛磺酸和结构脂肪乳,更适于肝病患者;脂肪乳氨基酸(17)葡萄糖(19%)注射液能量密度大,适合于液体限制患者的高能量要求;脂肪乳氨基酸(17)葡萄糖(11%)注射液则更适合无特殊蛋白质需求的患者。

四、肠外营养的输注途径

(一)经外周静脉输注、深静脉输注、静脉输液港

(1)经外周静脉输注肠外营养液,还需要定期监测、评价穿刺和输液区域血管状况;但因为外周静脉直径小、管壁薄、血流速率慢的特点,所以经外周静脉输注各种药物时无法承受超高渗透压和短时间大量液体的输注,同时输液不当还可引起血栓性静脉炎等并发症。因此,目前医学上一般采用比较低渗透水平的肠外营养用于外周静脉输液。故外周静脉输注肠外营养液的最终渗透浓度不宜超过 900 mmol/L,其中葡萄糖浓度不宜超过10%,氨基酸浓度不宜超过 3%。同时,外周输液速率应缓慢,将输注滴速限制在 50~60 滴/分钟可降低静脉炎的产生;也不建议输注使用时间大于 10~14 天。

(2)肠外营养时间大于 10 天,和/或输注于高渗透含量(≥900 mmol/L)的患者,则建议在中心静脉途径输液,置管路径则为颈内静脉、股静脉和锁骨下静脉。首选在锁骨下静脉穿刺中心静脉置管后进行肠外营养。建议在中心静脉置管后定期进行影像学检测,以明确导管灌注情况,并除外气胸检查。同时应贯彻无菌操作原则。如需经外周静脉中心静脉置管(PICC),建议使用超声引导穿刺,留置后进行影像学定位,确认导管尖端的部位约为上腔静脉的1/3 段,到上腔静脉和右心房连接。同时必须贯彻无菌管理原则,严格监护。

（3）完全植入式输液港（implantable venous access port，IVAP），简称输液港（PORT），是一种完全植入的血管通道系统，其发生并发症危险性也较低，主要与植入过程操作有关，比如气胸、血胸、血气胸、栓塞和心律失常等。建议操作时使用超声定位实时引导下进行穿刺，既可避免盲目穿刺，又可预防以上并发症的发生。静脉输液港主要可为患者提供长期的静脉血管通道，对于急需进行肠外营养支持的化疗患者也应使用静脉输液港。

（二）肠外营养的输注方式

（1）输注方式选择：重症患者推荐持续输注；使用外周静脉患者推荐间歇输注；需肠外营养超过两周的患者，考虑周期性输注，而非连续性输注。

（2）根据患者营养需求和治疗情况确定输注速率，持续输注速率应保持在 $40\sim150$ mL/h，间歇输注速率可高达 $200\sim300$ mL/h，含有葡萄糖的肠外营养输注速率为 $5\sim7$ mg/(kg·min)。

对进行肠外营养的糖尿病患者群，葡萄糖输注频率宜 <4 mg/(kg·min)；背驮式脂肪乳的输注速率应由输液泵调节，长期肠外营养且伴脂肪乳输注时，应将每日剂量控制在 2.5 g/(kg·d)以下，输注速率不超过 0.11 g/(kg·h)。

五、并发症

（一）导管相关并发症的预防与处理

1. 导管故障

肠外营养管理过程中，在定期更换导管敷料时应注意导管安装固定处是否紧密，有没有滑脱、弯曲或裂损，应保持导管输液的连续性。

安全预防措施有：选取正确穿刺位置，选用正确导管，防止阻塞或破坏，依据渗透压选用输液途径等。在出现导管阻塞后，分析导管阻塞因素，不应强行推注生理盐水，外周血液导管要暂停输液、及时拔除，抬高肢体，局部换药，使用冷冻治疗和封闭疗法，PICC、CVC、PORT 应遵医嘱及时处理并记录。

2. 感染情况

需严密观察穿刺区域有没有红疹、浮肿、疼痛、压痛、渗液、硬结、皮肤破损、皮温升高和（或）体温升高等静脉导管相关感染的迹象和症状。

预防处置措施：肠外营养实施过程中，应规范无菌技术操作，并选用适当材料的导管，以控制感染发病。可疑血管导管相关感染时，应立即停止输液，拔出外周静脉留置针后，暂保留 PICC、CVC、PORT，并予经验性使用革兰氏阳性球菌等敏感抗菌药物。若合并有寒战、高热者，应迅速拔出中心静脉导管，并予以血培养或引流管道尖端细菌培养，使用抗生素在局部予以湿敷、外敷磺酸黏多糖以及透明质酸酶等。

3. 血栓

肠外营养的过程中,要保证导管输液的稳定性,评估栓塞的高危患者,以防止栓塞产生。静脉管道弯曲或受压会导致静脉内血栓形成,而输液过程中的脂肪乳剂沉积以及各种药物沉积造成内腔阻塞,肠外营养液中微粒直径＞5 μm 的微粒可产生肺栓塞、血液炎等;而磷酸钙沉积的形成,也会造成间质性肺炎、肺栓塞、肺衰竭,从而造成危害健康生命。

预防措施主要有:加强标准化工作的必要性,以及在营养混合液的生物相容性和稳定性情况下的适当应用。保证在静脉导管内输液过程中的稳定性,建议在停用的静脉导管后导管口用肝素帽加以密封,在导管中经常加入一些肝素生理盐水,不主张在营养液中加入肝素类制剂,或者使用肝素溶液清洗导管腔。若评估为静脉栓塞高危患者,在符合基本护理要求的情况下,应选用管径最小、管腔数量最小、损伤面积最少的输液系统,并建议在置管过程中采用超声引导,以防止重复穿刺所致并发症发生。

在出现导管相关栓塞情况后,一般不建议常规拔除导管,如果患者有抗凝禁忌证或者在严格预防栓塞处理下情况仍继续存在,则必须考虑进行拔管。但在临床实践中是否拔管,也必须考虑患者对导管的依赖情况,以及重新构建静脉通道的可能性。对导管重度依赖及构建新生静脉通道障碍的患者,必须充分考虑保存导管的重要性以及脑栓塞产生的其他可能危害,并在严密随访下保存导管。

(二)代谢相关并发症的预防与处理

(1)肠外营养实施过程中,最常见的是糖代谢紊乱。如果输入了大量的、机体无法及时吸收利用的葡萄糖,患者身体的血糖水平会迅速上升,高血糖会导致机体处于高渗透压状态,使脑细胞脱水,从而导致患者出现嗜睡或者昏迷。肠外营养还可能给患者带来低血糖的风险。在肠外营养过程中,身体内的胰岛素水平是较高的,这个时候如果突然中止肠外营养剂的供给,血中胰岛素无法迅速回到正常水平,容易发生低血糖。

预防与处理措施有:应避免中断连续性输注,24 小时连续输注营养液对血糖控制效果要明显优于间断输注。再者,高血糖患者肠外营养配方中,需要更加注意非蛋白质热能中的糖和脂肪比例的摄入,可以减少糖异生和糖原消耗,有利于血糖的管理,并避免血糖波动过大。

(2)肠外营养实施过程中,对重度肝、肾脏损伤或婴幼儿患者在进行肠外营养素时,由于服用过度的氨基酸或许会形成重度肾前性氮质血症。所以,氨基酸的浓度和摄入量应当依据患者的疾病程度和耐受性而定,尤其对易产生氨基酸不耐受的患者,宜在短期内使用特定配方的氨基酸药物,以防止相应并发症的出现。

(3)脂肪超载综合征,是由于脂肪乳输液速率和(或)用量超出人体的脂类清除功能,以甘油三酯增高为主要特征的症候群,可有嗜睡、高热、呼吸急促、心率加快、血压升高或降低、肝功能异常及昏迷等临床表现。常见于小儿、老年人、癌症终末期的脂肪代谢紊乱患者。

预防应注意控制脂肪乳每天输液数量,脂肪乳日使用量应控制在 0.7～1.3 g/kg,输注速率应控制在 1.2～1.7 mg/(kg·min)。而对于长时间需要使用脂肪乳剂,且输注量大以及对脂类清除功能严重损害的患者,应注意定时检测血脂水平,以掌握机体对脂类的利用和清除功能。如果体内血浆出现乳(白色)样浑浊,应该推迟或停止输注体内脂肪乳。如果发生脂肪超载综合征的症候,应立即停止使用体内脂肪乳,同时加强检测血脂,针对并发症予以针对性的对症支持疗法。

(4)肠外营养的支持过程进行中,注重控制矿物质和营养含量,以避免少量营养素短缺或过剩,防止再喂养综合征的出现。重度营养不良、烧伤、外科术后以及败血症或重大外伤、恶心、腹泻、消化道瘘、引流和重度呼吸窘迫综合征等的疾病状态,都可引起营养物质需要增多,包括多种维生素、微量元素和营养素的缺乏症则较为普遍。患者在长时间营养摄入严重不足的情况下,再次恢复正常摄食并进行肠内、外部营养物质处理之后,所发生的以血液电解质失调(低磷、低钾和低镁血症)、维生素缺乏症,以及水钠潴留为特点的各种表现。针对有再喂养综合征出现风险的患者,在进行基本营养护理之前,应该检测电解质水平,并逐步提高营养素摄取,包括调整口服和静脉注射途径,逐步纠正电解质失调,并经验性补充钾、磷、镁以及各类维生素。

(5)肠外营养相关肝病(parenteral nutrition-associated liver disease,PNALD)所致肝功能损害是长期肠外营养患者最常见的并发症之一,病理学改变主要表现为肝细胞脂肪变性、肝内胆汁淤积、肝纤维化或肝硬化,最终发展为肝功能衰竭,死亡率可达22%。其中,引起肝功能损害的因素很多,肠外营养持续时间过长、感染、营养素缺乏或过量是最主要的几个因素,葡萄糖的超负荷是其独立危险因素。应注意监测肝肾功能变化,应避免长时间过高热量供应及过量葡萄糖摄入,适当调整营养液成分或营养素的比例。

(6)长期肠外营养患者亦需注意胆汁淤积、胆囊结石发生。长期缺乏食物刺激,胃肠道激素分泌明显减少,其中胆囊收缩素减少使得胆囊内胆汁淤积不易排出,胆汁酸浓度及肠肝循环发生改变,导致结石形成。应定期腹部超声检查,监测胆囊结石发生。

(7)长期肠外营养所致代谢性骨病发生率更高,比如低骨量、骨软化、骨质疏松等,其与维生素D缺乏、继发甲状旁腺功能亢进、骨骼营养元素缺乏、骨转换失衡、基础疾病等多重因素相关。临床可有全身骨痛、病理性骨折等多种临床表现。这类疾病可严重影响患者机体健康状况,也会对患者生活质量带来不利的影响。预防措施有:建议尽早恢复经口或肠内营养,应保证肠外营养液中钙、磷、镁的含量充足,并根据血及尿中钙、磷、镁的水平进行调节,规范化监测血钙、磷、镁、钾及维生素的水平,每年定期复查骨密度。

六、居家运用

家庭肠外营养(home parenteral nutrition,HPN)是指在专门营养服务组织的帮助下,对一些情况较为平稳,但必须长时间或更长期依赖肠外营养支持的特定患者,在家中进行肠外营养。

(一)HPN 的适应证

(1)患者情况平稳即可出院,如出现肠胃机能暂时或永久性问题,不能接受常规饮食、肠道内营养及肠道内营养不能满足人体对营养的需要及保持水分稳定,估计需经由肠道外途径提供营养和水分来维持生活的期限大于两周。

(2)患者及其亲属都愿意在家中继续护理,并能主动协助医疗人员开展 HPN 的有关训练与教学,能学习并熟悉肠外营养的配制与输液的操作以及 HPN 常见并发症的防治与早期治疗。

(3)患者的家属住宿条件较好,有专门的房间提供肠外营养液室温配制,或附近诊所可以配制并供应患者需要的肠外营养液温度。

(二)组织管理

HPN 的开展牵涉许多领域,并要求相应的专门服务队伍为患者提供合理、充分和高效的营养支援服务。营养支援团队(nutrition support team,NST)提供了一个团队治疗的系统,以进行临床营养支援服务。NST 一般由医生、营养学家、药剂师和医务人员等构成。另外,也可涉及社会工作人员、营养学科的技术人员和其他专门工作人员。NST 主要负责正确评估患者的营养状况,制订并调整 HPN 的计划,并进行对 HPN 的长期监测与随访,以帮助患者和家庭预防 HPN 常见问题的发生。

(三)配置与存储

针对病情稳定的 HPN 患者,每天液体需求量为 $30\sim35$ mL/kg,能量需求量为 $83.6\sim146.3$kJ/kg($20\sim35$ kcal/kg),蛋白质需求量为 $0.8\sim1.4$ g/kg。

营养液成分及比例,需按照患者具体的代谢要求、营养物质情况、脏器特点、输液途径、方便配制及护理要求等而确定。营养物质药方中应当充分考虑与其他药品或液体疗法,包括营养素之间的作用和营养素与药品相互之间的配伍原则和禁忌。营养素配方中应当便于调配和输注,以便于患者和医护监护人员的家庭治疗,并尽量避免采用太多添加物质,尽量选择实用简便的方式配制。如需存放,应置 4 ℃冰箱内避光冷藏,并应复温后再输注。不含有维生素和微量元素的全营养混合液(total nutrient admixture,TNA)在常温条件下能贮存 30 小时以上,$2\sim8$ ℃下则能贮存 7 天。

(四)居家导管护理

(1)肝素帽及无针接头应与静脉留置针头一起更换。更换无针输液接头的频率通常 $5\sim7$ 天换一个,而 PICC、CVC、PORT 附加的肝素帽等无针插头,则需要最少每 7 天更换一个。三通插头,需与输液设备同时更换。

(2)当附加装置的完整性受损或怀疑污染时,应及时更换。

(3)肠外营养输液装置至少每 24 小时更换一次,或每次使用新肠外营养容器时更换。

(4)单独输注静脉脂肪乳剂(intravenous fat emulsion,IVFE)时,每隔 12 小时或根据产品说明更换输液装置和输液袋。

(5)过滤器应每 24 小时更换一次,每 12 小时更换一次脂肪乳剂过滤器(背驮式)。

(6)必须每 24 小时进行肠外营养溶液(TNA 和氨基酸/葡萄糖配方)的给药装置;另

有建议给药装置与肠外营养容器进行替换。

（7）不要任意调整输液速率，以免因过快或过慢送液造成严重的不良反应，并妨碍能量的有效使用。

（8）治疗结束拔管后要压迫穿刺点5～10分钟，对导管留置时间较长者压迫时间应够长，防止空气沿穿刺隧道进入血液，引起气栓。

(五)居家自行监测项目

居家自行监测项目包括：是否有高热、畏寒或寒战；是否有心慌、胸闷或气急的征象；是否有舌干、口渴或浮肿，并且尿量较多或过少等现象；是否有明显疲乏或肌痉挛，并且食欲显著下降、巩膜或皮肤黄染、红疹等现象；是否有与导管同侧的上肢突然肿大；是否有管道阻塞、易位、脱出等现象；或者是否有比较明显的体重改变。同时，每年最少要开展一次包含电解质、肝功能、肾功能、血常规、蛋白质含量、血脂浓度等项的实验室检测，需要经过医生、患者各方的密切合作与努力，方可确保HPN的安全有效进行。

【参考文献】

［1］丛明华.肠外营养安全性管理中国专家共识［J］.肿瘤代谢与营养电子杂志，2021,8(5):495-502.

［2］中华医学会肠外肠内营养学分会.肠外营养多腔袋临床应用专家共识(2022)［J］.中华外科杂志，2022,60(4):321-328.

［3］夏萍，史俏蓉，霍永忠，等.欧洲营养风险筛查方法NRS-2002简介及应用现状［J］.现代预防医学，2007(15):2860-2861,2866.

［4］肠外营养临床药学共识(第二版)［J］.今日药学，2017,27(5):289-303.

［5］温清华.新生儿发生胃肠外营养相关性胆汁淤积的危险因素分析及干预策略［J］.现代临床医学，2023,49(5):331-334.

［6］赵彬，老东辉，商永光，等.规范肠外营养液配制［J］.中华临床营养杂志，2018,26(3):136-148.

［7］李素云，邵小平，唐小丽，等.肠外营养安全输注专家共识［J］.中华护理杂志，2022,57(12):1421-1426.

［8］刘欣，孟慧慧，张关敏，等.静脉用药调配中心全肠外营养不合理医嘱类型及预防对策［J］.中国民康医学，2022,34(10):124-127.

［9］胡静，李梅.肠外营养相关代谢性骨病的研究进展［J］.中国全科医学 2020,27:3488-3491.

［10］吴国豪，谈善军.成人家庭肠外营养中国专家共识［J］.中国实用外科杂志，2017,37(4):406-411.

（杜振双 文,吴秀文 一校,刘玉琪 二校）

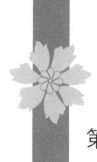

第五章 居家设备与器具

第一节　居家器具介绍

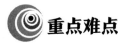重点难点

(1)监测器具的种类和应用。

(2)训练器具的应用。

一、监测器具

(一)脉搏血氧仪

脉搏血氧仪简称脉氧仪或指脉氧仪,是通过光学原理测量血液中的氧合血红蛋白与还原型血红蛋白比值,而后计算出血氧饱和度,从而反映血红蛋白氧合情况。脉氧仪还可以监测脉搏,因此提供了以无创方式测量血氧饱和度以及心率的方法。脉氧仪不仅临床应用十分广泛,因其便携和经济实惠等的特点,是很多慢重病患者居家必备的医疗监测仪器。

1. 适用情况

对于需持续监测血氧和心率的患者必须准备脉氧仪,病情稳定的患者如需要出门活动或回诊,随身携带脉氧仪可减少出门活动风险。适用情况包括:呼吸系统疾病患者,特别是长期打鼾、使用呼吸机和制氧机的患者;心脏病、高血压、糖尿病等患者;急救和转运过程中、消防抢险、高空飞行的患者;户外运动者、登山爱好者、体育运动者在运动时也可以监测。

2. 结构和使用方法

脉氧仪大多数由电池、屏幕、脉搏探头组成(图 5-1-1)。目前市面上的脉氧仪有 4 种,包括指夹式脉氧仪、掌式脉氧仪、脉搏式脉氧仪和手表式脉氧仪。图 5-1-1 显示了一个指夹式脉氧仪,使用时先捏开夹子,将手指插入硅胶,调整好手指与指套的位置,使红光射线面对指腹,接受面对准甲床,监测时测量的手指与心脏平齐,测量完毕松开夹子。对于大多数人来说,习惯于测量食指。在手指完好情况下不同手指之间测得结果相差不会太大;待数据平稳后,再准确记录读数;若长时间连续监测血氧饱和度应两小时更换一次部位。

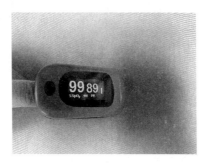

图 5-1-1　指夹式脉氧仪

3. 注意事项

(1)脉氧仪将所有血红蛋白简单分为氧合和未氧合血红蛋白,而无法判断碳氧血红蛋白和高铁血红蛋白的存在。而且碳氧血红蛋白与氧合血红蛋白一样吸收红光,所以高浓度碳氧血红蛋白可能导致脉氧仪读数偏高,从而掩盖低氧血症,此时应进行动脉血气分析检查。

(2)被测量手指及手臂的血管畸形、动脉狭窄等影响手指血供循环情况,会影响血氧饱和度。如果不同手指测得结果差异比较大,应及时到医院就诊,排查原因。测量前应确保手部温度正常,手部发凉时可以在测量前将双手搓热,以确保末梢血供循环正常。

(3)患者躁动时的异常运动会干扰血氧饱和度的测量,测量时应将被测量手指跟指夹式脉氧仪贴合好,尽量避免被测手指活动。

(4)应尽量避免强光照射,强光照射血氧饱和度探头时,可能会使光电接收器件的工作偏离正常范围,导致测量不准确。

(5)涂指甲油或同侧手臂测量血压时都会影响血氧饱和度测量。

(二)峰流速监测仪

呼气峰流速又称最高呼气流量、最大呼气流量、最高呼气流速等,指用力呼气时的最高流量(L/min)。峰流速是用一个简易的峰流量监测仪来测定患者的一个肺功能指标,主要反映的是患者呼出气受限制的程度。峰流速监测仪是一个小巧便携的简易肺功能仪,是患者个人监测病情必备的工具。

1. 适用情况

峰流速监测仪适用于基层医院和家庭实时监测。可用于哮喘的诊断和 COPD 的筛查,监测呼气峰流量能及时发现肺功能下降,能指导患者及时就诊。因此,对于气流受限的诊断及严重程度判断、病情变化及治疗追踪等有着重要意义。

2. 分类

常见的两种峰流速监测仪(图 5-1-2):机械式峰流速监测仪和电子式峰流速监测仪。

机械式峰流速监测仪的使用方法：患者取站立位，手拿峰流速监测仪，峰流速监测仪保持水平位，注意不要妨碍游标移动，并确认游标位于标尺的基底部。深吸气后屏住，深吸气时嘴不要含着或是对着峰流速监测仪，然后将峰流速监测仪放入口中，用嘴唇包住吹气口，尽可能快而用力地呼气，吹完后不要再用余气继续吹，注意不要将舌头放在吹气口内。再重复检查两次，选择3次的最高数值记录在相应的本子上。

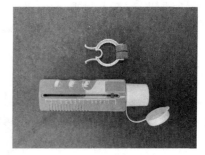

图 5-1-2　峰流速监测仪

3. 测量时间点

呼气峰流速监测的时间点有多种方式：

（1）昼夜检查法：每日早、晚分别测量3次，并在哮喘患者症状与呼气峰流速记录表中记录早晚最佳呼气峰流速值。

（2）4次检查法：每天测定早上、中午、傍晚和睡前呼气峰流速值，如06：00、12：00、18：00、24：00。

（3）按症状检测：当患者出现胸闷、气促、咳嗽等症状时进行检测，以判断症状与通气功能是否同步。

（4）用药前后检测：使用支气管舒张剂前后进行检测，以确定气道的可逆性及药物疗效。但哮喘严重发作，感到明显呼吸困难时，不宜再行呼气峰流速测定，应该立即就医。若有主观症状临时加用药物，尽量于用药前及后10～15分钟记录呼气峰流速，并同步记录应用药物日期、名称、剂量和使用频率。

4. 结果判读

每个人的峰流速正常值都不同，应根据自身性别、年龄和身高计算得出正常值（即预计值）。将吹出的峰流速值与预计值进行比较，判断气流阻塞的严重程度。这一比值有助于医生判断哮喘的严重程度并制订不同的治疗方案。

呼气峰流速变异率指一定时间内呼气峰流量在各时间点或时间段的变异程度。呼气峰流速日变异率＝(最大值－最小值)/[(最大值＋最小值)/2]×100%，阳性判断：日变异率≥20%。一旦发现比原来的最高值降低20%以上时，需要及时找医生诊治。

(三)床旁简易心电监护仪

床旁简易心电监护仪是一种用来连续监测心脏电活动的手段，是一种可以连续监测心脏电活动的无创监测方法。它能够提供可靠的有价值的心电活动指标，一般有心电图、血压、心率、呼吸频率、体温的情况，还有血氧饱和度，可以高精度地测量患者的生命体征。当参数超出设置的正常值范围就会发出警报。

1. 适用情况

使用心电监护仪目的是监测居家患者的生命体征，是否有异常数值，作为判断安全性以及是否立刻就医的判断依据。其广泛适用于亚健康人群、有心电活动异常的患者等，有利于监控并降低中风、心肌梗死风险等，并对患者进行用药指导。建议每日定时记录生命体征,就医时可以为医师提供病情变化的判断依据。

2. 工作原理及分类

心电监护仪可将患者心脏的活动情况经过心电导联线传输到处理器中。其中,血压经过压力传感器转变成电信号传入处理器;呼吸是依靠心电图的电极片监测吸气和呼气形成的胸腔电阻变化由心电导联以及心电活动传入处理器。

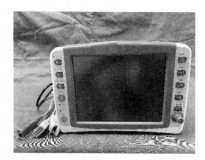

图 5-1-3　便携式监护仪

其根据结构分为 4 类:便携式监护仪(图 5-1-3)、插件式监护仪、遥测监护仪、HOLTER(24 小时动态心电图)心电监护仪。其根据功能分为 3 类:床边监护仪、中央监护仪、离院监护仪(遥测监护仪)。

3. 操作流程

接通监护仪电源,打开电源开关,并将各导联线与监护仪相应接口连接,缠绕血压计袖带,安放电极片,安放好血氧饱和度探头,设置监护仪各参数。

4. 监测参数

(1)心电图:主要显示参数为心率,正常成年人安静时的心率有显著的个体差异,大多数人在 60～100 次/分钟波动。心率因年龄、性别及其他生理情况而不同。新生儿心率很快,可达 130 次/分钟以上;成年人中,女性心率一般较男性稍快;经常进行体力劳动和体育锻炼的人心率较慢。同一个人,在安静或睡眠时心率减慢,运动时或情绪激动时心率加快,在某些药物或神经体液因素的影响下心率会加快或减慢。

(2)血压:人体正常收缩压<120 mmHg,舒张压<80 mmHg。

(3)血氧饱和度。

(4)呼吸频率:平静呼吸时,成人为 12～20 次/分钟。

监测警报值设置除特殊高危病情者,建议以患者平均监测数值上下调整 20%～30% 作为报警限值。

(四)血压计

血压计是测量血压的仪器,又称血压仪。其原理是加压压迫局部动脉,通过施加的压力阻止局部动脉的搏动,从而测量血流压力。

1. 分类

血压计主要分为听诊法(又称柯氏音法)和示波法(又叫振荡法)血压计。听诊法血压计有水银血压计(压力计)、弹簧表式血压计(压光柱血压计)、光显血压计、液晶血压计等。而大多数的电子血压计采用示波法,其原理是获取在放气过程中产生的振荡波,经换算得出血压值。

(1)水银血压计(图 5-1-4)由气球、袖带和检压计 3 部分组成,其中袖带的橡皮囊二管分别与气球和检压计相连,三者形成一个密闭的管道系统。其可分为台式、立式两种。台式水银血压计结构合理、牢固可靠;立式水银血压计可任意调节高度,因结果可靠最为常用。水银血压计是目前测量血压最准确的血压计,设计简单,发生故障少,不同品牌精确性无差异。但体积稍大,不便携带;有水银泄漏风险;其测量血压原理为听诊法,易受测量者专业水平、听觉、注意力影响。

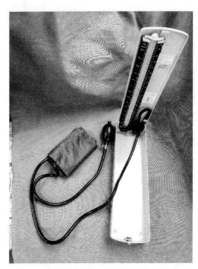

图 5-1-4　水银血压计

(2)电子血压计,主要由气体压力传感器、加压微型气泵、排气阀和相关软件等组成。其原理有听诊法或示波法。其根据测量的部位可分为上臂式、手腕式、手指式、自动式和手动式等。电子血压计操作简便,读数直观,适合于家庭使用;但误差大,需经常以标准水银柱式血压计加以校准。不适用于过度肥胖、脉搏极弱、心律失常、严重呼吸困难和低体温患者。

(3)气压表式血压计,又称为无液血压计、弹簧式血压计,利用气压泵操作测压。其体积小,携带方便,但随着使用次数的增加,弹簧性状改变会影响结果的准确性,需要定期与标准的水银血压计进行校准,临床上已使用甚少。

2. 使用方法

测量血压时,袖带中心与心脏保持在同一高度,患者保持坐姿端正。每天尽可能在相同的时间和条件下,采用同样的姿势进行测量。因为血液流向的关系,左手的血压通常略高于右手,差异在 10～20 mmHg 都属正常,应记录较高的数据。若两手相差超过 40～50 mmHg,可能是血管阻塞等问题,应就医检查。记录血压时,应同时记录高压、低压、心率和测量时间。

3. 注意事项

(1)定期检测和校对,以保证其准确性。水银血压计刻度应清晰,管柱清洁,加压时无气泡;使用后要将气放尽,向右倾斜 45°,使水银收入水银壶中后,再关好水银开关。

(2)密切观察血压时,应做到"四定",即定时间、定部位、定体位、定血压计。

(3)测量前 30 分钟内无剧烈运动、吸烟、情绪变化等影响血压的因素,排空膀胱,袖口不宜过紧,如果衣服过厚,建议脱掉袖子再测。保持室内温度适宜,环境安静。测量时身心松弛、手掌向上、不要说话,身体和手不要摆动。运动、进食、饮酒、咖啡、茶、抽烟,有尿意时等可能会使血压值有所偏差。

（4）充气不可过快、过猛,防止汞外溢;放气不可过快或过慢,以免读值误差。

（5）血压听不清或异常时,应重新测量。重测时,应待水银柱降至“0”点后再测量。

（6）偏瘫患者在健侧手臂测量。

（五）血糖仪

血糖仪又称血糖计（图5-1-5）,是一种测量血糖水平的电子仪。血糖监测有助于评估患者糖代谢紊乱的程度,制订合理的降糖方案,并指导降糖方案的调整。自我检测血糖可作为调整药物剂量或饮食改善的依据,使血糖问题得以控制,减少高血糖或低血糖风险。除了在医院进行血糖监测,学会居家测血糖也十分重要。

1. 分类

血糖仪从工作原理上可分为光反射法和电化学法。光反射法是检测反应过程中试纸条的颜色变化来反映血糖值,其价格便宜,但探测头暴露在空气里,很容易受到污染,影响测试结果,使用寿命比较短,两年后建议校准。电化学法采用检测反应过程中产生的电流信号来反映血糖值,其测试原理更科学,电极口内藏,可以避免污染,误差小、精度高,一般不需要校准,寿命长。

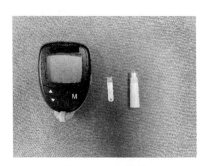

图 5-1-5　血糖仪

血糖仪从采血方式上可分为抹血式和吸血式。抹血式的机器一般采血量比较大,患者比较痛苦,这种血糖仪多为光电式的。吸血式的血糖仪,可以通过试纸控制采血量,也不会因为血量影响结果偏差,操作方便。

2. 测量方法

用肥皂水或温水清洁采血部位,条件允许时首选75%酒精,不可选择其他对检测有干扰性的消毒剂,如碘伏。待酒精干后,方可进行采血。采血针穿刺皮肤后,轻压血液自然流出,用消毒棉球轻拭去第一滴后,将第二滴血液滴入试纸区上的指定区域。穿刺皮肤后勿过度用力挤压,以免组织液混入血样造成偏差。

3. 注意事项

（1）血糖仪的选择:

①准确性:血糖仪测量的末梢血糖与医院生化仪测的静脉血浆血糖结果相差±15%。

②便捷性:选择免调码、操作简单和更换电池方便的血糖仪。对于视力欠佳的患者,可选择显示窗大和清晰度高的血糖仪。

③价格:血糖试纸则是长期消耗品,应选择价格经济且能长期稳定供货的试纸。

④售后服务:最好有24小时免费客户服务电话,血糖试纸供货充足稳定。

(2)血糖仪的保养:血糖仪工作最佳温湿度是10~40 ℃、20%~80%,温湿度不适均会影响测定值的准确性。试纸存放在密封防潮、阴凉干燥处即可。每款血糖仪都须使用与之匹配的试纸,不能混用。勿在附近使用带有磁场的设备。使用锰性或者碱性电池,电量不足会影响检测结果的准确性。

(3)采血注意事项:用75%酒精消毒皮肤待干,碘伏会使测试值升高。采血时用力挤压手指会使测试结果偏低。监测末梢血时,用任意一根手指都可以,可以选择无名指和小指,因为使用频率较低,神经分布比较少。手指两侧的毛细血管丰富,神经末梢分布较少,不容易产生疼痛,是最佳部位。而长期监测的人群应注意部位的轮换。由于特殊原因,比如上臂缺如、指尖厚茧导致无法使用手指监测血糖时,还可以选择足跟两侧、耳垂等部位。

(4)采血时间点:

①餐前血糖监测:适用于注射基础、餐时或预混胰岛素的患者。当血糖水平升高和使用降糖治疗有低血糖风险时,都应测定餐前血糖。

②餐后血糖监测:一般指餐后两小时血糖监测。适用于注射餐时胰岛素和采用饮食、运动控制血糖的患者,空腹血糖和餐前血糖已获得良好控制但糖化血红蛋白仍不能达标者也可通过检测餐后血糖来指导治疗。

③睡前血糖监测:适用于注射胰岛素的患者,尤其是晚餐前注射胰岛素的患者。

④夜间血糖监测:用于监测夜间血糖,尤其是不可解释的空腹高血糖时。

此外,出现低血糖症状或怀疑低血糖时应及时监测血糖;剧烈运动前后宜监测血糖。

二、训练器具

(一)呼吸训练器

呼吸训练器是一种新型恢复正常呼吸的理疗辅助用品,可以有效帮助呼吸功能障碍患者。

1. 适应证和禁忌证

(1)适应证:长期卧床、胸腹部围手术期、肺部疾病的患者;原发或继发性肺功能障碍,恐惧或紧张,气道廓清障碍,充血性心力衰竭、肺水肿、肺栓塞,有代偿性呼吸反应的代谢紊乱,手术、创伤或疾病带来的疼痛,支气管痉挛或哮喘即将发生支气管痉挛,肌肉骨骼功能障碍造成吸气受限,肋骨骨折,辅助控制或间歇指令通气模式下的机械通气患者;虚弱或卧床不起的患者,通气容量恒定、痰液潴留并且由于气道廓清能力差有发生肺炎和肺不张倾向的患者。

(2)禁忌证:未经减压及引流的张力性气胸、纵隔气肿;中等量及以上咯血;重度肺囊肿或肺大疱；低血容量休克未纠正之前；急性心肌梗死等。

2. 目标

呼吸训练的目标包括减少呼吸做功，改善肺泡通气，通过提高咳嗽能力，改善气道廓清功能，增加肌肉力量、协调性和呼吸肌效率，改善发音和表达需求的能力，教会患者如何应对和控制呼吸，协助放松、松动和保持胸廓的活动性，让患者感受自我控制和管理疾病和障碍的信心。

3. 分类

呼吸训练分为吸气训练和呼气训练两种。

（1）吸气训练：通过吸气训练器（图 5-1-6）设定的阻抗训练吸气肌，以增加吸气肌力和耐力，从而改善呼吸困难，提升心肺功能，进一步提升运动的效能。训练方式包括横膈肌阻力训练、吸气阻力训练、诱发呼吸训练器训练等。主要用于治疗各种急性或慢性肺疾病，主要针对吸气肌无力、萎缩或吸气肌无效率，特别是横膈及肋间外肌。

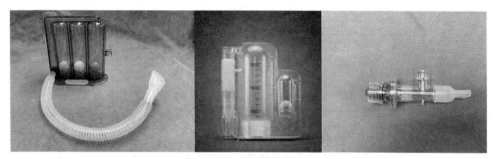

图 5-1-6　吸气训练器

（2）呼气训练：呼气抗阻训练（图 5-1-7）指在呼气时施加阻力的训练方法，呼气训练同时常结合气道内振荡，采用物理性振荡原理，通过振荡松脱黏着、积聚于呼吸道壁上的痰液，将痰液导引到咽喉再借由咳嗽将痰液吐出。呼气训练常用于慢性支气管炎、肺气肿或慢性阻塞性肺疾病等患者，以适当增加呼气时的气道阻力，减轻或防止病变部位支气管在呼气时过早塌陷，从而改善呼气过程，减少肺内残气量，同时改善痰液引流。

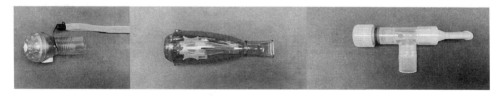

图 5-1-7　呼气抗阻训练

（二）上下肢训练器

上肢训练辅助器用于肩、上臂、前臂和手部的康复训练，下肢训练辅助器用于大腿、膝、小腿、踝、足的康复训练（图 5-1-8）。在回归家庭后使用上下肢训练器能够使患者的生存质量显著提高。在居家进行有氧运动或者使用上下肢训练器时，要首先取得医师的运动处方以及治疗师的训练指导,进行运动处方的设置,包括运动方式、运动强度、运动时间、运动频率和注意事项。

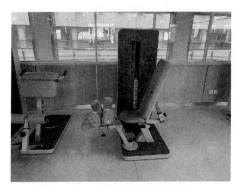

图 5-1-8 上下肢训练辅助器

1. 适应证与禁忌证

(1)适应证:健康和亚健康人群的健身运动;可以进行有氧运动的疾病,包括心血管疾病中的陈旧性心肌梗死、稳定型心脏病、隐性冠心病、轻中度原发性高血压、轻症慢性充血性心力衰竭,慢性呼吸系统疾病中的 COPD 和慢性支气管炎、肺气肿、哮喘(非发作期)、胸部手术后恢复期,代谢性疾病中的糖尿病、单纯性肥胖症,脑卒中后遗症和其他慢性病等。

(2)禁忌证:各种疾病的发作期和进展期;心血管功能不稳定阶段;严重的骨质疏松;主观不合作或不能理解运动,精神疾病发作期或严重神经症;感知认知功能严重障碍;肢体功能障碍而不能完成预定运动强度和运动量。

2. 分类

上下肢主被动运动康复训练设备按运动方式可分为被动运动、主动助力运动、主动抗重运动、主动抗阻运动;按肌肉收缩方式可分为等速训练、等长训练、等张训练。

(三)家用矫形鞋

矫形鞋是治疗下肢及足部疾病的鞋、靴的总称,俗称病理鞋。恢复并维持正常的生物力线是矫形器的根本目标。

1. 作用

(1)保护组织、预防损伤和缓解疼痛。通过固定和保护,限制肢体的活动,预防损伤,缓解疼痛,促进修复,如软组织、韧带损伤后选用的矫形器。

(2)处理畸形,包括预防畸形、矫正畸形、适应畸形,如脑瘫患儿选用的踝足矫形器。

(3)限制骨关节的异常活动。固定、限制骨关节的异常活动,如用于骨折后固定的矫形器,用于限制膝关节过伸的膝矫形器等。

(4)补偿肢体长度和形状的缺损。肢体不等长时选用的鞋垫、矫形鞋等。

(5)处理神经、肌肉病变引起的功能异常。中枢神经系统病变常引起肌张力增高、痉挛和关节挛缩,可选用抗痉挛矫形器;相反外周神经损伤后出现肌肉张力低,松弛性无力,关节不稳,可选用相应矫形器固定松弛关节于功能位。

(6)其他包括安慰、保温、提示和姿势反馈等。

2. 家用矫形鞋的种类

(1)踝足矫形器主要用于完全限制足下垂、背屈和/或跖屈乏力、踝关节韧带损伤、轻度膝关节不稳和外翻/内翻患者的踝关节运动。

(2)步行靴是一种矫形器,可以与小腿、踝关节和整个脚的前后部完全接触,可用于急性损伤,如韧带扭伤/撕裂、术后稳定或支撑、溃疡或骨折。

(3)矫形鞋垫是以足印、足模等为依据,运用人体生物力学原理,采用软性弹性材料或硬性材料制作而成的鞋垫,按功能分为矫正鞋垫、增高鞋垫等。矫正鞋垫主要是矫正足部畸形,改善足部的受力分布,从而减轻疼痛,包括扁平足鞋垫、扁平外翻足垫、3/4 长度矫形鞋垫等。增高鞋垫放入鞋内使用的鞋垫,其目的是弥补下肢不等长,一般可增高 1～3 cm。

(四)红外线理疗灯

红外线理疗灯是应用红外线来辅助治疗疾病的一种方法,属于光疗法。其通过红外线辐射器,以直接照射方式作用于人体,机体在红外线照射下,小动脉和毛细血管扩张,出现主动性充血,且照射部位附近的组织内均有充血和血流加速反应。热能使细胞吞噬能力加强、局部代谢旺盛、细胞氧化过程加快等,机体组织通过吸收红外线,产生热效应,从而产生一系列治疗作用,包括加强组织的营养代谢、缓解肌痉挛、镇痛、消炎消肿、促进组织再生、增强免疫功能、表面干燥、软化瘢痕、松解粘连等作用。红外线理疗灯具有操作简便和经济实用等特点,应用非常广泛。

1. 分类

(1)白炽灯,多为近红外线灯,临床上多使用不同功率普通白炽灯,配有光反射板和灯罩以防辐射能的散失,能辐射大量近红外线和少量可见光。热效应没有长波红外线灯明显,但是作用深,适用于病灶较深的局部治疗。

(2)长波红外线灯,包括频谱治疗仪、特定电磁波谱辐射器、波姆光治疗仪。一般是将电阻丝绕在或嵌入碳化棒或板内,通电后电阻丝产热,使其辐射出长波红外线,热效应明显,但作用浅,适用于病灶较浅的局部治疗。

(3)光浴器,将多个白炽灯泡安装在半圆筒状光浴器内,可用于发汗治疗、全身皮肤病、提高免疫力等,适用于肢体、半身或全身(头部除外)。

2. 适应证和禁忌证

(1)适应证:软组织挛缩、面神经麻痹、压疮、手术伤口。

(2)相对禁忌证:对于神志昏迷者或局部有感觉障碍、血液循环障碍、瘢痕者一般不予照射,必须治疗时应减少治疗剂量,避免烫伤发生;头、面、肩、胸部治疗时患者应戴护目镜,或以布巾、纸巾或浸水棉花覆盖眼部,避免红外线直射眼部;红外线会对眼睛造成永久损伤,如角膜烫伤、视网膜和晶状体损伤;妊娠期妇女腰骶部一般不予照射。绝对禁忌证:恶性肿瘤、有出血倾向、高热、急性损伤以及急性炎症、闭塞性脉管炎及重度动脉硬化、水肿增殖的瘢痕、过敏性皮炎。

(五)弹力带

弹力带最初应用在健身领域,用于力量训练、塑形及儿童成长训练。1970年,由两名物理治疗师改进后广泛应用于康复领域并沿用至今。相对于传统阻力训练,弹力带训练可以提供多平面及相对不稳定的训练方式。弹力带训练是一种柔性抗阻运动方式,能涉及全身大部分肌群,阻力的大小和方向可以任意改变,在训练中可以很好地降低练习者关节承受的压力,不容易受伤。弹力带阻力训练可增加肌肉力量、肌肉围度、肌肉耐力、肌肉爆发力。其便携、训练简单的特点使其成为居家运动康复的常用器具,男女老少皆宜。

弹力带训练目的不同,训练方法亦不相同,进行弹力带训练时,我们需要强调弹力带初始长度或弹力带阻力(弹力带颜色),并在尽力的情况下完成的次数为量化单位。不同颜色的弹力带由于厚度不一,阻力不同。当它们被伸长一倍的时候,茶色弹力带提供的阻力最少,然后是黄色及红色,阻力逐渐增加是绿色、蓝色、黑色、银色及阻力最大的金色。开始训练时,应选用阻力较小的弹力带如红色,建议女性选择红色弹力带,男性选择绿色弹力带。弹力带的长度在2.5 m可以完成大部分的训练动作。

需要注意的是,使用后应避免将弹力带摆放在阳光直接照射的地方;若在泳池中使用,用后需要用清水洗净,由于泳池中存在氯化物,会破坏弹力带;如果弹力带出现黏合在一起的现象,则使用肥皂水清洁,并将其铺平晾干,并涂些滑石粉。

(六)握力器

握力器,又称臂握器、手力器、指力器、测力器,是很多家庭有的小型健身器材,可以锻炼手指的抓握力、手腕和前臂内外侧的一些肌群。其不仅能够让手臂粗壮有力,不易疲劳,降低受伤风险,还能促进血液循环,减少关节炎和腱鞘炎的发生。

握力器有单手、双手、上握、下握、双夹等多种形式,每个姿势练习的相应部位也有所不同。其中,单手以单臂练习为主,双手可以练习双臂协调能力。使用握力器训练时,手臂不要动,双肩收紧,以2~5指抓握合为一点,拇指和虎口为另外一点,两点夹挤用力。握力器握紧后不要立即松开,保持5~10秒。切记不要快速开合,那样不但起不到锻炼效果,还会导致肌肉酸痛。连续握10个为一组,一天练习5~10组。

需要注意的是,握力器虽然操作方便,但过量运动也会产生损伤。能连续抓握10次,而感受到一定程度疲劳的阻力即为初学者适宜的阻力,可避免出现肌肉拉伤。中老年人和受伤康复者可以适当减低阻力值,再循序渐进地增加。

(七)瑜伽球

瑜伽球(图5-1-9)也称为健身球或瑜伽健身球,是一种配合运动健身的球类运动工具。瑜伽球主要针对腹部、背部、腰部等主要部位训练,训练时配合缓慢、有节奏的呼吸进行伸展、挤压等动作。瑜伽球改变模式化的训练方式,具有很强的娱乐性;瑜伽球是比较常见的运动器材之一,运用瑜伽球进行锻炼可以有效提升身体控制力和协调能力;材质多是由柔软的聚氯乙烯材料制成,当与人体接触时,内部充气的健身球会均匀地接触人体各部位从而产生按摩作用,有益于促进血液循环;纠正体态,可以加强腰背腹部力量,纠正错误坐姿。

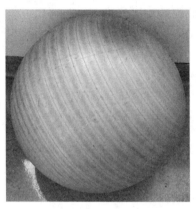

图 5-1-9　瑜伽球

需要根据个人的身材选择瑜伽球的大小,瑜伽球的尺寸有直径 45 cm、55 cm、65 cm、75 cm 等几种。如果是身材较小的女性,可以选择 45 cm 或者 55 cm 的瑜伽球,而 65 cm 和 75 cm 的瑜伽球更适合于高大的男性。此外,要选择由正规厂家生产的结实耐用的健身球,要有弹性并且具备十足的安全性。初学者可以小球练习,以方便控制为原则,熟练者可换大球练习。将球灌到八分满即可,球身有弹性,方便做夹与抓握等动作。

三、气道管理器具

(一)气道湿化装置

气道湿化是通过湿化装置将水蒸发为水蒸气,以达到保护气道黏膜、促进痰液排出、维持气道通畅、减轻患者不适的一种物理疗法。

1. 种类

(1)气泡式湿化,是临床上最常用的气道湿化装置。吸氧时,氧气通过筛孔后形成小气泡,筛孔越多,接触面积越大,湿化效果就越好。

(2)被动加热湿化器,也称人工鼻(图 5-1-10),工作原理为保留呼出气中的水分和热量,用于加温湿化下一次吸入的气体。理想的湿热交换器能提供 70% 以上的呼出水分回收效率,至少提供 30 mg/L 的水蒸气。使用禁忌证为痰液浓稠、量多或血性痰、气道高阻力、低体温(<32 ℃)、呼出潮气量低于吸入潮气量 70%、小潮气量通气、自主分钟通气量过高(>10 L/min)、无创通气等患者。

(3)主动加热湿化器(图 5-1-11),将湿化液加热产生水蒸气与吸入气体混合达到对吸入气体进行加温加湿的目的。湿化罐的温度可以调节以产生不同温度和湿度的气体,不同的机械通气条件以及湿化器的品牌对加热湿化的效果也有影响。对于气管插管或者气管切开的患者进行机械通气时,需强制地对其吸入气体加温加湿,而无创机械通气患者可选择性应用。对机械通气患者吸入气体进行湿化属于生理替代,无禁忌证。

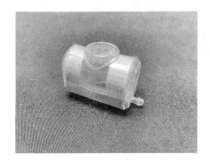

图 5-1-10 人工鼻

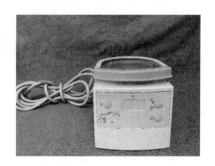

图 5-1-11 主动加热湿化器

2. 湿化效果评估

(1)湿化满意:痰液稀薄,顺利吸出,呼吸道通畅。

(2)湿化不足:痰液黏稠,吸引困难,呼吸困难,发绀加重。湿化液温度低于 30 ℃可导致纤毛运动减弱。

(3)湿化过度:痰液过分稀薄,频繁吸引,痰鸣音多,发绀加重。后果是气道阻力增加。水潴留过多增加心脏负担;损害肺泡表面活性物质,引起肺泡萎缩或顺应性下降。湿化液温度高于 40 ℃也可导致纤毛运动减弱,气道灼伤、体温增加。

(二)雾化器

雾化治疗又称气溶胶吸入疗法,是将支气管扩张剂、激素或抗菌药物等制成气溶胶,以气溶胶或雾的形式输入气道或肺,从而达到治疗疾病或缓解症状的目的。

1. 分类

雾化器是一种通过压缩气体或电源装置来驱动药液转变为气溶胶形态,以便于气道吸入的药物输送装置。常用的雾化器有 3 种:超声雾化器、喷射雾化器和振动筛孔雾化器。

(1)普通超声雾化器容易影响药物的活性,加大气道阻力,临床已较少使用。改良后的精细超声雾化器开始进入临床,它采用超声技术,在溶液中产生波动,通过振动网产生气溶胶并促进液体药物高效雾化成细颗粒。

(2)喷射雾化器(图 5-1-12)也称为射流雾化器,其设计原理是压缩空气或电动压缩泵驱动的高速气流通过狭窄的喷口时,将负压吸出的药液撞击形成大小不一的气溶胶颗粒。

(3)振动筛孔雾化器(图 5-1-13)通过剧烈振动,使药液通过固定直径的微小筛孔形成气溶胶颗粒均匀释出,产生的颗粒大小取决于筛孔的直径和驱动力。

2. 雾化吸入治疗的用药教育

(1)雾化前:按说明书要求贮存药物,确保药物在有效期内,颜色性状正常。雾化吸入制剂应在开瓶后立即使用。对于药物配置而言,高渗盐水、碱性药液和纯化水可引起气道高反应性,应避免用于雾化吸入。油性制剂可能引起脂质性肺炎,不能用于雾化吸入。部

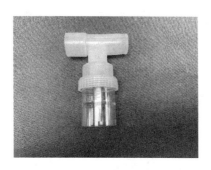

图 5-1-12 喷射雾化器

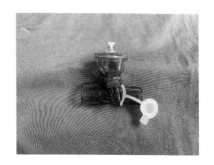

图 5-1-13 筛孔雾化器

分药物不能在同一容器中混合使用。雾化吸入治疗前一小时不应进食,注意清洁口腔分泌物和食物残渣,以防雾化刺激引起呕吐;洗脸、不涂抹油性面霜,以免药物吸附在皮肤上。

(2)雾化吸入治疗时:采用舒适的坐位或半卧位,深呼吸,使药液充分达到支气管和肺部。密切监测患者,注意潜在的药物不良反应。出现震颤、肌肉痉挛等不适时,应及时停药,一般停药后即可恢复,之后随访告知医生;出现呼吸急促、感到困倦或突然胸痛时,应停止治疗并立即就医。

(3)雾化吸入治疗后:使用面罩者应及时洗脸,或用湿毛巾抹干净口鼻部的雾滴,以防残留雾滴刺激口鼻皮肤引起皮肤过敏或受损。婴幼儿面部皮肤薄,血管丰富,残留药液更易被吸收,需要及时清洗。年幼儿童可用棉球蘸水擦拭口腔后,再适量喂水,特别是使用激素类药物后,以减少口咽部的激素沉积,减少真菌感染等不良反应的发生。雾化后翻身拍背有助于黏附于气管、支气管壁上的痰液脱落,保持呼吸道通畅。雾化吸入装置应专人专用,避免交叉污染。每次使用后需进行清洁并干燥存放,以防受到污染后成为感染源,影响治疗。

(三)振动排痰机

振动排痰机(图 5-1-14)是通过震颤达到定向叩击的效果,通过对人体产生的定向推挤、震颤作用,使支气管内的黏液松动并按定向挤推方向排出。振动排痰机能同时提供两种力,一种是垂直身体表面的垂直力,可松弛和液化支气管黏膜表面分泌物和黏液;另一种是平行于身体表面的水平力,有助于支气管内黏液及分泌物排出体外。振动排痰机可促进分泌物及痰液的排出,从而缓解支气管平滑肌痉挛,减轻阻塞,改善呼吸音,提高血氧浓度。

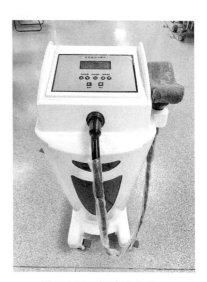

图 5-1-14 振动排痰机

1. 适应证与禁忌证

(1)适应证:为哮喘、慢性支气管炎、COPD、支气管扩张症、急性肺炎、呼吸衰竭、肺不张、术前气道清洁、气管切开术后、术后拔管、昏迷、重症肌无力、烧伤、职业性肺部疾病、肺囊性纤维性病变、老年性肺组织弹性及咳嗽反射降低等患者。

（2）禁忌证：为皮肤及皮下感染,肺结核、气胸、胸腔积液及胸壁疾病,肺部肿瘤及血管畸形,未局限的肺脓肿,肺出血及咯血,出血性疾病或凝血机制异常有发生出血倾向的肺栓塞,房颤、心脏内附壁血栓,不能耐受振动的患者等。

2. 操作步骤

对意识清醒的患者,应做好解释工作,以取得患者配合。协助患者取合适的体位,选择适当的叩击。调节适当频率及时间,一般临床使用频率范围为20～30 Hz,开始时使用较低频率进行工作,给患者适应的过程。将叩击头放在患者背部下叶处,持续30秒左右,逐渐向上移动,放在另一个部位,进行叩击。一般采取从下向上、从外向里的顺序,叩击直到整个肺部及肋部。

3. 注意事项

叩击过程中应缓慢、有次序地移动,不要快速、随意移动,以免影响治疗效果。每日治疗2～4次,餐前一小时或餐后两小时进行治疗,治疗前可先进行雾化吸入治疗。避免交叉感染。对于可以行走的患者可在治疗后下床活动,有利于排痰。使用过程中应注意观察患者耐受情况及生命体征的变化。

（四）负压吸痰器

负压吸痰器(图5-1-15)用吸引器的马达带动偏心轮,从吸气孔吸出贮液瓶及安全瓶内的空气并由排气孔排出,这样周而复始转动,使瓶内产生负压。将吸痰管插入患者口腔或咽喉部,利用产生的持续负压将近端气道内的痰液或分泌物吸出,把上气道的痰液吸出来,是防治患者呼吸道阻塞、抢救窒息所不可缺少的重要工具。

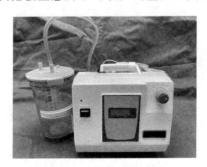

图5-1-15 负压吸痰器

1. 结构及种类

目前市场上的吸痰器一般有手动、脚踏、电动3种。手动吸痰器可应用于转运和野外的吸痰,其具有无电源、质量轻、体积小、吸引力大、结构紧凑、成本低、便于携带、坚固耐用等特点。电动吸痰器由主机、压力调节阀、负压泵、负压表、过滤器及储液瓶组成。电动式有电源开关和手控开关,简单易学,用于医院或家用有呼吸道黏液或呕吐时的吸引。便携式电动吸痰器适用于家庭,而手动吸痰器可作为临时替代(如停电、转运等),或防止设备故障的应急方案。

2. 使用方法

接通吸痰器电源,检查其性能是否良好,吸引管是否通畅。安装好吸痰管和排痰管。做吸水试验,检查吸痰器是否存在漏水漏气,排出时有无反气,如吸痰管有反气,则不能使用。证明其性能良好后,即可吸痰。吸痰后应吸水冲净储痰室内积痰。

3. 注意事项

使用中应熟练操作,勿抽拉过快过猛,以免负压过大损伤口鼻腔黏膜组织。一次吸痰时间尽量不超过 15 秒。自气管导管内吸痰的吸痰管外径不得超过气管导管内径的 1/2。气管内吸痰按无菌操作进行。吸痰管须每次更换,不能重复使用,以防止交叉感染。

(五)语音阀

语音阀(图 5-1-16)是一个单向的通气阀门装置,连接于气管套管处,吸气时语音阀的瓣膜打开,气流通过瓣膜进入气道,而呼气时瓣膜关闭,气流从气管导管与气管的间隙经过声门和口鼻呼出,患者发声基本正常。

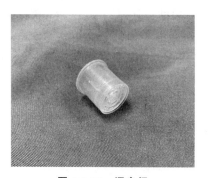

图 5-1-16　语音阀

1. 适应证和禁忌证

(1)适应证:患者清醒,有语言交流的愿望;脑血管意外、神经肌肉疾病、闭合性头颅损伤或创伤疾病的患者常有吞咽功能障碍,气管切开后,可考虑使用语音阀;不能耐受气管套管开口堵住的患者。

(2)禁忌证:无意识/昏迷的患者;严重行为障碍;病情不稳定,尤其是肺功能差的患者;严重的气管狭窄或水肿、气管切口处肉芽增生、语音阀以上的呼吸道阻塞;大量黏稠分泌物,且不易咳出者;全喉切除术或喉气管离断术;无法放气的泡沫制作的气管套管气囊,放置瓣膜后有窒息危险。

2. 使用方法

使用前评估有无放置说话瓣膜的适应证,并向患者及家属做好充分的交代和解释,让患者了解语音阀的原理、可能发生的情况及处理方式。

(1)无呼吸机辅助通气患者语音阀的放置:患者取适当体位,通常取半卧位,床头至少抬高 45°以上。给予患者口腔后部和气道内吸痰,保持呼吸道通畅。气囊缓慢放气,并观察患者有无不良反应,再次吸痰。佩戴语音阀,嘱患者发音,以评估声门上气流大小。严密监测心率、血压、血氧饱和度及患者主观感受。

（2）呼吸机辅助通气患者语音阀的放置：关闭呼吸机的容量报警，完成语音阀佩戴后再打开。将气囊放气，可先进行气囊漏气试验评估气道通畅程度。经气管套管吸痰，在呼吸机与气管切开接口处放置语音阀，鼓励发声。观察患者通气情况，严密监测心率、血压、血氧饱和度及患者主观感受。

3. 注意事项

每次使用前必须完全清除呼吸道内分泌物，以保证呼吸道通畅。睡觉、严重的呼吸道阻塞、分泌物黏稠和雾化治疗期间不宜使用语音阀。语音阀属于耗材，不宜混用，不宜多次反复使用。

四、辅助器具

（一）轮椅

轮椅是常用的个人移动类辅助器具，是肢体运动功能障碍者或残疾患者的代步工具。轮椅是一种带有移动轮子且可以坐的椅子，既可以作为一种临时的代步工具，也可以作为一种永久性的代步工具，用以代偿患者的肢体功能，提高患者的日常生活能力及社会参与能力，也是患者回归社会、体现个人价值的理想工具。

1. 适应证和禁忌证

（1）适应证：双下肢运动功能障碍不能行走或行走困难，但坐位平衡者；行动不便的老年人或老弱病残者；步行功能丧失者、截瘫患者、截肢患者、严重的下肢骨关节炎症疾病患者等；独立行走有危险者，患有中枢神经疾病，如帕金森病、痴呆、脑损伤、脑瘫的患者。

（2）禁忌证：臀部有严重压疮未愈、臀部或骨盆有严重骨折未愈、认知功能障碍、缺乏足够判断力和运动功能障碍的患者。

2. 选用标准

（1）椅座高度：使用者取端坐位，屈膝 90°时臀部到地面的距离一般为 40～45 cm。若椅座太高，不能入桌旁；椅子太低，会增大骶尾部受压，形成压疮。

（2）椅座宽度：指轮椅扶手挡板之间的距离，通常为 41～43 cm。入座轮椅时应留取适宜的空隙，即臀部两侧与挡板之间应留 3～5 cm 的空隙。如果椅座太宽，不易坐稳，操控不灵活，通过出入口时也不方便；如果椅座太窄，大腿外侧与臀部的软组织会长时间受压，形成压疮，同时上下轮椅、转移轮椅时不方便，舒适度会大大降低。

（3）椅座深度：指椅座前缘到椅背的距离。端坐位时，屈膝，臀部向后坐将座椅坐满，背靠椅背，腘窝皱襞处应与座椅前缘间隙约 4 横指的距离，即 6.0～6.5 cm。若椅座太短，会造成坐骨处过度受压，形成压疮；若椅座太长，腘窝处会长时间受压，而影响下肢血液循环。

（4）扶手高度：指患者取端坐位，肘关节屈曲 90°时椅座到肘部的垂直距离。通常取坐位时测量，应在已测量的距离上增加 2～3 cm。

（5）靠背高度：低靠背高度是指腋窝到座椅面的距离减去 10 cm，高靠背高度是指座椅面到肩部或枕部的距离。

（6）脚托高度：指地面到脚托的距离。通常情况下脚托与地面的距离不宜少于 5 cm。

（7）轮椅高度：指地面到靠背上缘的垂直距离，通常为 91～93 cm。

3. 床椅转移的具体方法

患者坐在床边，双足平放于地面上。将轮椅放在患者的健侧，与床成 45°夹角。关闭轮椅手闸，移开近床侧脚踏板。患者健手支撑于轮椅远侧扶手，患足位于健足稍后方；向前倾斜躯干，健手用力支撑，拾起臀部，以双足为支点旋转身体直至背对轮椅；确信双腿后侧贴近轮椅后正对轮椅坐下。由轮椅返回病床的转移与上述顺序相反。

（二）助行器

助行器（图 5-1-17）是指辅助人体支撑体重、帮助下肢肢体功能障碍患者减轻下肢负荷、增强肌力、保持身体平衡、辅助人体站立、行走的辅助工具或设备，也称步行辅助器。助行器的稳定性与身体重心、支撑地面支点面积有关。

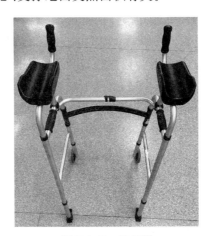

图 5-1-17　助行器

1. 分类及使用人群

助行器主要适用于老年人、偏瘫患者、截瘫患者、下肢骨折患者、下肢周围神经损伤患者、骨关节炎并导致疼痛者及其他原因造成的行走困难者。

其根据操作方式可分为单臂操作助行器和双臂操作助行器；根据助行器力源可分为无动力式助行器、动力式助行器和功能性电刺激助行器。无动力式助行器是最常见的助行器，使用简单、方便，是居家患者的首选辅助器具。无动力式助行器又可分为杖类助行器和助行架两大类。

助行器的选择种类较多，不同类型的助行器适用范围与人群不同。手杖适用于上肢臂力、支撑力较好的单侧下肢运动功能障碍患者，如老年患者、偏瘫患者。单足手杖适用于上臂力量较好的患者，对上肢支撑力较弱、平衡功能较差患者不适用；多足手杖与地面的接触面积较大，提供支撑面的稳定性较好。三足手杖适用于平衡能力稍欠佳、使用单足手杖不安全的患者;四足手杖适用于平衡功能欠佳、使用三足手杖不安全的患者。前臂支撑拐适用于手有严重外伤者、手变形无法使用手杖支撑行走者、手部有严重类风湿关节炎患者、腕部有严重变形或不能受力者。腋杖主要适用于双下肢或单侧下肢不能负重或者完全不能负重的患者,如骨折患者、小儿麻痹症患者,还可用于双下肢不能使用左右腿迈步的患者,如截瘫患者等。肘杖主要适用于前臂力量较差但又不必使用腋杖的患者,以及握力较差或平衡功能较差不能使用手杖的患者。

2. 常见助行器高度选择

(1)手杖高度:

①站立位测量方法:患者取站立位,足底到股骨转子间的高度即为手杖高度。或者患者取站立位,手肘屈曲30°,腕关节背伸,小趾前外侧15 cm处到背伸手掌面的距离即为手杖高度。

②仰卧位测量方法:患者取仰卧位,肘关节屈曲30°,小趾前15 cm到手背伸掌面的距离即为手杖高度。

(2)肘杖高度:最佳肘杖高度既要考虑肘杖的长度,也要考虑手杖的高度。患者取站立位,手肘屈曲30°,腕关节背伸,小趾前外侧15 cm处到手背伸掌面的距离即为肘杖高度。患者取站立位,足底到股骨转子间的高度即为手杖把手的高度(手杖高度)。

(3)腋杖高度:

①站立位测量方法:身高减去41 cm,或者自腋窝前皱襞下5 cm到足底外缘的距离再加上15 cm即为腋杖高度。

②把手高度测量方法:患者取站立位,足底到股骨转子间的高度即为腋杖把手的高度;或者患者取站立位,肘关节屈曲30°~35°,手腕背伸即为把手的高度。

③仰卧位测量方法:患者取仰卧位,自腋前皱襞处到足跟的距离,再加上5 cm,即为腋杖高度。

3. 使用方法

(1)摇摆法:

①摆至步:患者取站立位,双腿分开与肩同宽,或略大于肩宽,稳定好重心,伸出双拐,身体重心向前,摇摆身体至双拐的位置。

②摆过步:患者取站立位,双腿分开与肩同宽,或略大于肩宽,稳定好重心,伸出双拐,身体重心向前,摇摆身体超过双拐的位置。

(2)二点法:患者取站立位,双腿分开与肩同宽,或略大于肩宽,稳定好重心,先将一侧腿与对侧拐伸出,再将另一侧腿与对侧拐伸出。

(3)三点法:患者取站立位,双腿分开与肩同宽,或略大于肩宽,稳定好重心,先伸出双拐,再迈出患侧腿,最后迈出健侧腿。

(4)四点法:患者取站立位,双腿分开与肩同宽,或略大于肩宽,稳定好重心,先伸出一侧拐杖,迈出对侧腿,再伸出另一侧拐杖,迈出对侧腿。

(三)医用气垫床

医用气垫床(图 5-1-18),又叫防压疮床垫,是预防长期卧床患者发生压疮的床垫。气垫床使长期卧床患者皮肤体压分散,能够降低局部压力,还可以保持皮肤干燥、减轻汗液浸渍,从而预防褥疮的发生。

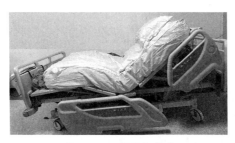

图 5-1-18 医用气垫床

1. 适用人群

中风、脑伤、长期卧床不易翻身及手术后短期卧床的患者;中度或重度压疮患者使用可促进伤口愈合。适用于医院、安养院、居家照护。

2. 分类及原理

气垫床根据床垫材质、气泵参数不同、噪声和气压范围分为不同的种类,包括双管气垫床和三管气垫床。

医用气垫床是根据物理学原理研制,采用三段式循环气流设计,随着气流的波浪起伏,自动改变人体受压部位。电动气垫床一般循环次数为每 6～8 分钟一次,即人体的受压部位每 6～8 分钟改变一次,相当于每小时为患者翻身 7～10 次,远远高于人工翻身次数。高频率的翻动,起到了全身按摩、促进血液循环和松弛肌肉的作用,同时气流波浪产生的间隙可使空气流通,使承重的界面有良好的透气和散热功能。

3. 使用方法

将气垫平放在床上,气垫表面放置一张被单,将气垫上的两根充气导管分别与主机的充气导管接嘴连接。接通电源,打开电源开关,主机开始工作。首次使用时,将充气强弱转换开关顺时针旋转至"强"位置,待充气结束后,将开关旋转至适当位置,使气压适中。夜间或患者感觉气压变化强时,可将转换开关逆时针旋转至弱充气状态。

4. 注意事项

(1)注意气垫带有管状的那面向上。

(2)放床垫之前,先放一层垫被,以免气垫被磨破。避免尖锐物品刺破气囊。

(3)充气时,床垫要铺平,压力调到最大,等充满后调至中间挡。

(4)使用气垫床能延长患者翻身时间,但是无法完全取代翻身功能。

(5)不要阳光下暴晒,否则气囊的塑胶材质变性损坏。

(6)可用软布以清水或者中性清洁剂擦拭,而后阴干。

(四)护理床

护理床是针对行动不便、长期卧病在床的人而设计的,不仅可以在很大程度上减轻护理人员的工作量,而且对患者的恢复和生活起到很大的帮助作用。

1. 护理床种类及适用范围

护理床分为普通、手摇及电动护理床 3 类。

(1)普通护理床即直板床/平板床,如简单的手摇床之类的病床,目前使用非常普遍,适用于各医院及诊所。

(2)多功能手摇护理床,根据摇杆的数量可分为豪华多功能三摇护理床、二摇三折床及单摇床。可配置不同的配件,如便盆器,并可调节床板倾斜高度,适用于医院各科室。

(3)多功能电动护理床,一般可分五功能电动护理床、四功能电动护理床、三功能电动护理床、二功能电动护理床。它的主要特点在于电机、工艺设计和配置设备,如护栏、操作遥控器、全制动中控脚轮等,一般适用于重症科室。对长期卧床患者的三大并发症的预防、治疗有辅助作用。

2. 电动护理床使用功能

(1)必备功能包括床整体的升降功能和背膝联动功能。升降功能对部分失能居家患者帮助其顺利下床并毫无压力地坐起来或站起来;实现从床到轮椅、移动坐便等的顺利转移。背膝联动功能的床体背板可在 0~80° 范围内、腿板可在 0~50° 范围内任意升降。

(2)按照居家患者的特点按需选择其他功能。可拆卸多功能餐桌:就餐后可拆下推进床底部。防水床垫:液体不能渗透表层且擦拭容易,长期保持床面干净卫生,透气性强,便于清洗消毒,无异味,舒适耐用。不锈钢双节输液架:必要时居家静滴。可拆卸式床头/床尾,便于照护者为居家患者洗头、洗脚、按摩等日常护理。有线遥控装置:方便自如地调节背部和足部的姿势。呼叫装置:随叫随到,确保居家患者安全。

(五)洗浴设备

大多数需要照护的人独立洗澡的能力都有所降低甚至缺失,需要照护。而洗浴照护对于照护者和被照护者都非常费力,同时风险较高。针对虚弱、衰老、半失能人群的洗澡照护,合适的洗浴设备等辅具,能够使被照护者安全、舒适,照护者省力。

1. 适用人群

虚弱、衰老、体力下降、站立不稳的人群;膝关节变形,比如类风湿关节炎、偏瘫、骨折等状况造成的变形;步态不稳,经常容易摔倒的人,如帕金森、严重的颈椎病、头部转动容易晕倒的人等。

2. 常见种类

洗浴设备包括洗浴椅、浴缸和洗浴车。洗浴椅的类型可分为高度可调节型、无椅背型、有椅背型、有扶手型、座面旋转型、扶手可上调型、带轮椅类等,多适用于健康老人、轻度失能老人、可以保持坐姿态的重度失能老人。浴缸主要适用于各类养老机构和卫生间面积较大的家庭,为轻度失能和部分严重失能老人提供极大便捷与安全操作空间。洗浴车可推至失能老人床边,调整高度实现与床面的对接转移。

3. 注意事项

洗澡时需要考虑环境的因素,确认浴室场地的大小、出入口门的状况,如果是内开门的,洗澡椅可能形成障碍,导致不能开门。护理照护入浴时,确保照护者和被照护者有可移动的空间,移动空间过小会导致摔倒。要根据被照护者体格和身体状态进行选择,既可以减轻对身体的负担,又可以预防摔倒,促进自立。在浴室内尽量选择视觉辨别度比较高的设备,弱视、白内障的患者由于热气很难辨别,颜色以鲜艳为好。注意洗澡设备的材质,接触身体的部分不能冰冷,还应对被照护者有一定的保护作用。

(六)洗头机

自动洗头机可以实现患者躺在床上就可以做到快速冲洗,还能避免废水的漏出。这实现了长期卧床者保持清洁,减少因头发纠结、脏乱引发的各种感染风险;减少了老年人在洗浴中发生滑倒的风险;操作者也省时省力,这大大减少了护理工作,从而缓解医疗、卫生等面临的社会压力,对于提高患者的生活质量具有积极作用。

1. 适用人群

长期卧床的患者、行动不便的老年人。

2. 结构

智能洗头机包括两个储水箱、装洗发液的容器、感应器、语音助手和电子操控面板。一个储水箱用来装干净水,另一个装污水,电子操控面板上面有洗头、烘干、梳头、按摩功能等按钮,以及水温控制、洗液及发质按钮。

3. 使用方法

语音呼叫打开洗头机,然后洗头机会扫描人体,自动调节高度,然后开始洗头。智能洗头机会伸出"抓手",打湿头发,按下洗液按钮后洗发水会喷到头发上,然后不停地抓、揉头发,最后梳理、烘干头发,按下按摩功能按钮进行按摩。洗头完成后,洗头的污水会自动流入储水箱。

【参考文献】

[1]沈滢,张志强.康复治疗术临床工作指南:物理因子治疗技术[M].北京:人民卫生出版社,2020.

[2]朱利月,梁崎.康复治疗师临床工作指南:心肺疾患康复治疗技术[M].北京:人民卫生出版社,2020.

[3]万桂芳,张庆苏.康复治疗师临床工作指南:吞咽功能障碍康复治疗技术[M].北京:人民卫生出版社,2020.

[4]中华医学会重症医学分会重症呼吸学组.机械通气患者雾化治疗指南[J].浙江实用医学,2022,27(2):171-180.

(谭伟 文,代冰 一校,马丽 二校)

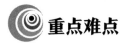

第二节 居家氧气装置

重点难点

(1)熟悉居家氧气装置的组成及分类。

(2)掌握各个居家氧气装置在氧疗中的适应证。

一、概述

氧疗是改善患者低氧血症最常用且有效的治疗手段之一。居家氧疗是慢重症患者治疗方案的重要组成部分。居家氧气装置的出现使得居家氧疗得以实现,而设备的不断更新和优化也使得居家氧疗得以被大力推广并应用。居家氧气装置主要包括4部分:氧源设备、氧疗输送装置、辅助设备和氧疗监测设备。

居家氧源设备中最早被应用的是压缩氧气瓶,但是由于其质量较大,移动性差,限制了患者的活动。1965年第一个家用液氧系统被开发出来,并被应用到居家氧疗领域中。因液氧系统常常配备更小的液氧便携式设备,使得患者在户外活动时也可进行氧疗,从而提高了氧疗患者的活动范围和生活质量。氧浓缩器从20世纪70年代开始用于临床,其优点是供氧时间大大延长,使得居家氧疗更为便捷,并逐渐被更多患者接受。相较于欧美国家,我国属于发展中国家,大多数患者在选择氧源设备时,可能把经济问题放在首位,因此价格合适的氧疗设备在我国市场更占优势。推车和背包可用来配合便携式氧源设备使用,使得患者的户外活动范围更大,尤其适用于有运动需求的相对年轻的患者。

居家氧疗的输送装置主要包括鼻导管和面罩,应根据患者所需的吸氧流量来决定使用何种输送装置。居家氧疗为了避免干燥的氧气对气道造成刺激,目前也出现了各种各样的家用湿化装置。近年来,新出现的经鼻高流量湿化氧疗设备,能够为患者提供固定高流量、固定浓度及良好湿化的氧气,正在被越来越多地应用于居家氧疗。居家氧疗同样存在相关风险,须动态监测,同时临床医生应注意做好随访及氧疗的安全教育。

二、分类

居家氧气装置目前主要分为4部分:氧源设备、氧疗输送装置、辅助设备和氧疗监测设备。

（一）氧源设备

常用的居家氧源设备包括压缩氧气瓶、液氧系统和氧浓缩器。

1. 压缩氧气瓶

压缩氧气瓶通常为钢瓶（图 5-2-1），一般是由无缝、高质量、热处理的合金钢制成，储氧量取决于钢瓶的体积和罐装压力。优点是价格便宜、损耗小且易于获得；缺点是较为笨重，移动需借助背包或手推车等其他设备，且因储氧量少而需要反复充装。压缩氧气瓶的顶端配有调节器和压力表，供患者调整氧流量及估算氧气的剩余使用时间。近年来，新出现了铝制压缩氧气瓶（图 5-2-2），外覆环氧树脂，内部采用含碳纤维，其质量较传统的钢瓶氧气瓶可减轻 50%。

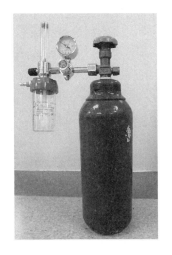 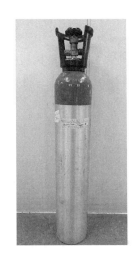

图 5-2-1 压缩氧气瓶 　图 5-2-2 铝制压缩氧气瓶

2. 液氧系统

液氧系统是将氧气以液态形式储存在温度极低（−240 ℃以下）的容器内，储氧效率极高，1 L 液态氧气可转化成 860 L 气态氧气。液氧系统通常由一个大容量储液罐和移动式或便携式液氧转化器组成（图 5-2-3），其中贮液罐安置在患者家中的固定位置，而液氧转化器作为便携式设备能够分装液氧，并可重复使用。

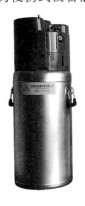 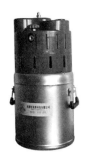 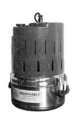 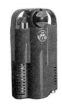

图 5-2-3 液氧系统设备

液态氧在使用时,必须首先蒸发成压缩气体,然后在内部环境(室温)温度下被加热,之后才可被患者使用。由于没有理想的保温材料作为容器材质,液氧每天会持续转换为气体,因此即使未使用,每天仍然有 0.5～1.0 kg 的蒸发损耗。

3. 氧浓缩器

氧浓缩器俗称制氧机(图 5-2-4),目前市面上的氧浓缩器大多是利用分子筛物理吸附和解吸技术,去除空气中的氮气和二氧化碳,分离氧气供患者吸入,氧气纯度一般在 85%～95%。氧浓缩器主要分为固定型及便携型两种。固定型氧浓缩器一般作为固定氧疗装置,平均质量 10 kg,可提供的氧流量在 0.5～15.0 L/min 波动,且大多数设备都具有氧气监测功能及报警功能。当氧源设备监测的氧气流量与设定流量不

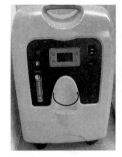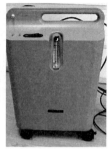

图 5-2-4　氧浓缩器

匹配时,设备会发出警报声提示患者。便携型氧浓缩器具有体积更小、质量更轻(小于 4.5 kg)的优点,目前已被广泛应用于临床。随着科技进展,太阳能氧浓缩器以及一些新型智能便携式制氧机也在研发中。

(二)氧疗输送装置

氧疗输送装置主要包括鼻导管、面罩和节氧装置。

1. 鼻导管

鼻导管是最常用的氧疗装置,通常通过一根 2.0～2.5 m 的延长管与氧源设备连接,其优点是操作简单、价廉、使用方便(不影响患者吃饭和交流)、耐受性好、无重复呼吸,缺点是吸入气氧浓度不恒定,且对鼻黏膜存在局部刺激。

鼻导管分为单侧鼻导管和双侧鼻导管(图 5-2-5 和图 5-2-6)。单侧鼻导管一般用橡皮管或塑料管制成,前端有多个小孔使气流分散不易堵塞,使用时需将橡皮导管置鼻前庭,通常应每 8～12 小时换一根鼻导管,并换另一侧鼻孔插入。双侧鼻导管使用时较单侧的更加方便和舒适,导管插入双侧鼻腔的深度约 2 cm。因两种鼻导管的吸氧效果相近似,目前临床较多使用双侧鼻导管。

2. 面罩

目前常用的面罩包括普通面罩(simple face mask)、储氧面罩(oxygen storage mask)和文丘里面罩(Venturi mask)(图 5-2-7)。

普通面罩质量较轻,氧的输入孔一般位于面罩的底部,提供的氧浓度高于鼻导管,最高可达 60%,但不恒定。

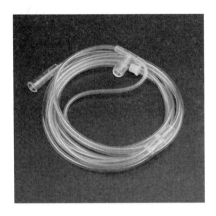
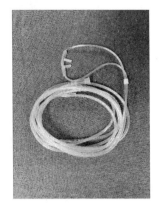

图 5-2-5　单侧鼻导管　　　　　　图 5-2-6　双侧鼻导管

　　储氧面罩是由普通面罩加储氧气囊组成,当患者使用储氧面罩时,储氧气囊内充满氧气,可提高患者的氧浓度。储氧面罩分为部分重复呼吸面罩和无重复型呼吸面罩,其中部分重复面罩指的是面罩和贮气袋间没有单向活瓣;反之如有单向活瓣则为无重复呼吸面罩。

　　文丘里面罩根据文丘里原理制成,即氧气经狭窄的孔道进入面罩时,在喷射气流的周围产生负压,携带一定量的空气从开放的边缝流入面罩。文丘里面罩相较其他面罩,其优势是可以提供相对恒定的吸入气氧浓度,但缺点是供氧效率低、噪声大和舒适性差等,因此极少应用于居家氧疗。

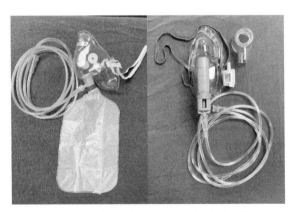

（a）储氧面罩　　　　　　（b）文丘里面罩

图 5-2-7　面罩

3. 节氧装置

　　节氧装置包括贮氧导管、经气管导管和按需脉冲阀。该类装置更符合呼吸生理要求,并能减少氧气用量和提高供氧效率,与便携式氧源装置如小型氧气筒及液氧瓶或便携式制氧机配合使用,更适合用于患者外出活动时氧疗。

　　(1)贮氧导管:相当于鼻导管和贮氧器的组合,贮氧器容积约 20 mL,与鼻导管连接。

贮氧器可安放在鼻下方或下垂安置于前胸壁(图5-2-8)。贮氧器内的氧气在吸气的极早期被吸入,在呼气时氧气被储存,可节约氧气用量30%～50%。

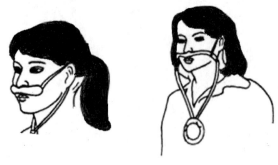

图 5-2-8　贮氧导管

(2)经气管导管:通过经皮穿刺方法,直接将1～2 mm内径的导管插入隆突上2 cm的气管内,之后将氧气直接输送到气管,可以有效缓解患者呼吸困难及低氧血症。经气管导管减少了氧气在上气道解剖死腔的浪费,但因其存在创伤,且存在一定的风险,目前未被临床广泛使用。

(3)按需脉冲阀。目前在临床中,连续供氧方式是最常见的氧疗方式,但是由于大部分氧气在患者呼气相和吸气相早期并不能进入肺泡,因此连续供氧时氧气的利用率不足20%。按需脉冲阀属于间断供氧方式,通过高灵敏度压力传感器,可实现在患者吸气时输送氧气,呼气时关闭供氧,从而达到节约氧气的作用,氧气有效利用率可达98%。脉冲供氧主要适合便携式供氧设备。

(三)辅助设备

1. 湿化器

临床常用的湿化器主要包括气泡式湿化器、热湿交换器、加热"主流式"湿化器和经鼻高流量湿化。

经鼻高流量湿化氧疗设备(图5-2-9)是一种新型的氧疗湿化设备,其原理是通过无须密封的鼻塞导管,直接将一定氧浓度的空氧混合高流量气体,经过湿化后输送给患者。该设备可以提供范围为21%～100%的稳定氧浓度,最高达60 L/min的流量、37 ℃温度、100%相对湿度的高流量气体。

2. 推车

目前市场上有多种多样的推车,主要是与各种各样的氧源设备配合使用,使得氧源设备具备移动性,从而增加患者的活动范围。

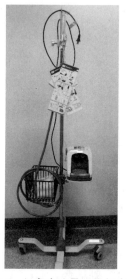

图 5-2-9　经鼻高流量湿化氧疗设备

3. 背包

背包主要用于体积较小、便携式氧源设备,便于患者携带,外出使用。

(四)氧疗监测设备

接受居家氧疗的患者均应定期监测血氧情况。动脉血气分析是最直接的监测方法,同时也是监测氧疗情况的金标准;但是因其存在创伤性,居家患者无法做到随时监测,限制了其在居家氧疗中的广泛应用。脉搏血氧计在临床的使用有 30 年的历史,具有操作简单、廉价、无创的优势,一定程度上可作为动脉血气分析的替代品。有关脉氧仪的介绍详见本章第一节。

三、临床应用

临床医生应根据患者低氧血症的严重程度、疾病特点以及患者偏好等多种因素,合理选择氧疗设备。临床医生应了解并掌握居家氧疗设备的相关知识,为每一位患者制订合适和精准的居家氧疗计划。

(一)氧源设备

居家氧疗患者在选择氧源设备时应考虑多个因素,包括设备的移动性、患者所需吸氧流量以及经济因素等。在氧源设备的选择中,国内主要使用压缩氧气瓶和氧浓缩器,而国外家庭则以液氧系统和氧浓缩器为主。

1. 压缩氧气瓶

压缩氧气瓶相较于其他设备,价格较为便宜,既往主要用于间隙氧疗或姑息氧疗。但因其较为笨重,且需要反复充装,目前主要作为氧浓缩器故障时的后备氧源,或在患者外出时配合小推车或背包使用。

值得注意的是使用压缩氧气瓶的患者及家属应了解如何估算氧气的使用时间,避免因氧气不足导致氧疗效果差。具体公式见下:

$$使用时间(min) = \frac{氧气瓶体积(L) \times [压力(MPa) - 2] \times 10}{吸氧流量(L/min) \times 60\ min}$$

2. 液氧系统和氧浓缩器

见本章第二节相关内容。

3. 氧源设备的优缺点

氧源设备的优缺点见表 5-2-1。

表 5-2-1　氧源设备的优缺点

氧源设备	优点	缺点
压缩氧气瓶	①容易获得； ②价格便宜； ③损耗小； ④100％氧气源； ⑤不需要电源	①笨重； ②储氧量少； ③高气压风险； ④需要定期充装
液氧系统	①轻便； ②安静、无振动； ③低压系统； ④储氧量大； ⑤99％氧气源； ⑥不需要电源	①费用高； ②需要定期充装； ③容易蒸发性丢失； ④低温损伤
氧浓缩器（制氧机）	①容易获得； ②无须反复充装； ③使用成本低； ④操作简单	①FiO_2 低； ②购入成本较高； ③有噪声和振动； ④需要定期维护、定期清洁和更换滤器； ⑤大部分需要电源

资料来源：改编自 KACMAREK R M，DIMAS S，MACK C W.呼吸治疗精要（原著第 4 版）[M].袁月华，郭丰，主译.北京：人民军医出版社，2015.

（二）氧疗输送装置

氧疗输送装置在临床使用时，可将氧疗大概分为两类：低流量吸氧和高流量吸氧。值得注意的是，低流量吸氧虽可提供固定的氧流量，但流量不一定高于患者的分钟通气量，因此患者实际吸入的氧浓度因人而异。关于两种方式吸氧的比较具体见表 5-2-2。

表 5-2-2　低流量吸氧和高流量吸氧的比较

分类	定义	特点	适用范围	举例
低流量吸氧	提供固定的氧流量，不一定高于患者的分钟通气量	FiO_2 可变：在患者用力吸气时，同时会吸入部分空气，所以即便给氧条件一致，患者的 FiO_2 会因人而异	①病情稳定； ②呼吸形态正常分钟通气量＜10 L/min； ③呼吸频率＜20～25 次/分钟； ④潮气量＜700～800 mL	鼻导管、普通面罩储氧面罩
高流量吸氧	提供氧流量大于患者分钟通气量的 3 倍；一般至少 40 L/min	FiO_2 固定		文丘里面罩

资料来源：改编自 ROBERT M.Egan's fundamentals of respiratory care[M].11th Edition.Canada：Elsevier Inc.，2017.

1. 鼻导管

当患者吸氧的氧流量在 $1 \sim 6$ L/min 时,可使用鼻导管吸氧,实际吸入气氧浓度能达到 $24\% \sim 40\%$。可用公式根据氧流量大概计算吸氧浓度(fraction of inspiration O_2,FiO_2):$FiO_2(\%) = 21 + 4 \times$ 氧流速(L/min)。

但是这种吸入氧浓度的估计是粗略的,实际的吸氧浓度还受患者潮气量和呼吸频率的影响,患者的通气量越大,吸入气氧浓度就越低。例如,患者张口呼吸、咳嗽、说话或者进食时,即使吸入氧流量不变,吸入气氧浓度也降低。当鼻导管的长度延长至 30 m 以内都不会影响患者供氧效果,因此可以考虑通过延长鼻导管来扩大患者活动范围,从而提高患者日常活动能力。

2. 面罩

面罩吸氧一般适用于缺氧严重而无二氧化碳潴留的患者,当患者吸氧流量的需求在 6 L/min 以上时,可使用普通面罩。面罩的缺点是影响患者饮食及交谈,并且可能出现面部皮肤刺激及压伤等。而当氧流量 < 6 L/min 时,因存在重复呼吸,普通面罩和储氧面罩可能会造成患者出现高碳酸血症。

储氧面罩因存在储氧气囊,相较于普通面罩可提高患者的吸氧浓度,且一般不会导致患者黏膜干燥。但因其使用时需要密闭,所以会导致患者自觉不适及皮肤刺激,同时影响患者饮食、交流及进行必要的雾化治疗。另外使用储氧面罩时,储气囊必须保持充满状态,并注意防止气囊打折,确保气囊与面部贴合良好,单向活瓣工作正常,才能达到较高浓度氧疗效果。

文丘里面罩可提供相对恒定的吸入氧浓度,因此适合于伴有高碳酸血症患者的控制性氧疗;但是由于其供氧效率低、噪声大和舒适性差等缺点,极少应用于居家氧疗。使用时应确保氧流量与文丘里装置标记一致,才能保证氧浓度准确。

吸氧装置优缺点比较见表 5-2-3。

表 5-2-3　吸氧装置优缺点比较

吸氧装置	优点	缺点
鼻导管	①使用方便; ②耐受良好; ③活动自如,方便吃饭及说话	①分钟通气量大的患者很难达到高的吸入氧浓度(< 0.40); ②不能用于鼻道完全阻塞的患者; ③可能引起头痛或黏膜干燥; ④容易移位
普通面罩	吸入氧浓度略高于鼻导管,但差别不显著	①分钟通气量大的患者很难达到高 FiO_2; ②影响饮食及交谈; ③可能导致皮肤刺激

续表

吸氧装置	优点	缺点
储氧面罩	①更好控制 FiO_2； ②非插管及机械通气条件下提供最高的氧浓度； ③短期应用有效； ④不会导致黏膜感染	需要密闭： ①可能导致不适； ②可能刺激皮肤； ③影响进食及交谈； ④无法进行雾化治疗
文丘里面罩	①提供恒定的氧浓度； ②适用于慢阻肺的患者	不能提供高的氧浓度

资料来源：改编自 ROBERT M.Egan's fundamentals of respiratory care[M].11th Edition.Canada：Elsevier Inc.，2017.

3. 节氧装置

(1)贮氧导管：具有简便、实用、价廉，应用前景广阔，尤其在与便携式氧源设备使用时，可延长其使用时间，因此更适合于我国国情。

(2)经气管导管：主要用于慢性阻塞性肺疾病长期慢性缺氧的患者，氧气流量范围为 $0.5\sim4.0$ L/min。因气管导管吸氧时，氧气输送直接进入气管，因此可节约氧气用量的 $50\%\sim75\%$。但是经气管导管每日需冲洗 $2\sim3$ 次，且可能导致诸如导管移位、导管阻塞、皮下气肿、皮肤感染和出血等严重并发症，并且需要专业人员指导，因此在居家氧疗中应用极少。

(三)辅助设备

1. 湿化器

目前没有证据表明非气管切开患者居家氧疗时能从湿化治疗中获益，只有气管切开患者居家氧疗时需要湿化装置。气泡式湿化器在鼻导管和面罩氧疗时均可应用。目前指南建议经鼻导管氧疗时吸氧流量在 4 L/min 以下无须湿化。居家氧疗的患者在使用气泡式湿化器时，应注意及时添加水(最好是蒸馏水)，且加水不能超过最大刻度线，以避免湿化瓶内的水溢入管道；多孔金属或筛眼需经常刷洗，防止水垢阻塞网孔。

热湿交换器主要适用于人工气道或永久造瘘的患者。其优点是简单、安全(没有电和热的危险)、轻便，与标准加热型湿化器比，价格相对便宜。但是热湿交换器的湿化效果容易受到多种因素影响，且存在内部死腔，同时还应定期消毒避免细菌的污染。

加热湿化器通常用于已安置人工气道，尤其是存在肺分泌物异常黏稠、存在黏液栓或气管插管内有痰痂的患者。加热湿化器的功能广泛，已在临床上普遍应用，既适合低流量也适合高流量的通气。

经鼻高流量氧疗设备是一种新型的湿化氧疗设备，能够达到较为理想的湿化效果。所谓"高流量"，是指 $60\sim100$ L/min 的供应气体流量，但氧浓度可限定在 $21\%\sim100\%$。加热湿化器是经鼻高流量氧疗的重要组成部分，高流量气体必须使用加热湿化器，而非普通的湿化器。经鼻高流量氧疗由于其存在低水平的气道正压,因此在居家氧疗患者中主要适用于慢阻肺和慢性心功能不全的患者,尤其是二氧化碳略高的慢阻肺患者可与无创机械通气交替使用。其优点是减少鼻咽部死腔、通过低水平气道正压通气促进肺泡开放、改善黏膜的清除功能、提高舒适性和恒定的氧浓度。目前家用的经鼻高流量湿化氧疗设备尚不完善,需要与氧源设备共同使用,且价格较为昂贵,疫情之后居家使用有增多的趋势。

2. 推车和背包

居家氧疗的患者也需要康复运动及外出活动,这对于患者疾病恢复以及提高活动耐力非常重要,目前较多患者采用推车或背包等方法携带便携式氧源设备,进行康复运动或体力活动。这使得居家氧疗患者进行康复运动得以安全实现,同时可减轻患者活动时呼吸困难症状,提高患者的生活质量,因此目前应用广泛。

(四)氧疗监测设备

脉搏血氧计价格较为便宜,患者可自行购买,目前已被临床广泛使用。近年来,脉搏血氧计可以实现远程监测,使得临床医生可对患者的居家氧疗进行远程指导。

值得注意的是,该类设备仍存在一定的缺陷:

(1)脉搏血氧计只能监测血氧饱和度,无法检测患者的动脉血二氧化碳情况,对于需检测动脉血二氧化碳的患者如COPD,仍需到医院定期测定血气分析,避免出现高碳酸血症。

(2)当患者存在灌注不足或手部活动时,测量可能不准确。

(3)目前多个厂家均能生产脉搏血氧仪,每种设备都具有其专有技术,算法的性能在不同模型之间可能有很大差异。这使得不同的设备监测的血氧结果可能不同。

四、居家管理

(一)氧源设备的管理

1. 安全防火

居家氧疗的患者一定要做好安全健康教育。由于氧气是助燃气体,因此居家氧疗的同时也增加了火灾隐患。原则:严禁将火源带入氧疗病区,也不能在氧疗患者附近打火和吸烟;氧气要远离火源或者火花至少1.5 m以上。

2. 防止物理损伤

压缩氧气瓶应存放于通风良好、凉爽及干燥处,且应固定好,避免因放置不当造成砸伤等物理性伤害。

3. 低温损伤

液态氧属于极低温液体,注意因不正确操作引起的低温伤害等,因此使用前一定要注意安全使用步骤。

4.定期检查和更换

所有的氧源设备均具有一定的使用寿命,患者及家属应定期检查氧源设备的剩余使用时间,及时补充氧气或更新氧源设备。

5.其他

压缩氧气钢瓶内系高压,为防止高压气体伤人,安装氧气表时必须将螺母拧紧后再开放钢瓶阀门;卸下氧气表时必须先将钢瓶阀门关紧。大多数氧浓缩器需要电源,如不接地线则可能造成触电事故。

(二)氧疗输送装置的管理

鼻导管及面罩的导管一般较长,使用时注意避免打折造成的氧气输出中断;另外应注意因导管缠绕造成的患者摔倒。在居家使用时,面罩应覆盖口、鼻及下巴,并注意将鼻部的可弯曲金属条固定在鼻梁处。注意调整面罩的弹力带,使患者佩戴舒适,过松可能导致氧浓度较低;过紧则可能导致耳后皮肤压迫,甚至压伤。居家使用储氧面罩时,氧流量较大,一般不适用湿化瓶。鼻导管及面罩均要定期消毒或更换,避免细菌滋养造成患者感染。

(三)辅助设备的管理

湿化器在居家使用时,要教育患者及家属关注湿化瓶或湿化罐里的蒸馏水量,及时添加蒸馏水,水量过多或过少都不可以。末梢血氧监测仪可以用来间接监测患者血氧情况,但并不是所有的患者,末梢血氧饱和度越高越好,如COPD患者建议维持在88%～92%。

总之,居家氧疗已被证实能够改善部分患者的生活质量,并延长患者的生存期。目前我国存在数量庞大的居家氧疗患者,临床医生应充分了解不同的氧疗设备,并合理选择氧疗设备,对患者进行精准化氧疗。同时,对于患者及家属应做好居家氧疗的健康教育,规范并安全使用居家氧疗设备进行居家氧疗。

【参考文献】

[1]ROBERT M.Egan's fundamentals of respiratory care[M].11th Edition.Canada:Elsevier Inc.,2017.

[2]MELANI A S,SESTINI P,ROTTOLI P.Home oxygen therapy:re-thinking the role of devices[J].Expert Review Clinical Pharmacology,2018,11(3):279-289.

[3]MCCOY R W.Options for home oxygen therapy equipment:storage and metering of oxygen in the home[J].Respiratory Care,2013,58(1):65-85.

[4]OBA Y,SALZMAN G A,WILLSIE S K.Reevaluation of continuous oxygen therapy after initial prescription in patients with chronic obstructive pulmonary disease[J].Respiratory Care,2000,45(4):401-406.

[5]FLEETHAM J A,BRADLEY C A,KRYGER M H,et al.The effect of low flow oxygen therapy

on the chemical control of ventilation in patients with hypoxemic COPD[J]. American Review of Respiratory Diseases,1980,122(6):833-840.

[6]HARDAVELLA G,KARAMPINIS I,FRILLE A,et al.Oxygen devices and delivery systems[J]. Breathe (Sheff),2019,15(3):e108-e116.

[7]SU C L,LEE C N,CHEN H C,et al.Comparison of domiciliary oxygen using liquid oxygen and concentrator in northern Taiwan[J].Journal of the Formosan Medical Association,2014,113(1):23-32.

[8]DIAZ L S,GARCIA G J,MAYORALAS A S.The debate on continuous home oxygen therapy [J].Archivos de Bronconeumologia,2015,51(1):31-37.

[9]MURPHIE P, HEX N, SETTERS J, et al. Self-fill oxygen technology: benefits for patients, healthcare providers and the environment[J].Breathe(Sheff),2016,12(2):113-119.

[10]AARC. AARC clinical practice guideline.Oxygen therapy in the home or alternate site health care facility-2007 revision & update[J].Respiratory Care,2007,52(8):1063-1068.

[11]CHRISTOPHER K L.Transtracheal oxygen catheters[J].Clinics in Chest Medicine,2003,24: 489-510.

[12]PALWAI A, SKOWRONSKI M, CORENO A, et al. Critical comparisons of the clinical performance of oxygen-conserving devices [J]. American Journal of Respiratory and Critical Care Medicine,2010,181(10):1061-1071.

[13]TURNBULL H, CONROY A, OPOKA R O, et al. Solar-powered oxygen delivery: proof of concept[J].International Journal of Tuberculosis and Lung Disease,2016,20(5):696-703.

[14]NISHIMURA M. High-flow nasal cannula oxygen therapy in adults: physiological benefits, indication,clinical benefits,and adverse effects[J].Respiratory Care,2016,61(4):529-541.

[15]JACOBS S S, KRISHNAN J A, LEDERER D J, et al. Home oxygen therapy for adults with chronic lung disease.An official American Thoracic Society clinical practice guideline[J].American Journal of Respiratory and Critical Care Medicine,2020,202(10):e121-e141.

[16]SANCHEZ-MORILLO D,MUÑOZ-ZARA P,LARA-DOÑA A,et al.Automated home oxygen delivery for patients with COPD and respiratory failure:a new approach[J].Sensors(Basel),2020,20(4): 1178.

[17]AGUIAR C, DAVIDSON J, CARVALHO A K, et al. Tubing length for long-term oxygen therapy[J].Respiratory Care,2015,60(2):179-182.

[18]MARTI S, PAJARES V, MORANTE F, et al. Are oxygen-conserving devices effective for correcting exercise hypoxemia? [J].Respiratory Care,2013,58(10):1606-1613.

[19]HARDINGE M, ANNANDALE J, BOURNE S, et al. British Thoracic Society guidelines for home oxygen use in adults[J].Thorax,2015,70(Suppl 1):i1-i43.

[20]JACOBS S S, LINDELL K O, COLLINS E G, et al. Patient perceptions of the adequacy of supplemental oxygen therapy.Results of the American Thoracic Society nursing assembly oxygen working group survey[J].Annals of the American Thoracic Society,2018,15(1):24-32.

[21]LACASSE Y,BERNARD S,MALTAIS F.Eligibility for home oxygen programs and funding across Canada[J].Canadian Respiratory Journal,2015,22(6):324-330.

（封辰叶 文，代冰 一校，马丽 二校）

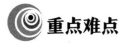

第三节 居家无创呼吸机

重点难点

（1）掌握无创呼吸机分类和组成、监测。

（2）熟悉无创呼吸机的报警。

（3）了解无创呼吸机清洁与消毒、维护。

一、无创呼吸机分类

无创呼吸机根据原理可分为无创正压通气（non-invasive positive pressure ventilation，NIPPV）呼吸机和无创负压通气（non-invasive negative pressure ventilation，NINPV）呼吸机，于20世纪初开始临床应用，且呈逐年上升趋势。正压通气呼吸机主要是通过连接介质为患者提供正压通气，广泛应用于临床，不仅如此，也是罹患呼吸系统疾病患者进行居家呼吸治疗的手段。而负压通气呼吸机通过在患者胸部周围产生间歇负压，胸膜与肺泡间压力下降进而促进空气进入肺部，仅仅应用于1950年代脊髓灰质炎流行期间，目前应用非常少。

无创呼吸机可根据不同的通气模式分为单水平呼吸机和双水平呼吸机。前者可分为持续气道正压通气（continuous positive airway pressure，CPAP）、自动持续气道正压通气（auto-CPAP）两种模式，后者主要有3种模式，分别为S、S/T、T模式，有些双水平气道正压通气呼吸机仅有S、S/T两种模式。CPAP即持续正压通气，是指患者在自主呼吸的状态下，在吸气相和呼气相向患者气道内持续输送一定水平的压力来保持气道开放。CPAP是单水平无创呼吸机最基础的模式，一般用于睡眠呼吸障碍疾病的治疗。对于CPAP不耐受的人群，可选择auto-CPAP呼吸机，属于CPAP的升级版，舒适度更高。在该模式下，呼吸机通过监测患者每次呼吸的气流量、波形、吸气时间以及气道阻力等生理指标，在最大和最小的预设压力范围内自动调节压力水平，从而产生保证上气道开放所需的最低有效治疗压。双水平呼吸机可在患者吸气时为其提供较高的压力辅助，进而减少气道的阻力，改善肺内气体分布，主要用于Ⅱ型呼吸衰竭和需要吸气辅助的患者。

二、无创呼吸机的组成

无创呼吸机主要由主机、管路、呼气阀、人机连接界面和湿化装置组成。

(一)主机

主机主要由气路和电路两部分组成。气路部分包括气体输入过滤装置、氧气减压输入控制、涡轮机、流量/压力阀、流量/压力传感器、输出过滤装置,电路部分包括电源、微处理控制器、通信主板、涡轮控制器、传感器、控制面板、控制软件等。

根据不同的疾病类型以及临床患者的具体情况选择最佳的通气模式并设置相应的呼吸机参数。呼吸机通过高速旋转的涡轮吸入周围空气并进行加压,从而产生正压气流并受流量阀和压力阀的调节,以实现对气流压力、呼吸频率、氧浓度等参数的控制,为患者提供呼吸支持。与此同时,在整个呼吸过程中,患者实际的吸气、呼气压力,流量,潮气量等相关参数由压力传感器和流量传感器等进行监测,并反馈给计算机系统。

(二)管路

无创呼吸机的管路由单回路和双回路两种组成,家用无创呼吸机较常用的是单回路管路。单回路管路大多为一次性管路,将主机和人机界面相连。管路分为标准管路和加温管路。一般来说,标准管路是一条可弯曲的弹性软管,其口径 22 mm,长 6～8 英尺(1.8～2.0 m),外观呈螺纹状用来对抗塌陷,而内壁相对光滑,以减少摩擦力和湍流;加温管路内径一般为 15 mm,管路内置加热线圈和温度探测器,可增强无创呼吸治疗时的加温湿化效果。

(三)人机连接界面

人机连接界面,顾名思义即人与呼吸机连接的界面。由于进出气流与患者直接接触,而气流通过管路又直接与呼吸机相通,因此对于家用人机连接界面,建议一患一更换。在长期进行居家无创呼吸辅助通气的过程中,选择合适的连接介质可提高患者舒适度,有助于增强治疗依从性及疗效。目前人机连接界面分为以下几种类型。

1. 鼻枕

通过插入鼻孔的两个鼻垫,可在一定程度上将鼻孔封闭,进而在吸呼间产生压力并经鼻腔输送。在选择鼻枕时,足够大的鼻垫尺寸是保证密封性的前提。鼻枕具有轻巧、易于接受等优点,其与面部皮肤的接触面积最小,避免漏气气流对眼睛造成的刺激,同时也不会对颜面皮肤造成压力性损伤。然而,由于鼻垫的插入及持续鼻腔气流的冲击容易引起佩戴者鼻腔不适。另外,值得注意的是,鼻枕对吸入压力需求较高,当压力较大时应慎用,以避免对鼻黏膜造成刺激和损伤,且当患者夜间佩戴时,易因鼻枕发生移位而漏气,影响治疗效果。不仅如此,对于曾行鼻腔手术或鼻腔解剖结构异常或罹患过敏性鼻炎等疾病的患者也应该慎用。在幽闭恐惧症、胡须浓密的患者中,则更倾向于使用鼻枕。

2. 鼻罩

鼻罩是一种能覆盖整个鼻部的连接介质,压力由鼻腔输送。相较于鼻枕,其对患者鼻腔局部气流冲击有一定改善作用。其优点是简便易用、耐受性好,缺点是易经口产生漏气,在习惯张口呼吸的患者中该缺点更为明显。在该患者群体中,初始 NIPPV 时可考虑首先使用口鼻罩或加用下颌托带,当张口改善即更换为鼻罩。此外,需要注意的是,当长时间使用鼻罩或压力带调整不当时,可能造成压力性皮损,常见于鼻翼两侧及鼻梁处。一般而言,鼻罩通常是进行 NIPPV 治疗患者的首选连接介质。

3. 口鼻罩

口鼻罩是一种口鼻全覆盖的人机界面连接装置,患者既能经口又能经鼻呼吸,可在一定程度上避免经口漏气,尤适用于鼻腔阻塞、张口呼吸的患者。需要注意的是,如患者存在多个上齿缺如,在佩戴口鼻罩时须佩戴义齿。另外,由于口鼻罩与患者面部皮肤接触较多,易产生漏气且舒适性较差,还存在造成幽闭恐惧的可能性,与面部皮肤接触的部位也可因长期压迫、气流冲击等造成压力性皮损,其中,以鼻翼两侧、鼻根部以及前额部位为主。此外,口唇同时被覆盖也在很大程度上影响患者进行饮水和言语交流等活动,相较于鼻罩,在治疗疗效和依从性上产生的不良影响更为显著。而因其普适性,目前在很多医疗机构及家庭中均常用此类面罩。

4. 全脸面罩

全脸面罩可覆盖整个面部,是一种缓解长期佩戴其他连接介质所产生压力性皮损的替代。而由于接触更多的面部皮肤,更易产生漏气,舒适性也更差,仅限于在医师指导下用于特殊患者。

5. 口含罩

口含罩通过一种放置于唇齿间的蝶形软片和唇外的密封罩,在呼吸过程中产生压力并经口腔输送,兼具不遮挡视线,防止口漏气和皮肤损伤的优点;但容易产生口干等不良影响。因此,特别强调在使用口含罩时需要加强湿化。此外,在使用过程中可能出现鼻漏气。口含罩仅作为其他人机连接界面的补充,在特殊情况下才考虑使用,如面部解剖结构异常,不能经鼻呼吸,神经肌肉病患者以及极少数幽闭恐惧症患者。

为了提高患者舒适度以及无创机械辅助通气的疗效,人机连接界面常配备相应的附件:①前额垫或 24 挡自由选择的微调器可增加额部的舒适度和稳固性;②万向轴保证自如地翻身活动;③双层密封垫使漏气更小;④成角度的微型漏气孔可分散气流而降低噪声等。

在人机连接界面的选择上,应遵循个体化原则。根据患者具体的颜面结构、皮肤敏感性以及呼吸机的治疗模式和压力选择与之最为匹配且舒适度最佳的款式和型号。如果选择或佩戴不佳会导致不适及漏气,引起睡眠中频繁觉醒或治疗压力降低进而影响呼吸机治疗效果。

基本原则是在确保气密性的情况下避免压迫颜面部皮肤,以达到漏气量最小、舒适度最好、安全性最佳、使用最方便的目标。

正确佩戴人机连接界面是确保舒适且提高无创呼吸机辅助通气疗效的前提。具体的佩戴方法及原则如下:①鼻罩放置的第一落点为上唇上方;②鼻枕的鼻垫应放在鼻孔中;③全脸面罩应先放在鼻梁上,自上而下扣置。在人机连接界面试戴的过程中,压力应该逐渐升高,并进一步评估增压后的漏气量;如若出现短时间停用呼吸机的情况,应断开连接介质与呼吸管路间的连接,为了防止发生再佩戴困难,尽量不要摘下连接介质;当呼吸机出现漏气时,应先尝试调整面罩与面部的贴合度,再调紧头带、侧带以进行固定。

(四)头带、侧带和下颌托带

头带和侧带旨在固定人机连接界面,应具有弹性佳、易于调节、佩戴和拆洗等特点,配备的尼龙褡链、拉扣或卡扣等附件应该牢固结实,方便操作。适当松紧且力量均衡的头带保证了较小的漏气量,下颌托带相较于头带而言,舒适性较差,托带移位可造成吞气腹胀,应用范围也十分有限,仅考虑在习惯性张口呼吸或确定压力足够但仍张口呼吸的患者中应用。

(五)呼气装置

目前,临床上应用较为广泛的无创呼吸机多采用单回路通气,即通过一根呼吸管路完成吸气和呼气过程。由于单回路呼吸机本身并无呼气装置,因此需要外置呼气阀以实现患者呼气。常用的呼气阀主要包括两类:一类是独立的呼气阀,包括单孔阀、静音阀、平台阀 3 种;另一类是面罩一体化呼气装置(图 5-3-1)。

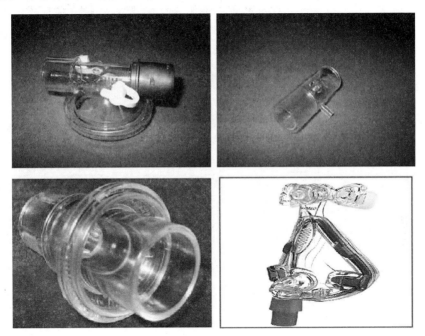

图 5-3-1　常用的呼气装置

资料来源:改编自 DAI B,KANG J,SUN L F,et al.Influence of exhalation valve and nebulizer position on albuterol delivery during noninvasive positive pressure ventilation[J].Journal of Aerosol Medicine Pulmonary Drug Delivery,2014,27(2):125-132.

1. 单孔阀

单孔阀是目前临床中应用较为普遍的一种呼气阀,通过一大小固定的漏气孔漏气,漏气量与管路中气流压力的大小成正比。单孔漏气所致的漏气声会偏大,一旦噪声影响到佩戴者的睡眠,可在保证漏气量的前提下更换静音阀减少噪声;若漏气量过大可更换平台阀。

2. 静音阀

静音阀的漏气面积与上述单孔阀相比有所增大,故在一定程度上增加了漏气量,但也因此降低了漏气的音量,对患者睡眠影响较小。

3. 平台阀

平台阀主要由阀身、硅胶膜及阀帽3部分组成。既往在比较不同呼气阀在相同条件下漏气量的研究中发现,对比单孔阀和静音阀,平台阀因其特殊的结构可在不同的压力下产生相对恒定的漏气量,即通过流经气流给予硅胶膜的压力调节硅胶膜与漏气口间的间隙,随着吸气压力的增加,硅胶膜与漏气孔之间的缝隙随之减少,在此条件下,呼吸回路内流速增加但是漏气量随着缝隙的减少而降低,从而在一定程度上保证了相对恒定的漏气量。但需要注意的是,在使用平台阀前应进行常规检查,因为长时间使用硅胶膜会降低硅胶弹性,甚至产生粘连等老化现象,影响漏气量。

4. 面罩一体漏气阀

面罩一体漏气阀根据漏气孔位置不同主要分为两种类型,一种是漏气孔位于面罩旋转接头部位,另一种是漏气孔位于面罩上方。因漏气阀与面罩一体,故在使用此类面罩时无须外置漏气阀。

(六)湿化装置

无创机械通气时需加热加湿来提高患者的舒适度并能起到湿化气道的作用。湿化装置可外接或内置于主机,一般分为常温湿化和加温湿化。相较于加温湿化,常温湿化的湿化效果有限。而吸入气体在加温湿化后可在一定程度上减轻患者黏膜干燥进而提高舒适度和依从性。除加温湿化器外,加温湿化管路也是提高湿化效果的另一种选择。但需要注意的是,当使用加温湿化管路时,应及时检查呼吸管路以防止气体在送气过程中因温度降低而在呼吸管路中出现冷凝水,可以通过下调加热湿化温度或使用管路隔热套来减少冷凝水的形成。

具体的温度和湿度应根据不同的环境、季节、室内温湿度、呼吸机压力水平来调节,尤其要考虑患者的舒适度。既往研究表明,最适湿化温度在 $26\sim28$ ℃ 范围内,相对湿度为 $70\%\sim80\%$。

(七)氧气连接

无创呼吸机的供氧方式包括空氧混合器和外接氧气两种,大多数家用无创呼吸机需要外接氧气源。对于没有空氧混合装置或氧监测的无创呼吸机,如何确定吸入气氧浓度是需要关注的问题。在无创正压通气过程中,吸气压力、呼吸频率、氧气流量、氧气接头的位置和不同的连接介质均会影响氧浓度,其中氧气接口位置的影响相对较显著,对于无呼气阀的面罩,接口位于面罩端时氧浓度最高。

整体而言,即使改变氧气的接口位置及吸氧流量可以提高吸入气氧浓度,但随着吸气压力的增大,测得的吸入气氧浓度很少可以超过 50%。这是由于无创正压通气的气体流量远远超过供氧装置所提供的氧流量,当氧气进入呼吸回路或面罩后,会被空气稀释,导致患者端氧气浓度的下降,吸气压力越大,稀释作用则越明显。

三、无创呼吸机的监测

在应用无创正压通气的过程中,应该密切监测患者的生命体征、氧合指数等生理指标的变化情况,同时应该关注是否存在人机不同步等不良反应,应及时调整呼吸机参数,并在第一时间处理不良反应,实现患者在无创呼吸支持的治疗中获益最大化。实际工作中,可根据病因、是否合并其他疾病等原因所监测的内容有所调整。需要注意的是,在无创机械通气治疗 1~2 小时后,应对患者的临床病情及血气分析进行再次评估,并据此调整呼吸机模式、支持力度或更换鼻/面罩,在 NIPPV 治疗的最初 24 小时内,应持续监测 SPO_2,如果有条件,应同时监测经皮或呼出气二氧化碳分压。

常规的监测包括临床监测、通气参数监测和生理学指标的监测(表 5-3-1)。监测内容应该包括:患者对设备的耐受或适应程度、生命体征、呼吸困难的程度、呼吸频率、呼吸音、血氧饱和度、心电图、潮气量、通气频率、吸气压力和呼气压力,以及定期的动脉血气检测等。部分患者需评估睡眠质量和呼吸困难程度的主观报告,以描述患者的治疗反应。出院后的持续评估包括:每天以及每晚使用通气支持的小时数、睡眠质量和呼吸困难情况,定期监测血氧变化并及时复诊。

表 5-3-1　NIPPV 应用于呼吸衰竭中建议监测的项目

项目	工具
临床	
神志	Kelly-Matthay 评分,Glasgow 昏迷评分
呼吸困难	Borg 评分,视觉模拟评分法
呼吸频率	临床,呼吸机监测
呼吸窘迫	辅助呼吸肌动用,腹部矛盾运动
面罩舒适程度	临床
对呼吸机设置的依从性	临床
生命体征	临床和床旁监护
生理	
动脉血氧饱和度	脉搏血氧测定法
动脉血气	动脉血检测
动脉血压	临床,无创监测
心电图	
通气参数	呼吸机监测
呼吸机设置	

续表

项目	工具
漏气	临床,呼吸机监测
人机同步性	临床,呼吸机监测
参数设置	呼吸机监测

资料来源:改编自中华医学会呼吸病学分会呼吸生理与重症监护组,《中华结核和呼吸杂志》编辑委员会.无创正压通气临床应用专家共识[J].中华结核和呼吸杂志,2009,32(2):86-98.

四、无创呼吸机的报警及处理

为保障临床安全,及时发出警告,呼吸机需设置报警功能以提醒或警示医护人员进行某些医疗事件的监测和注意。这些事件可能是呼吸机的故障(如管路漏气),患者-呼吸机界面的问题(如呼吸机或管道脱节),或影响患者的病理改变(如高气道压)等。发生报警事件时呼吸机以屏幕信号闪烁或声音警示,医护人员应针对报警事件进行分析和临床判断,并进行相应处理。报警区间的设定决定呼吸机报警阈值,报警限设置过窄,易造成报警不断,医护人员敏感性下降,易忽略真正需要处理的紧急事件;设置过宽,可能造成患者发生严重事件时仍不启动报警,直接危及患者生命安全。呼吸机在不同事件的报警区间设置有一定推荐值,临床需依据患者一般状态和疾病特点等实际情况恰当设置报警阈值。

在美国呼吸治疗学会的推荐意见中,按紧迫和危险程度将呼吸机报警分为3个等级:第一等级——立即危及生命的情况,通常为连续的声光报警,声音响亮尖锐,如有光报警则为红色;第二等级——可能危及生命的情况,声音柔和,如有光报警则为黄色;第三等级——不危及生命的情况,声音柔和,不连续。

无创通气报警分为生理性报警和技术性报警。生理性报警与患者病情、医务人员技术等有关,如压力报警、容量报警、频率报警、窒息报警等。技术性报警包括电/气源报警、传感器报警、氧电池报警。引起报警的因素包括4方面:患者因素、参数设置、呼吸机与呼吸回路。

(一)通气量报警及处理

通气量报警主要分为每分钟呼出气量高限报警和低限报警。

1. 每分钟呼出气量高限报警的原因及处理方法

(1)呼吸频率增快:即患者自主呼吸频率超过呼吸机预设的呼吸频率,常见于缺氧、通气不足、气管内吸引后、体温升高、疼痛刺激、烦躁不安、呼吸机的触发灵敏度过高等。处理方法:应在查明具体原因后进行相应处理,如增加吸氧浓度,加大通气量,应用退热药、镇痛镇静药降低氧耗,合理调整触发灵敏度。

(2)潮气量过高(压力模式下):常见于吸气压力过高导致自主吸气力量过大,阻力和顺应性改变。

(3)潮气量或呼吸频率设置过高:调整潮气量或呼吸频率,若病情需要可调整报警上限。

(4)每分钟呼出气量高限报警阈值设置过低:合理设置报警阈值。

2. 每分钟呼出气量低限报警的原因及处理方法

(1)患者呼吸频率过慢,每分钟呼出气最低限可有间断报警。处理方法:调整呼吸机设置,更换通气模式。

(2)潮气量过低:患者气道阻力增加,顺应性变差;呼吸逐渐变弱或者消失;从机器到患者的每个环节可能发生漏气;压力、吸气时间、呼气触发设置问题等。处理方法:调整呼吸机设置,更换通气模式,检查漏气等。

(3)每分钟呼出气量低限报警的限度设置过高:将报警限度设置到合适的位置。

(二)压力报警及处理

1. 吸气压高限或低限报警

气道峰压高限报警十分常见。高压报警限常设置于气道峰压以上 $10\ cmH_2O$。导致气道高压报警的情况可分为患者相关情况、呼吸机或患者的管路相关问题。常见原因:气道阻力增加,气道痉挛,常见于哮喘、过敏、缺氧、湿化不足或湿化温度过高、湿度太大、气道受物理刺激(如吸痰等),可进行解痉、应用支气管扩张药等、针对病因、对症处理和及时排除诱因;气道内黏液潴留或黏膜水肿,如分泌物黏稠不易吸出或吸痰不充分,应充分气道湿化,加强翻身叩背排痰及体位引流,应用祛痰药,理疗等;肺顺应性降低、肌张力增加,如刺激性咳嗽或肺部出现新合并症,如急性呼吸窘迫综合征、肺炎、肺水肿、肺不张、张力性气胸、胸腔积液等,应查明原因,对症处理,如对症止痛、止咳、镇静;合理调整呼吸机参数,并发气胸时及时行胸腔闭式引流等;气道压力高限报警的报警限设置过低时,应合理设置报警上限。

2. 如果气道内压力不能达到低压报警限,低压报警常发生于管路漏气时

常见原因包括:患者与呼吸机断开;管路漏气,主要来自湿化器、过滤器、积水杯等;呼气阀破裂或漏气,封闭不严或连接不恰当等。

(三)漏气报警及处理

呼吸机漏气时主要见于低压报警及每分钟呼出气量低限报警,常见于管路连接不严、管路漏气、面罩适配性不佳等产生漏气,应及时查找漏气部位进行处理,必要时更换管路或面罩等。

(四)其他报警及处理

窒息报警:患者窒息时,触发呼吸机,则发出警报。可能原因有:患者触发困难、潮气量过低、呼吸频率过慢、呼吸管路及连接处脱开或漏气、患者无自主呼吸等。此时应首先查明原因,根据患者的情况,可考虑更换通气模式。如发现无自主呼吸,及时实施心肺复苏、气管插管处理,及时就医。

除此之外还包括气源报警、时间报警等多种报警设置,具体取决于呼吸机功能,不同品牌呼吸机,其具有的报警功能设置不同。

五、无创呼吸机的清洁与消毒

无创呼吸机涉及主机、管路(吸气管路及呼气管路)、湿化器、过滤器等部件,每一个部件的污染均可导致病原微生物滋生,引发呼吸机相关肺炎的发生。有效控制呼吸机相关肺炎的措施即对呼吸机进行定期清洗和消毒。家庭无创呼吸机应在购置使用初期即沟通后续的清洁消毒细节并与接受过专业技术培训、具备相关知识和经验的专业人员取得联系。

呼吸机的清洁和消毒应遵循先彻底清洁,再消毒或灭菌的原则进行,操作过程中工作人员佩戴一次性医用口罩和手套、医用帽、防溅屏等防护措施。针对医疗机构中患有传染性疾病患者使用过的呼吸机应进行特殊消毒程序,而家用无创呼吸机多采用就地清洁消毒。消毒剂一般选择具有国家资质的清洗消毒剂、酶洗液、75%酒精等。

适用于以下无创呼吸机主机及其他部件清洁的总体原则是:清理前要拔掉电源插头;不可使用含漂白剂、氯或芳香剂的溶液清洗主机、湿化器、管路和面罩等。

(一)主机

主要清洁呼吸机的外表面(包括界面、键盘、电源线等):定期以湿软布擦拭灰尘或用少许中性清洁剂清洗外壳,严禁将主机冲洗浸泡。此外,还要保证擦拭巾干净清洁,避免含水较多造成机器进水,电子元件损坏。当呼吸机使用完毕或存在严重污染时,须用75%医用酒精擦拭,擦拭过程中,切勿使液体进入呼吸机内部。

(二)湿化器

湿化器由储水盒和加热板两部分组成,清理时应分别清洗,清洗储水盒以每周一次为宜,根据湿化液的不同,清洗液略有差别,如当用蒸馏水湿化时,可使用中性清洁剂清洗;而当使用的是自来水或瓶装水时,可用醋水混合溶液(1∶10)浸泡数小时以便清除储水盒壁的残留水碱。此外,需要注意的是,为减少细菌繁殖,湿化液应保证每24小时更换一次;对于配备过滤纸的湿化器更换一次内衬过滤纸的频率至少每周一次;当湿化器不使用时,应浸泡消毒以晾干备用。

(三)管路和人机连接界面

管路和人机连接界面由呼吸管路、螺纹管、湿化器、集水杯、雾化器等组成。晨起后用温水清洁与皮肤接触的部分,隔日使用无泡中性皂液和清水清洁人机连接界面,彻底冲洗并晾干。清洁消毒前,将呼吸回路的各连接处彻底拆卸,每周以温水或中性清洁液清洁管路,清洁血渍、痰痂及其他污物,清洁完毕后将管路全部浸泡在消毒液中进行消毒,注意管路不应有死弯,中空物品腔内不应有气泡存在。也可将管路单独封装进行环氧乙烷消毒。

浸泡消毒后的管路和配件,应用无菌蒸馏水(灭菌注射用水)彻底冲洗。消毒完成后,晾干或烘干装入清洁袋,干燥保存备用。

(四)过滤膜

定期检查过滤膜的完好性和清洁度,应根据使用时间、使用环境和保护程度酌情更换。空气过滤膜需每日清洗以防灰尘堆积造成细菌繁殖,确保清洁过的过滤膜干燥、无损方可装入;泡沫过滤膜可重复使用,至少每周用温水或中性洗涤剂清洁一次,禁止搓拧,每6个月更换一次;超细过滤棉为一次性耗材,每个月更换或脏污后更换。

(五)头带、侧带和下颌托带

使用清洁剂手洗头带、侧带和下颌托带,冲洗干净并悬挂晾干,避免暴晒造成弹力带老化,清洗频率可每月一次或按需。

(六)呼吸机内部

可拆卸的呼气管路、呼吸机吸入端或呼出端的细菌过滤器、供气模块滤网、冷却风扇过滤器、防尘网等部件可根据厂家要求或按需进行清洗更换,亦可采用消毒机进行消毒。应用清毒机时,需参考消毒机厂商的消毒程序进行,一般情况下清洗消毒机的最低温度至少应达到85 ℃,维持时间至少5 min,待清洗、消毒、烘干程序完成后,装入清洁袋内,干燥保存备用。

六、无创呼吸机的保养和维护

为及时消除呼吸机隐患,保证其处于正常工作状态,并延长呼吸机的有效使用寿命,应注重无创呼吸机的日常保养,除定期清洁、消毒、更换耗材外,需由接受过专业培训的工作人员根据呼吸机的特点进行定期保养和维护,一般包括如下措施。

(一)主机

一般而言,呼吸机应该放置在清洁、整齐、干燥、通风的地点,避免阻塞进气口,一般应离开障碍物10 cm以上;不使用时套好防尘罩,避免阳光直射,以免外壳塑料老化;附近不可存在易燃、易爆品和有毒、有害气体,远离加热或冷却设备;当室温高于35 ℃时,应防止散热不利而产生的高温气流刺激气道;使用时不宜直接放置在地毯、织物或其他可燃材料之上;尽量勿与其他电器共用电源。

(二)湿化器储水盒

可注入无菌蒸馏水、灭菌注射用水或纯净水,避免使用自来水、矿物质水、生理盐水或加入任何添加剂等影响湿化器寿命;加水量不得超过标识的最高水位线,以免造成设备或管路进水,造成危害;每天早晨清空储水盒,每日换水;停用时将储水盒中余水完全倒出;清洁消毒后放置在阴凉处自然晾干,不可暴晒或烘干,以免造成湿化器损坏。

(三)管路和人机连接界面

放置时勿近高温,避免利器刮划;定期检查管路完整性,发现任何裂纹或明显老化、变硬等现象应及时更换;使用时勿强力旋转或插拔;建议每年或酌情更换管路和人机连接界面;在使用过程中,管路集水杯中的冷凝水应及时清理,接水碗应垂直向下,位于管路最低处,防止冷凝水倒流至气管插管或呼吸机内(冷凝水应按污物处理);感染及传染病患者应使用专用呼吸机管路,必要时使用专用过滤器。

(四)空气过滤膜

进行无创呼吸机辅助通气时,外界空气中的粉尘被过滤棉过滤后进入患者气道,避免使用塑料纸或高密度纺布等遮盖呼吸机或充当过滤棉,以免阻塞进气口;超精密过滤器使用时应保证平滑的一侧朝向设备。空气过滤膜应依照产品说明书或报警指示及时更换。

(五)定期检修呼吸机内置回路

呼吸机每工作 1000 小时,应进行全面检修并更换消耗品。

无创呼吸机的清洁消毒及定期保养是延长呼吸机寿命、避免呼吸机相关肺炎的关键,除此之外,需由专业工作人员进行呼吸机定期校准及检测,以保障呼吸机运行效率及精准度。

【参考文献】

[1]美国心血管-肺康复协会.呼吸康复指南:评估、策略和管理(原著第 5 版)[M].席家宁,姜宏英,主译.北京:北京科学技术出版社,2020.

[2]俞森洋.机械通气临床实践[M].北京:人民军医出版社,2008.

[3]袁月华.肺康复成功指南[M].北京:人民卫生出版社,2019.

[4]中华医学会呼吸病学分会睡眠呼吸障碍学组.家庭无创正压通气临床应用技术专家共识[J].中华结核和呼吸杂志,2017,40(7):481-493.

(于娜 文,代冰 一校,马丽 二校)

第四节　居家有创呼吸机

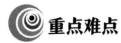 **重点难点**

(1)了解居家有创呼吸机的结构。

(2)了解有创呼吸机模式参数变量的实现。

随着现代医疗水平的不断提高与发展,呼吸机作为一种可以替代自主通气功能的重要手段,能为各种原因所致的呼吸衰竭患者提供呼吸支持治疗,同时在麻醉期间的呼吸管理和急救复苏中也得到广泛应用,是现代医学中维持患者生命至关重要的医疗设备。目前,居家机械通气的应用也逐渐增多。

根据呼吸机与患者的连接方式,机械通气可分为有创机械通气和无创机械通气。原则上来说,有创机械通气主要在已建立人工气道的患者中使用,理想上家用有创呼吸机性能特点可见表 5-4-1。但鉴于患者的病情严重程度、家庭的经济条件和操作者的使用习惯等,也有使用无创呼吸机或医用有创呼吸机替代家用有创呼吸机使用的情况。医用有创呼吸机和家用有创呼吸机原理等方面并没有本质的不同,本章将主要按照医用有创呼吸机的原理进行介绍。

表 5-4-1　理想上家用有创呼吸机性能特点

特别为家庭治疗患者设计
人性化操作
性能可靠
无复杂易变的监测参数
可提供婴儿、儿童和成人各种人群的呼吸支持
可用的模式:辅助/控制(A/C)、控制通气、压力支持通气、同步间歇指令通气(SIMV)
呼吸频率:1~80 次/分钟
潮气量:50~2000 mL
峰流量:30~140 L/min
可提供高吸气需求患者足够峰流速:≤180 L/min
吸气时间:0.3~3.0 s
可设置的 PEEP(呼气末正气通气)
有自动或手动设置漏气补偿
可通过患者近端气道压力触发进行辅助呼吸
直接设定吸氧浓度或配有低流速的氧气接口
内部电池使用时间>2 h
适当报警设置:高/低压力;高/低潮气量和(或)分钟通气量;高/低呼吸频率;呼吸机不能按预设程序送气;呼吸机操作异常;电源报警
远程报警功能
远程呼叫功能
小巧(适合安装在轮椅上),轻便<13.6 kg

资料来源:改编自 KACMAREK R M,DIMAS S,MACK C W.呼吸治疗精要(原著第 4 版)[M].袁月华,郭丰,主译.北京:人民军医出版社,2015.

一、呼吸机的结构

呼吸机是实施机械通气的基本设备,其特点是能替代、控制或改变患者的正常生理呼吸,同时有效改善肺的通气及换气功能,增加单位时间内出入肺的气体量,减少呼吸功消耗。呼吸机分为正压呼吸机和负压呼吸机,基本工作原理是建立气道口与肺泡间的压力差。目前的家用呼吸机都是正压呼吸机。呼吸机可按照预设的模式和参数,将气体经过一定形式输送到患者肺内,再通过患者的胸肺弹性回缩力和呼吸机/呼气阀对呼气末压力的调节,实现呼气过程,将肺内气体呼出。

呼吸机主要包括主机、控制面板(用户界面)、气源、电源以及其他外部结构。主机主要由内部气路结构和控制系统构成。内部气路一般分为单气路和双气路两种类型,是指吸入和呼出气体在主机内部流经的管路及部件,主要由吸气阀、传感器和呼气阀构成。外部结构主要由外部呼吸机管路、加温/湿化器、支撑臂以及主机底座等构成

(一)吸气阀

吸气阀又称流量控制系统,主要作用是按预设模式和参数将吸入气体调节成一定的送气形式,在吸气相送入患者肺内。吸气阀的结构和工作原理因呼吸机的不同种类而有所差别,按吸气阀的不同结构和工作原理可将呼吸机分为全气动(气控气动)、全电动(电控电动)和电控气动 3 种类型。

(1)全气动呼吸机:此类呼吸机吸气阀由一个或多个流体逻辑元件组合而成,高压空气及氧气既是驱动呼吸机产生吸入气流的动力源,同时也驱动流体逻辑元件调节吸入气体的送气形式。

(2)全电动呼吸机:吸气阀由电子和机械装置共同组成,其工作方式为通过阀门有规律的机械运动产生正压气体,与此同时,吸气阀按照呼吸机预设模式和参数将气体送入肺内并调节气流输出形式,常见的主要有活塞和涡轮两种形式。

(3)电控气动呼吸机:吸气阀由电子和机械部件组成,吸入气体由高压气源驱动,经过吸气阀时受到预设模式参数的调节,形成不同形式的吸入气流。呼吸机种类不同,流量控制系统各异,目前临床上常见的有比例电磁阀、步进电机等。

(二)传感器

传感器主要分为压力和流量传感器。传感器主要用来监测压力、流量和容量等相关参数,实时反馈给微电脑系统,以及时调整对吸气阀和呼气阀的控制,实现精确的目标送气,同时通过信息显示单元实时显示监测曲线和参数,根据报警限设置显示报警信息。多数呼吸机在吸入端和呼出端均放置压力和流量传感器,而某些呼吸机则安置在 Y 形管处。

(三)呼气阀

双气路呼吸机的呼气阀安置在呼吸机呼气末端,受微电脑系统控制,通过不断改变开闭状态,以实现吸呼气过程和呼气末正压功能。呼气初,呼气阀迅速开放,当气道压力下降至一定水平时,阀门迅速关闭,以维持恒定的呼气末正压通气(positive end-expiratory pressure,PEEP)水平。而流速触发时,多数呼吸机由于有基础流速存在,呼气阀在呼气末并非完全关闭。单气路呼吸机的呼气阀则不受微电脑系统控制,阀门大小由气路内压力来调节,以实现吸呼气过程,同时维持 PEEP 功能。

(四)控制系统

控制系统主要由中央处理器、人机对话、模拟信号转换、信息监测以及显示等单元构成。其主要功能是接收和处理外部设置以及内部监测的各种信息,以调节吸气阀和呼气阀,对整个呼吸过程进行精准调控,并实时显示各种监测和报警信息。

(五)控制面板(用户界面)

控制面板位于呼吸机的表面,由呼吸机操作者设置和监测。内部控制系统读取和运用操作者的设定以控制呼吸机的功能。面板上主要有通气模式、通气参数、监测设置和报警设置 4 部分。通气模式和通气参数是主体,一般呼吸机设有多种模式,设定参数包括呼吸频率、吸气时间、潮气量和吸入氧浓度等,这些控制最终可调节 4 个通气参数:流速、容量、压力和时间。监测装置主要观察因变量、肺功能参数和呼吸波形图的动态变化。合理设置报警系统可提高呼吸机工作的安全性。这些参数的每个数值都可在厂家设置的较大的范围内变化。

(六)安全阀

安全阀包括吸气安全阀和呼气安全阀。吸气安全阀是一种避免患者窒息的保护装置,会在呼吸机因故障停止运转时自动开启,空气随即进入呼吸机管路,患者可进行自主呼吸。在单气路呼吸机中,呼气阀结构有吸气安全阀的作用,在呼吸机停止工作的情况下,患者可通过呼气安全阀自由呼吸空气。此外,当气道压力超过其最大安全压(maximum safety pressure),即呼气安全阀设置的最大压力时(一般设置在 $55\sim60\ cmH_2O$),呼气安全阀开放,气体迅速排出,从而防止气道压力过度升高。

(七)气源

气源分为空气和氧气源。医院内一般安装有中央高压空气和氧气,而家用呼吸机一般没有中央高压空气和氧气,一般通过控制涡轮转速产生气流使气道压力达到预设压力。氧气源包括氧气瓶,又称“氧气筒”,是一种特制的用来储存高压氧的圆柱形钢瓶,需减压后应用;制氧机是应用分子筛将空气中的氧气分离出来,制成高浓度氧的仪器,其最高流量和最高氧浓度较低;液态氧,简称液氧,是加压、降温至一定水平后将氧气变成液态氧而储存的一种形式,其容积显著缩小,储存和运输更为方便。

(八)电源

多数呼吸机需连接外部电源,自带蓄电池也可满足短时间工作。呼吸机吸气阀种类不同,对耗电量的要求各异:电动电控呼吸机因需带动活塞、涡轮等做机械运动,耗电量相对较大;电控气动呼吸机所需电源仅满足电子元件的工作,耗电量较小;理论上讲,全气动呼吸机不需要任何电源,但现代全气动呼吸机也安装了少许电子元件,因此也需要电源,但耗电量很小。

(九)呼吸机管路

呼吸机管路包括单回路和双回路两种基本类型。单回路可分为以下两部分：①吸气管：呼吸机在吸气相通过该吸气管路将气体输送给患者，湿化装置连接在吸气管路上。②呼气阀：吸气时漏气量少，呼气时漏气迅速增多，从而保障吸气时气体进入肺内，而呼气时气体由肺内呼出体外。双回路可分为以下 3 部分：①吸气管，即吸气端。②Y 形管：也称为通气管路的近端，通过人工气道或面罩等与患者端相连。③呼气管：患者通过该管路将气体呼出体外，为呼气端。

(十)加温/湿化器

加温/湿化器分为被动湿化器和主动加热湿化器。被动湿化器即人工鼻，主要通过截留呼出气中的热量和水分来实现对下次吸入的气体的加温和湿化。理想的湿热交换器应能提供 70% 甚至更多的呼出水分回收效率，提供至少 30 mg/L 的水蒸气。主动加热湿化器通过加热无菌蒸馏水产生水蒸气，并与吸入气体混合，从而达到对吸入气体进行加温、加湿的目的。湿化罐的温度可以调节以产生不同温度和湿度的气体，不同的机械通气条件以及湿化器的品牌对加热湿化的效果也有影响。

(十一)其他

过滤网，简称滤网，是一种网状过滤装置，是呼吸机的常备净化装置。安装在呼吸机的气体入口处，空气需经过该装置过滤、净化后，才能进入空气压缩泵或呼吸机。一般需要 24～48 小时检查一次，并定时更换，避免滤网被灰尘堵塞，影响呼吸机的运转。

过滤器是安装在呼吸机出口处/吸气端，对呼吸机的输出气流进行滤过、吸附的装置；对于双气路回路，过滤器还可安置在呼吸机呼气端，对患者呼出的气体进行滤过、吸附。但是若应用不当，可能增加吸气阻力，降低触发的敏感性；增加呼气阻力，影响患者呼气。

积水杯位于呼吸机吸气肢或呼气肢，收集气路内凝结的水分或分泌物，机械通气时应放在最低位置。但目前很多管路带有加热导线，不再配备积水杯。

人工气道接头，又称万向接头，是气路与人工气道之间的连接装置，为一短细管，是呼吸机通气管路上产生阻力的主要位置。

二、模式和参数的实现

呼吸周期由一次吸气和呼气组成。在机械通气的过程中，气体依次经过吸气触发、吸气相、吸呼气切换和呼气相 4 个阶段进出呼吸道，这 4 个阶段分别受触发变量、控制变量、周期变量和基线变量控制。各变量的功能如下：触发变量触发呼吸机开始送气；控制变量控制吸气相的送气形式；周期变量控制呼吸机由吸气相转化为呼气相；基线变量形成呼气相基线压力。

(一)吸气触发

触发变量分为时间触发和自主触发两种基本形式。时间触发是呼吸机由定时器按预设要求定时送气(时间转换)。自主触发是指患者开始自主吸气并达到预设的触发灵敏度,由呼吸机传感器系统感知后,立即给予送气的过程。感受器可以感受连接管路上压力或流量的变化,一般安装在连接管路的近端、吸气端或呼气端附近。

自主触发一般包括压力触发、流量触发、容积触发等形式。压力触发是呼吸机通过压力感受器感知吸气负压的信号触发方式,呼吸机将负压转换为电子信号,在适当信号强度下打开吸气阀,启动一次吸气。流量触发是呼吸机通过流量感受器感知吸气的信号触发方式,当流量或吸气阀与呼气阀两端的流量差达到一定水平时,启动一次吸气。容积触发是呼吸机通过流量或容积感受器感知吸气容积大小的信号触发方式,当吸气容积达到预设水平,呼吸机启动一次吸气。

触发灵敏度是触发呼吸机送气的参数临界值。达到或超过该数值,呼吸机就会启动一次吸气。越接近基线水平,触发灵敏度越高,越容易触发,但也容易假触发;反之则不容易触发,因此触发灵敏度必须维持在适当的水平。压力触发灵敏度通常设定在 $-2 \sim -1 \, cmH_2O$,一般而言,负值设置越低触发灵敏度越不敏感。流量触发灵敏度通常设置为 $1 \sim 3 \, L/min$,一般而言,设置越低灵敏度越敏感。部分呼吸机触发灵敏度显示的是不同挡位,不同类型呼吸机不同挡位的敏感性不同,多数是挡位越低触发越敏感,但有部分是越高越敏感,需注意鉴别。

(二)吸气相

开始吸气时,吸气阀开放,呼气阀关闭,从而保持较高的气道压力,气体向肺内流动;屏气过程中,向肺内的气体流动停止,但不同时间常数的肺组织进行气体分布。在吸气相,呼吸机主要通过控制吸气阀来调节气流输出形式,将吸入气体输送至患者肺内。吸入气流速波形包括方波、指数递减波、递增波、递减波和正弦波等。

多数呼吸机采用压力控制和容量控制两种方式,实现定压通气和定容通气。定容通气时,根据设置的容量、流速大小和流速波形(方波和递减波),吸气阀调节送气流速,保证每次吸入输送容积相同,压力随呼吸系统总阻力的变化而变化。定压通气时,根据呼吸机设置的吸气压力和吸气时间,吸气阀调节送气流速,保持每次吸入气压力相等,容量随呼吸系统总阻力的变化而变化,流速波形多为递减波。

(三)吸呼气切换

周期变量达到预设值时,吸气阀关闭,呼气阀开放,由吸气相切换为呼气相。吸呼气切换的基本形式有 4 种:①压力切换,由压力感受器完成。②时间切换,由时间感受器完成。③流量切换,由流量感受器完成。④容积切换,由容积或流量感受器完成。定容通气多采用容积切换或时间切换,即呼吸机送气达到预设送气的容积或时间时,立即由吸气切换为呼气,如定容型辅助控制通气模式(volume-assist/control,V-A/C)和定容型同步间歇指令通气模式(volume synchronized intermittent mandatory ventilation, V-SIMV)等；定压型辅助控制通气模式(pressure-assist/control, P-A/C)多采用时间切换，即送气时间达到预设时间时，立即切换为呼气。临床上常见的压力支持通气模式(pressure support ventilation, PSV)常采用流量切换，即送气时间达到呼吸机送气流速的预设水平时，即由吸气切换为呼气。

(四)呼气相

呼气相为上一次"吸呼气切换"到下一次"吸气触发"之间的时间段，在此过程中，吸气阀关闭，呼气阀开放，肺内气体呼出。呼气相包括呼气流量时间和呼气暂停时间。呼气流量时间是指出现呼气流量开始到呼气流量结束的时间，呼气暂停时间是指呼气流量结束到下一次吸气触发开始的时间。基线变量是指呼气暂停时间内的气道内压力水平，即 PEEP 水平，呼气过程依赖于 PEEP/CPAP 装置，靠呼气阀和呼吸回路内基础流速共同维持。

(1)阈阻力器是理想的 PEEP/CPAP 装置，即在呼气出口的位置可产生一可预先设置的、可以精确定量的、稳定的压力，其大小与呼气流量的有无、大小无关。该压力不是仅在呼气相存在，而是持续在整个呼吸周期。

(2)呼气末阻力，又称为气流阻力器，是早期的 PEEP/CPAP 装置。它是在呼气出口设置一普通"阻力器"，通过减慢呼气流量增加呼气末压力，其大小取决于装置本身的阻力和气流量大小，气流大时，压力大；气流小时，压力小；无气流时压力消失，因此该压力实际上是呼气末阻力，而不是真正意义上的呼气末正压。该装置会明显增加呼气阻力，延长呼气时间，增加呼气功，已逐渐被淘汰。

(3)PEEP 阀的发展和智能化：现代呼吸机应用的 PEEP/CPAP 装置介于上述两种装置之间，即 PEEP 的大小主要由施加压力及作用面积决定，也受流量的影响，但总体上基本稳定。

三、日常维护与消毒

呼吸机必须放在清洁、干燥的区域。使用时，呼吸机的主机箱上方不能放置任何物品，尤其是液体，以防止液体流入主机内造成电子元件损坏。一旦呼吸机出现障碍，不能正常运转，立即停止使用，请专业人员检修。注意清洁屏幕，保持积水杯处于最低位，并及时倾倒积水杯里的积水，及时向湿化罐内添加蒸馏水等。当使用的氧气源为瓶装氧气时，应定期检测氧气瓶及减压器的安全性，保持氧气及氧气表的清洁；定期由授权的维修保养人员对呼吸机进行检查和维护也是必不可少的。还要注意的是，为了防止停电和气源不足带来的危害，家中可备用蓄电池、氧气瓶、紧急备用呼吸机和各种日常护理用品。

呼吸机辅助患者人工气道的存在使其在家庭环境中有潜在的感染风险。因此，在家中护理患者的所有人员均要学会感染控制和消毒程序。在接触患者或设备前后，家庭成员和其他护理者必须彻底洗手。当执行吸痰或气管切开治疗时，应使用手套(无菌)。

　　患者每次使用呼吸机前及使用呼吸机后,应当清洁呼吸机外表面和可拆卸电池组表面(如果使用),如有必要可适当增加清洁次数。清洁时,避免任何液体滴入呼吸机机箱或可拆卸的电池组;清洁显示屏时要尤为小心,擦洗剂可能会刮花显示屏;传感器是精密的电子器件,在清洁与消毒时,应按照说明书要求操作或请专业人士操作。清洁之后,请使用干燥的软布将残留的清洁剂擦拭干净。

　　在正常使用情况下,过滤器应根据厂家推荐定期更换,如有必要可增加次数。清洁可重复使用的回路相当重要。如果回路受到病菌污染,可能会导致使用者肺部感染,因此要定期清洁呼吸回路。如果使用一次性回路,则定期弃置并更换。清洁可重复使用的呼气装置时,将呼气装置从患者回路卸下,按照呼气装置附随的详细清洁说明进行清洗。

【参考文献】

[1]凯罗,卞金俊,邓小明.机械通气学:生理学与临床应用[M].北京:人民卫生出版社,2015.

[2]袁月华,解立新,葛慧青,等.肺康复成功指南[M].4版.北京:人民卫生出版社,2019.

[3]王辰.呼吸治疗学教程[M].北京:人民卫生出版社,2010.

[4]KACMAREK R M,DIMAS S,MACK C W.呼吸治疗学精要(原著第4版)[M].袁月华,郭丰,主译.人民军医出版社,2015.

[5]KING A C.Long-term home mechanical ventilation in the United States[J].Respiratory Care,2012,57(6):921-930.

[6]ROBERT M.Egan's fundamentals of respiratory care[M].11th Edition.Canada:Elsevier Inc.,2017.

(代冰 文,谭伟 一校,马丽 二校)

第六章 | **居家呼吸治疗技术**

+-+

第一节　居家氧气治疗

+-+

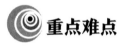**重点难点**

(1)熟悉居家氧气治疗的方式。

(2)掌握居家氧气治疗的适应证。

一、现状

氧气治疗简称氧疗(oxygen therapy),是指在患者呼吸过程中通过各种氧疗设备提高机体吸氧浓度的方法。居家氧疗,也称为家庭氧疗(home oxygen),是指患者出院后,在家继续进行氧疗。本节主要针对居家氧疗做简单概述。

20世纪80年代开始,居家长期氧疗对COPD的积极疗效被首先证实,自此居家氧疗开始受到广泛关注并被推广。随后新型居家氧疗设备不断被开发并上市,使得居家氧疗逐渐变得简单又安全;而且居家氧疗通过改善居家患者的氧合状态,对缓解患者呼吸困难症状、提高生活质量、改善患者预后、降低社会和经济负担均有积极疗效,因此接受家庭氧疗患者的数目逐年显著增加。

近年来,为了规范临床医生对患者进行居家氧疗,居家氧疗相关指南在德国、英国、大洋洲以及美国相继发表。相较于欧美国家,我国居家氧疗目前暂无权威性指南,且大多缺乏呼吸治疗师等专业人员的指导及密切随访。如居家氧疗不规范,甚至由患者随意调整,往往会导致治疗效果不佳,甚至带来一些额外的并发症。因此,不断优化和规范居家氧疗,显得尤为重要。本节主要通过居家氧疗的分类、定义、实施、并发症及处理和居家管理等方面予以介绍。

二、定义

(一)长期氧疗

1. 静态持续氧疗

长期静态持续氧疗是长期氧疗(long-term oxygen therapy,LTOT)的最重要部分,它是指慢性低氧血症患者每日接受大于等于 15 小时的居家氧疗。

不同国家对于长期居家氧疗的时间规定不一致,但是将长期居家氧疗的时间一味地延长超过 15 小时,甚至达到 24 小时,并不能提高患者的生存率,因此一般以 15 小时/日作为长期居家氧疗的时间。

2. 动态氧疗

动态氧疗(dynamic oxygen therapy,DOT)是指针对仅在体力活动或运动后出现低氧血症和呼吸困难的患者,在其体力活动或运动时给予的氧疗。如间质性肺疾病的患者,常常在活动后出现低氧血症,可考虑给予动态氧疗。

(二)夜间氧疗

对于不符合长期氧疗应用指征、仅伴有夜间低氧血症的患者,仅在夜间睡眠时接受的氧疗称为夜间氧疗(nocturnal oxygen therapy,NOT)。

大部分患者在病情进展至慢性低氧血症之前,都可能先经历夜间低氧血症。究其原因可能与患者夜间睡眠时呼吸频率降低、卧位时通气血流比例失调以及膈肌上抬有关,多种因素共同交互作用,从而导致患者出现夜间低氧血症。值得注意的是,并不是所有具备夜间低氧血症的患者都适合夜间氧疗,何种患者适合夜间氧疗后面会有详细介绍。

(三)姑息氧疗

姑息氧疗(palliative oxygen therapy,POT),顾名思义是一种姑息性的治疗方法,主要用于缓解恶性肿瘤或其他心肺等疾病晚期或终末期患者的低氧血症及呼吸困难。POT 无法遏制疾病本身的进展,也无法改善原发疾病的预后。

三、实施

氧疗是一种医疗行为,居家氧疗相较于在医院进行的氧疗存在一定的风险,而我国接受居家氧疗的患者人群日益增加。因此,临床医生应严格、规范地实施居家氧疗,对氧疗的流量、方式、时间以及氧疗的目标均应有明确说明。

(一)居家氧疗的目标和流量

对于大部分患者来说,居家氧疗的目标是建议维持患者末梢血氧饱和度(pulse

oxygen saturation，SpO_2）在 90％ 以上，或动脉血氧分压（partial pressure of oxygen，PaO_2）$\geqslant$60 mmHg。但是对于 COPD 患者来说，由于其存在小气道阻塞使得二氧化碳排出受阻，因此患者在慢性低氧血症的同时常常伴随着高碳酸血症，也就是出现Ⅱ型呼吸衰竭。对于这一部分患者来说，较高的二氧化碳是抑制呼吸中枢的，而维持相对低氧能够较好地刺激呼吸中枢使得患者呼吸频率加快、分钟通气量增加，这对于改善高碳酸血症和低氧血症均是有益的。因此，对于伴随Ⅱ型呼吸衰竭的 COPD 患者，其氧疗的目标相较于其他患者要低一些，目标 SpO_2 范围为 88％～92％；而其他可能导致机体出现Ⅱ型呼吸衰竭的疾病，如胸廓畸形等导致胸廓活动受限的疾病，其氧疗目标也是 SpO_2 范围为 88％～92％。当这些患者的 SpO_2>92％时，吸氧流量应降低，避免因血氧升高，导致对呼吸中枢的刺激作用下降。

居家氧疗的流量是以能达到上述氧疗目标为主，临床医生可以在患者出院前为患者设定好最佳吸氧流量。值得注意的是，居家氧疗的氧流量并不是一成不变的，临床医生应根据患者的血氧情况动态调整。动脉血气分析是最直接的监测方法，但是存在创伤性；脉搏血氧计没有创伤，且能够动态持续监测患者末梢血氧饱和度，因此可作为动脉血气分析的替代品监测氧疗效果。

（二）不同居家氧疗方式的临床适应证

1. 长期氧疗

简单来说，长期居家氧疗包括静态持续氧疗和动态氧疗。长期静态持续氧疗主要适用于慢性低氧血症并伴有相关并发症的患者。具体来说，当慢性疾病患者 $PaO_2$$\leqslant$55 mmHg时，即使没有并发症也可考虑使用长期静态持续氧疗；当患者 $PaO_2$$\leqslant$60 mmHg时，如伴有外周水肿、红细胞增多症（血细胞比容$\geqslant$55％）或肺动脉高压的并发症，需考虑使用长期静态持续氧疗。长期动态氧疗主要适用于在运动时出现低氧血症的患者。

目前唯一被证实长期氧疗确实有效的疾病是伴慢性低氧血症的 COPD 患者，长期氧疗能够改善患者生活质量的相关评分，最重要的是通过随访发现长期氧疗能够提高患者的生存率。而伴低氧血症的非 COPD 患者，虽然长期氧疗能否达到和 COPD 患者同样的疗效暂不明确，但是大多数指南是基于长期氧疗在 COPD 患者应用的研究结果，仍然建议应用于伴有慢性低氧血症的非 COPD 患者应用长期氧疗。鉴于居家氧疗的重要性，多个国家已经把居家氧疗纳入医疗保险报销的范围内，但纳入标准略有差别。

长期氧疗的具体临床适应证包括：

（1）合并低氧血症的 COPD：是长期氧疗的主要患者群体。具体指征包括：

①静息 $PaO_2$$\leqslant$55 mmHg 的稳定期 COPD。该类患者在应用长期氧疗的过程中，临床医生应注意随访和评估长期氧疗是否提高患者生存率和肺血流动力学状态。

②静息 $PaO_2$$\leqslant$60 mmHg 的稳定期 COPD，但合并外周水肿、红细胞增多（红细胞压积$\geqslant$55％）、肺动脉高压或右心力衰竭者，应该给予长期氧疗。

③静息时高碳酸血症的 COPD 患者满足长期氧疗的其他条件应该给予长期氧疗。

（2）其他合并慢性低氧血症的慢性呼吸系统疾病：肺间质疾病、肺动脉高压、支气管扩张和囊性纤维化等，当上述患者因病情发展至慢性低氧血症时，如静息 $PaO_2 \leqslant 55$ mmHg 者应给予长期氧疗；静息 $PaO_2 \leqslant 60$ mmHg 但合并外周水肿、红细胞增多（红细胞压积 $\geqslant$ 55%）或肺动脉高压者需要给予长期氧疗。

（3）合并低氧血症的心力衰竭：

①静息 $PaO_2 \leqslant 55$ mmHg 的进展期心力衰竭患者应给予长期氧疗。

②静息 $PaO_2 \leqslant 60$ mmHg 的进展期心力衰竭，合并外周水肿、红细胞增多（红细胞压积 $\geqslant$ 55%）或心电图或超声心动证实的肺动脉高压者需要处方给予长期氧疗。

（4）合并慢性低氧血症的神经肌肉和胸壁障碍性疾病：神经肌肉和胸壁障碍性疾病患者在疾病发展后期，除了合并单纯的低氧血症，很可能出现Ⅱ型呼吸衰竭，此时应选择无创正压通气治疗作为首选治疗；但是该类患者可能无法耐受无创呼吸的长时间使用，此时可考虑使用长期氧疗与无创呼吸机交替使用。

（5）长期动态氧疗的适应证：

①运动后存在低氧血症的间质性肺疾病的患者。间质性肺疾病患者常常在运动后出现呼吸困难及低氧血症，可考虑应用长期动态氧疗。

②不符合长期氧疗指征、伴有轻中度低氧血症或无低氧血症的 COPD 患者。对于不符合长期氧疗指征、伴有轻度低氧血症或无低氧血症的 COPD 患者，当该类患者存在运动后低氧血症时，动态氧疗虽然对患者的死亡率和运动能力没有改善，但是能够缓解其运动后呼吸困难及生活质量，因此建议此部分 COPD 患者可考虑应用长期动态氧疗。

③参加肺康复训练的慢性肺部疾病患者。慢性肺部疾病的患者在康复训练中，可能会出现呼吸困难等不适症状或因康复活动造成较重的低氧血症，上述情况均会限制患者进行必要的、长期的康复训练。对此类患者进行长期动态氧疗才能使康复训练正常进行，并有可能提高康复的疗效，因此建议该部分患者进行长期的动态氧疗。

④血管性疾病患者。动脉硬化、缺血性肠病、脑血管病、帕金森等血管性疾病的患者虽没有低氧血症，但往往伴随供血组织的缺氧。血管性疾病的患者给予居家氧疗，可以改善患者的因组织缺氧造成的相应症状，如脑部缺氧造成的头晕、头痛、偏头痛等；心肌缺氧造成的心绞痛、胸闷等；肠道缺氧造成的腹痛等，甚至延缓疾病进展。该类患者均建议居家氧疗，但无须长期持续静态氧疗，可考虑动态氧疗。

值得注意的是，有些患者虽满足长期氧疗指征，但仍不建议应用长期居家氧疗。目前正在吸烟的患者，因存在火灾等氧疗风险，不建议长期居家氧疗。另外，有些患者虽有低氧血症，但可能是可逆性疾病，如肺部感染或哮喘导致的，后续氧合会改善，可考虑短期氧疗，长期居家氧疗要谨慎进行。

2. 夜间氧疗

夜间氧疗主要适用于仅存在夜间低氧血症、不符合长期氧疗指征的患者。忽视夜间反复血氧下降的危害，可能导致阵发性呼吸困难、晨起头痛、夜间心绞痛和心律失常等一系列并发症。

慢性肺部疾病的患者，如果夜间 $>1/3$ 的时间 $SpO_2 \leqslant 88\%$，特别是存在肺动脉高压或红细胞增多等合并症时应给予夜间氧疗。

合并睡眠呼吸障碍的慢性严重心力衰竭患者应进行夜间氧疗。该类患者虽经积极的抗心力衰竭治疗,仍存在夜间低氧血症,并且常常不能耐受无创正压通气治疗,可考虑采取夜间氧疗,缓解患者上述日间不适症状,同时改善睡眠质量、嗜睡程度,降低呼吸暂停低通气指数,并提高患者的活动耐力。

值得注意的是,大部分仅有夜间低氧血症的呼吸系统疾病患者不建议使用夜间氧疗,主要包括以下几种疾病:

(1)仅有夜间低氧血症不满足长期氧疗标准的COPD患者。夜间低氧血症对于无须长期氧疗的COPD患者睡眠及生活质量、日间嗜睡症状以及推迟长期氧疗的开始时间均没有影响。对存在夜间低氧血症的COPD患者给予夜间氧疗,未发现夜间氧疗能够改善患者的肺部血流动力学、睡眠质量、生活质量和病死率。因此,仅有夜间低氧血症不满足长期氧疗标准的COPD患者不建议给予夜间氧疗。

(2)仅有夜间低氧血症而不满足长期氧疗的囊性纤维化患者。该类患者给予夜间氧疗虽然能够改善夜间的低氧血症,但是并不能得到长期益处,因此不推荐使用。囊性纤维化患者如存在通气功能障碍,可考虑使用无创正压通气治疗。

(3)仅有夜间低氧而不满足长期氧疗的肺间质疾病患者。

(4)神经肌肉疾病患者。神经肌肉疾病患者单独应用夜间氧疗并不改善睡眠质量,反而使中枢性睡眠呼吸暂停更为恶化,因此此类患者建议首先给予无创正压通气治疗。

(5)阻塞性睡眠呼吸暂停、肥胖低通气或重叠综合征患者。该类患者存在夜间低氧血症时,夜间无创正压通气是首选方案。目前虽然对于肥胖低通气综合征或重叠综合征的患者单独使用夜间氧疗的疗程未进行评价,但是从发病机制上来看,治疗此类患者应首选无创正压通气。

3. 姑息氧疗

姑息氧疗主要适用于疾病晚期或终末期伴顽固性呼吸困难的患者,尤其是伴低氧血症的患者。疾病晚期或终末期的患者常常没有可以逆转或控制疾病进展的治疗手段,仅能通过缓解患者的症状以提高生命质量,而呼吸困难是最常见的症状。该类患者(尤其是肿瘤晚期的患者)严重呼吸困难产生的原因,可能是由心理和生理因素的复杂交互作用导致的,并不一定合并低氧血症。因此,对于不伴慢性低氧血症的此类患者,姑息氧疗并不是缓解呼吸困难的首选,而阿片类药物似乎效果更好;苯二氮卓类药物则能有效减轻呼吸困难伴随产生的焦虑情绪。另外,一些非药物治疗的方法如心理暗示、行为干预和针灸等也常被尝试用于缓解患者症状,也有一定疗效。因此,指南建议不合并低氧血症的终末期患者,可在医疗机构进行评估以选到更优的缓解呼吸困难的治疗方案。但是,当该类患者的难治性呼吸困难对其他所有治疗方案均无反应时,姑息氧疗可考虑用来尝试缓解呼吸困难,以提高患者生活质量。

关于姑息氧疗的实施时间,目前暂无明确规定。加拿大把姑息氧疗也纳入医保报销的范围内,纳入标准在不同省份之间也有一定的差异,但是医保报销的氧疗时间一般<6个月。

四、并发症及处理

(一)非临床需要高浓度氧疗的相关危害

居家氧疗时进行非临床需要的高浓度吸氧,尤其是当 $FiO_2 \geqslant 50\%$ 时会造成一系列的危害,如吸收性肺不张、氧中毒、白细胞功能下降等。上述危害正逐渐被临床医生所重视。因此,临床上应该在达到氧疗目标的基础上,尽量减少患者的吸氧浓度,最好可以维持吸氧浓度在 50% 以下。

(二)火灾隐患

氧气属于助燃气体,因此居家氧疗要特别注意可能出现的火灾风险。

应教育患者及家属,氧气要远离火源或者火花至少 1.5 m 以上,并避免在氧疗场所吸烟。吸烟患者长期氧疗不应完全被否认或建议,应充分考虑科学依据和临床疗效、伦理和潜在的并发症,应该针对患者具体情况进行充分评估。

(三)氧气输送装置佩戴导致的并发症及处理

1. 面部压伤

主要发生在面罩吸氧时,多是由于固定用的弹力带过紧造成的耳后皮肤破溃,或者面罩长时间压迫患者面部皮肤的压迫性损伤。因此,患者使用面罩吸氧时,应注意随时调整弹力带的松紧,避免弹力带过紧。

2. 吸氧管打折或阻塞造成氧疗疗效欠佳

应随时注意检查吸氧管路有无打折及分泌物堵塞,并及时更换,以保证有效和安全的氧疗。

3. 管道缠绕造成的摔伤

进行鼻导管和面罩氧疗时,均需要与一根至少 2 m 长的管道与氧源连接,这是为了保证患者活动范围,但同时也易造成吸氧管道缠绕,甚至导致患者摔跤等危险。因此,氧疗时应注意及时整理管道。

(四)湿化不够导致相关的并发症

氧疗时如湿化不够充分,可能导致患者出现气道黏膜干燥、刺激性咳嗽甚至痰液引流障碍等并发症。因此,当患者吸氧流量高于 4 L/min 时,应使用湿化治疗。

五、家庭管理与随访

目前随着接受居家氧疗人数的增多,居家氧疗管理的一系列问题也逐渐浮现出来,如缺乏氧疗过程的监测和必要的流量调整,患者依从性差,忽视氧疗安全性等。因此,管理的重要性也逐步被临床医生重视起来。

(一)氧疗疗效的监测

居家氧疗的患者均应配备脉搏血氧计,用作氧疗疗效的动态监测。但是脉搏血氧计不能提供患者的二氧化碳和 pH 值等指标,因此不能作为监测的唯一方法,尤其是需要动脉监测动脉血二氧化碳的患者(如 COPD、哮喘等疾病)仍需定期到医院监测血气分析。脉搏血氧计也存在准确性差的缺点,在居家使用前,最好先用血气分析做校正。

(二)提高氧疗依从性

我国居家氧疗由于没有家庭医生的每日监管,患者的依从性偏差,主要表现为每日吸氧时间不足和氧流量长期固定不变。可考虑从以下几个方面提高患者氧疗的依从性:

(1)根据不同的疾病类型、严重程度及患者自身情况,为患者制订个性化的吸氧方案;出院前一定要做好健康教育,告知患者每日具体的吸氧时间,做好自身监测。居家氧疗的患者,可使用氧疗日记或氧源设备的使用时间来估算每日的吸氧时间进行记录。目前有学者研制出一种新型设备,通过监测吸氧管路末端压力的变化来准确记录患者每日的吸氧时间。

(2)要让患者认识到居家氧疗的氧流量是需要不断调整的。患者通过末梢血氧计动态监测氧疗的疗程,根据 SpO_2 调整氧流量。目前指南建议接受居家氧疗患者,SpO_2 维持 90% 以上。但患者因活动量加大或病情反复时,患者的耗氧量均会增加,导致 SpO_2 下降,因此应根据患者 SpO_2 监测来动态调节吸氧流量。

(3)适当湿化。

(4)加强基层医生的培训,使其认识到居家氧疗管理的重要性,认真落实居家氧疗的随访管理工作。

(三)教育与随访

居家氧疗的患者由于脱离了医院环境,因此针对居家氧疗的知识进行健康教育和随访非常重要。

健康教育的内容应包括氧疗装置的正确安全使用、氧疗疗效的监测、氧疗的安全防火知识、居家氧疗的重要性和心理辅导等。健康教育是提高患者依从性的重要手段,同时也是避免不良事件的重要方法。

随访不仅是门诊随访或者家访,临床医生可应用多种方式相结合进行随访,如电话、手机社交软件、网络邮件及视频等多种方式,这使得随访的时间段更加灵活。随访时评估内容包括吸氧流速和时间是否合适、是否达到氧疗疗效、是否需要继续接受居家氧疗、解答患者的疑问并普及氧疗相关知识。

总之,随着接受居家氧疗患者数目显著增加,居家氧疗的应用却极不规范。临床医生应认真评估患者,把握好适应证,加强氧疗的监测、患者的教育和随访,最终达到最优的氧疗疗效。

【参考文献】

[1]ROBERT M.Egan's fundamentals of respiratory care[M].11th Edition.Canada：Elsevier Inc.，2017.

[2]MAGNUSSEN H,KIRSTEN A M,KOHLER D,et al.Guidelines for long-term oxygen therapy. German Society for Pneumology and Respiratory Medicine[J].Pneumologie,2008,62(12):748-756.

[3]BALFOUR-LYNN I M,FIELD D J,GRINGRAS P,et al.BTS guidelines for home oxygen in children[J].Thorax,2009,64(Suppl 2):i1-i26.

[4]JACOBS S S,LINDELL K O,COLLINS E G,et al.Patient perceptions of the adequacy of supplemental oxygen therapy. Results of the American Thoracic Society Nursing Assembly Oxygen Working Group Survey[J].Annals of the American Thoracic Society,2018,15(1):24-32.

[5]MCDONALD C F,WHYTE K,JENKINS S,et al.Clinical practice guideline on adult domiciliary oxygen therapy：executive summary from the Thoracic Society of Australia and New Zealand[J]. Respirology,2016,21(1):76-78.

[6]JACOBS S S,KRISHNAN J A,LEDERER D J,et al. Home oxygen therapy for adults with chronic lung disease. An Official American Thoracic Society Clinical Practice Guideline[J]. American Journal of Respiratory and Critical Care Medicine,2020,202(10):e121-e141.

[7]AHMADI Z,SUNDH J,BORNEFALK-HERMANSSON A,et al.Long-term oxygen therapy 24 vs 15 h/day and mortality in chronic obstructive pulmonary disease[J].PloS One,2016,11(9):e0163293.

[8]VISCA D,MORI L,TSIPOURI V,et al.Effect of ambulatory oxygen on quality of life for patients with fibrotic lung disease（AmbOx）：a prospective,open-label,mixed-method,crossover randomised controlled trial[J].Lancet Respiratory Medicine,2018,6(10):759-770.

[9]LACASSE Y,BERNARD S,MALTAIS F.Eligibility for home oxygen programs and funding across Canada[J].Canadian Respiratory Journal,2015,22(6):324-330.

[10]STRUIK F M,SPROOTEN R T,KERSTJENS H A,et al.Nocturnal non-invasive ventilation in COPD patients with prolonged hypercapnia after ventilatory support for acute respiratory failure：a randomised,controlled,parallel-group study[J].Thorax,2014,69(9):826-834.

[11]AMEER F,CARSON K V,USMANI Z A,et al. Ambulatory oxygen for people with chronic obstructive pulmonary disease who are not hypoxaemic at rest[J].Cochrane Database of Systematic Reviews,2014(6):CD000238.

[12]KRACHMAN S L,NUGENT T,CROCETTI J,et al. Effects of oxygen therapy on left ventricular function in patients with Cheyne-Stokes respiration and congestive heart failure[J].Journal of Clinical Sleep Medicine,2005,1(3):271-276.

[13]BROSTROM A,HUBBERT L,JAKOBSSON P,et al.Effects of long-term nocturnal oxygen treatment in patients with severe heart failure[J].Journal of Cardiovascular Nursing,2005,20(6):385-396.

[14]PAUL B,JOSEPH M,DE PASQUALE C G.Domiciliary oxygen therapy improves sub-maximal exercise capacity and quality of life in chronic heart failure[J].Heart Lung and Circulation,2008,17(3):

220-223.

[15] SUZUKI J, ISHIHARA T, SAKURAI K, et al. Oxygen therapy prevents ventricular arrhythmias in patients with congestive heart failure and sleep apnea[J]. Circulation Journal, 2006, 70(9): 1142-1147.

[16] LEWIS C A, FERGUSSON W, EATON T, et al. Isolated nocturnal desaturation in COPD: prevalence and impact on quality of life and sleep[J]. Thorax, 2009, 64(2): 133-138.

[17] LACASSE Y, SéRIèS F, CORBEIL F, et al. Randomized Trial of Nocturnal Oxygen in Chronic Obstructive Pulmonary Disease[J]. The New England Journal of Medicine, 2020, 383(12): 1129-1138.

[18] MCKEON J L, MURREE-ALLEN K, SAUNDERS N A. Supplemental oxygen and quality of sleep in patients with chronic obstructive lung disease[J]. Thorax, 1989, 44(3): 184-188.

[19] FLETCHER E C, DONNER C F, MIDGREN B, et al. Survival in COPD patients with a daytime PaO_2 greater than 60 mm Hg with and without nocturnal oxyhemoglobin desaturation[J]. Chest, 1992, 101(3): 649-655.

[20] FLETCHER E C, LUCKETT R A, GOODNIGHT-WHITE S, et al. A double-blind trial of nocturnal supplemental oxygen for sleep desaturation in patients with chronic obstructive pulmonary disease and a daytime PaO_2 above 60 mm Hg[J]. American Review of Respiratory Diseases, 1992, 145(5): 1070-1076.

[21] SMITH P E, EDWARDS R H, CALVERLEY P M. Oxygen treatment of sleep hypoxaemia in Duchenne muscular dystrophy[J]. Thorax, 1989, 44(12): 997-1001.

[22] GOLD Executive Committee. Global strategy for the diagnosis, management, and prevention of chronic obstructive pulmonary disease(Updated 2021)[EB/OL]. [2024-08-10]. http:// www.goldcopd. com.

[23] GALBRAITH S, FAGAN P, PERKINS P, et al. Does the use of a handheld fan improve chronic dyspnea? A randomized, controlled, crossover trial[J]. Journal of Pain and Symptom Management, 2010, 39(5): 831-838.

[24] ABERNETHY A P, MCDONALD C F, FRITH P A, et al. Effect of palliative oxygen versus room air in relief of breathlessness in patients with refractory dyspnoea: a double-blind, randomised controlled trial[J]. The Lancet, 2010, 376(9743): 784-793.

[25] URONIS H E, CURROW D C, MCCRORY D C, et al. Oxygen for relief of dyspnoea in mildly- or non-hypoxaemic patients with cancer: a systematic review and meta-analysis[J]. British Journal of Cancer, 2008, 98(2): 294-299.

[26] CLEMENS K E, QUEDNAU I, KLASCHIK E. Use of oxygen and opioids in the palliation of dyspnoea in hypoxic and non-hypoxic palliative care patients: a prospective study[J]. Supportive Care in Cancer, 2009, 17(4): 367-377.

[27] LELLOUCHE F, BOUCHARD P A, ROBERGE M, et al. Automated oxygen titration and weaning with Free O_2 in patients with acute exacerbation of COPD: a pilot randomized trial [J]. International Journal of Chronic Obstructive Pulmonary Disease, 2016, 11: 1983-1990.

[28] RICE K L, SCHMIDT M F, BUAN J S, et al. AccuO$_2$ oximetry-driven oxygen-conserving device versus fixed-dose oxygen devices in stable COPD patients[J]. Respiratory Care, 2011, 56(12): 1901-1905.

[29] LELLOUCHE F, L'HER E, BOUCHARD P A, et al. Automatic oxygen titration during walking

in subjects with COPD：a randomized crossover controlled study[J].Respiratory Care,2016,61(11)：1456-1464.

[30]HOLDEN E,JACKSON M.A pilot trial in healthy volunteers to determine the reliability and accuracy of the oxygen compliance monitor,oxymon[J].Journal of Medical Engineering & Technology,2009,33(8)：604-609.

[31]PLYWACZEWSKI R,SLIWINSKI P,NOWINSKI A,et al.Incidence of nocturnal desaturation while breathing oxygen in COPD patients undergoing long-term oxygen therapy[J].Chest,2000,117(3)：679-683.

[32]RIZZI M,GRASSI M,PECIS M,et al.A specific home care program improves the survival of patients with chronic obstructive pulmonary disease receiving long term oxygen therapy[J].Archives of Physical Medicine and Rehabilitation,2009,90(3)：395-401.

（封辰叶 文，代冰 一校，马良赟 二校）

第二节　居家无创机械辅助通气

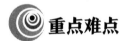

重点难点

(1)掌握居家无创机械辅助通气的适应证。
(2)熟悉无创机械辅助模式和参数的选择。
(3)了解无创机械辅助通气的并发症。

一、概述

无创机械辅助通气，是指不建立人工气道（气管插管或气管切开），而通过鼻罩、面罩或全脸面罩等无创方式将患者与呼吸机相连接，由呼吸机提供压力支持而完成通气辅助的人工通气方式。因目前压力支持方式多为正压支持，亦称为"无创正压通气"（NIPPV）。相较于有创机械辅助通气，无创机械通气可减少气管插管或气管切开带来的痛苦，减少呼吸机相关肺炎等并发症，同时降低医疗费用。

近年来随着无创通气技术快速发展，新的通气模式不断涌现，无创机械通气适应证越来越宽泛，逐渐从医疗机构延伸至居家条件下进行。除氧疗、雾化吸入治疗、肺部廓清技术之外，无创机械辅助通气是目前较常用于家庭呼吸治疗的主要手段。其治疗目标包括：①降低患者的病死率；②提高患者的生活质量；③延缓慢性疾病的进展；④减少疾病相关并发症的发生；⑤改善机体的生理和心理功能；⑥提供治疗环境以增强个人潜能；⑦提高患者独立性/自主性；⑧实现患者自主护理；⑨提供具有较高性价比的医疗服务。

二、适应证及禁忌证

(一)无创机械辅助通气治疗适应证

临床上常见居家 NIPPV 的适应证包括各种原因导致的慢性肺泡低通气(chronic alveolar hypoventilation,CAH),包括但不限于如下疾病:

(1)COPD:以不可逆气流受限为特征的慢性气道疾病,因烟雾或粉尘等因素作用,导致小气道慢性阻塞、肺泡结构重塑、肺气肿、肺大疱,远期可出现肺高压、肺源性心脏病、心功能不全。肺功能以阻塞性通气功能障碍为特征,血气分析表现为低氧血症或呼吸衰竭,伴或不伴有二氧化碳潴留,严重者可出现肺性脑病,神志改变,呼吸驱动能力下降。给予 COPD 患者 NIPPV 治疗可纠正低氧,排出二氧化碳,减少急性加重,提高生存率。COPD 推荐双水平气道正压通气(bilevel positive airway pressure,BPAP)或自动持续气道正压通气模式(automatic positive airway pressure,APAP)治疗。

(2)睡眠相关疾病伴低氧血症:如阻塞性睡眠呼吸暂停低通气综合征(obstructive sleep apnea-hypopnea syndrome,OSAHS)、肥胖低通气综合征(obesity hypoventilation syndrome,OHS)等,睡眠过程中因中枢性或阻塞性原因造成气道塌陷或阻塞,患者进出气流不畅,引发睡眠过程中低氧血症,严重者可合并或引发高血压、冠心病、糖尿病及其他心脑血管疾病,甚至猝死。部分阻塞性睡眠呼吸障碍疾病可通过手术、体位或矫正器等改善。有研究表明,长期 OSAHS 患者睡眠期间长期低氧刺激后期可能引发中枢性睡眠障碍,因此针对中枢性或混合性睡眠呼吸障碍疾病伴低氧血症者,推荐使用 NIPPV 治疗。目前常用 CPAP 模式。

(3)间质性肺疾病:间质性肺疾病分类较多,因发生机制不同,不同类型的间质性肺疾病病理生理特点及影像学特征各不相同,针对慢性纤维化型间质性肺疾病,如特发性肺纤维化、系统性硬化相关间质性肺疾病等,当后期因限制性通气功能障碍及弥散功能障碍严重影响氧合导致低氧血症甚至呼吸衰竭时,可以考虑应用 NIPPV。

(4)神经肌肉疾病(neuromuscular disease,NMD):以重症肌无力和格林巴利综合征为代表的神经肌肉疾病患者,当存在膈肌等呼吸肌群受累时,严重影响通气功能,导致限制性通气功能障碍,需要 NIPPV 支持治疗。因膈神经受损造成膈肌收缩舒张功能下降,影响通气功能的患者,也属于 NIPPV 指征。

(5)其他:除此之外,慢性心功能不全、限制性胸廓疾病(restrictive chest wall disease,RCWD)、慢性脑血管病等神经系统疾病所致慢性肺泡低通气患者均属于居家 NIPPV 适宜人群。

值得注意的是,在患者使用 NIPPV 的同时,需要依据患者血氧情况,辅以吸氧装置改善患者氧合,增加组织中氧浓度。如患者出现增加气道压力及提高氧浓度仍难以解除的低氧血症时,应及时查明原因,如痰液堵塞、血液分流异常、气胸、肺栓塞等因素,及时就医与处理,避免延误治疗时机。

(二)无创机械辅助通气治疗禁忌证

1. 绝对禁忌证

心脏或呼吸骤停,此时应进行心肺复苏、气管插管等生命支持。

2. 相对禁忌证

(1)意识障碍:对于伴有意识障碍的脑血管病或其他中枢系统疾病的患者不推荐应用 NIPPV;某些神经外科手术术后患者亦应慎用,由专业医生评估。

(2)无法自主清除气道分泌物,存在误吸风险。

(3)严重上消化道出血。

(4)血流动力学不稳定。

(5)上呼吸道梗阻。

(6)未经引流的气胸或纵隔气肿。

(7)无法佩戴面罩,如面部创伤或畸形,面部术后患者慎用,应由专业医生评估。

(8)患者不配合。

三、通气模式与参数

(一)无创机械通气模式

呼吸模式的选择和参数的设置需要根据患者的病情进行,选择合适的 NIPPV 模式是治疗成败的关键。

目前常用的 NIPPV 模式包括 CPAP 模式、APAP 模式/BPAP 模式等,随着技术手段的更新,新型通气模式也在不断更新和探索,最终目标是实现患者舒适性及依从性,保障通气效能。依据患者疾病不同的发病机制、病理生理表现、严重程度及合并症,选择合适的治疗模式,给予肺泡通气支持。

1. CPAP

CPAP 是为自主呼吸患者提供的持续气道正压,一般设置范围为 $4 \sim 20$ cmH$_2$O。CPAP 是 OSA 患者的首选治疗模式,也可以应用于 OHS、中枢性睡眠呼吸暂停/潮式呼吸(central sleep apnea with Cheyne-Stokes breathing,CSA-CSB)、部分 OSA 合并 COPD 即重叠综合征、相关中枢性睡眠呼吸暂停(treatment-emergent central sleep apnea,TECSA)患者。该模式不提供吸气辅助压力,不适用于二氧化碳潴留的患者,如 COPD 患者存在 II 型呼吸衰竭时。

2. BPAP

BPAP 需要设置吸气压(inspiratory positive airway pressure,IPAP)和呼气压(expiratory positive airway pressure,EPAP),IPAP 和 EPAP 之间的压差即压力支持(pressure support,PS,PS=IPAP－EPAP)。通过增加吸气压可以增加肺泡通气量,从而降低患者的二氧化碳水平,减轻呼吸肌负荷。BPAP 适用于存在慢性肺泡低通气(chronic alveolar hypoventilation,CAH)患者,该类患者往往存在二氧化碳潴留。另外,部分患者应用 CPAP 治疗失败可试用 BPAP。

BPAP 可提供 3 种通气治疗模式:

(1)双水平气道正压通气自主触发模式(bilevel positive airway pressure in the spontaneous modes,BPAP-S):该模式需要分别设置 IPAP 和 EPAP,患者自主呼吸触发实现呼吸机的送气。

(2)双水平气道正压通气自主触发时间控制模式(bilevel positive airway pressure in spontaneous-timed modes,BPAP-ST):该模式除了设置 IPAP 和 EPAP,还需设置备用呼吸频率,即在自主触发的基础上加入备用呼吸频率。患者可自主呼吸触发呼吸机的送气,如果在一定时间内患者仍无自主呼吸,将按照设定的备用呼吸频率进行呼吸机送气。

(3)双水平气道正压通气时间控制模式(bilevel positive airway pressure in timed modes,BPAP-T):该模式需设置 IPAP、EPAP、呼吸频率和吸气时间(或吸呼比)。无论患者呼吸状态如何,均按照设定的呼吸频率、吸呼比或 IPAP/EPAP 送气,但该模式应用较少。

3. APAP

APAP 为全自动智能调压模式,呼吸机在预设的最高和最低压力之间自动调整压力水平,从而保证维持上气道开放所需的最低的有效治疗压力。APAP 主要应用于中重度 OSA 患者,也可用于自动压力滴定和 OSA 患者的长期家庭治疗。与 CPAP 相比,APAP 长期依从性相当,但部分患者耐受性更好。

4. 其他新型 NIPPV 模式

(1)自动双水平气道正压通气(auto BPAP):预设 IPAP 和 EPAP 治疗范围,根据患者夜间的呼吸情况,在预设范围内自动调整 IPAP 和 EPAP,以保证患者气道的开放和通气的稳定。该模式主要适用于睡眠呼吸暂停的患者,可提高患者舒适性,依从性与 CPAP 相似。

(2)适应性伺服通气(adaptive servo ventilation,ASV):是双水平气道正压通气的高级模式,以患者的通气量作为目标,并基于最小做功调节潮气量/呼吸频率以达到目标通气量。该模式适用于对阿片类药物所导致的中枢性睡眠呼吸暂停(central sleep apnea,CSA),伴左心室射血分数>45%的 CHF、CSAS、CSA-CSB、T-ECSA 等患者。

(3)容量保证压力支持通气(volume-assured pressure support,VAPS):预设目标潮气量或肺泡通气量,通过自动调整机压力水平来达到目标通气量。患者的气道阻力和肺顺应性、自主呼吸努力发生变化时,也可保证预设的目标潮气量或肺泡通气量。当潮气量或肺泡通气量低于目标设定值时压力支持水平升高,反之则压力支持水平降低。该模式主要用于 COPD、OHS 或 NMD 等患者。

(4)自动三水平呼吸(auto-trilevel PAP)模式:具有 IPAP、EPAP 和呼气末 EPAP (end EPAP,EEPAP)的 3 个压力水平。呼气相初期较低的 EPAP 可以排出二氧化碳;EEPAP 即在呼气后期,高于 EPAP 的压力,可防止患者在呼气末气道塌陷引起的阻塞型呼吸暂停。该模式可用于伴高碳酸血症的 OSA、OHS 和重叠综合征患者。

(二)无创机械通气参数

无创机械通气参数包括吸气相气道正压(IPAP)、吸气时间(Ti)、压力上升时间(rise time,RT)、呼气相气道正压(EPAP)、后备呼吸频率/备用呼吸频率、吸入氧浓度(FiO_2)、呼气敏感度、压力延迟上升时间等。不同疾病,其常用的参数设置会因为疾病的病理生理机制及严重程度有所调整,不同机械通气模式,其参数设置亦有不同。一般情况下,参数设置把握"从低到高、逐步调节"的原则,以求患者最佳耐受度。

1. IPAP

IPAP 是吸气相呼吸机输送的压力,即患者在吸气时或触发呼吸机后呼吸机输送的高压。IPAP 设置越高,尤其是当呼吸机压力支持(PS=IPAP−EPAP)越高时,呼吸机做功越多,需要患者自身的呼吸功越少,有利于提高患者的潮气量和分钟通气量,提高患者氧分压和降低二氧化碳分压。

IPAP 一般遵循以下调节原则:设置范围为 4～30 cmH_2O,初始设置通常为 8～12 cmH_2O(CPAP 模式时,通常从 4 cmH_2O 起),每 2～3 min 增加一次,每次增量为 2～3 cmH_2O。为了避免引起胃胀气和获得良好的人机协调性,一般最大值不宜超过 25 cmH_2O。

2. EPAP

EPAP 是呼气相呼吸机输送的压力,即患者在呼气相时呼吸机维持输送的低相压力。EPAP 的主要作用包括打开陷闭肺泡,对抗 PEEPi,增加功能残气量,改善 V/Q 失调,改善氧合,降低呼吸功。

EPAP 一般遵循以下调节原则:设置范围为 4～25 cmH_2O,初始设置通常为 4 cmH_2O,根据不同疾病设置原则有较大区别。

3. PS

PS 是吸气相气道正压与呼气相气道正压的差值(即 PS=IPAP−EPAP),通过 IPAP 和 EPAP 设置,无法直接设置。PS 是影响患者潮气量大小的最主要因素,PS 值越大,患者的潮气量就越大,反之潮气量则越小。设置 IPAP 和 EPAP 时,一般要求 PS 值≥4 cmH_2O,若过小时则建议应用 CPAP 模式。

4. 呼吸频率

呼吸频率(respiratory rate,RR)即每分钟的呼吸次数,当呼吸机设置为 T 模式时,设定的呼吸频率为输送给患者的实际呼吸频率,通常设置范围为 12～20 次/分钟;S/T 模式时,设定的呼吸频率为后备频率,通常设置范围为 10～20 次/分钟。后备频率是指在呼吸机设置的呼吸周期内,如果患者存在自主呼吸,设定的后备频率不发挥作用(称为后备作用);如果患者无自主呼吸或自主呼吸不能触发呼吸机送气时,呼吸机按照设定的频率送气。呼吸频率设置过低可能无法保证患者的最低通气,但设置过高会干预患者的自主呼吸。

5. 吸气时间

呼吸机为 T 模式时,设置的吸气时间(inspiration time,Ti)即患者的实际吸气时间,但 S 模式时,吸气时间是由患者的自主吸气时间决定的。通常设置的吸气时间范围为

0.8~1.2秒,可根据患者的实际情况做相应调节。一般而言,吸气时间越长,吸气压力持续时间就越长,患者的潮气量相应增大。

6. FiO₂

吸氧浓度由呼吸机直接设置。吸氧浓度的设置原则是在维持患者足够的氧饱和度的前提下,设置尽可能低的 FiO_2 水平。一般而言,对于大多数 COPD 和有高碳酸血症风险的患者,维持目标 SpO_2 为 88%~92%,而对于没有高碳酸血症的呼吸衰竭患者,维持目标 SpO_2 为 94%~98%。

7. 压力上升时间

压力上升时间(RT)是吸气开始后气道压力从 EPAP 水平上升到 IPAP 水平需要的时间。设置的目的是提高患者的舒适度、减少患者的呼吸功。压力上升时间一般设置的范围为 2~3 挡(或 0.05~0.30 秒)。该数值设置过小,压力上升时间更短,呼吸机的供气流速越高,患者可能会感觉吸气流速过大;若时间设置过大,则压力上升速率太慢,会增加患者的吸气做功。

8. 压力延迟上升时间

压力延迟上升时间是指设置一定时间间歇,呼吸机启动时 IPAP 压力从 EPAP 开始逐渐增加,直至设定的 IPAP。一般设置范围为 5~30 分钟,该时间间歇有助于帮助患者适应正压通气,多用于对压力敏感、因压力高入睡困难或半夜醒来再入睡困难的患者,但对于严重呼吸困难的患者和抢救过程不适宜应用。

9. 呼气压力释放

呼气压力释放即在呼气相降低呼气压力。根据设定的 1~3 挡,呼气压力相应下降 1~3 cmH_2O,或根据呼吸机软件设定的算法降低呼气压力幅度,通常呼气流量下降越大,呼气压力下降越多。尽管呼气压力释放技术可能提高部分患者治疗的舒适性,但尚无证据表明能够提高患者长期治疗的依从性。

(三)常见疾病的无创机械通气模式和参数的设置

1. COPD 急性加重期和稳定期

一般首选为 S/T 模式,参数设置:IPAP:12~20 cmH_2O。EPAP:4~6 cmH_2O。压力上升时间:50~100 ms。呼气敏感度:2~3 挡。吸气时间:0.8~1.2 s。备用的呼吸频率:12~15 次/分钟。

COPD 患者由于长期的二氧化碳潴留,呼吸中枢受到抑制,通常患者夜间低通气程度明显重于白天。因此,切忌仅仅在白天使用无创呼吸机,患者夜间持续使用无创机械通气更加重要,这样有利于患者夜间低氧和低通气的纠正。

2. OSAHS

建议可以根据患者的多导睡眠监测结果以及临床症状和体征来选择呼吸机模式,并调整其参数,通常首选 CPAP 模式。此外,ST 模式也可作为选择之一。

在应用 CPAP 模式时,压力通常从 4~5 cmH_2O 起始,之后根据阻塞型呼吸暂停、低通气、呼吸努力相关性觉醒和鼾声逐渐升压。伴随着吸气压力上升相关症状体征一般会依次消除。

在应用 S/T 模式时,初始压力通常设为:IPAP:8～12 cmH$_2$O。EPAP:4～6 cmH$_2$O。呼吸频率:12～18 次/分钟。当出现阻塞性呼吸暂停时,需要同时升高 IPAP 和 EPAP 数值;当出现阻塞性低通气、呼吸努力相关性觉醒和鼾声时,一般仅仅需要升高 IPAP 数值,压力差一般为 4～10 cmH$_2$O。若 IPAP-EPAP 压力差增大,一般需要增加 EPAP 数值以保持上气道的开放。仰卧位和异相睡眠(REM 睡眠)时一般均需要较高的 PAP 压力。

3. COPD 合并 OSAHS

白天的 S/T 模式:IPAP 数值:12～20 cmH$_2$O。EPAP 数值:4～6 cmH$_2$O。压力上升时间设置:50～100 ms。呼气敏感度设置:2～3 挡。吸气时间设置:0.8～1.2 s。备用的呼吸频率:12～15 次/分钟。

夜间的 S/T 模式:IPAP 数值:12～20 cmH$_2$O。EPAP 数值:6～8 cmH$_2$O。消除鼾声。压力上升时间设置:50～100 ms。呼气敏感度设置:2～3 挡。吸气时间设置:0.8～1.2 s。备用的呼吸频率设置:12～18 次/分钟。

4. 心源性肺水肿

通常首选 CPAP 模式,初始 CPAP 的设置多在 5～8 cmH$_2$O,需要根据患者的动脉血气分析、脉氧循环功能等一些临床综合情况,每间隔 5～10 min 调整一次,每次增幅一般为 2 cmH$_2$O;通常 CPAP 设置的范围在 6～12 cmH$_2$O,对于 CPAP 超过 12 cmH$_2$O 时,短时间内仍难以改善的患者,建议转换为气管插管有创呼吸机辅助通气。

对于有二氧化碳潴留的患者(注意:心力衰竭本身也是可以继发二氧化碳潴留的),通常可以使用 S/T 模式。一般设置为 IPAP 参数:10～15 cmH$_2$O。EPAP 参数:4～6 cmH$_2$O。压力上升时间设置:100～200 ms。呼气敏感度设置:3～4 挡。吸气时间设置:0.8～1.2 s。备用呼吸频率设置:12～15 次/分钟。

四、操作流程

必须根据医生处方购买相应呼吸机在欧洲和美洲多数国家均已经规定实施,并且要求使用呼吸机和调整呼吸机治疗的参数需要在专业技术人员指导下进行。同时呼吸机的检修也必须由授权工程师进行,目前在我国尚缺少相应行业规范。

一般在应用无创呼吸机辅助通气前,医生需要先根据患者病情进行评估,了解患者是否具有使用无创呼吸机辅助通气的适应证以及禁忌证。一般在评估病情后,需要查对相应物品。主要分为:①评估患者病情;②查对物品;③解释机械通气;④清除患者疑虑;⑤摆正患者体位;⑥安装湿化罐;⑦安装呼吸机管道;⑧连接氧源;⑨连接电源的同时打开呼吸机;⑩选择好合适模式并调整好呼吸机参数;⑪选择呼吸机"待机"状态键;⑫戴面罩并且固定;⑬呼吸管道和面罩连接并立即启动呼吸机送气;⑭观察调整;⑮整理用物;⑯再次查对;⑰记录并签字。

(一)呼吸机的日常使用简易操作

①呼吸机需要放置在稳定的平面上,并且要求无创呼吸机放置位置略低于头部。

②在无创呼吸机的湿化器储水盒中,一般加入纯净水或蒸馏水到接近最高水位标记处,避免生理盐水。③接通呼吸机电源,并且打开呼吸机。④根据患者的实际情况调整延迟升压的时间和加温湿化的挡位,观察并且核对压力设置。⑤患者在佩戴人机连接界面时,需要松紧适度,当患者转动头部时,保证舒适兼顾密封。⑥需要分别在各种不同体位下调整呼吸机管路,方便患者在睡眠中翻身活动。但是,需要注意的是头部周围管路不宜留置过长,以防止缠绕患者头颈。⑦当断开管路连接时,注意应握住管路的硬橡胶端,而并非管体本身。⑧按动开关键,或者以吸气触发启动呼吸机。⑨当停止治疗时,需要关闭开关键,摘除人机连接界面。

(二)注意事项

①认真阅读产品说明书,确保正确操作,设备无损坏。②当呼吸机出现任何不明原因的变化,如异常噪声、异味、机器外壳损毁、液体浸入或电线磨损,则停止使用,并送检修。③在移动呼吸机之前,首先应清空储水盒内液体。④非专业人士切勿自行调整系统设置和开启呼吸机壳。⑤一般不要与他人共用或借用呼吸机。⑥患者在治疗过程中同时进行氧疗,应先开启呼吸机,确保已输送气流,而后打开氧气开关,当停止治疗时,先关闭氧气开关,随后关闭呼吸机电源。⑦需要定期下载数据,并且要熟悉移除和重新插入智能卡的操作,坚持跟踪随访。⑧密切监测呼吸机运行,定期校准呼吸机压力数值。⑨加强患者及其家属的宣传教育工作,安抚患者的紧张情绪。

五、并发症及防治

(一)气胸、皮下气肿或纵隔气肿

一般与患者肺部基础疾病相关,常见于:①COPD伴有肺气肿和/或肺大疱患者;②间质性肺疾病同时伴有蜂窝肺者;③支气管扩张患者;④手术外伤后;⑤胸膜菲薄等情况。此外,气道压力数值设置过高,呼吸机参数调整不当都是这类并发症的主要因素。我们需要根据患者病情选择合适的呼吸机模式和参数设置。注意监测患者 SpO_2,如突发不明原因血氧饱和度下降,或触诊颜面、颈部、胸壁有"握雪感"时,应警惕皮下气肿的可能性,同时注意患者可能合并气胸甚至纵隔气肿。一旦发现患者存在气胸、皮下气肿,需要及时就医,纵隔气肿多隐匿,家庭无创呼吸机辅助通气治疗过程中易漏诊,进而导致呼吸衰竭、恶性心律失常,甚至呼吸心搏骤停危及患者生命。

(二)呼吸道感染

不仅气管插管有创机械辅助通气可能造成呼吸机相关肺炎,同样的无创呼吸机辅助通气亦可引起呼吸道感染甚至呼吸机相关肺炎的发生,同时因为正压通气会导致部分气道内分泌物排出不畅,进而气道内细菌负荷增加,导致呼吸道感染的发生。

避免呼吸道感染主要包括:①积极治疗原发病:针对 COPD、中枢神经系统疾病等,可依据患者气道分泌物情况,加用支气管舒张剂和化痰药物。②调整患者体位,抬高床头,一般将床头抬高 30°～45°,同时患者应该避免进食过饱,需要控制肠内营养速率,如患者存在胃食管反流等消化道疾病,可酌情加用抑酸治疗。③加强患者气道廓清:一般气道廓清技术包括体位引流、胸部叩击、胸部振动排痰装置、咳嗽辅助设备、经口和下呼吸道吸引等技术。④加强呼吸机管路的清洁和消毒工作,需要定期更换湿化液,一般选择灭菌注射用水,同时定期更换内部的气体过滤膜,尽可能地避免发生因呼吸机管路污染而导致的呼吸道感染。⑤抗感染治疗:当发现患者存在呼吸道感染时,应根据生物学和药敏证据及时加用针对性抗生素抗感染治疗,同时加强气道廓清技术,防止痰液潴留,阻塞气道。

(三)口鼻症状

常见症状有口干、流涕、鼻黏膜干燥、鼻部疼痛、鼻塞、鼻充血、鼻衄、鼻炎等症状,导致口鼻不适症状的主要原因是压力设置不当或习惯性张口呼吸。一般可通过鼻腔使用生理盐水或经鼻腔吸入糖皮质激素治疗,亦可短期使用局部缩血管剂。同时开启或提高加温湿化程度,还可以通过调整呼吸机治疗压力或使用呼气压力释放技术来改善患者症状。一般习惯性张口呼吸主要见于老年、卒中后或佩戴义齿的患者,这种人群可加用下颌托带,少数情况下可考虑患者换用口鼻罩。

(四)胃肠胀气

当患者与呼吸机配合不佳、呼吸机压力设置过大、鼻塞、张口呼吸、食道括约肌松弛等,一般均可导致胃肠胀气。此时,可指导患者进行闭口呼吸,缩唇吸气,也可以使用BPAP,开放呼气压力释放或适当降低治疗压力以改善患者症状。如患者胃肠胀气明显,必要时可嘱患者采取半卧位,或者口服活性炭和促进肠蠕动药物等措施,也可考虑进行胃肠减压引出过多气体。

(五)颜面感染

不少患者由于人机连接位置(主要是鼻罩或者口鼻罩上方)漏气,漏出气体直接刺激眼睛,导致眼干、充血、结膜炎等情况,亦可出现皮肤压痕、颜面皮损甚至感染等并发症的出现,较常见的原因是人机连接界面选择不当、头带过紧。此时需要对称调整,通常以侧带两侧各可容纳一指为宜,也可尝试更换不同大小或类型的人机连接界面,如鼻枕,还可以使用皮肤保护垫或贴膜。如果患者皮肤破溃、过敏或感染进一步导致中耳、鼻窦感染严重,需要暂停无创呼吸机辅助通气治疗,此时需要频繁清洗面罩和管路,并且尽量选用口鼻罩,以保障疗效。

(六)其他

一些罕见的并发症:颅内积气、眼压增高、鼓膜破裂等,遇有相应高危人群应避免使用无创呼吸机辅助通气,或者在应用无创呼吸机辅助通气过程中出现以上症状者,应立即停止治疗。

六、临床问题的处理

一般无创通气治疗中不良反应发生率约为15％，一般多为短暂的、可逆的，但是这些不良反应将影响治疗效果和患者的依从性。因此，及早发现、及时处理是保证无创通气治疗成功的重要环节。

(一)人机对抗

患者在使用无创呼吸机辅助通气的过程中很可能会出现人机对抗的现象，尤其是首次使用的患者，更加容易出现人机对抗。一方面，由于患者首次上机时对疾病和低氧本身的恐惧以及对所用仪器的不了解，部分患者甚至会出现因紧张、焦虑、恐惧情绪，造成患者自主呼吸节律紊乱，多次误触发呼吸机。另一方面，源于呼吸机模式和参数设置的不合理，一般常见于初次使用、吸气压力设置过大、频率设置过快等情况。患者难以耐受突然出现的吸力压力支持，进而导致的人机对抗，患者出现不适、烦躁不安、胸闷、气短、被迫屏气等症状，严重者可诱发心律失常和动脉血样血氧下降。另外，人机连接界面漏气、与患者匹配度不佳或佩戴移位也是造成人机对抗的原因。

因此，我们建议在患者使用无创呼吸机辅助通气之前，实施心理疏导，缓解患者负面情绪，来提升无创呼吸机的耐受性和依从性；选择合适的人机连接界面，适当调紧头带、侧带，避免漏气；在患者自主呼吸较强时，初始压力设置可从低到高逐渐调整，避免起始压力过高，以增加患者的适应性。

(二)痰液堵塞

部分患者，尤其是气道内分泌物较多的患者，可能因为痰液较多或者黏稠堵塞患者气道，咳痰无力，在进行无创呼吸机辅助通气时，影响通气，进一步出现胸闷、心悸和气促等症状。

在使用无创呼吸机之前，应该指导患者实施正确的排痰，尽量将气道内痰液排出，嘱咐患者多饮水，同时辅助以稀释痰液和促进痰液排出的药物，应用气道湿化及气道廓清技术有助于改善气道内痰液堵塞。此外，采取背部叩击或者雾化的方式帮助患者排痰，必要时也可以对患者进行吸痰处理，均可有效改善患者的气促、胸闷等症状。

(三)咽部不适

部分患者在应用无创呼吸机辅助通气的过程中，如果高速运动的气流没有得到有效的湿化，这样的气体进入患者的咽部之后会带走大量的水分，同时由于受到气流的不断冲击，会导致患者咽部不适感增强，可能会出现口干和咽痛的症状。

因此，在使用无创呼吸机辅助通气的过程中，应该向仪器及时添加灭菌注射用水(推荐)，设置合适的湿化温度，这样可以使进入患者气道的气流充分湿化，进而减少患者咽部的不适感。同时应用无创呼吸机辅助通气间歇时，应该嘱患者间断补充液体和电解质，避免患者脱水。

(四)颜面压迫症状

患者在使用无创呼吸机辅助通气的过程中,因佩戴鼻罩或面罩的过程中固定过紧、压迫时间过长,或者过敏反应,导致面部或鼻部、唇部周边的皮肤发红、肿胀,甚至水疱等。

医护人员选择适宜的面罩或鼻罩,应根据患者颜面部及鼻部结构,同时在佩戴面罩或鼻罩时选择合适的体位。同时固定带的松紧要适宜,避免过紧或过松,固定带过紧容易直接压迫造成压力性损伤,固定带过松容易引起经面罩端漏气,同时正压气流反复冲击皮肤造成损伤;也可以交替使用鼻罩和面罩,鼻翼两侧、前额等部位粘贴皮肤修复或愈合贴膜,保持面部的干净与清洁,为了促进面部血液循环,可以适当对患者面部进行按摩等。如出现感染,及时处理,注意叮嘱患者应定期保持面部清洁。

(五)胸部不适

注意胸部不适是否与呼吸机压力升高和胸廓扩张相关,进而导致患者出现胸部隐痛等情况,大多数为自限性;但是需要排除气胸等严重无创通气并发症。

如患者主要表现为呼气费力时,相应对策包括设置延时升压、开放呼气压力释放,或者改换为 BPAP 或 APAP 治疗模式。此外还可以采取抬高床头、采取头高脚低位、侧卧姿态睡眠和降低体重等辅助方法。

(六)腹部不适

导致患者与仪器的配合较差,常常出现在患者在初次使用无创呼吸机辅助通气时不能掌握正确的使用方法,进而使得大量的气体进入患者胃肠道,最终导致患者出现胃肠胀气等不良反应。

因此,在使用无创呼吸机辅助通气之前,护理人员必须对患者讲解正确的使用方法,可以考虑指导患者进行正确的缩唇吸气,同时当仪器送气时可闭口,以达到良好的人机配合,从而减少患者胃肠胀气的产生。

(七)低氧

因居家应用无创呼吸机辅助通气治疗的患者病因不同,部分患者单纯应用无创呼吸机难以纠正低氧问题,当患者在进行家庭无创呼吸机辅助通气时,应同时配备制氧装置和末梢指脉氧监测仪,进而可以通过末梢血氧饱和度判断患者氧合情况,对症进行氧疗。当患者存在气道痉挛、呼吸中枢受抑制、分泌物过多阻塞气道、间质性肺疾病、肺栓塞等因素时,需要在给予患者无创呼吸机辅助通气的同时,积极治疗原发病,并进行家庭氧疗,保证末梢血氧饱和度至少维持在 90%。在氧流量固定不变的情况下,由于无创呼吸机辅助通气压力设置、患者呼吸模式、漏气位置和漏气程度的差别、人机连接界面类型不同,吸入氧浓度可能有所不同。应当综合考虑患者疾病进展,无创呼吸机辅助通气的疗效,以及氧疗方式进行辅助氧疗。值得注意的是,氧气浓度提高的同时也会增加火灾风险,氧疗时要远离火源。

(八)睡眠障碍或精神紧张等精神心理症状

应用无创呼吸机辅助通气时部分患者可出现紧张、焦虑、惊恐等心理障碍以及入睡困难、睡眠不佳等睡眠障碍,常见于初始应用呼吸机治疗、呼吸模式或参数设置不当以及既往存在心理障碍的患者。

针对患者心理障碍:部分患者因对呼吸机原理及自身病情存在恐惧心理而紧张,我们应加强对患者的解释及疏导,习服适应;使用鼻枕和开启延时升压有可能改善患者心理障碍;对于佩戴人机连接界面后立即感觉窒息、呼吸不畅和莫名恐惧的人员,必要时可以短期谨慎服用镇静药物。

针对患者睡眠障碍:排除低氧、中枢神经系统疾病、其他睡眠疾病等原因,可通过设置延时升压功能、调整呼吸机模式及参数、选择低噪声呼吸机或将呼吸机置于双耳水平之下,必要时还可谨慎使用短效镇静促眠药物。

七、家庭管理与随访

使用无创呼吸机辅助通气治疗时,要随时询问患者感受,监测生命体征,根据患者病情变化及血气分析结果随时调整呼吸机参数设置。

(一)疗效监测

在治疗过程中要密切监测以下内容:患者生命体征,意识,末梢血氧饱和度,动脉血气分析(主要为 PaO_2、$PaCO_2$ 等)以及人机协调情况,呼吸机参数设置(如吸气压力、呼吸压力、潮气量等),呼吸机的工作情况以及不良反应等,做好相关记录,并定期进行呼吸机调整和校正。

如果患者无创呼吸机辅助通气治疗的长期依从性和有效性没有达到预期目标,我们需努力解决存在的问题,酌情调整呼吸机压力,换配人机连接界面等。

(二)提高依从性

提高无创呼吸机辅助通气治疗依从性可有效缓解患者症状、降低病死率,并随着无创呼吸机辅助通气使用时间的延长,患者一般可以获得更好的治疗效果。

患者的治疗效果好,症状缓解显著,均有助于正反馈,提高患者的依从性,但部分患者存在机械通气参数和模式的设置不合理的情况,患者症状改善不明显,出现临床不良事件,如皮肤压疮、鼻塞、痰液阻塞等,均会降低患者依从性。因此,对进行无创机械辅助通气的患者及家属进行健康宣教和定期指导是十分必要的,如出现不良事件或不耐受时,我们需要及时进行医疗干预。同时强调选择适合患者的人机连接界面以及治疗模式,合理的呼吸机参数设置,规律和早期的主动随访,及时干预处理不适感觉和不良反应均有助于提高患者依从性。

(三)教育与随访

对长期家庭无创呼吸机辅助通气治疗患者的跟踪随访是发挥其最大疗效,有效改善患者远期预后的重要保障。经过培训的专业人员对无创呼吸机辅助通气患者治疗依从性、有效性以及安全性进行密切临床观察和随访,包括下载治疗数据、面对面访谈,也可以通过远程医疗系统来实现。

1. 随访时间

建议首次至少一个月内进行随访,治疗后对患者进行定期随访,随后每半年或一年进行规律随访,之后根据患者出现的症状和不良反应进行不定时间的按需随访,同时现在一些呼吸机已经具有设置提醒随访时间的功能。

2. 访谈内容

①患者呼吸困难、咳嗽等临床症状是否改善。②专业医生进行体格检查:询问症状加重或减轻的可能诱因,近期用药史,相关伴随疾病或并发症的控制情况,如高血压、心力衰竭、心律失常、糖尿病的控制情况;生活质量,如认知功能、记忆力、性功能等变化。③治疗不良反应。④患者和家属的使用满意度等。

【参考文献】

[1]KACMAREK R M,DIMAS S,MACK C W.呼吸治疗学精要(原著第4版)[M].袁月华,郭丰,主译.北京:人民军医出版社,2015.

[2]美国心血管-肺康复协会.呼吸康复指南:评估、策略和管理(原著第5版)[M].席家宁,姜宏英,主译.北京:北京科学技术出版社,2020.

[3]中华医学会呼吸病学分会睡眠呼吸障碍学组.家庭无创正压通气临床应用技术专家共识[J].中华结核和呼吸杂志,2017,40(7):481-493.

(于娜 文,代冰 一校,马良赟 二校)

第三节　居家有创机械辅助通气

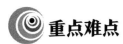 **重点难点**

(1)掌握居家有创机械辅助通气的适应证。

(2)熟悉有创机械辅助通气模式和参数的选择。

(3)了解有创机械辅助通气的气道管理。

一、现状

居家有创机械辅助通气是指急性病恢复期和(或)有慢性进展性疾病的患者,常通过气管切开的有创连接方式,在家庭或其他护理场所接受的长期机械辅助通气。长期机械辅助通气是指需要连续使用机械通气≥12天,且每日机械通气时间≥6小时。

自从20世纪80年代开始,随着患者发生呼吸衰竭后生存率的不断提高、医疗保险政策的优化调整,尤其是呼吸机技术的进步以及相关服务的完善,出于节省医疗费用和医疗资源等方面的考虑,居家机械辅助通气治疗的应用日趋广泛。随着人口老龄化的严峻趋势和慢性疾病患者人数的同步增长,对居家机械辅助通气治疗的需求将会持续增加。长期机械辅助通气已经被证明是急救住院治疗的安全和有效替代方式,家庭通常是最节省费用的地点,并且有助于患者减少医院传播感染的风险,提供患者最大的独立性和家人支持,显著提高患者的生活质量。

居家机械辅助通气主要分为有创正压通气和无创正压通气。患者选择气管切开管方式通气主要是因为患者延髓功能损伤无法适应无创通气连接方式、痰液引流障碍、看护人员不熟悉无创通气技术和患者个人偏好等。各国家或地区之间,不同疾病种类居家机械辅助通气开展情况存在很大差异。欧洲和美国的流行病学数据显示,每10万人中有0.6~20人接受居家机械通气治疗,经气管切开管通气患者约占13%;在接受居家机械辅助通气的神经肌肉疾病、限制性肺-胸廓疾病和肺部疾病患者中,经气管切开管有创通气的比例分别为24%、5%和8%。中国香港的数据则是每10万人中约有2.9人,经气管切开管通气患者约占5.2%。近年来居家机械辅助通气患者数目剧增,无创通气患者呈指数增加,但有创通气患者增加幅度有限。

二、适应证及禁忌证

(一)治疗目标

居家有创机械辅助通气的总体目标是,增强患者个人生活能力;降低病死率;降低急性加重住院次数;扩展生活范围;降低医疗相关费用。不同基础疾病患者的预期治疗目标有所不同,对于限制性肺-胸廓疾病和病情进展缓慢的神经肌肉疾病患者,居家有创机械辅助通气已经被证明可以显著提高预期寿命;而对于快速进展的疾病患者,如肌萎缩侧索硬化症和COPD,改善症状和生活质量是其最主要的治疗目标。居家有创机械辅助通气的理想状态是患者能够最大程度地发挥在自我照护中的积极作用,增强心理幸福感。

(二)适应证

合适患者的选择是居家有创机械通气管理获得成功的关键,需要综合考虑患者疾病种类和进展情况、病情稳定程度、患者及其家庭的心理状态和经济状况等。居家有创机械辅助通气的适应证包括：①需要长期通气支持的患者：不能完全脱离通气支持；因病情进展需要提高通气支持。②神经肌肉骨骼障碍：最佳的适应证是慢性、缓慢进展期。③中枢性低通气：较好的适应证主要是继发于中枢性（相对于阻塞性）睡眠呼吸暂停，包括肥胖低通气综合征。④阻塞性肺疾病：尤其适用于治疗依从性差，合并有许多其他脏器功能问题和有与慢性肺疾病相关的后遗症的患者。⑤限制性肺疾病：这类患者通常很少入选，他们一般需要更高的呼吸支持水平。居家有创机械通气的选择标准包括：①在医院对经气管切开管通气患者进行反复撤机尝试后，仍脱机困难。②患者因延髓功能障碍等原因没有足够气道保护能力及分泌物清除能力，并且需要通气辅助支持。③需要较高通气支持水平的患者。

(三)禁忌证

病情不稳定是开展居家有创机械辅助通气的主要禁忌证，主要包括：①患者仍需要静脉用药和持续有创监测。②没有可靠的气管切开套管。③机械通气参数设置仍需要反复调整。④患者气道阻力和肺顺应性波动较大。⑤吸入气氧浓度大于 40%、高吸气压或 PEEP 大于 10 cmH_2O。⑥伴有其他疾病，需要频繁入院评估或治疗。⑦分泌物清除能力差（不能通过辅助咳嗽技术自行咳出或不能通过气道吸引清除分泌物）。⑧严重营养不良。

患者和家庭心理状态稳定以及应对问题能力高低也是影响居家有创机械辅助通气开展的主要因素。患者及家庭成员应充分了解病情预后和机械通气利弊，进行详细心理评估，并且要在整个治疗随访过程中定期进行再评估。即使患者在家庭接受机械辅助通气可以节省大量费用，仍要充分衡量家庭的预算负担，尽可能地准确估计实际费用。很多因素可能会影响居家机械辅助通气的总费用，包括患者的诊断、年龄、监护需求、氧疗支持和药物等。影响治疗总费用的主要因素是专业看护的需求情况，还受患者自理能力，以及需要外界帮助程度和时间的影响。

三、机械通气模式与参数

(一)机械通气模式

机械通气中呼吸的类型和气体输送的方式构成通气模式。通气模式取决于以下 3 个因素：目标控制参数（容量或压力）、呼吸方式（控制、自主或辅助）以及通气输送时机（持续指令通气或间歇指令通气）

1. 定容型和定压型通气

定容型通气是指呼吸机以预设通气容量来管理通气，即呼吸机送气达预设容量后停止送气，依靠肺、胸廓的弹性回缩力被动呼气。定容型通气能够保证潮气量恒定，从而保证分钟通气量恒定；定容型通气的吸气流速波形为预设（方波或递减波），有时不能很好适应患者吸气需要,尤其对于存在较强自主呼吸患者,这种人机不协调会诱发呼吸肌疲劳和呼吸困难,当肺顺应性较差或气道阻力增加时,会导致气道压力过高。

定压型通气是指呼吸机以预设气道压力来管理通气,即呼吸机送气达预设压力且吸气相维持该压力水平,而潮气量是由气道压力与 PEEP 之差及吸气时间决定,并受呼吸系统顺应性和气道阻力的影响。气道压力一般不会超过预设水平,有利于限制过高的肺泡压和预防呼吸机相关性肺损伤;流速波形为指数减速波,肺泡在吸气早期即充盈,利于肺内气体交换。居家有创机械辅助通气患者中,目前尚缺乏相关数据支持某种特定通气模式优于另一种,定容型和定压型通气的选择,往往取决于看护人员更注重的是潮气量还是输送压力的稳定性,有时也取决于患者的主观感受。

2. 呼吸方式

控制通气(controlled ventilation,CV)是指呼吸机完全代替患者的自主呼吸,通气时由呼吸机控制呼吸频率、潮气量、吸呼比和吸气流速等。呼吸机提供全部呼吸功。CV 适用于严重呼吸抑制或伴呼吸暂停的患者,如麻醉、中枢神经系统功能障碍、神经肌肉疾病、药物过量等情况。CV 时必须有充分监护和报警设置,如参数设置不当,可造成通气不足或过度。应用 CV 时应明确治疗目标和治疗终点,长时间应用 CV 将导致呼吸肌失用性萎缩或呼吸机依赖,应尽量避免。对一般急性或慢性呼吸衰竭患者,只要条件许可应尽早采用"辅助通气支持"模式。

辅助通气(assisted ventilation,AV)依靠患者吸气努力触发呼吸机实现通气,当存在自主呼吸时,根据气道内压力降低(压力触发)或气流(流速触发)变化触发呼吸机送气,按预设的潮气量(定容)或吸气压力(定压)输送气体,呼吸功由患者和呼吸机共同完成。AV 适用于呼吸中枢驱动正常患者,通气时可减少或停止应用镇静剂,保留自主呼吸以减轻呼吸肌萎缩,改善机械通气对血流动力学的影响。

3. 常用模式

(1)辅助控制通气(assist-control ventilation,ACV)是 AV 和 CV 两种模式的结合,当患者自主呼吸频率低于预置频率或患者吸气努力不能触发呼吸机送气时,呼吸机即以预置的潮气量及通气频率进行正压通气,即 CV;当患者的吸气能触发呼吸机时,以高于预置频率进行通气,即 AV。CV 保证了最低分钟通气量,随病情好转,逐步降低设置条件,允许患者自主呼吸,呼吸机可与自主呼吸同步,即 AV。ACV 根据目标控制参数不同,又分为压力辅助控制通气(P-ACV)和容量辅助控制通气(V-ACV)。

(2)同步间歇指令呼吸(SIMV)是自主呼吸与 CV 相结合的通气模式,在触发窗内患者可触发和自主呼吸同步的指令正压通气,在两次指令通气之间,触发窗外允许患者自主呼吸,指令通气是以预设容量(VC-SIMV)或预设压力(PC-SIMV)的形式送气。其特点是:通过设定指令通气频率和潮气量确保最低分钟量;SIMV 能与患者自主呼吸同步,减少患者与呼吸机对抗,减低正压通气的血流动力学影响;通过调整预设的指令呼吸频率改变呼吸支持水平,即从完全支持到部分支持,减轻呼吸肌萎缩;用于长期带机的患者的撤机;但不适当的参数设置(如流速及潮气量设定不当)可增加呼吸功,导致呼吸肌疲劳或过度通气。

(3)压力支持呼吸(PSV)属于自主呼吸模式,可以视为一种特殊的 AV 模式,是由患者触发、预设压力目标、流量切换的一种机械通气模式,即患者触发通气,呼吸频率、潮气量及吸呼比都由患者决定;当气道压力达预设的压力支持水平时,吸气流速降低至某一阈值水平以下时,由吸气切换到呼气。适用于自主呼吸能力较好患者,当设定支持水平适当时,少有人机对抗,能够减少患者呼吸功;可减轻呼吸肌的失用性萎缩;对血流动力学影响较小,PSV 常应用于呼吸机的撤离或长期 AV。

(4)CPAP 属于自主呼吸模式,整个呼吸周期以内(吸气及呼气期间)气道均保持正压,患者完成全部的呼吸功,是 PEEP 在自主呼吸条件下的特殊应用。适用于通气功能正常的低氧患者,CPAP 具有 PEEP 的各种生理学效应,如增加肺泡内压和功能残气量,增加氧合,防止气道和肺泡的萎陷,改善肺顺应性,降低呼吸功,对抗内源性 PEEP;设定 CPAP 应根据内源性 PEEP 和血流动力学变化,CPAP 设定过高会增加气道压,减少回心血量,对心功能不全患者血流动力学产生不利影响。

(二)机械通气参数

1. 潮气量的设置

在定容通气模式下,潮气量的设置应保证足够气体交换并兼顾患者的舒适性,目前推荐潮气量设置为 $6\sim8$ mL/kg,并结合呼吸系统顺应性和气道阻力进行调整,避免气道压力过高,气道平台压不应超过 $30\sim35$ cmH$_2$O。在定压通气模式下,通过调节压力控制水平(如 PCV)和压力辅助水平(如 PSV)来获得一定的潮气量,潮气量主要由预设的压力、吸气时间、呼吸系统的阻力及顺应性所决定。PSV 的水平一般不超过 25 cmH$_2$O,若在此水平仍不能满足通气要求,应考虑改用其他通气方式。

2. 呼吸频率的设置

应根据分钟通气量及目标 PCO$_2$ 水平来设置,慢频率通气有利于呼气,一般为 $12\sim20$ 次/分钟;而 ARDS 等限制性通气障碍的疾病以较快的频率辅以较小的潮气量通气,有利于减少克服弹性阻力所做的功和对心血管系统的不良影响。还应根据患者自主呼吸能力来设置:如采用 SIMV 时,可随着自主呼吸能力的不断加强而逐渐下调 SIMV 的辅助频率。准确调整呼吸频率应依据动脉血气分析的变化综合调整潮气量与呼吸频率。

3. 吸气峰流速的设置

对于有自主呼吸的患者,吸气峰流速应与自主呼吸相匹配,吸气需求越高,则流速也应相应提高,以减少呼吸功耗。常用的流速设置为 $40\sim60$ L/min。流速波形在临床常用减速波或方波,减速波与其他 3 种波形相比,气道峰压更低、气体分布更佳、氧合改善更明显,在临床更常用。PCV 时流速由选择的压力水平、气道阻力及受患者的吸气努力影响,流速波形为指数递减波。

4. 吸气时间(或吸呼比)的设置

吸呼比的设置是根据患者的自主呼吸能力、氧合状态及血流动力学,适当的设置能保持良好的人机同步性,通常设置吸气时间为 $0.8\sim1.2$ s 或吸呼比为 1:(1.5~2);吸气末暂停时间是计算在吸气时间内的,指吸气结束至呼气开始这段时间,一般不超过呼吸周期的20％。CV患者，为提高平均气道压，改善氧合可适当延长吸气时间及吸呼比，但应注意患者的舒适度、监测内源性PEEP及对心血管系统的影响。在COPD和哮喘患者中，常采用较小呼吸比，可延长呼气时间，有利于呼气，一般可小于1：2。

5. 触发灵敏度的设置

灵敏度触发可分为压力和流速触发两种，吸气开始到呼吸机开始送气的时间越短越好。有研究发现，流速触发较压力触发能明显减低患者呼吸功，目前新型呼吸机多采用双触发机制。恰当的触发灵敏度设置将明显使患者更舒适，促进人机同步性。设置原则：在避免误触发的情况下尽可能设置为最敏感。压力触发常设置为 $-0.5 \sim -1.5 \; cmH_2O$，流速触发常为 $1 \sim 5 \; L/min$。

6. 呼气末正压(PEEP)的设置

设置PEEP的作用是使萎陷的肺泡复张、增加平均气道压、改善氧合，但同时影响回心血量及左室后负荷，克制内源性PEEP引起呼吸功的增加。不同病种常规所需的PEEP水平差别很大。COPD患者的参数通常设置为 $3 \sim 6 \; cmH_2O$，ARDS患者则可高达 $10 \sim 15 \; cmH_2O$，甚至更高。而对于支气管哮喘目前则趋向于较低水平的PEEP，甚至 $0 \; cmH_2O$。在实际操作时，可根据病情和监测条件进行，一般从低水平开始，逐渐上调，待病情好转，再逐渐下调。

7. 吸入氧浓度(FiO$_2$)的设置

机械通气初始阶段，可给高 FiO_2（100％）以迅速纠正严重缺氧，之后应依据目标 PaO_2、PEEP水平、平均气道压水平和血流动力学状态，滴定式调节，尽可能使用较低的 FiO_2。根据是否存在二氧化碳潴留的高危因素制定不同的氧疗目标。对于存在二氧化碳潴留高危因素的患者，推荐氧合目标为 SpO_2 88％～93％；而无二氧化碳潴留高危因素的患者，推荐其 SpO_2 为94％～98％。

四、报警和报警处理

在机械通气过程中，由于患者或呼吸机的原因，常常听到或看到声或光的报警，报警是对患者的一种保护性措施及对患者呼吸状况的监护，提醒看护人员必须对患者或呼吸机进行检查和处理，如果处理不当，可导致患者呼吸困难加重，病情恶化，甚至死亡。报警等级分为3级：第一等级为立即危及生命的情况；第二等级为可能危及生命的情况；第三等级为不会危及生命，但可能对患者有害的情况。任何等级的报警对患者都有一定的危险性，出现报警时，不仅仅是单纯消除报警信号，更重要的是识别报警信息，操作和正确处理报警原因。

常见的呼吸机报警原因有通气量过高或过低、气道压力过高或过低、呼吸频率过快或过慢（窒息）和动力源报警四大类。报警原因的分析应从患者、呼吸回路以及呼吸机3个方面分析。对呼吸机报警的处理原则是：当发生呼吸机报警时，如果不能立刻明确报警原因或虽已明确报警原因却难以一时排除时，均应立刻使患者脱离呼吸机，进行复苏球囊人工辅助通气，然后再进行报警原因的检查及进一步处理。

五、并发症及防治

(一)人工气道相关的并发症

长期留置的气管切开套管,可能导致气管黏膜的损伤,如黏膜坏死、出血甚至气管食管瘘;气管内肉芽组织增生、气管狭窄、气管软化或气管扩张;气管无名动脉瘘等。导致气管切开套管相关并发症的主要原因是气囊压力过高,为了预防气囊受压处气管损伤,建议应用质量好的高容低压气囊,气囊压力不应超过 25 cmH_2O。分泌物阻塞是比较常见,可以通过看护人员侵入性吸引、患者自主咳嗽、机械咳嗽辅助仪辅助咳嗽或更换气管切开管等方式来解决。看护人员应接受如何处理气道相关紧急事件的培训。有调查研究显示,有 39% 的看护人员有能力成功更换气管切开套管。为了及时处理气管切开套管意外脱落,应随时预备合适的型号或小一号的人工气道以备更换。在刚开始居家有创机械辅助通气患者中,发生各种并发症的风险更高。有研究显示,在 17 例新近开始机械通气的患者中有 50% 患者在两个月内出现了并发症或不良事件,需要借助复苏球囊人工辅助通气或更换气管切开导管来处理。建议对看护人员进行不断的继续教育和培训来预防或及时处理各种并发症或不良事件。

(二)肺部并发症

对于肺大疱、肺气肿、慢性肺脓肿或肺结核所致肺内空洞的患者;大潮气量或高 PEEP 水平患者,正压通气导致皮下气肿、气胸、纵隔气肿、气腹和心包积气等气压伤风险较大。识别皮下气肿并不困难。在患者颈部、面部或胸部,甚至脚部和腹部可以看到皮肤呈现疏松样表现,触诊呈捻发感。皮下气肿通常无并发症,降低气道压后即可自行清除。但是如果同时存在呼吸困难、发绀和气道峰压升高,说明可能伴有气胸。简单的气胸可能发展为张力性气胸,所以必须进行严密监测。张力性气胸的紧急治疗是在患者坐位情况下,将一个粗针头或相似的装置,从第二、第三肋间隙锁骨中线位置沿肋骨上缘插入。在专业医护人员到场前,看护人员应该尽可能地降低平均气道压,应用 100% 吸入气氧浓度,通过复苏气囊进行人工辅助通气,在手工挤压复苏气囊时要避免压力过大。

人工气道的建立使得原来相对无菌的下呼吸道直接暴露于外界,同时增加口腔清洁的困难,口咽部定殖菌大量繁殖,含有大量定殖菌的口腔分泌物在各种因素(气囊放气或压力不足、体位变动等)作用下通过气囊与气管壁之间的缝隙进入下呼吸道;气管插管内外表面容易定殖病原微生物,并形成生物被膜,各种原因(如吸痰等)导致形成的生物被膜脱落;居家机械通气患者通常很难严格遵守感染控制措施,有调查研究显示,69% 居家有创机械辅助通气患者的呼吸机管路处于肉眼可见的污染状态,这些原因导致呼吸机相关性感染是居家有创机械辅助通气患者常遇到的问题。尽管有些指南建议仅呼吸机管路肉眼可见污染时才更换,但对于感染风险高的患者,至少每周更换一次的频率可能更加合适。

（三）其他系统的并发症

居家有创机械辅助通气患者可能在心血管、胃肠道、神经系统和心理等很多方面出现并发症。对于心血管功能异常患者，正压通气可能导致心排量下降，心肌缺血和心律失常等并发症，可通过降低平均气道压来减少心血管不良反应的发生。正压通气可导致胃肠道黏膜的应激损伤，增加胃肠道出血和溃疡发生的风险，另外吞咽功能障碍导致误吸风险增加，放置胃管或发生反流可能会导致糜烂性食管炎，胃肠道动力减弱可能导致便秘和肠梗阻等。在长期居家有创机械辅助通气的患者中，大约45%有各种神经系统异常，可能是呼吸机依赖的主要原因。神经系统的并发症也可能是由慢性疾病或急性重症疾病导致，其主要病因通常不易确定。为避免长期通气的一些并发症，早期活动作为康复的一部分，可有助于减少肌肉和骨骼的消耗，并可降低褥疮的风险。患者的心理问题可能与疾病严重度、病程长短、药物（镇静剂、止痛剂、精神药物、激素等）、睡眠障碍有关，可能出现谵妄、焦虑和抑郁等异常，除了心理辅导，必要时可以采用药物干预。重症患者在急性病恢复后出现脱机困难，更多的被认为是一种机械通气并发症，尽可能早期成功脱离呼吸机能显著提高患者生活质量。

（四）设备相关的不良事件

机械通气过程中最为常见的设备相关不良事件是呼吸机断开和管路漏气。常见原因包括：管路加热改变了连接部位的稳定性；有意松动，譬如气管切开套管和呼吸机管路连接处较松，以方便断开吸痰；连接力度不够，因为非原厂呼吸机管路连接头兼容性差；呼吸回路中压力过高；患者体位移动；患者故意断开等。另外还需要注意，有些原因导致呼吸机断开和管路漏气不容易被识别，如过度依赖报警系统、报警设置不当、报警器故障、报警声音过小、频发的假报警使看护人员脱敏等。

呼吸机故障是不常见但严重的不良事件。美国MAUDE数据库显示，2010年报告了150例呼吸机故障相关的不良事件，有学者推算，连续使用呼吸机的患者中，当呼吸机连续使用时，其故障发生的概率大约是每1.25年一例。设备质量问题、呼吸机机械故障和看护者的不当使用是居家机械辅助通气时最常见的设备问题。对于不能维持自主呼吸4小时以上，且居住地两小时内无法更换呼吸机的患者，应有备用呼吸机。建议设置紧急事件预案，发生紧急事件时通过报警来警示看护者，建议配备24小时技术支持来提供呼吸机故障时的应急指导。

六、气道管理

（一）气道湿化

保持气道内充分湿化，是维持气道表面黏液纤毛系统正常清除功能及肺泡上皮正常特性所必需的生理条件。有创机械通气时，或在保留人工气道患者自主呼吸时，呼吸道正常的加温湿化功能丧失,需要通过湿化器来保持气道内合适的温度和湿度。湿化方式分为通过加热湿化器进行的主动湿化以及通过湿热交换器进行的被动湿化两种。居家有创机械辅助通气时常采用主动湿化,短期治疗(≤96小时)或转运过程常采用被动湿化。

主动湿化时,建议湿度水平在$33\sim44$ mg H_2O/L之间,Y形接头处气体温度在$34\sim41$ ℃之间,相对湿度达100%。主动式湿化器通过加热湿化罐内的水产生水蒸气,提高吸入气体温度及湿度。湿化器中应使用无菌液体,应注意避免湿化不足或过度,以及高温对气道黏膜的损伤。使用过程中,冷凝水聚集在呼吸机管路或患者气道内,可引起通气阻力增加,使患者呼吸做功增加,造成人机不协调,严重时可阻塞气道,应定期及时清理。此外,冷凝水还是病原微生物的媒介,在清理冷凝水时,应避免冷凝水意外流入患者气道中。新型伺服加热湿化器,可通过温度传感器监测患者吸入端温度,湿化器根据反馈的温度变化自动调整加热功率,以达到所需要的气体饱和湿度,使吸入气体湿度保持恒定,有效减少管路中的冷凝水。

湿热交换器为被动式的湿化器,也称人工鼻,通过重吸收并保存呼出气体的热量和水分,并于下次吸气时,利用保存的热量和水分来湿化吸入气体。被动湿化时,湿热交换器提供的吸入气湿度至少应达到30 mg H_2O/L。不同的生产商家或不同类型的人工鼻,保存呼出气体热量和水分能力不同,需要对不同厂家、不同类型人工鼻的湿化效能加以甄别。当患者核心体温低(<32 ℃)、分钟通气量增高($\geqslant10$ L/min)、呼气容积不足70%吸气容积时(如气胸或气囊漏气等),使用湿热交换器易发生气道湿化不足。对于患者潮气量较小时,不推荐使用热湿交换器进行气道湿化,因为这样会导致额外死腔的产生,增加通气需求及$PaCO_2$。

(二)分泌物清除

分泌物清除对居家有创通气辅助患者十分重要,只有气道内没有分泌物阻塞时,机械通气才能有效进行。然而多数需要机械通气辅助患者,特别是神经肌肉疾病导致咳嗽功能受损患者,呼吸肌力较差,往往不足以产生有效的咳嗽,需要一些方法来辅助咳嗽和清除分泌物。这些方法包括手动辅助咳嗽、复苏球囊辅助咳嗽、机械咳嗽辅助仪、胸壁振荡、肺内振荡通气和气道内吸引等。

手动辅助咳嗽是在呼气相,推挤或压迫腹部至患者前胸壁,其目的是在气道内产生一个足够大的咳嗽呼气流速。有多种腹部快速冲击技术用来有效清除分泌物,这项操作需要患者和看护人员之间的积极配合。复苏球囊也利用上述原理,用于辅助咳嗽。辅助咳嗽不应在患者饭后进行。机械咳嗽辅助仪由电机驱动,可以在气道内产生$30\sim50$ cmH_2O的正压,然后迅速转换成$30\sim50$ cmH_2O的负压,可产生较高的呼气压力,模拟咳嗽反射,实质是通过气道内"抽吸"来清除分泌物。这项技术通常用于手动辅助咳嗽后疗效不佳的患者,既可用于气管切开患者,也可以通过面罩以无创方式实施。另外,该项技术不会引起气道内吸引相关的气道刺激和不适,可减少气道分泌物产生。为了降低气压伤的风险,这项技术应禁用于严重肺气肿或肺大疱患者。

胸壁振荡是一项作用于胸壁或上呼吸道的快速压力冲击技术,其目的是帮助分泌物清除。这些设备可通过胸部周围穿戴的背心来传递胸部振荡。振荡是通过一系列气压脉冲传递到位于背心内侧壁的塑料囊而产生。对于某些患者，胸壁振荡可能比胸部理疗或振荡阀门装置(如 Flutter 阀或 Acapella)更有效。肺内振荡通气是利用振荡脉冲产生的高频率爆发气流(频率为 2～5 Hz,压力为 10～45 cmH$_2$O)将最小速率气体在患者吸气时送入气道,可用来松动和清除气道内存留的分泌物,以及输送雾化药物;另外产生的PEEP 可以复张肺泡,增加咳嗽时的呼气流量。

七、家庭管理与随访

(一)家庭教育

居家机械辅助通气的启动可能会比较复杂和耗时,这取决于患者的疾病种类、病情状况以及患者自身的需求和目标。从医院到居家治疗的过渡准备过程至少需要 7～14 天,应由治疗团队制订多学科治疗计划。治疗团队成员应包括医生、患者/家庭成员和(或)看护者、协调管理者、呼吸治疗师、责任护士、社会服务员、营养师、物理治疗师、言语治疗师、家庭卫生机构和家庭医疗设备供应商等。多学科治疗计划应考虑以下要素:社区融合,患者自理能力,团队成员在每日治疗管理中的任务和责任,保护和培训其他看护者的途径,可供选择的紧急和应变计划,设备的使用、维护和故障检修,监控和恰当地处理患者病情的改变,药物管理,持续评估临床转归的方法,关于专业医疗随访评估的规定,纠正、补救患者和其他看护者错误或过失的方法等。

应为看护人员提供书面的教育培训,其中包括明确的培训指标。至少要包括 3 名看护人员,其中一名应接受完整培训,使其有能力培训和指导其他人员。治疗团队的每个成员都有义务对看护人员进行相关教育。教育内容包括:详细的呼吸机操作培训,心肺复苏,手控人工呼吸器,无菌吸引技术,气管造口护理,湿化装置,设备消毒方法,分泌物廓清技术如胸部理疗,雾化治疗,结肠和膀胱护理,洗澡等。家庭成员也要学会发现和评估呼吸道感染的早期症状和体征,以及若出现这些情况应如何应对。耐心是家庭培训所必备的要素。有时候需要其他家庭成员和团队外看护人员的参与。应确认看护人员的数量充足,以使患者家庭人员有时间保障睡眠、工作和放松。在患者开始居家有创机械辅助通气前所有与看护有关的家庭成员都要学习和掌握患者看护所涉及的所有操作。

(二)疗效监测

疗效监测包括患者和呼吸机两方面,监测的频率取决于正在进行的个体化护理计划及患者病情状态。当患者每次重新开始机械通气;更换呼吸机后,如从一台呼吸机或复苏气囊转移到另外一台呼吸机;呼吸机模式或参数改变后;移动患者后(如从病床到轮椅上);在常规基础之上开展个体化特殊护理或康复计划后,患者的生理指标以及呼吸运转情况都应该被重新监测和验证。所有看护人员,包括专业的和经过适当训练的非专业护理人员都需要经过一定的针对性训练,能够遵循护理计划并根据医生的要求实施监测。

患者一般情况包括下列指标:呼吸频率、心率、发绀、胸廓运动、出汗和意识、血压和体温等。患者 $PaCO_2$ 监测是反映患者通气的良好指标,血气分析是测量的金标准,但并不适合于居家治疗患者。呼气末二氧化碳和经皮二氧化碳监测能够持续进行,可以直接观察机械通气疗效趋势,但呼气末二氧化碳监测在有大量死腔通气的患者中应用价值有限,经皮二氧化碳监测值与血气分析值相当,可用于评价肺泡通气量,特别是用于评价患者在初始时和随访期间的夜间肺泡通气量。SpO_2 是一种简易、可行和常用的监测方式,能够较好反映患者氧合和通气情况。

现代呼吸机包含多种传感器和内置软件,除了能够提供常规的监测参数,如潮气量、漏气量、呼吸频率、分钟通气量、峰压和 PEEP 等,还能提供上述参数的趋势图,以及依从性、患者触发的呼吸百分比和呼吸暂停低通气指数(apnoea hypopnea index,AHI)等信息。呼吸机使用时间能够提供重要的信息。一方面,每天使用的小时数可能是保证临床疗效的前提。有研究表明,每天使用少于 4 小时与更差的生存率相关。此外,呼吸机使用时间减少可能表明不适当的设置、不良反应或患者不适。另一方面,随着时间的推移,不断增加的呼吸机使用时间也可能预示着病情的恶化。

(三)随访内容

随访内容包括对患者的评估、设备使用情况和看护人员的心理健康。对患者的评估包括患者本人对人机同步性和协调性的自我评价,包括但不限于下列问题:你觉得紧张吗?你是否能获得足够深度的呼吸?呼吸持续的时间是否足够?呼吸是否过深了?你是否有足够的时间可以充分呼出气体?你需要呼吸的次数多一些还是少一些?随访患者的评估指标还包括床边肺功能检查、生命体征和脉搏血氧饱和度等,但通常不包括动脉血气检查。设备使用情况包括机械辅助通气依从性、呼吸机参数和报警设定,看护人员和患者对设备和治疗措施的接受能力以及辅助设施的使用情况等。照顾居家有创机械辅助通气患者,常常给作为主要看护人员带来挫折感和焦虑,在随访中应加以重视,提供心理咨询或暂停其看护工作。

患者开始需要频繁的家庭访视或每日电话联系,直到病情稳定并适应常规治疗。一旦治疗常规建立后,只需要定期访视评估患者,不同疾病类型患者随访频率可能不同,病情快速变化(如儿童)或疾病快速进展的患者(如肌萎缩侧索硬化和COPD)可能比病情较慢的患者需要更频繁的随访。远程监测随访系统包括脉搏血氧饱和度和呼吸机数据的监测,已开始尝试应用于临床,在预测病情恶化、减少随访次数和急性加重再入院次数等方面证实有较好的应用前景。

(四)伦理问题

居家机械辅助通气会面临很多伦理问题,包括自主、仁慈、公平和不伤害原则。如果患者能自我表达和交流时,原则上应当要考虑患者对于居家机械辅助通气的期望。但是在临床实践中,医生主要考虑的是其他有话语权的家庭成员意见,这往往可能与患者本身的诉求相反。居家机械辅助通气的适应证并没有严格的限定,哪些患者能够从中获益,哪些患者能够获益最大,特别是对于终末期疾病患者,不仅家属很难做出选择,对于医护人员也是难以给出明确建议的。

无论是在发达国家,还是在发展中或落后国家,面对居家机械辅助通气时,公平问题是一项难以避免的话题,因为地区之间的可用资源有很大区别,而决定是否居家机械辅助通气通常是基于医疗保险、家庭支持能力以及可用的医疗护理资源。部分国家居家机械辅助通气是纳入医保支付范围的,但大多数保险公司仅赔偿家庭治疗所需费用的80%,很少全额支付全日制护理的费用。部分国家的经验是通过小型慢性病治疗机构专注于机械辅助通气患者,也有地区通过地方性组织对居家机械辅助通气患者进行管理,从而优化对资源的利用。

不伤害原则对于机械辅助通气患者和他们的看护者来说是同等重要的,有研究发现很多居家机械辅助通气患者的看护者出现了焦虑与抑郁症。临床医生需要意识到临终撤离呼吸支持可以在ICU外进行,甚至在患者家里。一项关于肌萎缩侧索硬化症患者居家机械辅助通气的研究显示,12名患者在平均22个月的时候选择终止机械通气,这个决定是基于"已经失去了生命意义"。在中断机械通气前,患者被深度镇静,所有病例都经过医学、法律和伦理的公证。

综上所述,由于危重症患者和慢性进展性疾病患者预后的改善,呼吸支持技术的进步,出于节省医疗费用的考虑,居家有创机械辅助通气治疗的应用日趋广泛,是一项复杂的医疗过程,涉及患者的选择,看护人员关于机械通气模式和参数的设置、报警的识别和处理、并发症的预防和处理、气道管理和心理辅导等多方面知识的培训。

【参考文献】

[1]KACMAREK R M,DIMAS S,MACK C W.呼吸治疗学精要(原著第4版)[M].袁月华,郭丰,主译.北京:人民军医出版社,2015.

[2]CAIRO J M.机械通气学:生理学与临床应用(原著第5版)[M].卞金俊,邓小明,主译.北京:人民卫生出版社,2015.

[3]HODGKIN J E,CELLI B R,CONNORS G L.肺康复:成功指南(原著第4版)[M].袁月华,解立新,葛慧青,等,主译.北京:人民卫生出版社,2019.

[4]KING A C.Long-term home mechanical ventilation in the United States[J].Respiratory Care,2012,57(6):921-930.

[5]DUIVERMAN M L.Tricks and tips for home mechanical ventilation:set-up and monitoring protocols[J].Pulmonology,2021,27(2):144-150.

（代冰 文,谭伟 一校,马丽 二校）

第七章 | 居家康复技术

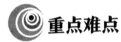

第一节　居家肢体康复

重点难点

(1)掌握康复训练原则。

(2)熟悉家庭康复运动方案。

一、导言

近年来,居家康复作为一个新兴的服务领域,受到社会的广泛关注。随着居家康复产业的快速发展和逐步完善,患者的认可度和选择居家康复的患者比例正在快速提高。

一方面我国老龄化问题日益严峻,据相关机构统计,我国至少有 4％的老年人生活自理困难并且需要医疗护理救助,而目前的康复医疗机构仅能满足 20％的市场需求;另一方面我国慢性病发病率不断攀升,每年有大量病患亟待康复医疗服务。很多慢重症患者不能、不方便或者不愿意去医院进行康复治疗,而居家康复这种更便捷的方式可以做到省时、省力,减少总体费用并提高患者满意度。

二、居家肢体康复的意义

(1)居家肢体功能康复可以终止或者逆转慢重症患者肢体功能进一步损害和退化。

(2)正确的居家肢体康复训练可使受损的神经系统得到一定程度的恢复。

(3)良好的居家肢体康复会提高慢重症患者的生活自理能力,树立康复信心,提高生活质量,减少护理成本,减轻家庭和社会的负担。

(4)良好的居家肢体康复在肢体功能恢复的同时会带来慢重症患者心肺功能的提高,从而增强机体免疫力、减少其他并发症的风险。

三、居家肢体康复内容及方案

居家肢体康复的主要目标是提高四肢肌力,维持正常肌张力,恢复四肢关节正常活动范围,恢复肢体正常功能。

(一)行动正常

居家康复重点应在于提高肢体及心肺功能,预防跌倒,控制慢重症等基础疾患带来的慢性疼痛及其他不良影响。

1. 四肢及躯干肌力训练

根据个人体质情况建议先和康复医师、治疗师沟通制定个性化运动处方,如跑步机、健身车、台阶机可提高下肢的运动能力和增强心肺功能;有活动手柄的健身车,还可进行上肢锻炼;划船器可通过锻炼上肢、腿、腰、胸部肌群,增加肌肉的力量和弹性,同时发展全身耐力。

2. 关节活动度及柔韧性训练

有关节活动范围欠佳者,或者有肩周炎、膝关节退行性骨关节病患者要注意在控制疼痛的条件下进行关节活动度及四肢柔韧性训练。可以利用椅子、床边、墙壁、毛巾、弹力绳等进行关节的牵拉;利用自身体重、肢体重量选择不同体位进行关节持续加压等。

3. 步态及平衡训练

散步、快走是目前最常见的居家运动方式,良好的步态要求避免"内八""外八",步幅不可过大,足跟先着地,躯干保持正直,腹肌适当收紧保持骨盆不能过分前倾和后倾,臀中肌用力维持骨盆稳定,支撑腿落地时要伸直,保证身体重心维持在双足之间,挺胸抬头的同时要留心足下安全,双臂自然摆动。平衡训练包括坐位平衡训练、坐位起立平衡训练与站立平衡训练。

(二)行动不便

此类患者多需借助拐杖、助行器或他人帮助才能行走。居家康复重点应在于提高肢体功能,提高自理能力,预防跌倒,减轻护理工作量。

1. 四肢及躯干肌力训练

根据个人体质情况建议先和康复医师、治疗师沟通制定个性化运动处方。对于偏瘫、一侧肢体功能障碍患者,要注重患肢肌力训练的同时也不能忽视健侧肢体肌力的训练,利用康复工程技术设计符合患者特点的训练方案。躯干核心肌群训练包括呼吸训练、平板支撑、四点支撑等。

2. 关节活动度及柔韧性训练

行动不便者多伴有多处关节活动度下降等问题,其中肩、膝关节活动度对日常生活影响较大,训练方式同上。如果自己不方便操作,可由家人协助完成。

3. 步态及平衡训练

在防跌倒措施保护下,训练外力或工具辅助下行走,根据肢体力量及疾患部位差异设计个性化训练方案。平衡训练基本同上,但需专人保护。

(三)卧床

卧床患者分为下肢瘫痪、偏瘫和高位截瘫等。

(1)下肢瘫痪患者重点是上肢肌力及残存躯体肌力训练,训练患者坐起、翻身、移床,甚至自行穿戴助行支具下地等活动。下肢要进行适当被动活动,保证各关节能正常活动,避免强直,肌张力过高者需进行相应牵伸,必要时佩戴康复辅具。此类患者多伴有神经症状、下肢感觉异常,需进行相应部位按摩促进血液循环,尤其应注意预防臀部褥疮发生。

(2)偏瘫患者主要表现为身体一侧肢体的运动及(或)感觉功能障碍,患侧上肢可以做仰卧位主动活动、患手推举活动、患肘屈曲活动、患肢悬空保持与放置、患肢前臂旋后等训练。患者肢体的康复训练,建议健侧和患侧同时进行,居家休息体位包括健侧卧位、患侧卧位和平卧位。患者首选患侧卧位,要求上肢伸直,下肢微屈,呈走路步态,踝关节呈90°。

(3)高位截瘫患者四肢不能自主活动,通常以被动运动为主,重点是肌肉按摩,并保持各关节处于最大的活动范围,重点预防褥疮发生。卧床应定时变换体位,两小时翻身一次。

四、康复训练原则

(一)循序渐进原则

循序渐进原则是最基本也是最重要的原则,康复动作的幅度、频率、持续时间、负荷量的大小等应逐渐增加。

(二)个性化原则

不同患者要根据其自身条件制订个性化的康复训练方案,并根据康复情况做相应调整。一般住院期间,和康复医师、治疗师共同制定,居家康复2~4周后再与医生沟通做相应调整。

(三)持之以恒原则

康复训练过程通常耗时更长,患者往往不能坚持。随着信息化、智能化的发展,可以利用远程可视化、可穿戴设备等方式来弥补这方面的不足。

(四)全面训练、适宜强度原则

制订康复训练计划时一定要进行全方位考量,不能仅着重解决疾患问题而忽视其他肢体的康复训练;训练强度要适宜。

五、注意事项

(1)患者自信、乐观、积极的心态有助于康复计划的顺利执行。

(2)健康饮食,良好睡眠,宜多吃一些富含蛋白质和铁的食物,新鲜的蔬菜、水果,忌烟酒。

(3)良好的疼痛管理,基础疾患的疼痛控制有助于关节活动度的康复。康复过程中产生的疼痛要引起重视,避免发生新的损伤。

(4)避免跌倒摔伤等意外发生,尤其是在步态训练、平衡训练等环节,注意做好防护措施,必要时要有专人保护。

(5)随时关注患者生命体征、心肺功能等,注意有无头晕、心慌等感受。慢重症患者多伴有身体其他问题,要关注原发病的进展。

【参考文献】

[1]中国康复医学会儿童康复专业委员会,中国残疾人康复协会小儿脑性瘫痪康复专业委员会,中国医师协会康复医师分会儿童康复专业委员会,等.中国脑性瘫痪康复指南(2022)第四章:康复治疗(下)[J].中华实用儿科临床杂志,2022,37(17):1281-1309.

[2]周月.基于具身认知理论的改良镜像疗法对脑梗死患者上肢运动功能障碍的应用研究[D].成都:成都中医药大学,2020.

[3]李志斌,冯尚武,谢镇良,等.居家康复训练结合规范化康复宣教对脑卒中患者日常生活自理能力和生活质量的影响[J].中国康复,2019,34(2):90-92.

[4]刘启雄,邱爱霞,熊百炼,等."互联网+"健康教育在脑卒中患者居家康复训练中的应用效果[J].中国健康教育,2020,36(9):841-844.

[5]MARKLE-REID M,ORRIDGE C,WEIR R,et al.Interprofessional stroke rehabilitation for stroke survivors using home care[J].Canadian Journal of Neurological Sciences,2011,38(2):317-334.

[6]严隽陶,杨佩君,吴毅,等.脑卒中居家康复上海地区专家共识[J].上海中医药大学学报,2020,34(2):1-10.

[7]李金艳,贾秀萍,邱波,等.针对性居家环境干预对脑卒中患者日常生活活动能力及生活质量的影响[J].护理实践与研究,2018,15(12):151-153.

[8]DODAKIAN L,MCKENZIE A L,LE V,et al.A home-based telerehabilitation program for patients with stroke[J].Neurorehabilitation and Neural Repair,2017,31(10/11):923-933.

[9]ALLEN L,RICHARDSON M,MCINTYRE A,et al.Community stroke rehabilitation teams:providing home-based stroke rehabilitation in Ontario,Canada[J].Canadian Journal of Neurological Sciences,2014,41(6):697-703.

[10]崔婷.社区家庭康复模式对脑卒中后居家患者干预效果研究[J].世界最新医学信息文摘,2019,19(84):56-59.

[11]郭卫珍,邓暑芳,欧阳艳侠,等.脑卒中患者实施医养结合长期照护模式的实践与效果[J].实用

预防医学,2016,23(8):911-913.

（吕宏升 文,杜振双 一校,李小六 二校）

第二节 居家言语康复

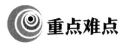 **重点难点**

掌握不同的居家言语康复训练方式。

一、口部运动

口部运动训练是促进口部感知觉及口部运动正常化的治疗方法。由于神经反射与口腔肌肉张力的异常,部分慢重症患者的构音器官运动功能存在一定障碍,主要包括下颌运动障碍、唇运动障碍、舌运动障碍,直接影响其言语清晰度。

(一)舌部运动

(1)舌的前伸后缩:张开嘴,尽量向外伸舌,使舌尖触碰到目标位置(如压舌板、小勺子)后,回缩。

(2)舌的左右运动:张开嘴,尽量使舌尖轮流触碰到左右唇角,可用辅助工具提示目标位置。

(3)舌的上下运动:张开嘴,尽量使舌尖舔及上唇,可用辅助工具提示目标位置,再回缩。

(二)唇部运动

(1)抿唇运动:双唇用力紧闭、放松,可用辅助工具感受闭唇力度。

(2)唇外展和内缩运动:上下双唇呈现同时向前收缩的状态,然后嘴角外展呈微笑状,尽量露出更多牙齿。

(3)鼓腮和吸吮运动:口唇闭合,然后鼓气,使口腔的颊部扩张至最大(如半球状),维持5秒后,用力吐出气体;然后再将两侧颊部用力向口腔内吸纳,使颊部尽量凹陷,维持5秒后复原。

(三)下颌运动

(1)咀嚼功能的练习:可用食物或工具辅助,如左右大牙咀嚼牛肉条、咀嚼棒等,降低下颌的紧张度,提高咀嚼力量。

(2)下颌低位控制练习:把嘴巴张开,用上下门牙咬住一个结实的物体来稳定下颌,从而增加下颌向下运动的幅度,增加低位时的稳定性,巩固与强化下颌的稳定性和灵活性,为发单韵母"a"音打基础。

(3)大半开位控制练习:把嘴巴张开,用上下门牙咬住一个稍小的、结实的物体来稳定下颌,增加下颌在大半开位的稳定性,有利于训练唇舌大范围活动,为发单韵母"o"音打基础。

(4)小半开位控制练习:张开嘴巴,用上下门牙咬住一个更小的、结实的物体来稳定下颌,使下颌稳定在小半开位,为发单韵母"e"音打基础。

(5)高位控制练习:张开嘴巴,用上下门牙咬住一个很薄的、结实的物体来稳定下颌,使下颌稳定在高位,促进下颌分级控制,为发单韵母"i"音打基础。

二、发声功能训练

发声功能训练主要包括改善音量、音调及音质训练,能够改善慢重症患者喉运动功能,提高发音功能和发音准确度,改善其语言清晰度。

发声综合训练:指导患者发"呜"音以拉伸声带,拓展高音;发"欧"音以收缩声带,拓展低音。然后以咀嚼哼鸣的方式进行发音练习,咀嚼时发鼻化前高闭原音"依",发音时以感觉到上牙、鼻腔有轻微的振动感为宜,发音过程中注意控制呼吸,应将腹部缓慢匀速内收,并能体会鼻窦及腹部器官共鸣的感觉。

三、共鸣功能训练

慢重症患者构音器官如下颌、唇、舌及软腭的运动障碍,腭咽部肌肉功能异常问题等均可导致其共鸣功能障碍。共鸣功能训练可改善脑瘫患者共鸣功能,提高发音清晰度。

(一)共鸣放松训练

首先对患者的口腔肌肉、嘴唇肌肉、舌体等部位进行训练。以升降软腭、半打哈欠的方式放松患者的口咽部肌肉,改变共鸣腔大小,体会喉头升降;以撇唇、绕唇的方式训练患者的唇部肌肉协调性;采用舌体伸缩、钩卷、颤舌等动作放松舌体,然后指导患者以特定音高用元音做最长发声时间练习。

(二)口腔共鸣训练法

采用张口练习法,可用惊吓张口、半打哈欠、吞咽食物张口等方式来练习,在气推声之前吸气和同时打开口腔立即发音。经过多次反复练习,即可获得口腔共鸣的发音效果。前音后发、后音前发、宽音窄发、窄音宽发;互相制衡,使字音立起来;发声时注意通透,不产生鼻音。练习材料举例:韵母——bā、dā、gā、pā、tā、kā;预告、体格、帝国;高低、戈壁、革职。

(三)鼻腔共鸣训练法

可用 i 和 a 做练习,利用软腭下降将元音部分鼻化来体会鼻腔共鸣 i——i、a——a;鼻辅音＋元音 ma—mi—mu、na—ni—nu。

(四)胸腔共鸣训练法

发音之前先做好闭口打哈欠的准备,在气推声的同时,胸腔打开;或者做扩胸动作,体会胸腔打开,多次反复练习。可以做"a"元音上下滑动练习;从高到低,从实声到虚声发长音;体会胸腔振动强烈的点。练习材料举例:米(mǐ)、走(zǒu);武汉、骨干、暗淡;百炼成钢 bǎi—liàn—chéng—gāng;翻江倒海 fān—jiāng—dǎo—hǎi。

四、构音语音功能训练

构音障碍(dysarthria)是指由于神经病变,与言语有关的肌肉麻痹、收缩力减弱或运动不协调所致的言语障碍。构音语音功能训练是使慢重症患者从无语音到有口语的关键治疗方法,该训练能提高 90％以上的慢重症患者言语清晰度和构音能力,矫正错误的构音,使最长发音持续时间延长,语流长度增加,流畅度改善。

(一)本体感觉神经肌肉促进法

(1)感觉刺激:冰刺激面部、软腭、腭弓;软毛刷快速刷拂。
(2)压力:对舌肌、舌骨施加压力。
(3)牵拉:牵拉舌肌,诱发更大的收缩;轻轻拍打笑肌。
(4)抵抗:舌肌、咬肌等抗阻运动。

(二)发音器官运动训练

(1)下颌运动:张口、闭口、下颌前伸、下颌左右侧移。
(2)唇运动:噘唇、咧齿、轧唇、闭唇、鼓腮。
(3)舌运动:前伸、左右摆动、后卷、环形"清扫"、抗阻运动。
(4)软腭运动:用力叹气,发"a"音,发"pa、da、ma、ni、si、shu"音,用冰、毛刷刺激软腭。
(5)交替运动:颌(张闭口运动)、唇(前噘后缩)、舌(伸出缩回左右摆)。

(三)面部、腮部及下颌练习

(1)将下颌向左右两边移动。
(2)夸张地做咀嚼动作。
(3)张开口说"呀",动作要夸张,然后迅速合上。
(4)闭紧嘴唇,闭气,鼓腮,维持 5 秒,放松。

(四)唇部练习

(1)咬紧牙齿,说"衣"声;嘟起嘴唇,说"乌"声,交替进行,然后放松。

(2)闭紧双唇并抿唇,维持5秒,放松。

(3)双唇含着压舌板,轻微拉出压舌板施加阻力以跟嘴唇进行对抗,维持5秒,放松。

(4)重复说"阿"。

(5)合紧嘴唇,然后发"拍"一声。

(6)吹气、吹风车、吹肥皂泡。

(五)舌尖练习

(1)把舌头伸出口外,维持约3秒,随即把舌头缩回后,维持3秒,然后放松。

(2)张开口,舌尖升起到门牙前面。

(3)张开口,舌尖升起到门牙背面,然后向后贴软腭。

(4)舌尖伸向左唇角,维持5秒,再转向右唇角,维持5秒后放松,并用压舌板压着舌尖形成阻力与之对抗。

(5)用舌尖舔唇一圈。

(6)用舌尖舔面颊部内侧及牙龈。

(7)把舌头伸出,用压舌板顶向舌尖,与舌尖抗力。

(8)重复说"da"音10次;重复说"ga"音10次;重复说"la"音10次;重复说"da、ga、la"音。

(六)发音训练

(1)音辨训练:分辨错音——复述、放录音、朗读文章辨音、复读机等应用。

(2)发音训练:发出靶音,元音、辅音等;辅元音结合,由单词到句子;克服鼻音化的训练;治疗目的是加强软腭肌肉的力量。

(3)"推掌"疗法:两手放在桌子上向下推或两手掌相对推,同时发"a"声;

(4)打哈欠同时发音或发"h"音、咀嚼发音。

(5)发舌后根音(ga、gei):舌根运动,加强软腭肌力。

(6)利用患者的视觉辨认能力:帮助患者做准确的发音动作(部位),可用手法、镜子反馈。

五、前语言期沟通技能训练

前语言期沟通技能主要指非语言沟通,在出现口语沟通前便已产生,又被称为语前沟通,非语言沟通在日常交流中占比达60%以上。沟通技能训练包括目光侦查、共同关注、表情与情绪识别、手势理解与使用等,可有效提高其沟通技能,提高生活质量。

六、颈部功能训练

(一)颈部运动

保持肩部不动,①头部缓慢向下;②慢慢后仰;③头慢慢向左转;④头慢慢向右转;⑤头靠向左肩;⑥头靠向右肩(①至⑤的每个动作停留 5 秒,然后头颈部恢复直立位,再做下一动作);⑦最后颈部缓慢地逆时针旋转两圈,再缓慢地顺时针旋转两圈,做 2～3 遍。

(二)面部、颞颌关节肌肉、颈部按摩

从耳屏前方肌肉开始,用 3 个手指指腹进行环状按摩,按摩点包括耳屏前颞颌关节处、咀嚼肌、下颌与颈部肌肉连接处、颈部肌肉,然后食指或拇指指腹按摩听宫穴、翳风穴。

七、呼吸功能训练

呼吸功能训练包括建立正确呼吸方式、改善呼吸支持能力、提高呼吸与发声的协调能力等。可促进呼吸肌群进行有效运动,调节反向呼吸方式,提高慢重症患者的肺活量、呼吸效率、发声过程中的呼吸支持能力与协调能力,从而改善伴有构音障碍的慢重症患者发声功能与言语清晰度。

(1)坐姿:躯干要直,双肩水平,头保持正中位。

(2)自主呼吸:尽量延长呼气,鼻吸气,嘴呼气。

(3)数数:一口气数 1,2,3,4,…,10。

(4)呼吸短弱:卧位或坐位,手法介入,吸气末按压腹部,帮助增加膈肌的运动。

(5)增加肺活量:双上肢举起,吸气,放松时呼气。

(6)增加气流:吹气球、吹泡泡、吹蜡烛、吹哨子、吹纸片、吹水波。

八、其他相关治疗技术

(一)神经肌肉电刺激治疗

对伴有吞咽功能障碍的慢重症患者实施神经肌肉电刺激治疗可有效改善吞咽功能障碍、营养状况、咽部肌肉收缩功能及流涎程度。

(二)针灸治疗

头皮针刺治疗慢重症患者语言功能发育落后较单独语言功能训练疗效明显,可以提高其语言功能。头皮针刺能通过改善内皮功能有效改善脑血流状态,增加脑血流量及脑组织氧分压,改善脑血管弹性,以营养脑细胞,从而促进言语功能以及认知的恢复。

(三)口腔周围穴位按摩

口腔及口腔周围穴位按摩,可使慢重症患者唇、舌、下颌的肌肉紧张度降低,无意识地吸吮、吞咽、咀嚼等动作减少,提高构音器官运动协调性,改善言语障碍。

(四)音乐治疗

运用旋律音调治疗(melodic intonation therapy,MIT)和治疗性歌唱(therapeutic singing,TS)的音乐治疗方法,可提高患者语音清晰度、语言表达能力,同时对认知能力、记忆能力、思维想象能力以及情感发展也有良好的促进作用。

【参考文献】

[1]中国康复医学会病人康复专业委员会,中国残疾人康复协会小儿脑性瘫痪康复专业委员会,中国医师协会康复医师分会病人康复专业委员会,等.中国脑性瘫痪康复指南(2022)第四章:康复治疗(上)[J].中华实用儿科临床杂志,2022,37(16):1201-1229.

[2]卫冬洁.脑瘫儿童言语障碍及康复[J].中国康复理论与实践,2005(9):779-780.

[3]郑秋晨."激越四段式"教学法在专业理论课中的应用——以听力与言语康复专业"语言学概论"课程为例[J].高校医学教学研究(电子版),2022,12(3):28-33.

[4]刘清云,李安庆,曾威,等.功能性构音障碍患儿言语康复护理训练效果观察[J].现代养生,2022,22(22):1993-1996.

[5]葛胜男,尹敏敏,万勤,等.脑卒中后言语障碍康复治疗研究进展[J].听力学及言语疾病杂志,2021,29(1):102-106.

[6]张蕾.听障儿童听觉和言语特征及其关系的研究与训练策略[D].上海:华东师范大学,2011.

[7]崔润红,张艺川,解凡,等.头针联合言语康复训练治疗脑卒中后构音障碍临床观察[J].中国中医药现代远程教育,2022,20(12):118-120.

[8]张丹,张庆玲.基于嗓音功能运动的发声训练对嗓音障碍患者发声效率的影响[J].神经损伤与功能重建,2022,17(7):388-390,408.

[9]张国艳.阶梯式言语康复护理对老年帕金森病患者言语功能的影响[J].基层医学论坛,2022,26(3):96-98.

[10]沈佳菊,杨婷,王结,等.言语治疗康复服务模式探索[J].中国听力语言康复科学杂志,2022,20(3):232-233.

[11]钱红,郝又国.音乐疗法结合言语训练在脑卒中失语症康复中的应用研究[J].中国康复,2016,31(5):349-351.

(杜振双 文,王志勇 一校,李小六 二校)

第三节　居家作业治疗

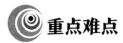 **重点难点**

掌握居家作业治疗方式。

一、作业治疗定义

作业治疗(occupational therapy,OT)指有选择性和目的性地应用与日常生活、工作、学习和休闲等有关的各种活动来治疗患者躯体、心理等方面的功能障碍,预防生活及工作能力的丧失或残疾,发挥患者身心的最大潜能,以最大限度地改善和恢复患者躯体、心理和社会等方面的功能,提高生存质量,促其早日回归家庭、重返社会的一种康复治疗技术或方法。

二、作业治疗目的与原则

(一)作业治疗的目的

(1)增强肢体尤其是手的灵活性及协调性。
(2)增加功能活动的控制能力和耐力。
(3)调节患者心理状态。
(4)改善和提高患者日常生活和工作能力,提高生存质量,早日回归家庭,重返社会。

(二)作业治疗的原则

(1)根据治疗目的选择作业治疗的内容和方法。
(2)根据患者的功能状态选择适宜的作业活动。
(3)根据个人爱好、兴趣,因人而异地选择作业活动。
(4)根据患者所处的环境,因地制宜地选择作业活动。
(5)根据患者的身体状况选择作业活动的强度。

(三)作业治疗基本信念

(1)作业治疗师的职责是改善患者的多种能力。
(2)作业活动只是改善患者状态的手段。

(3)恢复日常生活的技能。

(4)人是能够改变的。

(5)尊重个体个性。

三、作业治疗临床应用

(一)适应证

(1)神经系统疾病:如脑卒中、脑外伤、脑瘫、脑炎、脑瘤术后所致的瘫痪,帕金森病、老年性痴呆、脊髓损伤以及各种原因引起的周围神经损伤。

(2)运动系统疾病:如四肢骨折、截瘫、各种关节炎、关节置换术后、软组织损伤等所致的功能障碍患者。

(3)其他系统疾病及各种原因引起的功能障碍患者,如心肺系统疾病、糖尿病、烧伤、先天性畸形疾病等。

(二)禁忌证

作业治疗虽然应用广泛,但对于严重精神、意识障碍,且不能合作的患者,急、危重症及病情不稳定的患者,或需要绝对休息的患者,均属于作业治疗的禁忌证。

(三)注意事项

(1)在疾病的急性期和早期,作业活动的强度、幅度一定不能过大。

(2)在疾病的稳定期和后期,作业活动的强度和幅度要逐渐增加,使患者有一个适应的过程。

(3)治疗过程中密切观察患者病情变化,若出现并发症,应随时调整作业活动。

(4)治疗过程中,治疗人员要随时纠正患者的错误动作,"放羊式"的工作方式是作业治疗之大忌。

(5)作业治疗要保证患者安全,尤其是老年人、行动不便者及感觉障碍者,要防止发生危险。

四、作业治疗实施

(一)作业活动的分类

1. 按实际要求分类

(1)日常生活活动。

(2)创造有价值的作业活动。

(3)休闲及娱乐活动。

（4）教育性作业活动。

（5）矫形器和假肢训练。

2. 按治疗目的分类

（1）以改善身体功能为目的的作业治疗，如运动治疗。

（2）以改善精神功能为目的的作业治疗，如工疗。

（3）以恢复社会工作为目的的作业治疗，如保护性生产、职业劳动训练。

3. 按生活功能目的分类

（1）身体技能训练：运动技能如协调性、灵活性、肌张力、肌力、耐力动作的复杂性，关节柔韧性等训练。

（2）智能、感知方面的训练：智能方面如注意力、理解力、判断力、记忆力等能力的训练。感知方面如听觉、视觉、本位感觉或运动觉等能力的训练。

（二）作业治疗的基本内容

（1）个人日常生活活动：个人卫生、进食、床上活动、更衣、转移以及站立、室内外步行、跨门槛、上下楼梯、乘公共汽车等。

（2）家务活动：烹调配餐、清洁卫生、使用电器、购物以及必要的社交活动。

（3）教育性技能活动：适用于儿童或感官残疾者。

（4）职业前活动训练：职业前评价和职业前训练。

（5）园艺、娱乐活动。

（6）心理性作业活动。

（7）辅助器具配置和使用活动训练。

（8）假肢的使用活动训练。

（9）认知综合功能训练。

（10）治疗性功能训练。

五、日常生活作业治疗

日常生活活动作业训练的根本目的就是改善或恢复患者日常生活自理能力，具体训练方法如下所述。

（一）偏瘫——向健侧翻身

指导患者双手 Bobath 握手，以支持患者上肢，健侧足部插入患足下方，通过上肢左右摆动数次后，与下肢配合同时向健侧翻转。

（二）偏瘫——向患侧翻身

患者抬起健侧下肢，并向前摆动，其健侧上肢也同时向前摆动。

(三)床上运动——坐起

(1)双下肢瘫痪:借助绳梯或一根打结的粗绳,双手交替牵拉;应先翻身至健侧卧位,然后将下肢移动到床沿,并逐渐用健侧上肢支撑身体坐起。

(2)偏瘫:一般应从患侧开始进行床边坐起,开始时将其患侧下肢置于床边外,使膝关节屈曲,然后,将健手向前横过身体,在患侧用手推床,同时旋转躯干,并摆动健腿使其坐起。

(四)饮食训练

(1)进食活动:将食物放置于适当位置;用健手伸向筷子,握持;辅助手拿起饭碗送至口边,把筷子放进碗内;头稍前倾,拨动筷子把食物送进口中;若用调羹,无须端起饭碗,直接用调羹盛食物后送入口中,其他步骤相同。

(2)饮水活动:杯中倒入适量的温水,置于适当位置;单手或双手伸向茶杯,端起后送至嘴边;微微提高茶杯,将少许温水倒入口中。

(五)穿衣活动

穿脱衣服时,患肢先穿后脱,也可将衣服改制成便于穿脱的式样,用拉锁代替纽扣,用尼龙搭扣代鞋带等。穿衣活动包括对患者平衡协调能力、肌力、关节活动范围、感知和认知能力的训练等,训练时要给予充足的时间和指导,大多数患者可独立进行。

(1)开口上衣的脱法:患者取坐位,拉开拉链或解开纽扣;以健手先脱患侧至肩部,再脱健侧至肩部;从袖口中脱出健手,继而脱出患手。

(2)套头上衣的脱法:患者取坐位,脱的方法与穿的方法相反。

(3)穿裤子:取坐位,分清裤子上下、前后;用手提患侧下肢放在健侧下肢上,套上裤管后将患侧下肢放下,套上健侧下肢裤管,将裤子拉起并系紧腰带。

(4)脱裤子:患者站立位,松开腰带,裤子自然下落;坐在椅子上抽出健侧下肢;抽出患侧下肢,用健肢将裤子从地上挑起,整理好待用。如患者站立困难,可取坐姿或卧姿进行。

(六)个人卫生训练

(1)如厕:这是大多数患者最希望自己能解决的问题,也是最难处理的问题之一。在如厕中,躯体的运动机能要达到最基本的要求,至少能做到坐位与站立平衡、握持扶手、身体转移等。

①患者站立位两脚分开。

②一手抓住扶手,一手解开腰带,脱下裤子。

③身体前倾,借助扶手缓慢坐下。

④便后处理,如自我清洁、使用清洁垫。

⑤一手拉住裤子,一手牵拉扶手,身体前倾,伸髋伸膝,站立后系上腰带。

(2)大、小便控制:作业治疗师应对其有所了解,并教给患者和家属有关的知识(如控制的基本方法和导管的使用方法），同时，应就患者穿衣、用厕的环境提出建议和改进的方法，使其能方便地使用洗手间的一切清洁用具。

（3）洗澡：可以取坐位和站立位的淋浴，也可使用浴缸。

浴缸浴：

①坐在紧靠浴缸的椅子上，脱去衣物。

②用双手托住患侧下肢放入浴缸，随之放入健侧下肢。

③健侧手抓住浴缸边缘或握持扶手，将身体转移到浴缸内，沿浴缸槽缓慢坐下。

④洗涤时，可借用手套巾、长柄浴刷、环状毛巾擦洗。

⑤洗毕，出浴顺序与①、②、③相反。

出入浴池：先坐在池边凳子上再进入浴池较为安全。在西式澡盆，由于患者两腿伸直取直腿坐位，麻痹的腿常常浮起，以致不能保持平衡，此时可用压腿棒。

洗身体：用毛巾缝制的两侧都可以装上肥皂的手套，对两手障碍不能握东西者适用。偏瘫患者可往放在膝上的毛巾涂肥皂，可利用洗汽车的长柄刷或清扫便池的刷子洗背部。

擦身：偏瘫患者可用干浴巾从前面越过肩部敲打背部的方式，用挂在墙上的大浴巾使身体摩擦也可以。

六、家务劳动作业治疗

家务劳动训练的目的是使者恢复家务劳动能力，在制订作业治疗计划时，应先了解患者伤残程度、家庭生活条件和劳动习惯等。一般要根据患者具体情况，着重进行基本技能训练，内容包括烹调、洗涮、铺床、烫熨衣物、打扫卫生、布置家具、利用家庭的必要设施、选购食品等训练，并指导患者如何省力，以减少家务活动的能量消耗，如何改装家用设备以适应患者的功能水平。

七、儿童居家游戏治疗

精细运动特别是上肢功能障碍，最常见于各种类型脑瘫、脑炎或脑病后遗症以及车祸伤后，影响患儿的自理技巧和学业技能，阻碍日常活动和社会参与。正确认识上肢功能障碍特点，早期启动规范化的作业治疗，有利于促进功能发展、减轻障碍程度、提高操作技巧。

（一）套圈游戏

（1）目的：促进手臂-肩胛骨分离运动。

（2）方法：儿童俯卧于家长膝上或三角垫上，家长用手固定住儿童肩胛带，鼓励其向前伸手套圈。

(二)双手推球(抛接球)游戏

(1)目的:促进中线位活动,诱发肘关节伸直。

(2)方法:儿童坐位下,双手交叉互握,碰触正前方皮球,逐渐增加距离。或儿童双手抱球,向前推出。

(三)手指捏取游戏

(1)目的:促进手指分离运动。

(2)方法:三指或拇食指捏取雪花片,两指翻开软质图书、拿跳棋,使用镊子夹取小木颗粒等。

(四)手内控制游戏

(1)目的:促进手指灵活性及手内的平移、旋转和移动的控制。

(2)方法:单手用指尖翻转卡片、单手将硬币从手掌内移动至手指尖、拧瓶盖等。

(五)手眼协调游戏

(1)目的:促进儿童手眼协调配合。

(2)方法:两个套杯间往返倾倒彩色小珠子、钓鱼游戏、积木搭高、串绳珠等。

(六)VR游戏

虚拟现实(virtual reality,VR)技术可在用户和虚拟环境之间创建感觉-运动的交互作用,可减少参与者在常规康复过程中的无聊感。VR游戏可改善脑瘫儿童的上肢运动控制能力,也可提高脑瘫儿童的空间感知、实践技能、视觉运动构建和思维操作等认知能力。

八、居家作业治疗记录

(1)治疗过程中,准备一份系统的记录表格,对治疗的每一个方法加以详细记载,对患者每一个细微的进步或变化做出简短的评语,以便清楚地掌握治疗的动态变化,保证治疗的顺利进行。

(2)再评定:将前阶段患者的作业治疗情况做出小结,以提出新的更高一级的目标与相应的治疗计划。再评定的内容、方法、用具、环境应同前次的评定基本相同,评定人员最好也是同一个人。这样能保证资料的可靠性和可比性。在小结中,肯定活动进步,找出仍然存在的或新的问题,进一步安排或调整目标、计划。

九、居家作业治疗现状与展望

在早期,作业治疗作为康复技术的一种,其临床应用并不容易,实际应用的数量也不多,更多的只是照搬国外的模式,有些忽视自己的现状、国情以及有着几千年实践经验和理论的传统医学。实施治疗中不能照搬国外的治疗方式,必须结合我国的国情和医院的实际情况开展工作,针对不同的人群采取不同的方式,不断开展新业务、新技术,切实为患者解决问题。相比亚洲其他发达或发展中的国家,国内OT培训尚处于初级发展阶段。2011年以来,随着卫生部门一系列加快康复医学发展的具体措施出台,国内作业治疗人才及师资队伍培训定会加快发展,不久的将来一定能与国际发展接轨。

作业治疗是座桥梁,把患者个人和他的家庭环境及社会连接起来,从患者的个人功能的潜力和需要出发,经过作业的训练和治疗,逐步适应家庭和社会环境,通向正常生活方式的彼岸。

【参考文献】

[1]中国康复医学会儿童康复专业委员会,中国残疾人康复协会小儿脑性瘫痪康复专业委员会,中国医师协会康复医师分会儿童康复专业委员会,等.中国脑性瘫痪康复指南(2022)第四章:康复治疗(上)[J].中华实用儿科临床杂志,2022,37(16):1201-1229.

[2]李奎成.作业治疗的重新定位与思考[J].中国康复医学杂志,2021,36(1):86-89.

[3]梁碧莹,唐强.作业治疗对脑卒中后上肢功能障碍的国内临床应用进展[J].中国康复医学杂志,2019,34(1):107-111.

[4]孙尽颜,杨伟伟,邹颖,等.作业治疗实践模式在临床康复中的应用[J].中国康复医学杂志,2020,35(12):1542-1546.

[5]钟灿,何成奇.作业治疗在脑卒中康复中的应用进展[J].神经损伤与功能重建,2021,16(7):395-397,400.

[6]屈云,刘鸣.作业疗法常用临床技术及治疗策略[J].中国临床康复,2005(33):148-150.

[7]李鑫,郑雅丹,苏柳洁,等."重建生活为本"的作业治疗设计与实践[J].中国康复,2016,31(1):25-27.

[8]孟繁媛,王聪,唐欣,等.新型冠状病毒肺炎出院患者居家康复治疗指导和建议[J].中国康复,2020(3):121-124.

[9]吴铁成.浅析美国作业治疗的发展与其借鉴意义[J].福建医药杂志,2021(3):124-126.

[10]崔金龙,施晓畅,廖鹏,等.作业治疗专业思维在中国的发展历程(1986—2006)——历史文献研究(上)[J].中国康复理论与实践,2019,25(6):676-682.

（杜振双 文,王志勇 一校,李小六 二校）

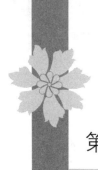

第八章│居家患者及家属健康教育

╺┼╸

第一节　居家患者及家属的心理疏导

╺┼╸

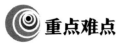 **重点难点**

(1)熟悉心理状态评估的定义。

(2)了解心理疏导的实操技术。

一、心理状态评估

心理状态评估是指通过生活观察、语言交流、量表测查等手段,对进食、睡眠、兴趣爱好、行为方式、躯体不适感、情绪状态等进行全面检查和评估。

慢重症患者因常年居家、卧床、行动不便,容易产生焦虑和抑郁情绪。家人因为照顾而身心疲惫,在面对慢重症患者情绪表达时,常常无法控制情绪而产生冲突,冲突又会加重慢重症患者的无用感、无助感、无力感。了解患者的心理状态,掌握相应的沟通技巧,对于缓解照顾者的心理状态和慢重症患者的心理状态非常重要。

二、SCL-90 量表评估的应用

SCL-90 量表又名症状自评量表(表 8-1-1),它涵盖了感知觉的各个方面以及饮食、睡眠、人际关系。对于慢重症患者心理健康状况的诊断,可以了解得比较全面,适用对象是16 岁以上成人。基本概括了抑郁、焦虑、睡眠、躯体化等各方面的维度。它把人的精神活动以及行为问题按照 90 个问题来进行测查,涵盖的内容比较丰富翔实,用 5 级诊断评估自己的状态,会有一个比较客观的认识。

该量表共有 90 个题目,适合非专业人员自己填写。按照症状没有、很轻、中等、偏重、严重分别评分 1、2、3、4、5。计算所有项目分值之和为总分,单项均分为因子分。总分超过 160 分,因子分超过 2 分,需要考虑有明显的情绪或者心理问题,需要被重视。按照简单方便的方式理解因子分,小于 2 分为轻微,大于 2 分小于 3 分为轻度,大于 3 分小于 4 分为中度,大于 4 分为重度。

表 8-1-1　症状自评量表(SCL-90 量表)

以下表格中列出了有些人可能会有的问题,请仔细地阅读每一条,然后根据最近一星期以内下述情况影响你的实际感觉,在 5 个答案里选择一个最适合你的答案并打"√",现在开始吧!	表示没有	表示很轻	表示中等	表示偏重	表示严重
1. 头痛	1	2	3	4	5
2. 神经过敏,心中不踏实	1	2	3	4	5
3. 头脑中有不必要的想法或字句盘旋	1	2	3	4	5
4. 头昏或昏倒	1	2	3	4	5
5. 对异性的兴趣减退	1	2	3	4	5
6. 对旁人责备求全	1	2	3	4	5
7. 感到别人能控制你的思想	1	2	3	4	5
8. 责怪别人制造麻烦	1	2	3	4	5
9. 忘性大	1	2	3	4	5
10. 担心自己的衣饰整齐及仪态的端正	1	2	3	4	5
11. 容易烦恼和激动	1	2	3	4	5
12. 胸痛	1	2	3	4	5
13. 害怕空旷的场所或街道	1	2	3	4	5
14. 感到自己的精力下降,活动减慢	1	2	3	4	5
15. 想结束自己的生命	1	2	3	4	5
16. 听到旁人听不到的声音	1	2	3	4	5
17. 发抖	1	2	3	4	5
18. 感到大多数人都不可信任	1	2	3	4	5
19. 胃口不好	1	2	3	4	5
20. 容易哭泣	1	2	3	4	5
21. 同异性相处时感到害羞、不自在	1	2	3	4	5
22. 感到受骗,中了圈套或有人想抓你	1	2	3	4	5
23. 无缘无故地突然感到害怕	1	2	3	4	5
24. 自己不能控制地大发脾气	1	2	3	4	5
25. 怕单独出门	1	2	3	4	5
26. 经常责怪自己	1	2	3	4	5

续表

以下表格中列出了有些人可能会有的问题,请仔细地阅读每一条,然后根据最近一星期以内下述情况影响你的实际感觉,在 5 个答案里选择一个最适合你的答案并打"√",现在开始吧!	表示没有	表示很轻	表示中等	表示偏重	表示严重
27. 腰痛	1	2	3	4	5
28. 感到难以完成任务	1	2	3	4	5
29. 感到孤独	1	2	3	4	5
30. 感到苦闷	1	2	3	4	5
31. 过分担忧	1	2	3	4	5
32. 对事物不感兴趣	1	2	3	4	5
33. 感到害怕	1	2	3	4	5
34. 我的感情容易受到伤害	1	2	3	4	5
35. 旁人能知道你的私下想法	1	2	3	4	5
36. 感到别人不理解你不同情你	1	2	3	4	5
37. 感到人们对你不友好,不喜欢你	1	2	3	4	5
38. 做事必须做得很慢以保证做得正确	1	2	3	4	5
39. 心跳得很厉害	1	2	3	4	5
40. 恶心或胃部不舒服	1	2	3	4	5
41. 感到比不上他人	1	2	3	4	5
42. 肌肉酸痛	1	2	3	4	5
43. 感到有人在监视你、谈论你	1	2	3	4	5
44. 难以入睡	1	2	3	4	5
45. 做事必须反复检查	1	2	3	4	5
46. 难以做出决定	1	2	3	4	5
47. 怕乘电车、公共汽车、地铁或火车	1	2	3	4	5
48. 呼吸有困难	1	2	3	4	5
49. 一阵阵发冷或发热	1	2	3	4	5
50. 因为感到害怕而避开某些东西、场合或活动	1	2	3	4	5
51. 脑子变空了	1	2	3	4	5
52. 身体发麻或刺痛	1	2	3	4	5
53. 喉咙有梗塞感	1	2	3	4	5
54. 感到对前途没有希望	1	2	3	4	5

续表

以下表格中列出了有些人可能会有的问题,请仔细地阅读每一条,然后根据最近一星期以内下述情况影响你的实际感觉,在5个答案里选择一个最适合你的答案并打"√",现在开始吧!	表示没有	表示很轻	表示中等	表示偏重	表示严重
55. 不能集中注意力	1	2	3	4	5
56. 感到身体的某一部分较弱无力	1	2	3	4	5
57. 感到紧张或容易紧张	1	2	3	4	5
58. 感到手或脚发沉	1	2	3	4	5
59. 想到有关死亡的事	1	2	3	4	5
60. 吃得太多	1	2	3	4	5
61. 当别人看着你或谈论你时感到不自在	1	2	3	4	5
62. 有一些不属于你自己的想法	1	2	3	4	5
63. 有想打人或伤害他人的冲动	1	2	3	4	5
64. 醒得太早	1	2	3	4	5
65. 必须反复洗手、点数目或触摸某些东西	1	2	3	4	5
66. 睡得不稳不深	1	2	3	4	5
67. 有想摔坏或破坏东西的冲动	1	2	3	4	5
68. 有一些别人没有的想法或念头	1	2	3	4	5
69. 感到对别人神经过敏	1	2	3	4	5
70. 在商店或电影院等人多的地方感到不自在	1	2	3	4	5
71. 感到任何事情都很难做	1	2	3	4	5
72. 一阵阵恐惧或惊恐	1	2	3	4	5
73. 感到在公共场合吃东西很不舒服	1	2	3	4	5
74. 经常与人争论	1	2	3	4	5
75. 单独一人时神经很紧张	1	2	3	4	5
76. 别人对你的成绩没有做出恰当的评价	1	2	3	4	5
77. 即使和别人在一起也感到孤单	1	2	3	4	5
78. 感到坐立不安、心神不宁	1	2	3	4	5
79. 感到自己没有什么价值	1	2	3	4	5
80. 感到熟悉的东西变成陌生或不像是真的	1	2	3	4	5
81. 大叫或摔东西	1	2	3	4	5
82. 害怕会在公共场合昏倒	1	2	3	4	5

续表

以下表格中列出了有些人可能会有的问题,请仔细地阅读每一条,然后根据最近一星期以内下述情况影响你的实际感觉,在 5 个答案里选择一个最适合你的答案并打"√",现在开始吧!	表示没有	表示很轻	表示中等	表示偏重	表示严重
83. 感到别人想占你的便宜	1	2	3	4	5
84. 为一些有关"性"的想法而很苦恼	1	2	3	4	5
85. 认为应该因为自己的过错而受到惩罚	1	2	3	4	5
86. 感到要赶快把事情做完	1	2	3	4	5
87. 感到自己的身体有严重问题	1	2	3	4	5
88. 从未感到和其他人很亲近	1	2	3	4	5
89. 感到自己有罪	1	2	3	4	5
90. 感到自己的脑子有毛病	1	2	3	4	5

表 8-1-1 说明:

SCL-90 的使用范围颇广,主要对象为成年的神经症、适应障碍及其他轻型精神障碍患者,不适合于躁狂症和精神分裂症。要求独立的、不受任何人影响的自我评定,每次评定一般在 20 分钟内完成。

SCL-90 量表共包括 10 个因子,即 90 项分为十大类,每一因子反映受检者的一方面情况,下面是各因子名称及所包含项目:

(1)躯体化:体现心血管、胃肠道、呼吸系统、头痛、肌肉等方面最近有无问题。

(2)强迫症:明知没有必要,但又控制不住自己,反复出现为特征,主要表现在思想观念上和行为上。

(3)人际关系敏感:与他人交往不自在,人际交往能力低下,害怕与人交往,表现出自卑感,严重的导致自闭。

(4)抑郁:对生活的兴趣减退,缺乏活动的愿望和动力,表现出悲观失望。其特点是以消极的心态看待问题和自己,严重的产生死亡和自杀的念头。

(5)焦虑:表现出紧张、神经过敏,严重的惊恐发作。焦虑是指当前的或某一特定事物引起的,有明确的对象,时间较短。一般来说,焦虑发展成抑郁时要以药物治疗和心理咨询相结合。

(6)敌对:从思想、情感和行为 3 方面分析,爱争论、冲动、爆发、摔东西。

(7)恐怖:分为社交恐怖和广场恐怖。以社交恐怖居多,表现出内向、害怕与人交往、自卑感强。广场恐怖是指到空旷的地方无缘无故地感到恐怖。

(8)偏执:敌对、猜疑和妄想。

(9)精神病性:各种急性的症状和行为,轻度以上的具有分裂性行为方式的特征,表现出精神病性的症状和行为。

(10)其他:睡眠障碍和饮食不良。

三、抑郁自评量表评估的应用

抑郁自评量表(表 8-1-2)适用于非专业人员的自己填写。该量表简明扼要,不容易引起歧义。量表共有 20 个选项,将所有的选项之和乘以 1.25 计分。其中低于 53 分——正常;53～62 分——轻度抑郁;63～72 分——中度抑郁;73 以上——重度抑郁。

表 8-1-2　抑郁自评量表

注	实际感觉	偶有	少有	常用	持续
	1. 我感到情绪沮丧	1	2	3	4
	2. 我感到早晨心情最好	4	3	2	1
*	3. 我要哭或想哭	1	2	3	4
	4. 我夜间睡眠不好	1	2	3	4
*	5. 我吃饭像平时一样	4	3	2	1
*	6. 我的性功能正常	4	3	2	1
	7. 我感到体重减轻	1	2	3	4
	8. 我为便秘感到烦恼	1	2	3	4
	9. 我的心跳比平时快	1	2	3	4
	10. 我无故感到疲劳	1	2	3	4
*	11. 我的头脑像往常一样清楚	4	3	2	1
*	12. 我做事情像平时一样不感到困难	4	3	2	1
	13. 我坐卧不安,难以保持平衡	1	2	3	4
*	14. 我对未来感到有希望	4	3	2	1
	15. 我比平时更容易激怒	1	2	3	4
*	16. 我觉得决定什么事很容易	4	3	2	1
*	17. 我感到自己是有用的和不可缺少的人	4	3	2	1
*	18. 我的生活很有意义	4	3	2	1
	19. 假若我死了别人会过得更好	1	2	3	4
*	20. 我仍旧喜爱自己平时喜爱的东西	1	2	3	4

注:＊为反序记分。

四、焦虑自评量表评估的应用

焦虑自评量表(表 8-1-3)适用于非专业人员的自己填写。量表共有 20 个选项,将所有的选项之和乘以 1.25 计分。其中低于 50 分——正常;50～60 分——轻度焦虑;61～70 分——中度焦虑;70 分以上——重度焦虑。

表 8-1-3　焦虑自评量表

填表注意事项:下面有 20 条文字,请仔细阅读每一条,把意思弄明白,每一条文字后有 4 个方格,分别表示:没有或几乎没有,少有,常有,几乎一直有,然后根据你最近一个星期的实际感觉,在适当的方格里画√。

实际感觉	没有或几乎没有	少有	常有	几乎一直有
1. 觉得比平常容易紧张和着急	1	2	3	4
2. 无缘无故地感到害怕	1	2	3	4
3. 容易心里烦乱或觉得惊恐	1	2	3	4
4. 觉得可能要发疯	1	2	3	4
5. 觉得一切都很好,也不会发生什么不幸	4	3	2	1
6. 手脚发抖打战	1	2	3	4
7. 因为头痛、头颈痛和背痛而苦恼	1	2	3	4
8. 感觉容易衰弱和疲乏	1	2	3	4
9. 觉得心平气和,并且容易安静地坐着	4	3	2	1
10. 觉得心跳得很快	1	2	3	4
11. 因为一阵阵头晕而苦恼	1	2	3	4
12. 有晕倒发作,或觉得要晕倒似的	1	2	3	4
13. 吸气呼气都感到很容易	4	3	2	1
14. 手脚麻木和刺痛	1	2	3	4
15. 因为胃痛和消化不良而苦恼	1	2	3	4
16. 常常要小便	1	2	3	4
17. 手常常是干燥温暖的	4	3	2	1
18. 脸红发热	1	2	3	4
19. 容易入睡并且睡得很好	4	3	2	1
20. 做噩梦	1	2	3	4

说明:主要统计指标为总分。把 20 题的得分相加为初分,初分乘以 1.25,四舍五入取整数,即得到标准分。焦虑评定的分界值为 50 分,分数越高,焦虑倾向越明显。

五、心理疏导的实操技术

(一)共情式倾听

慢重症患者及其家属由于长时间受困于疾病和经济压力,精神状态很容易受到情绪影响,如果要用心理疏导的方式去帮助他们,常需应用心理疏导的几种基本技术。其中比较容易被大家所掌握的有心理支持、理解、包容和接纳。在交流过程中,能够把支持、理解、包容和接纳完整地传递给对方,可以借助共情式倾听来实现。

共情式倾听可以分为4个步骤:第一步,抛开自己,达到无我状态。把自己当成观察者,把对方当成自己的观察对象。当我们成为一个观察者时,就能够站在一个客观的角度来和对方在一起。第二步,让对方充分表达自己的想法和感受。无论对方表达什么,倾听者都要做到耐心仔细地听见对方的表达。第三步,体会对方的感受。慢重症患者经常会表达自己的难受和不舒服,有时候会表达对未来的担心,有时候会觉得自己是整个家庭的拖累,有时候又会埋怨家人无法理解自己的状态。患者往往一边表达情绪,一边表达自己的内心。倾听者需要一边体会对方的情绪感受,一边感受他的内心。第四步是表达自己的感受,包括两个部分:"情绪的确认"与"理解"。

(二)放松训练

放松训练可以帮助慢重症患者从焦虑不安很难受的情绪状态中摆脱出来。常用的放松技巧有两种方式:动态放松和静态放松。

第一种,动态放松,也就是走路时放松。每天安排一个固定的时间去走路半个小时。走路的时候把注意力集中在手背上,让双手自然摆动。这种训练可以使大脑暂时停止胡思乱想,让人处于一种身心愉悦的放松状态。

第二种,静态放松,一般也叫扫描法。该方法需要专业人员指导患者处于温暖和舒服的状态时,把注意力集中在呼吸上,逐步找到放松的感觉。

(三)调整心态、关爱自己

慢重症患者因为深受疾病的困扰,心态经常会处于失衡的状态,无法接受当下的躯体状况、经济状况和家庭关系。生老病死是自然规律,当患慢重症时,患者和家属的首要之务是停止自责,尽可能地做让自己感觉舒服和愉快的事情。当感觉不舒服时,不要害怕寻求朋友或者家人的帮助,不要担心自己的表达会给家人带来麻烦。鼓励患者看喜欢的书、喜欢的电影,听喜欢的音乐,发现和维持自己的兴趣爱好,尽可能去感受生命的美好,用乐观的态度对待生活。

【参考文献】

[1]亚瑟·乔拉米卡利.共情的力量[M].王春光,译.北京:中国致公出版社,2019.

[2]时晓爽,朱晓萱.老年人身体健康与心理健康——影响机制及社会支持的调节作用[J].西南交通大学学报(社会科学版),2022,23(5):52-67.

[3]徐二喜,顾丽嫣,梁霞英,等.慢重症病人的反刍思维水平及其影响因素研究[J].临床与病理杂志,2016,36(12):2010-2016.

［4］陈蕾,张平.近10年精神科护士症状自评量表(SCL-90)调查结果的Meta分析及常模确定[J].中国健康心理学杂志,2011,19(7):805-808.

（陈元堂 文,杜振双 一校,李小六 二校）

第二节　气喘患者的自我监测与管理

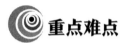

重点难点

(1)熟悉慢性阻塞性肺疾病患者的自我监测。

(2)了解哮喘患者的自我管理要点。

一、COPD稳定期病情严重程度评估

(一)肺功能

肺功能检查是一种可重复性、客观性的测量方法,可对气道阻塞和气流受限进行评估,有着非侵入性、操作简便和经济等优点。对于COPD诊断的金标准目前仍首选肺功能检查。COPD患者通气功能障碍严重程度可参考肺功能检查中一秒量(FEV1)的数值划分为5级,分别是轻度(FEV1≥70%预计值,但<80%预计值、中度(60%预计值≤FEV1<70%预计值)、中重度(50%预计值≤FEV1<60%预计值)、重度(35%预计值≤FEV1<50%预计值)以及极重度(FEV1<35%预计值)。FEV1指标除了用于气道阻塞严重程度评估,还可以用于COPD患者的随访,观察评价治疗效果和病情进展。

(二)症状评估

1. 病史采集

为减少漏诊,在COPD诊断中,应详细询问患者及家属的症状、是否存在危险因素、既往史和合并症等。慢性咳嗽、咳痰和呼吸困难是COPD最常见的临床症状。但是由于疾病早期往往缺乏典型表现,患者可能仅表现为咳嗽或者咳痰,随着疾病的逐渐进展,后期可出现呼吸困难等表现。

2. 症状评估

临床医生通常采用改良版英国医学研究委员会(modified medical research council,mMRC)呼吸困难评分表评估COPD患者的呼吸困难严重程度,医生和患者可采用COPD评估测试(COPD assessment test,CAT)评分表(表8-2-1)对稳定期COPD进行综

合评估。对于治疗后的患者,根据不同病情进行分级和随访,建议稳定期患者每3个月至少接受一次CAT评估。医生可根据CAT评分了解患者疾病控制情况,并指导诊疗。

表8-2-1 COPD患者自我评估测试(CAT)

序号	症状	评分	症状
1	我从不咳嗽	0 1 2 3 4 5	我总是咳嗽
2	我肺里一点痰都没有	0 1 2 3 4 5	我有很多痰
3	我一点也没有胸闷的感觉	0 1 2 3 4 5	我有很严重的胸闷感觉
4	当我在爬坡或爬一层楼梯时没有喘不过气的感觉	0 1 2 3 4 5	当我上坡或爬一层楼时,会感觉严重喘不上气
5	我在家里的任何活动都不受到慢阻肺的影响	0 1 2 3 4 5	我在家里的任何活动都很受慢阻肺的影响
6	尽管有肺病我仍有信心外出	0 1 2 3 4 5	因为我有肺病,我没有信心外出
7	我睡得好	0 1 2 3 4 5	因为我有肺病我睡得不好
8	我精力旺盛	0 1 2 3 4 5	我一点精力都没有

注:数字0~5表现严重程度,请标记最能反映您当时情况的选项,并在数字上打√,每个问题只能标记一个选项。

资料来源:引自慢性阻塞性肺病全球倡议组织,GOLD 2023指南。

(三)急性加重风险评估

COPD急性加重是指呼吸道症状如咳嗽、咳痰、气喘的急性加重,导致需要额外治疗。急性加重是COPD疾病进展过程中的关键事件,因为每一次急性加重,都显著影响了患者的健康状况,加速肺功能下降,导致预后不良,并大大提高了治疗的医疗费用。急性加重的发病率在不同患者之间和不同的随访期间存在较大的差异。对于频繁急性加重发作(定义为每年两次或两次以上发作史)的最佳预测因素与既往急性发作史,气道阻塞的加重及急性发作的频率、住院和死亡风险的增加相关。

二、COPD自我监测与管理

(一)健康教育

患者教育通常采取提供者提供信息和建议的方式。患者及家属对COPD疾病的认识和处理能力,可通过医护人员的健康宣教和患者及家属的自我学习得到进一步的提高。医患共同做好慢病管理,对减少急性加重的风险,提高COPD患者生活的质量,维持病情稳定具有重要意义。

虽然提高患者的认知是行为改变的重要一步,但仍不足以促进自我管理技能。如戒烟、正确使用吸入器、早期识别急性加重、自我决策和采取行动、何时寻求帮助、手术干预等教育,将有利于患者更好地自我管理。个性化的教育和培训,考虑到患者实际相关的具体问题,旨在提高长期功能和适当的健康行为,可能会使者受益更多,这些问题是在自我管理下可解决的。因此,健康教育在提高患者的自我管理能力和改善患者的预后起着关键的作用。主要教育内容包括:

(1)COPD 的病理生理与临床知识。

(2)规范、长期药物治疗。

(3)正确吸入药物和装置的使用方法。

(4)急性加重的处理方法。

(5)自我缓解呼吸困难的方法。

(6)何时需要医院就诊。

(7)呼吸康复方法。

(8)戒烟科普宣教。

(9)终末期 COPD 的伦理问题。

(二)定期评估肺功能

已确诊的 COPD 患者每年至少进行一次肺功能检查,有助于评估气流受限的严重程度和对目前治疗的反应,对治疗方案的制订和调整有重要的指导作用。肺功能检查在 COPD 的随访评估中起到了关键性作用,许多患者在肺功能快速下降的早期,并不会马上出现相关症状。因此,若仅仅靠症状和体征来判断病情,会导致漏诊,无法早期进行干预和治疗。若能定期进行随访及肺功能检测,有助于临床医生及时发现,尽早处理,减缓肺功能下降。

(三)危险因素管理

1. 戒烟

相当大比例的 COPD 患者在知道自己患病的情况下,仍继续吸烟(约 40% 的 COPD 患者是目前吸烟者),这种行为对疾病的预后和进展有负面影响。戒烟对 COPD 自然病史的影响和获益明显,因此对于正在吸烟的 COPD 患者,我们首要的干预措施是戒烟,多鼓励和支持吸烟人群主动戒烟。患者可主动就诊戒烟门诊,在专业控烟人员的指导下,学习和掌握戒烟知识、方法和技巧,配合诊治。

2. 控制职业性或环境污染

针对职业暴露,建议患者在条件允许的情况下,避免长时间暴露于刺激物中。无污染炉灶、有效的通风对减轻烟雾暴露有一定的帮助。

(四)疫苗接种

疫苗接种是有效预防呼吸道和肺部感染的方法,COPD 患者均应根据当地相关指南接受所有推荐的疫苗接种,GOLD 指南和美国疾控中心推荐建议 COPD 患者,特别是高龄患者(年龄＞65 岁),需接种肺炎球菌疫苗(5 年/次)、流感疫苗(1 年/次)和 COVID-19 疫苗。而对于青少年时期未接种百白破疫苗的 COPD 患者,也推荐补充接种百日咳疫苗,50 岁以上 COPD 患者还推荐接种带状疱疹疫苗。

(五)吸入剂的使用

1. 支气管舒张剂

支气管舒张剂是改善肺功能指标的有效药物,也是 COPD 治疗的主要一线药物。它通过舒张气道平滑肌而扩张支气管,改善呼气流量,提高运动耐力。其与口服药物相比,吸入药物的平喘疗效和安全性会更优,因此建议首选吸入药物治疗。临床上常应用的支气管舒张剂包括 β2 受体激动剂、抗胆碱药物及甲基黄嘌呤类药物,临床医师会根据患者的实际病情和药物作用机制进行选择。

2. 吸入性糖皮质激素(inhaled corticosteroids,ICS)

稳定期的 COPD 患者并不推荐 ICS 单药长期治疗。ICS 联合应用不同作用机制及作用时效的药物,可增强疗效,更好地改善肺功能和健康状况,且不增加不良反应。

3. 联合治疗

支气管舒张剂双药联合治疗相比单药治疗会有更好的临床获益。

在使用吸入药物治疗时,由于多数 COPD 患者存在黏液分泌过度的情况,黏液过多导致小气道阻塞,无力咳出等,会进一步影响药物颗粒进入小气道起效。故在使用吸入药物前,可依据患者的实际能力进行气道廓清,主动咳嗽,如有痰声,建议在痰液清除后再使用吸入药物,避免吸入药物被痰液带出,这样更利于药物到达相应部位发挥作用。

(六)口服药

1. 茶碱类药物

茶碱类药物可缓解支气管平滑肌痉挛,口服缓释型茶碱制剂 1～2 次/天可达到稳定的血浆药物浓度,对治疗稳定期 COPD 有一定的效果。但其治疗窗小,毒性与剂量存在相关性,大多数获益只有在接近毒性的剂量时才发生,因此治疗过程中必要时需监测茶碱的血药浓度。目前茶碱类药物不再被推荐为支气管舒张剂的一线药物。

2. 磷酸二酯酶(PDE-4)抑制剂

PDE-4 抑制剂主要作用是通过抑制细胞内环腺苷降解来减轻 COPD 炎症。临床常用的选择性 PDE-4 抑制剂,没有直接扩张支气管的作用,可减轻使用全身糖皮质激素患者的病情加重,特别是有急性加重住院史的患者,获益更大。但 PDE-4 抑制剂比吸入药物具有更多的不良反应,主要包括腹泻、腹痛、头痛、食欲下降、体重减轻、睡眠障碍等。

3. 祛痰药及抗氧化剂

祛痰药及抗氧化剂应用对于黏液的溶解有明显疗效,促进痰液引流,通畅气道。部分 COPD 患者存在气道黏液高分泌状态,可在起始治疗中加用黏液溶解剂。

4. 免疫调节剂

免疫调节药物主要是采用常见的呼吸道病原菌裂解成分生产而成。该类药物能降低 COPD 急性加重的频率和严重程度,建议在有反复呼吸道感染的 COPD 患者中使用。

5. 中医治疗

根据辨证施治的治疗原则,可使用某些具有支气管舒张、祛痰和免疫调节作用的中药治疗,以提高患者的生活质量。但针对 COPD 的中医治疗的疗效仍需大规模随机对照试验来验证,以为临床应用提供更有力的证据。

6. α-1 胰蛋白酶强化治疗

目前仍未形成推荐意见,临床上需要制订个体化治疗方案。

(七)家庭氧疗

慢性呼吸衰竭的患者采用长期氧疗(LTOT),可提高严重低氧血症患者在静息状态下的血液学特征、血流动力学、运动能力、肺功能、精神状态、生存率等方面的获益。经过临床医师评估后,需要进行 LTOT 的稳定期患者,可采用鼻导管吸入,流量选择 1.0～2.0 L/min,每日使用时间>15 小时。开始 LTOT 后的 60～90 天期间,应重新评估氧疗的疗效及是否有继续治疗的指征。

COPD 患者 LTOT 的治疗目标是在静息状态下,达到 $PaO_2 \geqslant 60$ mmHg 和(或)$SaO_2 \geqslant 90\%$,维持重要器官的功能,保证组织氧供。

(八)康复治疗

肺康复被定义为基于全面评估的综合干预措施,为患者提供个体化的治疗,包括但不限于运动锻炼,教育旨在改变行为的自我管理干预,目的是改善患者的生理及心理状况,保持长期健康行为。肺康复应被视为患者综合管理的一部分,除了临床医护人员,还包括医疗保健专业人员及家属。

呼吸康复训练可减轻患者呼吸困难症状、提高运动耐力、提高生活质量、减轻焦虑和抑郁症状、减少急性加重后 4 周内再住院风险。对于呼吸困难的患者,呼吸康复需作为常规推荐。现有研究证据表明,肺康复持续 6～8 周可获得最佳获益。

规律的运动训练是呼吸康复的核心内容。每个 COPD 患者的运动训练计划应根据全面评估结果、康复目标、康复场所以及可提供的仪器设备来决定。运动训练处方包括运动方式、频率、持续时间、运动强度和注意事项。建议每周至少两次有监督的运动训练,主要包括如下:①有氧训练;②阻抗训练;③平衡柔韧训练;④呼吸训练。

肺康复训练可在医院、社区和居家等场所开展,当康复的频次和强度相同时,疗效是相当的。然而,实际情况下,居家要完成规范训练的难度远远大于在医院训练的难度,因此首选推荐在有医护人员在场监管的情况下进行康复。

(九)营养支持治疗

COPD 患者由于衰老、高龄及体内炎症因子的改变等,常存在营养不良的情况,而急性加重会导致患者的营养状况进一步恶化。COPD 的住院患者营养不良发生率高达30％～60％,45％患者出院后仍存在营养不良的状态。长期营养不良会影响机体的肌肉代谢,老年 COPD 稳定期患者肌少症的患病率也高达 15％。通过营养干预,合理的营养支持、饮食及运动方案的调整,能改善患者营养状况、总体重、运动能力和一般健康状况。

(十)急性加重的自我识别

COPD 急性加重定义为以呼吸困难和/或咳嗽和痰液增加为主要表现的事件,在14 天内出现病情恶化,可伴有气促和/或心动过速,通常与感染、环境污染和其他原因导致的气道损伤引起的局部和全身炎性相关。预防、早期发现和尽早治疗急性加重事件,可减轻疾病负担。

1. 急性加重的病因和诱发因素

COPD 急性加重的发生与多种影响因素有关,如炎症、呼吸道感染、空气污染、气温变化及不规范用药治疗等。同时,误吸和气道黏液高分泌和痰液清除障碍也是急性加重风险增高的相关因素。

2. COPD 急性加重的诊断与评估

急性加重的诊断和评估目前主要依靠急性起病的临床过程,主要表现为呼吸道症状的加重,如呼吸困难加重,常伴有喘息、胸闷、咳嗽加剧、痰量增加、痰液颜色和(或)黏度改变以及发热等,也可出现全身不适、心悸、失眠、嗜睡、乏力和意识不清等症状。COPD 急性加重可导致并发症和合并症加重,包括急性肺源性心脏病和肺性脑病。当患者出现上述症状时,应进行评估,及时就诊。

(十一)心理健康

COPD 患者亦常存在一定的心理障碍,心理健康干预可有效改善 COPD 患者焦虑抑郁症状,增加患者治疗依从性。抗精神病类药物的适当使用,可改善患者治疗和康复的依从性,帮助 COPD 患者回归正常生活,尽早回归家庭和社会。苯二氮卓类药物可有效改善患者睡眠质量。

三、哮喘患者的自我管理

为支气管哮喘患者提供患者教育,使其具有有效的自我管理能力是非常重要的。健康管理人员与支气管哮喘患者建立伙伴关系,是帮助支气管哮喘患者有效自我管理方法的关键。

(一)支气管哮喘患者的有效自我管理能力

正确使用吸入装置是支气管哮喘患者的有效自我管理能力之一。使用吸入药物可以在气道内达到较高的药物浓度,并且起效迅速,全身副作用小。但是只有正确使用吸入装置才能使吸入药物起到有效作用。错误的吸入方法会导致哮喘控制不良,并增加哮喘急性发作的机会,增加副作用。使用标准的检查表,检查并纠正患者使用吸入装置的方法能显著提高哮喘的控制率。

(二)确保正确地使用吸入装置的策略

1. 检查
(1)反复检查吸入方法是否正确。

(2)主动演示使用吸入装置,而不是仅仅口头描述。

(3)使用吸入装置专属的检查表检查吸入方法是否正确。

2. 寻求医护人员帮助,纠正各类错误
(1)可要求医护人员指导如何恰当地使用吸入装置。

(2)请医护人员指出特别容易出错的步骤。

(3)经过多次反复纠正仍无法正确使用吸入装置时,可考虑更换吸入装置。

(三)提高使用药物的依从性

依从性不良严重影响哮喘患者预后。将近50％的哮喘患者至少在部分时间里没有完全遵从医嘱使用药物。有的患者因为误解说明、健忘、缺乏日常使用习惯等出现无意识的依从性差。也有的患者因为主观认为无须治疗、拒绝承认甚至对哮喘的诊断及治疗感到愤怒、对药物副作用的担忧等而产生有意的不依从。基于上述原因,需要通过沟通培训提高患者使用药物的依从性。

(四)主动掌握支气管哮喘的相关知识

1. 了解哮喘治疗药物
患者需要了解的治疗药物主要包括控制型药物和缓解型药物。在哮喘发作时应合理使用急救药物来改善症状。坚持使用控制型药物进行长期且规律的合理化治疗可以实现最佳疗效。

2. 了解哮喘的疗程及预后
哮喘可以通过长期吸入治疗得到很好控制后减药、停药,一般疗程为1～2年(遵医嘱),停药后应尽力避免诱发因素引起哮喘的复发。

3. 哮喘的就诊时机
哮喘的临床症状通常为胸闷、咳嗽、喘息、呼吸困难,若有以上相关症状应即刻就医。哮喘可通过肺功能检测来进行确诊,在药物的治疗后应遵医嘱定期规律复诊。医生通过病情及哮喘控制情况对药物进行适当的调整,直至停药。其间患者应积极配合,以防止病情的反复。

4. 哮喘的诱发因素
哮喘的诱发因素主要包括过敏原、药物因素、气候因素、感染因素、运动因素、精神心理因素、食物因素、反流性食道炎、过敏性鼻炎、职业因素等。

5. 如何预防哮喘发作

(1)避免诱发因素:患者日常应多加注意,尽量避免以上诱发因素,预防哮喘发作。

(2)预防性治疗:吸入性糖皮质激素治疗等。

(3)预防呼吸道感染:流感高危季节前可接种流感疫苗,尽量避免到人群聚集和空气流通不畅的地方,尽可能穿着冷暖适宜的衣物。

6. 日常饮食注意事项

(1)宜清淡,忌肥腻,少吃过甜和过咸的食物。

(2)宜温热,避免过冷、过热或是忽冷忽热。

(3)不宜进食刺激性食物,如辣椒等辛辣食物,也应避免曾经已导致或可疑导致过敏食物。

(4)不宜进食过多产气食物,如面食、白薯等,这类食物较易诱发喘息或食道反流。

(5)严格禁止吸烟和被动吸烟,不宜饮酒。

(五)熟练使用支气管哮喘的管理工具

使用峰流速仪等支气管哮喘管理工具,并做好记录。书写哮喘日记,并能识别并应对哮喘急性发作。

【参考文献】

[1]中华医学会呼吸病学分会慢性阻塞性肺疾病学组,中国医师协会呼吸医师分会慢性阻塞性肺疾病工作委员会.慢性阻塞性肺疾病诊治指南(2021年修订版)[J].中华结核和呼吸杂志,2021,44(3):170-205.

[2] Global Strategy for the Diagnosis, Management, and Prevention of Chronic Obstructive Pulmonary Disease(2023 REPORT)[EB/OL].[2024-10-02].https://goldcopd.org/2023-gold-report-2/.

[3]WANG C,XU J Y,YANG L,et al.Prevalence and risk factors of chronic obstructive pulmonary disease in China (the China Pulmonary Health [CPH] study):a national cross-sectional study[J].The Lancet,2018,391(10131):1706-1717.

[4]慢性阻塞性肺疾病临床诊治实施规范专家组.慢性阻塞性肺疾病临床诊治实施规范[J].国际呼吸杂志,2022,42(6):401-409.

[5]王辰,肖丹,吴司南,等.中国临床戒烟指南(2015年版)[J].中华健康管理学杂志,2016,10(2):88-95.

[6]ETTINGER D S,WOOD D E,AISNER D L,et al.Non-small cell lung cancer.Version 3. 2022, NCCN Clinical Practice Guidelines in Oncology[J].Journal of the National Comprehensive Cancer Network,2022,20(5):497-530.

[7]老年人流感和肺炎链球菌疫苗接种中国专家建议写作组,中华医学会老年医学分会呼吸学组,中华老年医学杂志编辑部.老年人流感和肺炎链球菌疫苗接种中国专家建议[J].中华老年医学杂志,2018,37(2):113-122.

[8]LACASSE Y,CASABURI R,SLIWINSKI P,et al.Home oxygen for moderate hypoxaemia in chronic obstructive pulmonary disease:a systematic review and meta-analysis[J]. The Lancet Respiratory Medicine,2022,10(11):1029-1037.

[9]中国老年医学学会呼吸病学分会慢性阻塞性肺疾病学组.中国老年慢性阻塞性肺疾病临床诊治实践指南[J].中华结核和呼吸杂志,2020,43(2):100-119.

[10]Global Strategy for Asthma Management and Prevention(2022 update)[EB/OL].[2024-10-02]. www.ginasthma.org.

[11]METERAN H,TONNESEN L L,SIVAPALAN P,et al.Recent developments in asthma management[J].Breathe(Sheff),2022,18(1):210178.

[12]HODKINSON A,BOWER P,GRIGOROGLOU C,et al.Self-management interventions to reduce healthcare use and improve quality of life among patients with asthma:systematic review and network meta-analysis[J].BMJ,2020,370:m2521.

（施丽泳、陈晓阳 文,刘玉琪 一校,李小六 二校）

第三节　吸入性药物用药指导

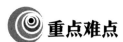

重点难点

（1）了解吸入性药物的分类。

（2）掌握吸入方法及吸入装置选择。

一、概述

由于内皮和上皮屏障对大分子的药物渗透性较差,吸入性药物比口服或静脉给药更容易在气道腔内达到有效的浓度,并产生有益的治疗效果,同时最大限度地减少全身不良影响。

二、常用吸入药物

（一）支气管扩张剂

1.β_2受体激动剂

β_2受体激动剂有两种类型:一种类型是快速起效、具有短暂的持续时间,通常只有 4 小时,称作短效 β_2 受体激动剂(short-acting beta2 agonist,SABA)。第二种类型是具有至少 12 小时的治疗持续时间,称作长效 β_2 受体激动剂(long-acting beta2 agonist,LABA)。部分新型的 LABA 也具有快速起效的特点。

SABA 推荐用于治疗呼吸困难的急性发作。运动性哮喘患者在运动前服用,对因运动引发的症状也有效。LABA 用于维持治疗,每天定期服用一次或两次,主要用于固定联合治疗。

β_2 受体激动剂可诱发静息状态下的窦性心动过速,对于易感人群而言,心脏节律有可能被突发干扰。当应用较大剂量时,无论是启用何种剂型,在老年人群中均易诱发肌肉震颤。尽管会出现静息时耗氧量增大、低血钾等相关代谢不良反应,但是相较于支气管扩张而带来的益处,这种不良反应可快速耐受。需要注意的是,使用 SABA 或者 LABA 时均有可能导致动脉血氧分压的轻微下降。

2. 胆碱能受体阻滞剂

胆碱能受体阻滞剂依照 M 受体选择性的不同以及效力时间的长短亦分为两大类型,其一为长效胆碱能受体阻滞剂(long-acting muscarinic antagonist,LAMA),其二为短效胆碱能受体阻滞剂(short-acting muscarinic antagonist,SAMA)。

胆碱能受体阻滞剂具有相当程度的安全性,既不影响黏液清除,也不会导致呼吸道感染率增加。该类药物主要的不良反应是口干,部分患者会发生口苦、金属异味等副作用。虽然一部分人群有引起前列腺相关症状,然而缺乏确切证据表明二者之间是否具有因果关系。

(二)吸入性糖皮质激素

目前,吸入性糖皮质激素(ICS)已成为哮喘和 COPD 稳定期及急性加重期的治疗重要的药物之一。

在 COPD 稳定期使用 ICS 应综合评估是否存在以下相关情况:

(1)COPD 发生≥2 次/年,中度及以上的急性加重和(或)存在 COPD 急性加重的住院史。

(2)嗜酸粒细胞计数≥300 个/微升(外周血)。

(3)同时具备哮喘特征或患有支气管哮喘。

以下情况不建议使用 ICS:

(1)肺炎反复发生。

(2)嗜酸粒细胞计数<100 个/微升(外周血)。

(3)分枝杆菌感染合并。

ICS 与全身应用糖皮质激素相比较而言,其副作用发生概率低。但需要注意的是,ICS 的使用有导致肺炎发病率增加的可能。其他的常见不良反应还包括高血糖症、消化不良及关节痛、皮肤挫伤、喉部刺激、声嘶、咳嗽。过敏反应(支气管痉挛、荨麻疹、血管性水肿以及皮疹等)、口腔念珠菌感染以及库欣综合征则是罕见的不良反应。

(三)联合使用吸入药物

1. β₂ 受体激动剂和胆碱能受体阻滞剂联用

β₂ 受体激动剂和胆碱能受体阻滞剂具有协同作用的原理:

(1)作用部位协同:胆碱能神经主要分布在大气道,外周气道无迷走神经分布但是存在 M3 受体,这些受体可能是上皮细胞在炎症刺激下分泌的胆碱激活。β₂ 受体在大气道和外周气道均存在,但外周气道活性更高。

(2)交互作用机制:β₃ 受体激动剂可通过 cAMP 调控 G 蛋白信号,从而调控与 Gq 蛋白相偶联的 M3 受体。胆碱能受体阻滞剂可能通过激活 PKC(蛋白激酶 C)促进 β₂ 受体磷酸化,还可促进 β₂ 受体激动剂与 β₂ 受体的结合,抑制长期使用 β₂ 受体激动剂所引起的 β₂ 受体敏感性下降。突触前膜的胆碱能受体同时受 β₂ 受体和 M2 胆碱受体激活。β₂ 受体激动剂可抑制迷走神经末梢乙酰胆碱的释放。

(3)量效关系:无论胆碱能受体阻滞剂或 β₂ 受体激动剂在低剂量时均呈现剂量效应相关关系,但在较高剂量时则曲线变平,效应并不随剂量增加而增加。联合使用 β₂ 受体激动剂和胆碱能受体阻滞剂可以进一步增强支气管扩张作用。

(4)不同类型支气管舒张剂在不同人群上的表现不一。同一患者在不同时间内对相同支气管舒张剂的效应亦不一致。短效联合 SABA/SAMA 通常应用于哮喘及 COPD 急性发作,而长效联合 LABA/LAMA 则一般应用于难治性哮喘和 COPD 的稳定期。

2. ICS 联合 LABA

ICS 联合 LABA 是哮喘治疗常用选择方案。ICS 可以控制哮喘的慢性气道炎症,LABA 可以扩张支气管迅速缓解哮喘症状。COPD 患者 LABA 是否联合使用 ICS,应根据 ICS 的使用指征选择。在可应用 ICS 的患者中,单独使用 ICS 或者 LABA 在降低急性加重风险、临床症状、健康状态改善、肺功能等方面获益通常不如 ICS 和 LABA 的联合应用。

3. 联合使用 ICS+LABA+LAMA(三联疗法)

吸入疗法的三联应用主要存在于病情严重的 COPD 患者。部分患者在使用了 LABA 联合 ICS 的疗法后仍然存在相关症状,而三联治疗中增加了 LAMA 后则通常能够减少急性加重,显著改善健康情况以及肺功能相关,并往往可以缓解临床症状;若患者临床症状较为严重者(CAT>20 分),且同时存在血嗜酸粒细胞计数大于等于 300 个/微升,可在综合评估后考虑使用 LAMA+LABA+ICS 进行治疗,该疗法与 ICS+LABA 相比通常具有更佳的疗效。除此之外,与应用 LAMA+LABA、LABA+ICS 疗法或独立应用 LAMA 疗法的比较基础上,应用三联疗法的患者往往较能达到更佳的治疗效果,并将患者病死率显著降低。对于哮喘而言,三联吸入疗法仅用于少数难治性哮喘患者。

(四)抗菌药物

下呼吸道感染(如肺结核、流感、肺炎、麻疹、严重急性呼吸综合征)是对全球健康的一大威胁。吸入方法不仅可以使肠道微生物群受到的药物损害减小,还能提高呼吸道内的区域抗感染药物的沉积,最重要的是可以使得肺部感染部位直接受抗感染药物作用。

局部长期应用抗感染相关药物,有可能致使环境细菌的耐药形成以及先天耐药的微生物生长,这也是值得高度关注的问题。

三、吸入疗法及吸入装置选择

目前临床上使用的吸入装置多种多样。雾化装置通常用于疾病的急性发作期,包括超声雾化器、喷射雾化器、振动筛孔雾化器。吸入装置则通常应用于疾病的稳定期,包括带或不带储雾罐的压力定量吸入器(pressurized metered-dose inhaler,pMDI)、干粉吸入器(dry powder inhaler,DPI)、软雾吸入装置(soft mist inhaler,SMI)。

(一)雾化吸入

雾化吸入疗法主要是指将气溶胶微粒吸入,并使其沉积于肺泡以及气道来治疗病变,并在吸入的同时使气道湿化。气溶胶微粒是由气溶胶发生装置产生的呈液态或者固态的微粒,大小从 $0.01\sim10\ \mu m$ 不等,其可于气体介质中稳定悬浮,并形成分散体系。

(二)不同的雾化装置及其特点

(1)超声雾化器:在超声的作用下,数目众多的气溶胶颗粒由药液发生剧烈振动而持续生成。一般而言,超声雾化器的释雾量及功率均高于喷射雾化器(功率越大,释雾量越大),目前已经很少应用。

(2)喷射雾化器:药液被高压气流和挡板冲撞粉碎,形成药雾颗粒。气压越高,流量越大,释雾量越大。

(3)振动筛孔雾化器:超声振动膜剧烈振动,使药液通过固定直径的细小筛孔挤出,形成细小颗粒。

(三)吸入装置种类及其特点

(1)压力定量吸入器(pMDI):由于其价格便宜,使用方便,是当下应用最为广泛的装置。pMDI需要使用推进剂作为气雾产生的动力,在推进剂作用下药物被定量、主动喷出,喷射气流流速>30 m/s。

pMDI优点是简单便携、能够供持续的药物以及快速药物递送、患者不需要较高的吸气流速;缺点是非呼吸驱动,含推进剂,对患者的手口协同性要求高,某些儿童、高龄患者及配合欠佳的患者不适合选用。pMDI的肺部沉积率低,仅为10%,需要配备储雾罐以提升肺部沉积率。pMDI使用过程中容易发生如下错误:①喷药和吸药未曾同步进行;②未能充分将药物摇匀;③吸入药物时速率过快(增加药物在口咽部的沉积量);④吸入药物后未屏气(药物随呼吸被呼出体外);⑤多次连续吸入,导致药物过量。尤其对于 β_2 受体激动剂,可能引起反常性气道痉挛,甚至致死。

(2)干粉吸入器(DPI):目前临床上使用的DPI多种多样,大体上可以分为两类:预储药物型 DPI 及胶囊型 DPI。

DPI 具有的相同特点：①简单便携，不含推进剂，对呼吸道不具备明显刺激性；②患者主动吸入药品，不存在给药协同配合问题；③不含有酒精及防腐剂等，对病变黏膜无明显刺激性；④解除药物溶解度的制约，载药量较高；⑤某些 DPI 装置对潮湿敏感；⑥DPI 的肺部沉积率各不相同，但均高于 pMDI；⑦药物粉雾的运行速率由患者吸气流速决定。不同的 DPI 对患者吸气流速的要求不同。

（3）软雾吸入装置（SMI）：SMI 采用压缩弹簧的机械势能将药液挤过超细毛细雾化头使药物雾化。弹簧取代 pMDI 中使用的抛射剂，避免污染和口咽刺激。SMI 具有以下特点：①简单便携，不含推进剂；②主动喷雾；③15 μL 的体积限制，使得药物递送量受限；④产生的药雾持续较长，因此对患者的手口协调操作要求较低，但仍有要求；⑤软雾吸入装置是当下肺部沉积率最大的吸入装置。

选择吸入器需要综合考虑各个方面的因素，比如可及性、价格、处方等，其中最重要的是患者对装置的使用能力，以及对吸入器的偏好。对于一些特殊的患者，比如帕金森或者中风患者，选择合适的吸入装置需要结合患者自身的实际操作能力。

（四）吸入装置使用的随访评估

为确保患者正确掌握吸入技术，应对吸入技术进行随访评估。对吸入技术进行干预可以显著改善患者吸入技术水平，进而提高疾病控制率和生活质量。建议处方医生做到以下几点：

（1）对患者每次复诊时的吸入技术尽可能进行评估，鼓励患者自带吸入装置复诊。

（2）对吸入技术不熟练的患者，提高复诊次数。

（3）应先行评估患者的吸入技术和治疗依从性，然后才能确定目前的治疗方案是否不够充分。

【参考文献】

［1］中华医学会呼吸病学分会慢性阻塞性肺疾病学组，中国医师协会呼吸医师分会慢性阻塞性肺疾病工作委员会.慢性阻塞性肺疾病诊治指南（2021 年修订版）[J].中华结核和呼吸杂志，2021,44(3):170-205.

［2］Global Strategy for the Diagnosis, Management, and Prevention of Chronic Obstructive Pulmonary Disease(2023 REPORT)[EB/OL].[2024-10-02].https://goldcopd.org/2023-gold-report-2/.

［3］Global Strategy for Asthma Management and Prevention(2022 update)[EB/OL].[2024-10-02]. www.ginasthma.org.

［4］中国医学装备协会呼吸病学专委会吸入治疗与呼吸康复学组，中国慢性阻塞性肺疾病联盟.稳定期慢性气道疾病吸入装置规范应用中国专家共识[J].中华结核和呼吸杂志，2019,42(4):241-253.

［5］ANDERSON S,ATKINS P,BÄCKMAN P,et al.Inhaled medicines:past,present,and future[J]. Pharmacological Reviews,2022,74(1):48-118.

[6]中华医学会呼吸病学分会《雾化吸入疗法在呼吸疾病中的应用专家共识》制定专家组.雾化吸入疗法在呼吸疾病中的应用专家共识[J].中华医学杂志,2016,96(34):2696-2708.

[7]中华医学会呼吸病学分会感染学组.成人抗感染药物下呼吸道局部应用专家共识[J].中华结核和呼吸杂志,2021,44(4):322-339.

（陈晓阳 文,刘玉琪 一校,李小六 二校）

第四节　呼吸训练器的使用指导

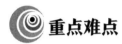 **重点难点**

(1)了解不同呼吸训练器的工作原理。

(2)掌握呼吸训练器适应证和禁忌证。

(3)掌握呼吸训练器的使用方法和注意事项。

一、概述

慢重症患者常因各种原因容易导致呼吸功能障碍,表现为呼吸困难、活动耐力差、排痰困难、痰液潴留等。气道廓清治疗是慢重症患者维持气道通畅的重要治疗措施,临床上通过各种治疗策略和仪器设备来帮助患者达到和维持最佳的呼吸功能。目前临床常用的气道廓清技术包括深呼吸锻炼、咳嗽指导、体位引流、气管内吸引、药物雾化治疗、肺扩张治疗、呼气正压治疗和肢体活动训练等。

呼吸训练器是一种可以促进肺扩张,有利于气道分泌物清除,提高呼吸肌肌力和耐力,缓解呼吸困难的辅助肺康复用具,可以有效帮助呼吸功能异常的患者锻炼和改善呼吸功能。常用的肺扩张治疗呼吸训练器包括诱发肺量计、正压呼气治疗仪、呼吸肌肌力训练仪等。临床实践中需根据患者的情况选择不同的治疗设备,同时需要根据患者的检查和检验结果来确定治疗是否有效,治疗是否需要继续。本节就各种不同呼吸训练器进行介绍。

二、诱发肺量计

(一)工作原理

诱发肺量计是一种目标导向的治疗设备,经视觉反馈可以让患者看到每一次吸气所达到水平,以及与预期目标的差距。诱发肺量计使用过程中,要鼓励患者维持尽可能长的吸气动作,从而使吸气肌维持持续收缩状态,胸廓扩张,胸腔内负压下降,跨肺压增大,使萎陷不张的肺泡重新开放。

(二)常用装置

根据不同的设计,浮标的浮动与容量、流量的关系,主要分为两种类型:容量型诱发肺量计和流量型诱发肺量计。每种类型根据是否抗阻又分为抗阻力型和不抗阻力型两种,目前市面上不抗阻力型诱发肺量计较常用。

1. 容量型诱发肺量计

容量型诱发肺量计(图 8-4-1)通过预设的目标让患者进行深呼吸训练,可以让患者了解吸入气体的总量。装置外有刻度指标,可以预设目标容积总量,患者深吸气时可以通过装置内浮标上升的高度直接读出吸入气量。一般成人型最大容量 4 L,儿童型最大容量 2 L。

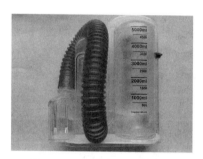

图 8-4-1　容量型诱发肺量计

2. 流量型诱发肺量计

在流量型诱发肺量计中,患者吸入气流使小球上升,小球上升的高度和维持的状态与吸气流量相关。如吸入流量太低,小球不能浮起;如吸入流量过高,则小球快速升起后无法维持,只有当患者的吸气流量与设计值相近,小球才能维持浮起状态。

三球式流量型诱发肺量计(图 8-4-2),训练器小球柱上标示有 3 个刻度:600 mL/s、900 mL/s、1200 mL/s。数值表示使小球上升所需的吸气流速,如"600 mL/s"表示使此小球上升的吸气流速为 600 mL/s;当吸气流速达到 900 mL/s 时,第一、二个小球上升;当第三个小球上升到顶部时,即达到吸气流速 1200 mL/s。上升小球最大流速值与持续时间的乘积代表吸气容积,计算公式:

吸气容积=上升小球显示的数值(mL/s)×持续时间(s)

如使用者吸气时能使 3 个小球都升到顶部,并维持 3 秒,则表示吸气容积为 3600 mL。需要注意的是,因流量型诱发肺量计小球的浮起和维持状态受吸气流量大小的影响,计算所得的吸气容积与实际值会有偏差,只是一个参考。

(三)适用对象

(1)有存在或诱发肺不张的因素。

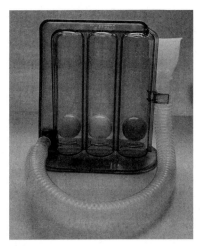

图 8-4-2　三球式流量型诱发肺量计

(2)长期卧床患者:神经肌肉疾病、脊髓损伤、四肢瘫等各种原因导致膈肌功能障碍的患者。

(3)COPD 患者、围手术期患者、长期吸烟者等。

(四)禁忌证

(1)无法配合或不能按指导正确地使用呼吸训练器的患者。

(2)未经引流的气胸或严重肺气肿患者慎用。

(3)患者不能进行有效的深呼吸(肺活量≤10 mL/kg 或深吸气容积<1/3 预测值)。

(五)风险和并发症

(1)气压伤。

(2)过度通气。

(3)未充分镇痛的患者会继发不适。

(4)出现头晕、心率增快、血压增高、血氧饱和度下降等。

(六)注意事项

(1)呼吸训练应距离进食前后一小时以上,以免引起不适症状。

(2)不能短时间内连续练习,否则易造成过度通气,出现头晕等症状。

(3)若出现疼痛、气喘等症状,则应减少训练;如症状加剧,须马上停止。

(4)练习经口吸气,初期可配合鼻夹使用。

(5)呼吸训练过程中注意血压、脉搏、呼吸的变化。

(6)训练时训练器要垂直放置,不能斜放或平放,因小球会受重力影响,会干扰训练结果判断。

(7)每次使用后,将呼吸训练器的咬嘴用水清洗并晾干,放入袋中备用。

三、正压呼气治疗仪

(一)工作原理

正压呼气(positive expiratory pressure,PEP)技术,能减少气道陷闭,使萎陷的肺泡重新复张,是气道廓清的辅助治疗手段。PEP装置通过在呼气气流通路上设置可以调节阻力大小的装置(PEP治疗仪压力范围通常为5~25 cmH$_2$O),患者主动呼气时需克服相应阻力才能将气体呼出。在此过程中,气道压力升高,肺泡之间侧支循环通气增加,能使塌陷的气道重新开放,使萎陷的肺泡复张,能促进气道分泌物的排出,预防或治疗肺不张。对于肺囊性纤维化和慢性气管炎的患者,可以促进支气管扩张剂的输送。

(二)常用装置

1. 弹簧压力阀阻力仪

弹簧压力阀阻力仪(图8-4-3),是将弹簧装置固定于呼气气流通路上,阻力器弹簧可调节范围在5~20 cmH$_2$O之间,使用时预先设定患者呼气时的弹簧阻力值,患者呼气时需克服相应阻力才可打开呼气阀门将气体呼出。设定的阻力值大小不受患者呼气流速或体位影响,是一款可以量化阻力的治疗装置,同时也可用于呼吸肌锻炼。

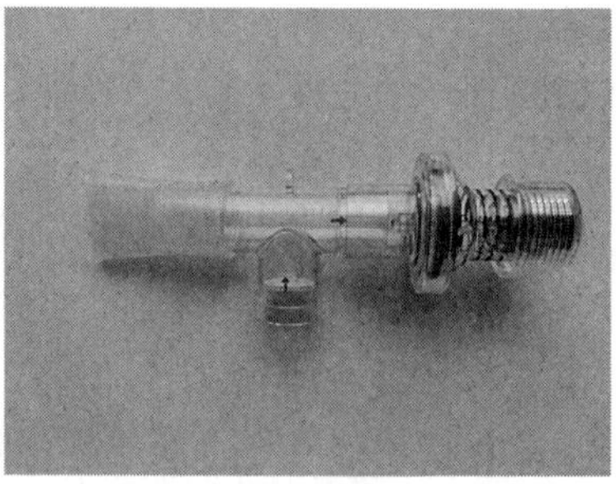

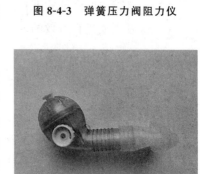

图8-4-3 弹簧压力阀阻力仪

2. 重力球阀阻力仪

重力球阀阻力仪(图8-4-4),是将一特制的钢球置于呼气气流通路上,利用钢球的重力形成呼气阻力。呼气相气流使钢球上下来回振荡,可产生10~15 Hz的振动频率和10~25 cmH$_2$O的气道阻力。振荡的气流传导至气道内,能促进纤毛的摆动和痰液的松解,有利于分泌物的排出。此外,部分重力球阀阻力仪在设计上增加了振动指示器和漏气口的调节旋钮,既可以更直观地指导患者使用,又可以提供呼气流速练习。

图8-4-4 重力球阀阻力仪

3. 磁阀阻力仪

磁阀阻力仪(图8-4-5),是在呼气气流通路上增加磁吸装置,呼气时需克服磁吸阻力才能将气体呼出,同时在磁吸的作用下可产生气流振荡。磁阀阻力仪在气道内产生的PEP较重力球阀阻力仪低,优点是操作时不受重力或患者体位的影响。

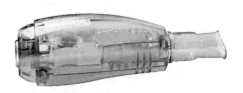

图8-4-5 磁阀阻力仪

重力球阀阻力仪和磁阀阻力仪也被称为气道内振动仪。PEP结合气道内振动技术，有利于气道分泌物的松动和清除。

(三)适应证

(1)有存在或诱发肺不张的因素。

(2)长期卧床患者：神经肌肉疾病、脊髓损伤、四肢瘫等各种原因导致膈肌功能障碍的患者。

(3)COPD患者、慢性呼吸道疾病患者、围手术期患者、长期吸烟者等。

(四)禁忌证

(1)未经治疗的气胸。

(2)颅内压>20 mmHg。

(3)血流动力学不稳定。

(4)最近有面部、口腔或颅脑手术。

(5)急性鼻窦炎。

(6)鼻出血。

(7)食管手术。

(8)活动性出血。

(9)恶心。

(10)鼓膜破裂或其他中耳疾病。

(五)操作步骤

1. 弹簧压力阀阻力仪

(1)采用舒适坐位或半卧位。

(2)将训练器水平放置，调节合适的阻力大小，建议从低阻力开始练习。

(3)做一个深吸气后含住咬嘴，经口做主动呼气，但不要太用力，在呼气期时产生一个 $5 \sim 20$ cmH$_2$O 的呼气正压。

(4)完成 $10 \sim 20$ 次的练习，然后辅以有效咳嗽，将分泌物排出。

(5)视情况略进行休息。

(6)重复以上循环 $5 \sim 10$ 次，每回治疗过程不超过 20 分钟。

(7)训练结束后将咬嘴取下清洗，晾干后备用。

2. 重力球阀阻力仪

(1)采用舒适坐位或半卧位。

(2)训练器球阀尽可能保持直立状态，初始训练时可将漏气口调钮处于最大位置，后面慢慢将旋钮调小。

(3)做一个深吸气后含住咬嘴，经口做主动呼气，呼气时钢球振荡，提供 $10 \sim 15$ Hz 的振动频率和 $10 \sim 25$ cmH$_2$O 的压力，振动指示器会随着钢球振荡而上下活动。

(4)完成10～20次的练习,然后辅以有效咳嗽,将分泌物排出。

(5)视情况略进行休息。

(6)重复以上循环5～10次,每回治疗过程不超过20分钟。

(7)训练结束后将咬嘴、球阀旋开后取下清洗,晾干后备用。

3. 磁阀阻力仪

(1)尽可能采用坐位或半卧位。

(2)将训练器水平放置。

(3)做一个深吸气后含住咬嘴,经口做主动呼气,呼气时可形成振荡气流。

(4)完成10～20次的练习,然后辅以有效咳嗽,将分泌物排出。

(5)视情况略进行休息。

(6)重复以上循环5～10次,每回治疗过程不超过20分钟。

(7)训练结束后将咬嘴取下清洗,晾干后备用。

(六)注意事项

(1)呼吸训练应距离进食前后一小时以上,以免引起不适症状。

(2)不能短时间内连续练习,易造成过度通气,出现头晕等症状。

(3)若出现疼痛、气喘等症状,则应减少训练;如症状加剧,须马上停止。

(4)呼吸训练过程中注意血压、脉搏、呼吸的变化。

(5)练习经口呼气,初期可配合鼻夹使用。

(6)重力球阀阻力仪的呼气阻力值和气道内振荡效果受患者呼气气流大小和操作体位影响,操作时患者需采取坐或立位,保持球体直立,以避免钢球倾斜影响治疗效果。

(7)每次使用后,将呼吸训练器的咬嘴用水清洗并晾干,放入袋中备用。

四、呼吸肌肌力训练仪

(一)工作原理

慢重症患者常表现为呼吸困难并伴有呼吸肌肌力减弱,这些问题可加重咳嗽排痰困难。通过呼吸肌肌力训练,可以改善呼吸肌肉力量,减轻呼吸困难的症状,提高患者的咳嗽咳痰能力、运动能力和生活质量。

呼吸肌肌力训练仪是在呼吸气流通路上设置可以调节阻力大小的阻力装置,患者主动吸、呼气时需克服相应阻力才能吸入或呼气气体。利用吸、呼气产生力量,克服阻力阀形成的阻抗如同让呼吸肌举哑铃,增加吸气肌肉及呼气肌肉的耐力和强度。正常情况下吸气是主动过程,呼气是被动过程,因此在训练时多以吸气肌力训练(inspiratory muscle training,IMT)为主。

目前呼吸肌肌力训练的主要方法是通过克服阻力型训练器的阻力来进行的,在临床中较为常用的是阈值阻力仪。

(二)常用装置

弹簧阈值阻力仪(图 8-4-6),是利用弹簧形成的阻抗,通过旋钮调节弹簧阻力的大小来测算需要克服的阻力。弹簧阈值阻力仪是一款两用的阻力仪,通过咬嘴连接不同的位置,可以分别训练吸气肌和呼气肌,其呼气肌训练也可用于吞咽或语言障碍患者的喉上肌群肌力训练。另外还可用于 PEP 治疗。

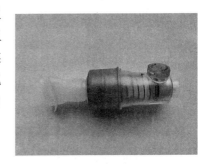

图 8-4-6 弹簧阈值阻力仪

(三)适应证

(1)围手术期患者。

(2)慢性呼吸道疾病患者。

(3)老年人、长期卧床者、长期吸烟者。

(4)肺功能或呼吸功能异常等亚健康人群。

(四)禁忌证

(1)自发性气胸患者。

(2)无法执行健康宣教口令者。

(3)近期(1～3 个月)头部有内外伤者,有心脏病或血压过高过低有眩晕现象者,有动脸部或嘴巴或头骨手术者,急性鼻窦炎,鼻出血。

(4)任何原因导致的咳血现象。

(5)已知或怀疑耳朵鼓膜破裂或其他中耳疾病。

(五)操作方法

1. 使用呼吸训练器前

(1)使用者可采用坐姿或站姿,挺直腰背慢慢呼吸。

(2)初次使用时请先测定 MIP 和 MEP,初始压力阈值设置从所测得压力值的30%开始,挡位调节参照产品说明压力与挡位关系量表进行调节,或将训练级数调整到最低挡开始。

2. 吸气肌训练方法

(1)将咬嘴放置在呼吸训练器吸气端,水平摆放,经口呼吸,吸呼比(1:2)～(1:4),快吸慢呼。

(2)经口吸气后憋气 2～3 秒再呼气(可旋转呼气阀口大小来调整呼气气流快慢)。

(3)可通过观察吸气时球体的移动显示吸气强度。

(4)每周建议训练至少 3 天,每天两次,每次 30 个呼吸循环。

(5)训练过程中尽量放松,每次呼吸训练请保持较长的缓冲时间让肌肉能逐渐适应。

3. 呼气肌训练方法

(1)将咬嘴放置于呼气端。

(2)利用鼻子吸气,嘴呼气,吸气后憋气 2~3 秒再呼气。

(3)可通过观察呼气时球体的移动显示呼气强度。

(4)每周建议训练至少 3 天,每天两次,每次 30 个呼吸循环。

(5)训练过程中尽量放松,每次呼吸训练请保持较长的缓冲时间让肌肉能逐渐适应。

4. 清洁呼吸训练器步骤

(1)将咬嘴拆下,并旋开阀体。

(2)用温水或肥皂水冲洗各个零组件。

(3)清洗后晾干备用。

(六)注意事项

(1)训练过程中应注意血压、脉搏、呼吸的变化,有感觉不适时,应降低训练强度或停止训练。

(2)若不习惯用嘴呼吸,建议初期先搭配鼻夹使用,透过咬嘴做吸/吐气,以避免鼻部通气影响训练成效。

(3)调整级数时注意:当旋钮旋转到底时,请勿再强行扭转避免产品损坏。

(4)16 岁以下因为仍属于发育期不建议自行使用,须经专家或教练指导。

(5)呼吸训练应距离进食前后一小时以上,以免引起不适症状。

(6)为预防潜在的传染危险,应一人一用。

如上所述,介绍了目前常用的呼吸训练器。随着社会的发展、科技的进步,呼吸训练器的种类也越来越丰富、越来越多样化,集多个功能于一体的智能化呼吸训练器也已生产使用。在实际选购中要听从专家的建议,并遵从医师的处方或参照产品说明使用。

【参考文献】

[1]恩里科·克利尼.呼吸康复基础教程[M].王辰,译.北京:人民卫生出版社,2019.

[2]HODGKIN J E,CELLI B R,CONNORS G L.肺康复:成功指南(原著第 4 版)[M].袁月华,解立新,葛慧青,等,主译.北京:人民卫生出版社,2019.

[3]KACMAREK R M,DIMAS S,MACK C W.呼吸治疗学精要(原著第 4 版)[M].袁月华,郭丰,主译.北京:人民军医出版社,2015.

[4]应可净,袁月华.呼吸诊断和治疗设备[M].郑州:郑州大学出版社,2012.

[5]孙晓辉,贺庆军,梁国鹏,等.肺扩张治疗研究进展[J].中国呼吸与危重监护杂志,2009,8(1):95-98.

(陈永强 文,刘玉琪 一校,李小六 二校)

第五节 压力性损伤的防治

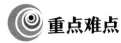
重点难点

（1）掌握压力性损伤的好发区域、预防措施及处理方法。

（2）掌握压力性损伤的分期和评估。

一、压力性损伤的定义

压力性损伤（pressure injury，PI），是指一种因为皮肤或皮下软组织长时间受压，血液循环不良，所引起的持续缺血、缺氧、营养不足而导致的身体局部损伤，通常位于骨隆突部分，或与医疗设备使用不当等原因有关，在临床上可以表现为完整的皮肤或开放性溃疡，可伴有疼痛。

二、压力性损伤的病因

压力性损伤的产生是一个复杂的病变过程，是局部和全身各种原因综合作用导致的皮肤组织的变性和坏死。

（一）压力因子

引起压力性损伤的压力因子主要是指垂直力、摩擦力和剪切力，通常是由两种或3种外力共同影响的结果。

1. 垂直力

对局部组织产生的持续性垂直力是导致压力性损伤最主要的因素。而垂直力常见于长期采用某种特定体位的患者，如卧位或坐位。压力性损伤的产生与垂直力的强度和持续时间有密切关系。压力越大，持续时间越长，发生压力性损伤的可能性也就越大。

2. 摩擦力

摩擦力是由两个彼此接触的表面发生相对移动所形成。摩擦力主要来自皮肤与衣、裤或被褥表面逆行的阻力摩擦，特别是在衣物有皱褶及床面不平整时，皮肤受到的摩擦力会增大。摩擦力作用于皮肤时，容易破坏皮肤角质层，皮肤磨损后受潮湿、大小便刺激易发生压力性损伤。

3. 剪切力

剪切力是由两层组织相邻表面之间的相互滑动而产生的进行性相对移位引起，由垂直力和摩擦力协同作用而成,与体位有密切关系,比如当床头被抬高 50°~60°时易形成剪切力(图 8-5-1)。由于剪切力所造成的严重创伤早期并不易被发觉,且经常表现为口小底大的潜行伤口。当剪切力与垂直力共同作用时,阻断血流的作用将会更加明显。

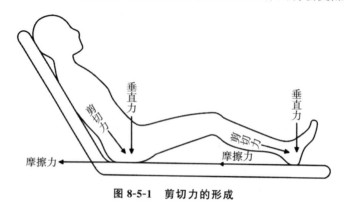

图 8-5-1　剪切力的形成

(二)皮肤受潮湿及排泄物的刺激

皮肤表面经常受到汗水、尿液、各种渗出引流液等物质的刺激变得潮湿,出现酸碱度改变,造成表皮角质的防护力减弱,皮肤组织破溃,容易继发感染。

(三)全身营养障碍

营养状况是导致压力性损伤发生的一个重要因素。全身营养不良或水肿的患者皮肤组织比较薄,抵抗力弱,一旦受压迫,缺血缺氧的情况将会更加严重,容易引起皮肤破损。营养物质摄入不足,使得蛋白质合成降低,皮下脂肪减少,肌肉萎缩,受压迫部位缺乏肌肉和脂肪组织的保护,导致血液循环障碍,所以很容易发生压力性损伤。

(四)年龄

老年人肌肤松弛、干燥,缺乏弹性,皮下脂肪萎缩变薄,皮肤抵抗力较差,对外部环境反应迟钝,易损性增高。

(五)体温升高

体温升高时,机体新陈代谢率增加,组织对氧的需求量也随之增加,加之局部组织受压,使得已有的组织缺氧变得更加显著。所以,伴有高热的严重感染患者出现组织受压情况时,压力性损伤的发生率明显增加。

(六)医疗器械使用不当

因医疗器械,如吸氧面罩、心电监护、呼吸机、气管切开导管、石膏绷带固定、器械牵引等各种约束装置及矫正器固定过紧,可在医疗器械使用部位产生压力和(或)造成局部温度、湿度的变化,从而引起各种程度的压力性损伤。

三、压力性损伤的好发部位

(一)压力性损伤部位

可发生在身体受压的各个部位,主要出现在经常受压和没有肌肉组织覆盖或肌层较薄、缺乏脂肪组织保护的骨骼隆突处,患者体位不同,受压点及好发部位亦不同(图8-5-2)。

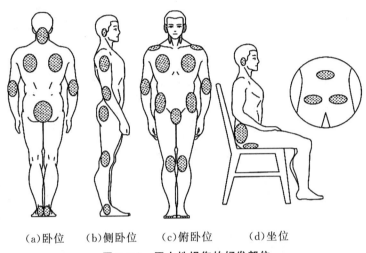

(a)卧位　(b)侧卧位　(c)俯卧位　(d)坐位

图 8-5-2　压力性损伤的好发部位

1. 仰卧位

好发于枕骨粗隆、肩胛部、肘关节部、脊椎体隆突处、骶尾部及足跟部。

2. 侧卧位

好发于耳廓、肩峰部、肋骨、肘关节部、髋部、膝关节内外侧及内外踝处。

3. 俯卧位

好发于耳廓、面颊部、肩部、女性胸部、男性生殖器、髂前上棘、膝前部、足尖等部位。

4. 坐位

好发于骶椎、坐骨结节、足跟处。

(二)医疗器械与皮肤接触的相关部位

如无创面罩、夹板、支架、尿管等医疗器械与皮肤接触的部位。

四、压力性损伤的分期

目前采用的是最新国际美国国家压疮咨询委员会/欧洲压疮咨询委员会(National Pressure Ulcer Advisory Panel,NPUAP/European Pressure Ulcer Advisory Panel, EPUAP)压力性损伤分类系统,将压力性损伤分为1~4期、深部组织损伤和不可分期。

（一）1 期

皮肤完整。此期为压力性损伤的初期,表现为局部出现指压不变白的红斑(图 8-5-3),解除压力 30 分钟后,皮肤颜色不能恢复正常,可伴有红、肿、热、痛或麻木。指压变白的红斑或者感觉、温度或硬度改变可能早于皮肤可视性变化。本期皮肤完整性未被损坏,只是发生了暂时性血液循环障碍,为可逆性改变,若及时消除病因,则可避免压力性损伤的发生。其中,皮肤颜色变化不包括紫色或栗色改变,它们可能提示深部组织压力性损伤。

（二）2 期

部分皮层缺损。此期特点为表皮或部分真皮层缺损伴外露(图 8-5-4),创面基底通常是有活性的、粉色或红色的、湿润的,也可表现为表皮完整或破损的浆液性水疱。脂肪层及深部组织没有外露,也没有肉芽组织、腐肉或焦痂。该期损伤通常是由局部不良的微环境、骨盆和足跟部位皮肤受到剪切力所致。

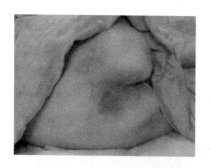 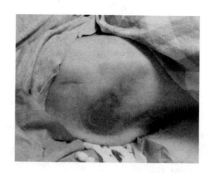

图 8-5-3　1 期皮肤出现指压不变白的红斑　　　图 8-5-4　2 期部分皮层缺损伴真皮层外露

（三）3 期

全层皮肤缺损。此期特点为皮肤全层缺损(图 8-5-5),脂肪组织外露,通常可见肉芽组织或创缘内卷,局部也可见腐肉和(或)焦痂。组织破坏的深浅随解剖部位而异,脂肪组织丰富的地方可能创面会更深,皮下组织缺乏的部位如鼻部、耳部、枕部和踝部可表现为表浅溃疡。

（四）4 期

全层皮肤和组织缺损。此期特点为全层皮肤和组织缺损,并伴有可见或可触及的筋膜、肌肉、肌腱、韧带、软骨或骨外露(图 8-5-6),局部也可见腐肉和(或)焦痂,通常伴有创缘内卷、潜行腔隙和(或)窦道,在不同解剖部位溃疡深浅也有差异。

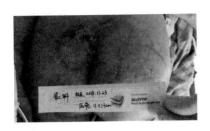

图 8-5-5　3 期皮肤全层缺损

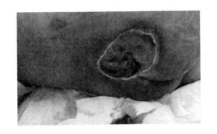

图 8-5-6　4 期创面深达筋膜、肌肉、肌腱或骨组织

(五)深部组织损伤

皮肤完整或破损。该期是指损伤皮肤完整或不完整,局部皮肤呈现持续指压不变白的深红色、栗色、紫色(图 8-5-7),或表皮剥离后可见黑色创面基底或充血的水疱。疼痛和温度改变往往早于皮肤颜色变化,深色皮肤较难以识别深层组织损伤。

(六)不可分期

全层皮肤和组织缺损。该期是指虽然已经有全层皮肤和组织缺损(图 8-5-8),但是由于局部有腐肉和(或)焦痂覆盖,缺损程度难以确定。如果去除了腐肉和(或)焦痂可判断压力性损伤程度,足跟或缺血肢体的稳定焦痂(干燥、黏附紧密、完整、无红斑或波动感)不应该软化或祛除。

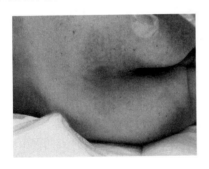

图 8-5-7　深部组织损伤,局部皮肤呈现持续指压不变白的紫色

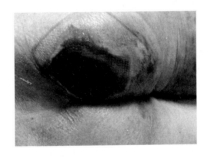

图 8-5-8　不可分期损伤程度不明的全层皮肤和组织缺损

五、压力性损伤的评估

准确、及时、动态、客观、有效地对慢重症患者进行风险评估,从而对压力性损伤高危群体制定并采取个性化预防措施是有效防治压力性损伤的关键。

(一)危险因素评估

评估时可使用风险评估表,通过评分方式对患者发生压力性损伤的危险因素进行定性和定量的综合分析,从而判断患者发生压力性损伤的风险等级,降低压力性损伤预防护理工作的盲目性和被动性,提升压力性损伤预防工作的有效性和护理质量。

1. Braden 危险因素评估表

Braden 危险因素评估表是国内预测压力性损伤发生率较为普遍的评估方法,对压力性损伤高危群体具有较好的预测效果,且评估简便、易行。该评分表总分值范围为 6~23 分,分值越低,表明发生压力性损伤的风险性越高。评分≤18 分,提示患者有发生压力性损伤的危险;评分≤12 分提示容易发生压力性损伤,属于高危人群,应积极采取相应的护理及治疗措施。

2. Norton 压力性损伤发生风险评估量表

Norton 压力性损伤发生风险评估量表也是目前公认的用于预测压力性损伤发生率的有效方法,尤其适用于老年患者的评估。Norton 压力性损伤发生风险评估量表主要评估风险因素,包括身体状况、精神状态、活动能力、灵活程度和失禁情况 5 个方面。总分值范围为 5~20 分,分值越低,表明发生压力性损伤的风险性越高。评分≤14 分,提示容易发生压力性损伤。

(二)高危人群

(1)大小便失禁患者:皮肤常常遭受污物、潮湿的刺激。

(2)水肿患者:水肿组织自身抵抗力降低,受压部位更易发生压力性损伤。

(3)发热患者:汗液增多,刺激皮肤,高热时组织要消耗大量能量,故易发。

(4)神经系统疾病患者:瘫痪患者肢体活动受限,昏迷患者自觉性活动减弱或丧失。

(5)肥胖症患者:由于过重体重使得受压部位组织承受重量增大,因此容易产生压力性损伤。

(6)瘦弱患者:骨隆突处皮下脂肪层薄,易发生压力性损伤。

(7)医疗措施限制活动患者:牵引、石膏固定、手术等活动受限。

(8)老年患者:皮肤松弛、干燥、缺乏弹性,皮肤易损性增加。

(9)疼痛患者:由于疼痛强迫自己长久处于某一种体位,使局部组织受压过久导致压力性损伤。

(10)服用镇静剂患者:自发性活动减少,局部组织受压过久。

六、压力性损伤的预防

预防压力性损伤的关键在于加强科学管理,消除危险因子。要定期观察监测皮肤受压情况,做到"六勤一好",即勤观察、勤翻身、勤擦洗、勤按摩、勤清理、勤更换,营养好。

(一)避免组织长期受压

预防措施包括:定期变换体位,解除局部组织持续受压;保护骨隆突处,选择合适的支撑面;正确使用医疗器械,定期评估皮肤。

(二)避免局部理化因素的刺激

预防措施包括:保持皮肤清洁;保持床铺、被褥清洁干燥、平整无碎屑;避免摩擦力和剪切力。

(三)促进局部血液循环

对于容易发生压力性损伤的患者,要定期检查受压皮肤的情况,用温水擦浴并进行局部按摩或红外线照射,促进局部血液循环措施。

(四)改善营养状况

营养不足既是导致压力性损伤发生的原因之一,也是直接影响压力性损伤进展和愈合的重要原因。因此,对压力性损伤高危人群可采用营养筛选工具进行营养评估并制订个体化营养治疗计划是很有必要的。病情允许的情况下,可给予高蛋白质、高纤维素饮食,以提高机体抵抗力和组织细胞修复能力。同时可给予矿物质,如口服硫酸锌,对伤口愈合具有重要作用。

不能正常进食的患者应考虑胃肠外营养。

(五)使用预防性敷料

预防性敷料性能各异,应根据患者个体情况进行选择。如在经常受到摩擦力和剪切力作用的骨隆突部位可使用聚氨酯泡沫敷料预防压力性损伤。需要注意的是,使用预防性敷料时仍应采取其他预防压力性损伤的措施,且定期对皮肤进行全面评估,当敷料破损、移位、松动或过湿时,应及时予以更换。

(六)健康教育

应当确保患者本人和照护者的知情权,让其了解自身皮肤状况以及压力性损伤所带来的危害,指导其掌握预防压力性损伤的知识和技能,包括翻身的技巧、预防皮肤损伤的技巧和营养的有关知识等,从而鼓励患者及家属有效参与或独立采取预防压力性损伤的措施。

七、压力性损伤的治疗与护理

压力性损伤发生以后,应在积极治疗原发病的同时,及时进行全身治疗,增加营养摄入,提高机体抵抗力,并做好局部治疗和护理。

(一)全身支持治疗

营养不良与压力性损伤的发生、严重程度以及创面愈合时间紧密相关,所以良好的营养是创面愈合的重要条件,应给予患者平衡饮食,提高蛋白质、维生素及微量元素的摄入。

（二）治疗与护理

压力性损伤的局部治疗除了采取相应的预防措施及护理，还需根据压力性损伤各期创面的特点及损伤情况，采取针对性的治疗和护理措施。1期皮肤比较完整，只是局部充血、发红，这时的护理重点主要是减少局部皮肤压迫，改善局部血液循环，保持局部皮肤清洁卫生，避免进一步加重。2期表皮有破损或形成水疱，护理的关键是保护皮肤，加强创面水疱内液体的保护和处理，预防感染。对于3期、4期形成溃疡以及不可分期压力性损伤患者，护理时应重视伤口的清洁，在清除坏死组织后，妥善保护伤口，有助于预防和控制感染。

伤口敷料可以用作压力性损伤的预防和治疗，目前临床上使用的敷料种类多样，可依据压力性损伤的分期、渗出液的量和创面有无感染等情况选择合适的治疗性伤口敷料。无感染的2期压力性损伤可使用水胶体敷料、水凝胶敷料或聚合物敷料；伴有少量渗出液的3期或4期压力性损伤使用水凝胶敷料；伴有中度渗出液的3期或4期压力性损伤使用藻酸钙敷料；伴有中或重度渗出液的2期或更高分期的压力性损伤使用泡沫敷料；伴有高渗出液、有感染、腔隙与窦道的压力性损伤则选用藻酸盐敷料等较高吸收性的敷料；伴有严重感染的压力性损伤可选用具有抗菌效果的银离子敷料等。需要注意的是，使用治疗性伤口敷料也应定期对伤口进行观察评估，及时更换或调整敷料。

（三）其他治疗方法

对压力性损伤的治疗方法还包括生物敷料、生长因子的使用、物理学治疗和手术治疗等。

压力性损伤是全身和局部因素综合作用而导致的皮肤组织变性、坏死的病理过程，只有意识到压力性损伤的危害性，了解其病因及发生发展规律，全面分析压力性损伤的危险因素，掌握其防治技术，才能自觉、积极有效地做好压力性损伤的防治工作。压力性损伤的发生率是评价照护工作质量的重要指标，预防是减少压力性损伤发生的主要手段，也是居家照护中的难题，压力性损伤的预防应从"经验预防"转变为"科学预防"，从而减少慢重症患者压力性损伤的发生率，改善其整体生存品质。

【参考文献】

[1]李小寒，尚少梅.基础护理学[M].7版.北京：人民卫生出版社.2022

[2]杨龙飞，宋冰，倪翠萍，等.2019版《压力性损伤的预防和治疗：临床实践指南》更新解读[J].中国护理管理，2020，12：1849-1854.

[3]褚万立，郝岱峰.美国国家压力性损伤咨询委员会2016年压力性损伤的定义和分期解读[J].中华损伤与修复杂志（电子版），2018(1)：64-68.

[4]陈家琦，薛武鹏.国内外压力性损伤评估最新进展[J].世界最新医学信息文摘，2018，18(55)：70-72.

（吴晴翼 文，刘玉琪 一校，李小六 二校）

第六节　慢性疼痛管理

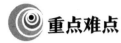 **重点难点**

(1)了解慢性疼痛分类。

(2)熟悉三阶梯镇痛原则。

一、慢性疼痛的定义

慢性疼痛是反复发作或持续时间超过3个月的疼痛。慢性疼痛的发生、发展与生物、心理、家庭和社会等多种因素相关。世界卫生组织(WHO)在2018年重新修订了国际疾病分类(ICD-11)标准,将慢性疼痛第一次作为独立的疾病种类列入分类目录。目前学界已形成共识,慢性疼痛不仅仅是急性疼痛的延续,也不单纯是一种症状而是一种疾病类型,需要按照诊疗疾病的思路去治疗。

二、慢性疼痛的分类

(一)慢性原发性疼痛

慢性原发性疼痛(chronic primary pain,CPP)指在人体某处的一些地方出现的慢性痛,发作特点为持久的疼痛并伴随有明显的情感或情绪变化异常或者行为功能障碍。患者可能产生愤怒/抑郁、忧虑或抑郁症,较少参加活动,平时社交场合也会有诸多不适。原发性疼痛需排除其他几种疼痛可能。

(二)慢性继发性肌骨痛

慢性继发性肌骨痛(chronic secondary musculoskeletal pain,CSMSP)指存在于肌肉、肌腱、骨头、关节及其他软组织的慢性痛。而这种疼痛感一般由这些组织遭受持续性的伤害感应性激发所致。发病因素可以是局部的问题也可以是全身性的,还可以和身体深部疾病有关。疼痛症状可以是由上述的部位本身病变抑或是因不当姿势而引起的。

(三)慢性术后或损伤后痛

慢性术后或损伤后痛(chronic postsurgical pain/chronic post traumatic pain,CPSP/

CPTP)指组织器官在手术后或者受到不同程度损伤(包括外伤、烧伤等等的各类损伤)后发生、发展或加重的痛楚,而且在受损组织修复后,痛楚仍然继续出现(时间至少3个月)。在人体深部内脏器官、软组织损伤之后,手术部位、创伤区域或相关神经支配区域等部位,由于虚弱、饮食、免疫力下降、精神等方面因素,会出现难以忍受的疼痛。

(四)慢性肿瘤相关痛

慢性肿瘤相关痛(chronic cancer related pain,CCRP)指因癌症肿瘤自身所引起的痛楚、因癌症肿瘤压迫正常细胞、组织,以及因癌症肿瘤扩散而引起的痛楚。

(五)慢性神经病理性痛

慢性神经病理性痛(chronic neuropathic pain,CNP)指由躯体感觉神经系统自身损害或疾患压迫、刺激相关感受神经系统所导致自发性的或诱发性的疼痛。临床症状有痛觉过敏(hyperalgesia)和痛觉超敏(allodynia)。痛觉过敏是指人体对于普通程度疼痛刺激时的反应显著增加,而痛觉超敏则是指人体对正常的非疼痛刺激时也可能出现明显的疼痛反应。临床要做出此项诊断时需要有神经损害或有关疾患的病史,以及疼痛部位与神经系统解剖学上的分布存在重要关联。除外周神经病理性痛外还有中枢性神经病理性痛。中枢性神经病理性痛,就是指由中枢神经系统损伤和功能障碍所引起的慢性痛。在中枢神经系统损伤后可以出现阴性或阳性的皮肤感觉变化或症状,也就是皮肤感觉减退、丧失或者发生对疼痛刺激的痛觉超敏、痛觉过敏等,而且症状所在区域必须和被损伤神经系统所控制支配的部位保持一致。

(六)慢性继发性内脏痛

慢性继发性内脏痛(chronic secondary visceral pain,CSVP)指在头、颈、胸腔、腹腔和骨盆等部位的脏器自身疾患所致的疼痛,该痛感往往持续存在或者反复发作。

(七)慢性继发性头痛及颌面部痛

慢性继发性头痛及颌面部痛(chronic secondary headache or orofacial pain,CSH or CSOFP)指有明确潜在病因、基础疾病或功能障碍的头痛、口面部疼痛,至少在3个月内,或多于一个半月内发生。若不进行处理,疼痛时间由几小时至一天的短时发作不等。

慢性疼痛机理非常复杂,目前仍是依赖推测。根据疼痛治疗学的观点和临床实用的方式,其分为"外周性"、"外周-中枢性"、"中枢性"及"心理性"。

三、慢性疼痛的临床表现

(1)主要表现为身体头、颈、腰、关节、肌肉等一个或多个部位出现,且超过3个月以上的持续性或间歇性疼痛。

(2)疼痛的严重程度因人而异,一般不会自行缓解。

（3）多伴有情绪低落、焦虑、挫败甚至是排斥社交等情绪问题，以及食欲缺乏、便秘等胃肠症状，也会出现失眠、性欲下降等症状。

四、慢性疼痛的治疗原则

（1）需要找寻导致疼痛的具体原因，针对致病原因进行相关治疗。如果是和神经系统相关的疼痛，可以口服或肌注营养神经类药物，譬如甲钴胺（即维生素 B_{12}）等。如果是腰椎间盘突出症、肩周炎、骨质疏松症、腰肌劳损、膝关节退行性骨关节病、颈椎病等，可以到医院康复科进行康复、理疗等治疗。平时居家也要进行相关自我康复治疗和功能锻炼。

（2）早期治疗，及早进行疼痛管理，打断致痛进程的恶性循环，尽量减少中枢敏化的产生。可以口服止痛药物、康复理疗并重，自我调节，改变不良生活习惯等。

（3）彻底治疗。治疗过程一定要足量、足疗程，尽可能彻底解决。如果疗效不稳固，经常反反复复，会让患者对治疗丧失信心。

（4）重视心理疏导、环境改造等环节。健康的心理对慢性疼痛的康复有着重要意义，良好的饮食、充足睡眠也会对其产生积极作用。

五、慢性疼痛的常见疾病

（一）带状疱疹及后遗神经痛

1. 带状疱疹

带状疱疹是一种因水痘-带状疱疹病毒感染所导致的，危害皮肤和相对神经系统的传染性病症。由于皮疹一般出现于人体的单侧，表现为沿神经系统走行并成群散布的小水疱，不越过人体正中线，可出现在头部侧面、颈部、胸、腹和四肢且呈带状式散布，故而称为带状疱疹。

一般表现为难以忍受的痛，继而产生水疱和丘疱疹。在发生带状疱疹以前，部分人有疲乏、低烧、头疼等表现，受危害的部分皮肤也可以提早产生烧灼感或酸痛等异样感受。通常这种表现维持 $1\sim5$ 天。疱疹出现后通常历时 $1\sim2$ 周会逐渐结痂，一般半个月到一个月后疹子就会全部退去。但有部分老年人的皮疹消失时间会更长。水痘完全干涸、结疤脱落后会留下暂时性淡红斑以及色素沉着。

这类疾病具有一定传染性。由于人是水痘-带状疱疹病毒的主要宿主，病毒入侵呼吸道黏膜，透过纤毛等保护屏障入血造成病毒血症，从而导致病毒感染。部分患者没有症状呈隐性感染，部分患者会产生水痘。隐性感染期间虽没有皮疹、水痘等临床表现，但病毒一直存在于脊神经后根神经节和/或颅神经感觉神经节中。当人体遭受一定强度打击（如外伤、劳累、恶性肿瘤或病后虚弱等）而引起的人体抵抗力明显下降时，潜伏病毒重新激活后沿感觉神经系统轴索至各神经系统所控制部位的皮肤，病毒复制形成水疱，同时受累的神经细胞也出现炎症、坏死，从而形成较严重的神经痛。与单纯疱疹感染后免疫力不足、复发率较高的特点不同,带状疱疹治愈后能达到比较稳定持久的免疫力,不易复发。

2. 带状疱疹后遗神经痛

尽管带状疱疹大多经过正规治疗后都可以痊愈,但仍有小部分患者会遗留相当程度的疼痛症状,因此临床上将带状疱疹急性期后的持续疼痛时间大于 3 个月者,称为带状疱疹后遗神经痛。因为受累神经被水痘-带状疱疹病毒逐渐蚕食破坏,且残余病毒未能彻底清除,导致被侵犯神经支配区出现烧灼样、割裂样剧痛。年纪大者由于抵抗力较差,病毒对神经系统引起的损伤更难自行恢复,发生后遗疼痛的可能性就更高,疼痛往往更为剧烈。一旦在带状疱疹急性发病期即伴有剧烈的神经性痛,出现后遗神经痛的可能性也就比较大。如果在急性发作时没有做出早期的诊断和正规的治疗,那么疱疹治愈后仍然会很容易后遗剧烈的神经痛。所以发病后应及早就诊,并早期予以足量抗病毒治疗,配合镇痛、理疗、中医等手段,提高免疫力,减轻疼痛。

目前最常见的医疗方法分为物理方法、药物、神经阻滞、手术、神经毁损、心理干预等。由于带状疱疹后遗神经痛在常见慢性疼痛中属于较难彻底修复的神经病理性疼痛,目前尚无十分理想的彻底解决方案,也就是说难以恢复完全正常。从这种观点出发,针对带状疱疹的后遗神经痛,切实可行的就是把痛苦减少到不妨碍工作的程度,而不是要做到完全的无痛。神经毁损等治疗手段虽能让疼痛明显减轻,但是会带来神经支配区失神经支配后的麻木等问题。所以,对于带状疱疹后遗神经痛最佳治疗手段还是预防。在带状疱疹的急性期要争取得到彻底治愈,以防止再出现后遗神经痛。

(二)偏头痛

偏头痛通常是指因为毛细血管的舒缩障碍反复发作和一些体液或化学物质短暂性变化,而导致的一些伴随着或不伴有自主神经活动和大脑功能短暂障碍的头痛。偏头痛为目前临床上最常遇到的原发性头痛分型之一,且发生率非常高,有一定的致残性,对个人及社会经济有着严重影响。

1. 偏头痛分型

偏头痛有两个主要亚型,无先兆偏头痛和先兆偏头痛。无先兆偏头痛又名非典型性偏头痛、单纯性偏头痛或普通型偏头痛,是一个临床综合征,为反复发生的头痛,通常发作长达 4～72 小时,常见为单侧、搏动性的中重度头痛,活动后疼痛加重,并伴有恶心和/或畏声、畏光。先兆偏头痛又称典型偏头痛,主要特征就是短暂出现的局灶神经系统症状,该症状通常先于或偶尔伴随头痛。部分患者的前驱期在头痛前几小时甚至几天,也会经历头痛缓解期。这一阶段主要症状包括亢奋、抑郁、萎靡不振、倦怠、疲劳、头昏、喜食某些事物、颈部僵直和/或疼痛。

2. 偏头痛的诊断

因为偏头痛分型比较繁杂,所以有人提出在医学上符合下列 5 项标准中两条以上,就能下偏头痛的诊断:①头痛是单侧发作;②家族有偏头痛的直系亲属;③头痛时或头痛前有恶性、呕吐等;④有视觉改变或其他神经功能的问题;⑤有过敏史或情绪不等。除了上述的诊断标准,也可做脑电图或脑部 CT、MR 检查,不能存在颅脑的器质性病变。但偏头痛也是一个相当复杂的大脑机能障碍疾病。除头部疼痛之外,也可能引起人的记忆力减退、性格变化、脑梗死等。

3. 临床表现

(1)头痛症状一般为钻刺样或者搏动样的中、重度头痛,发作时间较长,一般疼痛经历数小时,严重者可持续数天。偏头痛持续状态是指持续头痛时间达到了 72 小时以上,发作中可出现短于 4 小时疼痛程度减轻或消失的缓解期。

(2)在先兆表现中视力异常比较多见,并可伴随着躯体感觉异常,个别患者可出现味、听的幻觉,部分患者还可出现肢体运动障碍,严重者甚至有偏瘫的发生。伴随交感神经系统机能障碍则表现为心率加速、恶心呕吐、血压增高、情绪异常等。

(3)部分患者伴随抑郁焦虑状态,抑郁严重程度与偏头痛有一定相关性。

4. 治疗

(1)一般治疗:尽量保证良好的生活规律和心理健康状况,积极参加适度的体育锻炼,如果偏头痛发作与饮食相关,需忌食相应食品,远离酪氨酸类食物、酒精类饮料等。

(2)药物治疗:一般分为发作期治疗和预防性治疗。①发作期治疗必须在疼痛开始或发生后马上用药,才能达到良好的作用。所用药物有非特异性和特异性止痛药。非甾体抗炎药(nonsteroidal anti-inflammatory drugs,NSAIDs)和阿片类止痛药为非特异性止痛药,麦角类和曲普坦类药物为特异性止痛药。实施个性化治疗时要依据头疼严重性、既往用药史和其他伴随的症状等综合因素去衡量。在急性发作时一般可以单用止痛药,如对乙酰氨基酚、吲哚美辛(消炎痛)、布洛芬、萘普生等;若是止痛效果不佳则考虑应用麦角类药剂(麦角胺)和 5-HT 受体激动剂曲普坦类药物(舒马曲坦、夫罗曲坦、那拉曲坦、佐米曲普坦、利扎曲普坦、阿莫曲坦)等。②预防性治疗也是治疗偏头痛的主要组成部分。目的在于减少偏头痛的发病次数,降低疼痛强度与损害,提高急性发病期治疗效果等。一般适用于严重影响生活品质、急性期的疗法失败或患者不能忍受、频繁发作或出现了使患者难受的先兆症状、每次发作持续时间过长等情况,治疗形式包括手术、药物或补充营养剂,改变生活方式等。

(3)其他治疗:星状神经节阻滞、针刺、经皮电刺激、生物反馈疗法、抗抑郁治疗及中医药治疗等。

(三)膝关节退行性骨关节病

膝关节退行性骨关节病又叫退行性膝骨关节炎,是典型的慢性膝关节退行性疾病,和年龄有正相关性,重要症状之一就是膝关节及周围组织的疼痛。随着病情逐步发展,膝关节逐渐老化退变,导致骨质增生、软骨碎裂、关节屈伸受限、关节严重畸形等,严重干扰患者的生活、工作。

1. 临床表现

(1)疼痛。活动过多时痛感加大,经休息后痛感会减轻,但是再进行活动时仍感疼痛,负重以及上下楼梯疼痛更为严重,而且下楼时疼痛感通常比上楼还要剧烈。所以上楼梯时多用健侧脚先上,但是下楼梯时往往患侧脚先下,而不是像普通人那样用双腿轮流上下楼。

(2)关节肿胀。滑膜及周围软组织增生和关节内积液导致膝关节明显肿胀。初期多发生在受伤、过度运动、受凉等情况后,休息、理疗后会改善。后期则可转为持续性肿大。因为滑膜增生、软骨及半月板碎裂,在关节运动时会有摩擦感甚至关节弹响等。

(3)关节活动异常。因为软骨的损伤、半月板碎裂、关节周围骨赘形成以及滑膜增生,可能造成膝盖伸屈受限,关节活动度下降。伴随股四头肌肌力下降,无法正常下蹲站起,甚至坐便时也比较吃力。随着疾病的发展,胫骨平台除软骨磨损外也会变形,产生了膝关节内外翻畸形,比如说"O"形腿和"X"形腿等。

2. 治疗

(1)休息。注意劳逸结合,避免膝关节过度负重,减少站立、行走时间,减轻体重,锻炼要适度,以不能加重疼痛为限。

(2)功能锻炼。股四头肌肌力训练,不负重主动屈伸活动,逐渐练习增加关节活动度。

(3)理疗。热敷、感应电、超声波、超短波、微波、激光、冲击波等。

(4)口服消炎止痛药。常用 NSAIDs 药物,如布洛芬、塞来昔布、双氯芬酸、依托考昔等。

(5)其他治疗。中医药、局部阻滞、臭氧、小针刀、富血小板血浆等。

(6)手术治疗。严重者可行关节镜下清理术、关节周围截骨术、人工膝关节表面置换术等。

六、癌痛的特点

癌痛在临床上一般指癌症疼痛,与普通疼痛相比有着较多不同。

(1)类型多样,不同类型癌症、侵犯部位差别、癌症进展差异等因素导致癌痛有多种类型,一般包括躯体痛、内脏痛、神经痛和爆发性疼痛。

(2)疼痛大多比较剧烈,对患者影响较大,尤其是晚期癌痛患者,难以忍受,会导致其有轻生念头。

(3)癌痛是一种全方位疼痛,包括躯体、心理、精神、社会等方面因素。

(4)夜间痛明显,因为夜深人静时,无外周环境刺激,患者注意力较集中,多伴有失眠,此时感觉疼痛加剧。但癌痛是持续性疼痛,白天也会疼痛,只是白天存在外周各种环境影响,注意力被分散,患者会感觉到疼痛有所减轻。

(5)常伴有强烈的、神经的和心理学的异常,患者大多精神上和体力上都明显退步,精神抑郁或焦虑。

(6)治疗困难,部分患者可能需要其他专科配合治疗,尤其是中晚期癌痛患者,因为口服止痛药物已无法达到镇痛目的,可能需要静脉给药、椎管内给药等方式镇痛。

七、癌痛的全面评估

癌痛全面评估就是对癌症患者的疼痛情况和自身所患疾病做出全面分析和评估,内容包括具体致痛原因和疼痛的类型,属于伤害感受性疼痛、神经病理性疼痛或是混合性疼痛;疼痛具体信息,包括疼痛位置、程度、性质以及有无影响疼痛强度的因素等;止痛药物应用的频次、数量、类型等;重要器官机能状况,心、肺、肾脏是否受到影响;身心精神状态状况,有无焦虑、抑郁等;既往有无精神病史、药物滥用史等;家庭及社会支持状况等。必须在患者入院 8 小时内完成初次评估工作,24 小时内需完成全面评估。在整个治疗过程中,应当根据患者情况实施及时、动态评估。

八、癌痛的规范化治疗

(一)明确精准的疼痛诊断

临床上应针对患者的情况做出个体化、精准、全面评估,以便根据不同的疼痛原因、患者身体条件选择最适宜患者的治疗方案,进行精准治疗。

(二)根据 2016 年世界卫生组织"三阶梯镇痛原则"

1. 无创给药为首选途径

无创给药包括口服给药、经皮给药等;方法简便、经济,患者容易接受;和静脉注射一样有效;可获得比较稳定的血药浓度;更容易调节药量,患者更有自主性;不易上瘾,也不易耐药。

2. 按阶梯给药

轻度疼痛者给予 NSAIDs 或增加辅助镇痛药物;中度疼痛者给予弱阿片类镇痛药或增加非阿片类药物及辅助镇痛药物;严重疼痛者给予强效阿片类镇痛药或增加非阿片类药物及辅助镇痛药物(不推荐阿片类药物联合应用)。

3. 按时给药

按时给药即按止痛药物要求的间隔时限给药,以维持最佳的血药浓度。不应以患者的疼痛程度来按需给药,而应保持最佳药效,尽量避免疼痛发作。

4. 个体化给药

由于患者自身病情、对止痛药物的敏感性有较大差异,且强阿片类药物没有"天花板效应",故没有标准用量;在第三阶段,凡是能缓解疼痛且副作用最小的药量就是最佳药量;针对不同(疼痛性质、疼痛部位、对痛苦的耐受程度等)个体化调整滴定药量及选用联合、辅助药物。

5. 注意具体细节

随时监控药物疗效和不良反应,尽量减少药物副作用;避免阿片类药物滥用;要重视特定人群应用阿片类药物的监护。

(三)非药物疗法

"三阶梯镇痛原则"对于指导药物治疗癌痛有重要意义,但是即使规范化按照此治疗原则进行,仍然有10%~20%癌症疼痛无法缓解,即"难治性癌痛"。该类疼痛往往需要改变给药途径进行镇痛处理,最后邀请疼痛科或麻醉科有经验医师共同治疗,以保证疼痛的有效治疗。对于药物治疗无效或者效果不佳的患者,辅以物理治疗、神经介入治疗、局部放射治疗等。神经介入治疗是指通过电或化学方式来调控神经系统的信号传递,通过兴奋、抑制或调节神经元和神经网络,改变大脑对于疼痛的感知,最终缓解疼痛的方法。局部放射治疗既可以达到镇痛的目的,也可以局部灭活肿瘤,还可以缓解神经系统症状,改善肿瘤局部控制。

【参考文献】

[1]郭曲练,姚尚龙.临床麻醉学[M].4版.北京:人民卫生出版社,2016.

[2]郭政著,王国年.疼痛诊疗学[M].4版.北京:人民卫生出版社,2016.

[3]WANG Y F,ZHOW J Y,FAN X P,et al.Classification and clinical features of headache patients:an outpatient clinic study from China[J].Journal of Headache and Pain,2011,12(5):561-567.

[4]李舜伟,李焰生,刘若卓,等.中国偏头痛诊断治疗指南[J].中国疼痛医学杂志,2011,17(2):65-86.

[5]梁晓华.癌痛镇痛药物的规范应用[J].上海医药,2011,32(12):585-589.

（吕宏升 文,刘玉琪 一校,李小六 二校）

第七节　紧急情况识别及应急处理

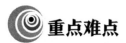 **重点难点**

(1)了解慢重症居家患者生命体征监测的意义。

(2)掌握生命体征及监测方法。

(3)掌握病情变化的识别及居家紧急处理。

一、概述

危重症患者在经过抢救治疗后,病情得到改善,生命征相对平稳,部分患者仍无法"痊愈",疾病进入慢重症期,回归家庭后仍然需要大量、精心的照护。但在居家照护过程中,患者由于各种常见原因如感染、误吸、营养不良、压力性损伤、伤口感染、管路护理不当、下肢深静脉血栓等,可能导致病情加重,严重时甚至导致死亡。

当患者出现病情变化或加重时,经常可表现为生命体征的改变。生命体征主要包括体温、心率、呼吸和血压,是人体内在活动的一种客观表现,是反映人体状态的可靠指标,可用来判断患者的病情严重程度和危急程度。同时生命体征也是居家监测中最简单、最容易获得的指标,故在居家照护过程中,需要常规、动态监测生命征,以便了解疾病状态、及时发现疾病变化并指导处理,必要时需紧急送医。

二、意识

意识是指个体对外部环境、自我状况以及它们相互联系的认知。意识清楚是指人体的神志清醒、自我意识良好和环境意识正常。

(一)意识障碍分类

意识障碍根据意识活动的内容,分为觉醒障碍和知晓障碍。

1. 觉醒障碍

(1)嗜睡:通常系意识障碍的早期表现,表现为不可抑制的睡眠。患者经常入睡,但能被唤醒,唤醒后神志基本清醒,可对答,停止刺激后很快再次入睡。

(2)昏睡:患者处于深睡眠状态,不能被一般的刺激唤醒,但较强烈的刺激可有短暂的意识清醒—朦胧状态,可简短回答提问,通常答不切题,当刺激减弱后很快再次进入深睡眠。

(3)昏迷:患者意识活动完全丧失,任何强度的外界刺激均不能被唤醒。昏迷根据严重程度可分3度:

①浅昏迷:患者的意识及随意运动消失,可偶有不自主肢体活动,对疼痛刺激有反应,不能回答问题和遵嘱动作,生理反射如瞳孔对光反应、咳嗽反射等存在。

②中昏迷:患者对一般的外界刺激无反应,但强烈的疼痛刺激可见防御反射动作,各种生理反射减弱或消失(区别于浅昏迷),可出现呼吸节律紊乱,如陈-施呼吸或中枢性过度换气。

③深昏迷:常为危重患者的终末期表现,患者所有意识活动均消失,对外界各种高强度的刺激均无任何反应,各种生理反射均消失,常伴生命体征不稳定,如血压下降、全身肌肉松弛、去脑强直等。

2. 知晓障碍

(1)意识模糊:患者对时间、空间及人物的定向障碍,患者可表现为错觉(可为突出变现)、幻觉、情感淡漠、思维混乱,可回答问题,但通常答非所问并且言语含糊。

(2)谵妄状态:患者对外界环境的认识和反应能力下降,定向障碍,注意力涣散,言语增多、混乱,思维不连贯,常伴有觉醒—睡眠周期紊乱。

(3)类昏迷状态:临床上许多疾病的症状也可类似于昏迷,或与昏迷难以区分,常见有植物状态、闭锁综合征、无动性缄默症、癔症等。

(二)意识障碍病因

意识障碍原因有很多,根据病理生理学角度,可将意识障碍病因分为两类:颅脑因素和全身性因素。

(1)颅脑因素:各种原发性脑损伤均可能导致意识障碍,主要包括脑外伤、脑卒中、颅内感染、脑肿瘤等。

(2)全身性因素:包括中毒、内分泌代谢紊乱等很多全身性疾病均可导致意识障碍。

(三)意识障碍评估

目前意识障碍的评估尚缺乏仪器评估等客观评价的手段,临床上仍然采用主观评价为主。随着对意识障碍的深入研究,目前已衍生出不同的意识状态评估系统,但格拉斯哥昏迷量表(Glasgow coma scale,GCS,表 8-7-1)仍然是目前临床上最常使用的,其评分相对简单,容易掌握,更适合居家照护者。

GCS 评分主要由 3 部分组成,分别为睁眼(eye opening,E)4 分、语言(verbal response,V)5 分和运动(motor response,M)6 分,总分 15 分。最高为 15 分,代表完全清醒,最低为 3 分,代表深昏迷,通常把 GCS 评分≤8 分者判断为昏迷。

表 8-7-1 格拉斯哥昏迷量表(GCS 评分)

内容	患者反应	评分标准	得分
睁眼能力	自发睁眼	4 分	
	能通过语言吩咐睁眼	3 分	
	通过疼痛刺激睁眼	2 分	
	不能睁眼	1 分	
语言能力	正常交谈	5 分	
	胡言乱语	4 分	
	只能说出单词(不适当的)	3 分	
	只能发声	2 分	
	不能发声	1 分	

内容	患者反应	评分标准	得分
运动能力	按指令运动	6分	
	对疼痛刺激产生定位反应	5分	
	对疼痛刺激产生屈曲反应	4分	
	异常屈曲(去皮层状态)	3分	
	异常伸展(去脑状态)	2分	
	无反应	1分	

　　注:GCS评分最高分为15分,表示意识清楚;13～14分为轻度意识障碍;9～12分为中度意识障碍;8分以下为昏迷。分数越低则意识障碍越重。

三、体温

　　体温是指人体内部的温度。正常人的体温受体温调节中枢和神经、体液因素的调控,产热与散热保持动态平衡,保证体温相对恒定,24小时波动一般不超过1 ℃。

(一)体温的测量

　　最常使用的体温计包括电子体温计和水银体温计,测量方法有以下3种:
　　(1)腋测法:适用于大部分患者,测量前需擦干腋窝,正常范围36～37 ℃。
　　(2)口测法:禁用于昏迷、癫痫等患者,将体温计含入口中,正常范围36.3～37.2 ℃。
　　(3)肛测法:多用于幼儿或昏迷患者,将消毒后的体温计涂上润滑油,插入肛门,正常范围36.5～37.7 ℃。
　　上述3种体温测量方法操作简便、结果准确,均可使用,但出于安全考虑,居家体温测量建议使用腋测法,体温计也可应用红外额温计和耳温计。

(二)体温异常

　　正常的体温是维持正常生命活动的重要条件之一,体温异常将对人体造成危害。
　　(1)体温升高:指体温超过正常体温的高限,俗称"发热"。其病因可分为感染性与非感染性。感染性发热常见由各种致病性微生物如病毒、细菌、立克次体、衣原体、支原体、寄生虫等感染引起。非感染性发热常见于自身免疫性疾病、体温调节中枢受损导致的中枢性发热、坏死物质吸收、内分泌与代谢疾病(如甲状腺功能亢进症)、皮肤散热减少(如硬皮病、脊髓损伤等)。根据体温的高低,发热可分为:低热——37.4～38 ℃;中等度热——38.1～39 ℃;高热——39.1～41 ℃;超高热——41 ℃以上。不同热型可能与不同疾病相关,当患者发热时,需要动态、定时复测体温以了解热型。
　　(2)体温降低:当体温低于正常体温的低限时,俗称"低体温"。低体温需要排除由于测量不准确导致的"伪低温",必要时重复测量。低温可能是由生理(年龄大、恶液质、基础代谢率下降等)、环境(寒冷天气)、疾病(休克、心力衰竭、甲减等)等原因引起。

四、心率/心律

(一)心率

心率是人体在安静状态下每分钟心跳的频率,正常成人为 60～100 次/分钟。心率影响因素很多,包括性别、年龄、应激或其他病理生理因素。心率变化与心脏及其他全身性疾病密切相关,故居家患者需定期监测心率。常用的心率监测方法有心脏听诊、脉搏触诊、简易脉氧仪、心电监护仪等。居家患者建议购置简易脉氧仪,既可准确监测心率,也可监测末梢血氧饱和度。

1. 心动过速

成人安静或休息状态时心率大于 100 次/分钟,称为心动过速。生理状态可见于运动、情绪激动、吸烟、饮酒、喝浓茶或咖啡。病理状态常见于感染、休克、发热、呼吸困难、疼痛、贫血、甲亢、心律失常(如房颤、房速、阵发性室上性心动过速等)、心力衰竭等。医源性因素常见于各种操作时或应用肾上腺素、多巴胺、阿托品等药物后。心动过速可出现心悸、自觉停跳感,可伴发胸闷、气促、气短等不适,甚至可诱发心绞痛、心肌梗死,引起或加重心功能不全。若心率持续过快(心率≥180 次/分钟),可出现血流动力学紊乱而引起血压下降,伴发头晕、黑矇甚至晕厥、心搏骤停等。

2. 心动过缓

成人安静或休息状态时心率小于 60 次/分钟,称为心动过缓。生理状态下可见于睡眠、长期从事重体力劳动者和运动员(一般为 50 次/分钟左右),居家患者由于代谢降低,常呈心率减慢状态。病理状态下常见于迷走神经兴奋性增高(如脑出血、脑梗死、脑肿瘤、脑膜脑炎等引起的颅内压升高)、代谢减低(如甲状腺功能减退、低体温、垂体功能低下等)、药物相关(如镇静镇痛药、洋地黄类药物、β 受体阻滞药、抗抑郁药等)以及电解质紊乱(如严重高钾血症)等。若心率低于 40 次/分钟,可伴心排量不足的症状如心悸、胸闷、黑矇,甚至晕厥,需警惕发生心搏骤停可能。

(二)心律

心律指心跳的节奏。首先窦房结发出激动信号,信号沿房间束、房室结、左右束支、浦肯野纤维顺序传导,最终刺激心脏跳动,这种由窦房结刺激信号引起的心跳,即为"窦性心律",正常窦性心律规律而整齐。当心脏疾病或心脏神经调节功能出现异常,导致心跳信号的起源部位、节律及传导出现异常时,就可能出现心律失常。心律失常是否出现临床症状主要取决于心律失常的类型、对血流动力学的影响程度及患者的基础心功能。窦性心动过缓、窦性心律不齐、偶发房性/室性期前收缩、一度房室传导阻滞、二度Ⅰ型房室传导阻滞等对血流动力学影响较小,可无症状,或仅有心悸感。严重的心律失常如快速型心房颤动、病态窦房结综合征、尖端扭转型室性心动过速、持续性室性心动过速、心室扑动等,可引起低血压、心绞痛、心肌梗死、心力衰竭发作/加重,严重者可出现阿-斯综合征,甚至心源性猝死。

五、呼吸

呼吸是指机体与外界进行气体交换的过程,吸收氧气、排出二氧化碳,从而维持正常的生理代谢等功能。一旦呼吸出现异常,可能导致缺氧和二氧化碳潴留,从而影响人体各个组织、器官氧代谢,甚至死亡。呼吸异常又称为呼吸困难,主观表现为空气不足而出现呼吸努力,重则出现呼吸费力,可合并鼻翼翕动、嘴唇发绀、"三凹征",并可伴有呼吸频率、节律和深度的改变和末梢血氧饱和度的下降,是呼吸功能受损的重要表现,需要紧急处理。常用的居家呼吸监测方法有呼吸音听诊、观察胸廓起伏、简易脉氧仪、心电监护仪等。

(一)呼吸频率

正常成年人的呼吸在安静休息时为 12～20 次/分钟,呼吸频率受影响因素很多。呼吸频率异常表现:

(1)呼吸过速:指呼吸频率超过 20 次/分钟,常见于感染、疼痛、谵妄、烦躁、心力衰竭、贫血、甲状腺功能亢进症等。

(2)呼吸过缓:指呼吸频率低于 12 次/分钟,常见于镇静状态、颅内压增高、濒死状态等。

(二)呼吸深度

人体在安静呼吸时呼吸肌的收缩/舒张引起胸廓的起伏,胸廓起伏的强弱称为呼吸深度。

(1)深大呼吸:常见于运动、紧张、发热、严重贫血、颅内高压、某些药物中毒(如巴比妥)、炎症、严重的代谢性酸中毒、糖尿病酮中毒、尿毒症时的酸中毒。

(2)浅慢呼吸:常见于低体温、肺气肿、呼吸肌无力及镇静镇痛状态等,终末状态时也可表现为浅慢呼吸。

(3)浅快呼吸:中枢性呼吸功能受损、疼痛等可出现浅快呼吸。

(三)呼吸节律

正常安静时呼吸的节奏均匀、规整,每次呼吸时间及间隔时间基本相等。在一些疾病状态下可出现呼吸节律变化。

(1)陈-施呼吸:在一段时间的呼吸暂停后,出现一连串潮气量逐次增大的呼吸,呼吸频率迅速加快伴明显气促,随后呼吸频率和深度迅速下降,再次进入呼吸暂停,周而复始犹如潮汐,故又称为潮式呼吸,常见于重症脑损伤、严重心脏病、尿毒症晚期等,常提示病情危重,预后差。

(2)间停呼吸:呼吸不规整,出现暂停、间期不等,常见于颅内压重度增高、脑炎/脑膜脑炎、干性胸膜炎、胸膜恶性肿瘤、肋骨骨折剧烈疼痛等。

（3）点头样呼吸：吸气深大、持续时间长，并且吸气时头向后仰；呼气短促并且头又恢复到原位，常见于濒死状态，预后极差。

（4）叹气样呼吸：常见于情绪低落、抑郁、神经官能症、精神紧张。

六、血压

血压是指血液在血管内流动时作用于单位面积血管壁的侧压力，是推动血液在血管内流动的动力。成人血压的正常值范围（90～139）/（60～89）mmHg，过高/过低的血压对患者来说都是有危害的。居家患者的血压应以医生依据患者身体情况建议的最佳血压控制范围为准。居家患者血压测量主要采用袖带加压法，可使用水银/电子血压计。准确、及时和动态的血压监测，对了解病情、指导循环支持、保障居家患者安全、减少相关并发症具有重要的意义。血压异常主要包括高血压与低血压。

（一）高血压

高血压是指在未使用降压药的情况下，诊室血压≥140/90 mmHg；或家庭血压≥135/85 mmHg；或24小时动态血压≥130/80 mmHg，白天血压≥135/85 mmHg，夜间血压≥120/70 mmHg。根据诊室血压升高水平，将高血压分为1级、2级和3级。高血压患者临床上可伴有脑、心、肾等器官的功能性或器质性损害的临床综合征，其临床症状因人而异，主要与高血压的病因、血压水平、病程长短、并发症相关，主要表现为头晕、乏力、黑蒙、颈项强直等。基于诊室水平的血压分类和高血压分级详见表8-7-2。

表 8-7-2　基于诊室水平的血压分类和高血压分级

单位：mmHg

分类	收缩压	舒张压
正常血压	<120 和	<80
正常高值	120 ～ 139 和（或）	80～89
高血压	≥140 和（或）	≥90
1级高血压	140 ～ 159 和（或）	90～99
2级高血压	160 ～ 179 和（或）	100～109
3级高血压	≥180 和（或）	≥110
单纯收缩期高血压	≥140 和	<90
单纯舒张期高血压	<140 和	<90

注：当收缩压和舒张压分属不同级别时，以较高的分级为准。

资料来源：中国高血压防治指南（2024年修订版）。

(二)低血压

低血压尚无统一的诊断标准,成年人于上肢测得的动脉血压低于 90/60 mmHg 即认为低血压,可分为生理性和病理性低血压。

(1)生理性低血压:在部分健康人群中,虽然其血压低于 90/60 mmHg,但无任何缺血、缺氧等低灌注的表现如头晕、黑矇、乏力等。居家患者由于运动量减少、代谢下降、消瘦、年龄大等,常合并"生理性"低血压,但对患者日常生活无明显影响,需动态监测。

(2)病理性低血压:各种疾病导致的血压下降,合并有低血压的症状如头晕、乏力、器官功能障碍等。临床上最常见的病理性低血压为休克(shock),包括低血容量性休克、分布性休克、心源性休克、梗阻性休克。居家患者中出现休克常见的有包括低血容量性休克(如消化道大出血、脱水、腹泻)、分布性休克(最常见有脓毒症休克、过敏性休克)、心源性休克(心肌梗死后心力衰竭、慢性心力衰竭急性发作等),一旦出现休克,将严重危及居家患者生命安全。

七、生命体征变化的居家处理

(一)意识障碍居家处理

居家患者如若神志清楚,可不必常规进行意识评估,但若患者神志异常,则需进行日常 GCS 评分。一旦居家患者出现意识障碍或意识障碍程度加深、GCS 评分较平日突然下降,通常提示颅内病变或继发其他严重的全身病变,切不可继续居家照护,应立即拨打 120 紧急送医,延迟送医可能导致疾病加重。但在送医前,应进行相应的紧急处理,最主要的处理仍然是 ABC 原则。

(1)A(airway):意识障碍患者常存在舌根后坠、呛咳反射减弱,容易导致呼吸道梗阻、误吸等,使用仰额抬颏法(如有颈椎损伤需采用托下颌法)保持气道开放,必要时使用口咽通气管。若患者已行气管切开,需注意痰液堵塞可能,加强吸痰处理。

(2)B(breathing):意识障碍患者特别是深昏迷患者,常合并呼吸频率、呼吸节律异常甚至呼吸停止,但居家时通常无法立即行气管插管,需严密观察患者呼吸状态。若患者呼吸异常如呼吸浅慢、点头样呼吸、全身发绀,末梢血氧饱和度<90%,立即采取吸氧、简易呼吸球囊辅助通气或人工呼吸,保证患者末梢血氧饱和度≥90%。

(3)C(circulation):意识障碍患者常合并血流动力学紊乱,需要监测心率、血压情况,一旦患者出现血压下降,MAP≤65 mmHg,应立即给予补液、升压处理。若患者出现心跳、呼吸骤停,立即给予心肺复苏直至 120 急救车赶来。

(二)体温异常居家处理

对于居家患者,体温异常最常表现为发热,而发热可大部分归因于感染。居家患者由于机体抵抗力下降、气管切开、各种留置导管(如深静脉导管、PICC、尿管、胃管等),容易导致感染,最常见的感染来源主要是呼吸道、泌尿系统、血液系统和消化系统,并且由于患者体质差,感染后有一部分患者甚至不表现为发热。一旦患者出现发热,就需警惕重度感染可能。对于居家患者,预防感染是最重要的一环,需要定期清洁、消毒各种管路、更换敷料,更换导尿管及胃管等。一旦出现发热,应及时寻找感染源并及时对因、对症处理。体温 39 ℃ 以上要降温处理,可采取以下方法:①冰敷:将碎冰块装入冰袋,检查无漏水后套上毛巾,放置在患者前额、颈部、腋窝、腹股沟等大血管近体表处。②酒精擦浴:使用 30%～50% 浓度的酒精,按照手掌→手臂→颈部→背部→腋窝→腹股沟→大腿→小腿顺序擦浴。③温水擦浴:使用 32～34 ℃ 温水,擦浴顺序同酒精擦浴。④药物降温:如布洛芬混悬液、对乙酰氨基酚口服或塞肛,必要时间隔 6～8 小时可重复给予。同时嘱患者多补充水分,及时擦汗,更换湿衣服。

若患者出现低温,心脑血管事件的发生率升高,同时引起组织器官灌注不足,需要立即进行复温处理,如移入温暖的室内,增加衣被,使用暖气,复温毯等。若上述方式无效,则需要及时就医。

(三)心率/心律异常居家处理

心率变化通常与心律失常伴行,故居家患者出现心率变化时,需要同时进行心律的监测。心率/心律的突然改变通常是由心源性因素和/或心外源性因素导致。

(1)心动过速:当监测到居家患者心率增快,首先应该排除生理性因素如康复训练、体位改变、谵妄、焦虑、恐惧等。引起心率增快的心源性因素通常有心肌梗死、心力衰竭发作,心外源性因素通常系感染、疼痛、呼吸困难、贫血、缺氧等引起。一旦发现患者心率增快,但不超过 120 次/分钟,可先卧床休息,动态监测,并给予其他对症处理如降温、解除呼吸困难等。若患者心率经过上述处理后仍无下降,或伴有血压下降,需紧急送医。

(2)心动过缓:若患者心动过缓,但神志、血压等无明显变化,仅需密切观察心率及症状,无须特殊处理。但若心率减慢(≤40 次/分钟),伴心排量不足的症状如血压下降甚至昏迷,需警惕发生心搏骤停,立即拨打 120 急救,并紧急处理如异丙肾上腺素静脉推注,甚至进行心肺复苏(见 ABC 原则)。

(四)呼吸异常居家处理

居家患者出现呼吸困难最常见的原因主要有肺部感染、误吸、窒息、肺外感染、心脏疾病等。当患者出现呼吸困难时,若呼吸频率<25 次/分钟、SpO_2≥90%,无明显发绀或其他症状,应立即给予吸氧,协助摇高床头或采取半坐卧位;若有痰鸣音,协助拍背、咳嗽、吸痰,经过上述处理后再次观察呼吸情况。若患者呼吸频率>25 次/分钟、SpO_2<90% 合并发绀、心率/血压改变等问题,除上述紧急处理外,应立即给予简易呼吸球囊辅助通气,同时紧急呼叫 120。若考虑患者为异物窒息,应立即使用"海姆立克"急救法直至异物咳出。若患者出现心跳呼吸骤停,应立即给予心肺复苏,直至 120 急救车赶来。

(五)血压异常居家处理

居家患者应定期监测血压情况。若患者出现血压升高,但未高于 160/100 mmHg,

且无昏迷、头晕、头痛、恶心、呕吐、胸闷、胸痛等表现,可协助患者卧床安静休息,于5～10分钟后复查血压,若血压仍偏高,可予短效降压药如尼群地平、硝酸甘油、美托洛尔含服,同时需要注意患者日常降压药物的使用及调整。若经上述应急处理后,患者血压未下降甚至持续升高,或＞180/110 mmHg,且出现意识障碍、头痛、喷射样呕吐、胸痛、腹痛等症状,需紧急呼叫120送医。

当测得居家患者血压偏低时,若患者无头晕、黑矇、乏力、冷汗等低血压症状,可先卧床休息,暂停活动和康复训练,吸氧适当补充液体(可口服或静滴,最好为盐水或口服补液盐),5～10分钟后复查血压。若患者血压下降合并头晕、黑矇、乏力、冷汗甚至昏迷等低血压症状,应立即卧床,吸氧采取"休克体位",情况允许下可口服补充液体或静脉输液,并拨打120紧急送医,进一步明确低血压原因并及时处理。

随着重症医学发展及各种先进抢救设备的临床应用,未来将会有越来越多的慢重症患者,居家照护可以减少医疗负担,降低医疗费用,提高患者家庭与社会获得感以及生活质量,必然将成为一种新的"医疗模式"。当然,在居家护理过程中,由于慢重症疾病原因及缺乏专业的护理,患者可能出现病情变化甚至危及生命,此时就要求居家照护人员必须掌握一定的医学常识及急救技能,如生命征监测、吸痰、口咽通气管及简易呼吸器的使用、心肺复苏等。同时需要准备一个家庭急救箱,包括各种患者日常药物、基本抢救药物、口咽通气管、简易呼吸器、简易脉氧仪等,并确保家庭急救箱内药品及器械处于正常、可用状态,并且将家庭急救箱放在醒目位置,患者突发疾病或疾病加重,可以随手够到。一旦患者病情变化超过居家处理能力时,应该及时拨打120急救电话。

【参考文献】

[1]刘溢思,高学莉,陈海荣,等.国际居家护理模式现况与研究进展[J].中华现代护理杂志,2021,27(9):1121-1127.

[2]赵坤鹏.发达国家和地区社区居家整合照护模式之探索与启示[J].老龄科学研究,2018,6(7):33-45.

[3]张勇.国内外慢性病防治重要政策概览[M].北京:人民卫生出版社,2016.

[4]田惠光,张建宁.健康管理与慢病防控[M].2版.北京:人民卫生出版社,2017.

[5]杨娜,李维勤.慢重症新诊断标准及治疗进展[J].中华危重症医学杂志(电子版),2016,9(3):197-200.

[6]柏萌,葛浩通,姚能亮,等.探索中的居家医疗服务模式比较研究[J].中国全科医学,2021,24(19):2379-2384.

[7]SCHUCHMAN M,FAIN M,CORNWELL T. The resurgence of home-based primary care models in the United States[J].Geriatrics(Basel),2018,3(3):41.

[8]吴秉宪,陈涛,姚能亮.现代居家医学和周全居家医疗[J].中国全科医学,2021,24(19):2373-2378.

[9]冯文猛,葛延风.加快发展上门医疗和紧急救助服务[J].社会治理,2019,5(11):52-58.

[10]钱阳明,朱智明.远程医疗与慢病管理[M].北京:人民卫生出版社,2018.

(尤德源 文,施丽泳 一校,李小六 二校)

第八节 肿瘤居家安宁疗护

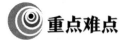

重点难点

(1)掌握居家安宁疗护理念。

(2)了解居家安宁疗护现状与困境。

一、概述

根据对医疗资源占用情况,安宁疗护可分为居家姑息照护和医疗机构内安宁疗护。

(一)居家姑息照护

居家姑息照护是一种较理想的在居家环境下提供治疗和护理的新实践形式。居家照护通过重视和改善生命质量来实现患者对自己目前社会地位及生存状况达到较佳的认识和满意度的一种姑息照护方式。针对晚期癌症患者的居家姑息治疗模式,力争在控制症状的基础上,尽可能降低患者经济负担,提高其生活质量。

(二)医疗机构内安宁疗护

医疗机构内安宁疗护是以临终患者和家属为中心,通过多学科协作模式进行,主要内容包括疼痛及其他症状控制,舒适照护,心理、精神及社会支持等。通过对患者的疼痛和其他生理、心理和精神问题进行早期识别、全面评估和及早干预,帮助晚期癌症患者改善症状负担、正确看待死亡、减轻心理负担并提高生活质量。

二、居家安宁疗护主要内容

居家照护有助于提高晚期癌症患者的心理卫生水平和生命质量,帮助患者家属顺利度过哀伤阶段。居家治疗并不会降低患者的生活质量以及症状控制,但可显著降低医疗费用,这一模式对缓解社会及家庭的经济压力具有重要作用。

居家安宁疗护的内容主要包括疼痛、恶心等症状的控制,口腔护理、肠外营养护理等舒适护理,四道人生、生命回顾等人文关怀,与家属共同决策,善终准备,哀伤辅导等。建立相对完善的居家安宁疗护体系,团队成员能够与患者及家属建立密切的联系,全程深入地参与到患者临终的不同阶段中,提供切实有效的帮助。这种模式可为社区居家安宁疗护服务的推广和普及提供一定参考。

医疗机构通过平板电脑、手机等设备远程指导可以改善患者症状,提高居家安宁疗护生活质量,这极大地降低了医护往返家庭—医院的时间与经济成本,同时也能够及时解决患者的问题。但该模式亦存在一定的局限,如家属对病情陈诉的准确性会影响医护的判断与治疗,而且智能设备能否顺利使用也受限于患者及陪伴家属受教育的水平。

三、居家安宁疗护的障碍与不足

目前我国居家安宁疗护最大的障碍以及亟待解决的问题是体系尚不完善,涉及医疗保险报销制度、财政补贴制度、医疗安全制度等,任重而道远。

居家疗护受限于医疗照护及药物的可及性。疼痛是晚期癌症患者最常见以及急需解决的症状,但是目前尚未建立健全完善的社区医院毒麻药等相关止痛药的获取制度,使得居家安宁疗护患者需要通过替代类药物止痛,难以取得满意的止痛效果。因来往家庭及医院的经济与时间成本高,前往上级医院开具吗啡注射剂等止痛药的不可及性给偏远地区患者造成很大困扰。

居家安宁疗护需要一个涉及多学科合作的团队共同参与,仅靠一个人难以建立一个完整且有凝聚力的团队,因此仍需培育更多的专业医疗团队。其他存在的问题还有国人对居家安宁疗护的理念存在误解,目前相关的科普和宣教不到位。

四、居家安宁疗护的应对措施

(一)制度保障

我国居家安宁疗护起步晚,各类工作和制度都在摸索中进行,尚未建立完善的体系和制度保障。可通过社区进行探索,落实居家安宁疗护工作,并逐步完善医疗保险、财政补贴、医疗服务保障等相关制度。

(二)业内人士支持

相关制度的建立与工作流程的完善不止需要政府支持,更离不开专业人士的身心投入。中国人口基数大,医疗发展不平衡,三甲医院承担的医疗负担重。居家安宁疗护需要提供上门服务,需要耗费巨大的时间与精力成本,这也是国内居家安宁疗护难以取得重大进展的原因之一。因此,想要顺利开展该项目,就需要取得业内人士的支持,让他们认识到开展居家安宁疗护的必要性、必然性及可行性。同时应该认识到,上级医院医护应该是承担培训与指导的角色,让社区医院掌握相关专业知识,由他们担任一线专业人员,提供上门服务,发现并及时解决问题,无法解决的问题可向上级医院汇报获取指导。因此,建立健全上下级医院的对接线也是工作顺利进行的重要保障。

(三)患者及家属支持

目前国人对于居家安宁疗护存在不少误区,其中将其与"放弃治疗""安乐死"等概念相混淆是最常见的误解。由于传统观念的影响,国人总认为在医院才算是正经的治疗,选择安宁疗护的家属要同时接受来自自身的心理建设与社会的舆论压力。此外,尚未健全的医疗保险体制,有可能使得患者及家属自身需要支付的医疗费用升高。因此,必要的科普与沟通,取得患者及家属的支持,才有可能顺利开展居家安宁疗护。

(四)专业团队的建立

居家安宁疗护多学科团队成员应包含医生、护士、营养师、社会工作者、志愿者、心理咨询师等。医护专注解决晚期患者的躯体不适,提供医疗方案,为患者提供上门服务。营养师为居家安宁疗护患者制订适宜的营养方案,对于终末期无法进食的患者制订适合的营养方案。社会工作者是最接近患者家庭的团队工作人员,对于居家安宁疗护的观察、随访具有重要地位,往往是他们最先发现问题,向团队汇报具体情况,团队再制订相关解决方案回访。志愿者是重要的社会支持,由于经过专业的训练,志愿者比家属更了解居家安宁疗护的相关工作流程,且往往是这部分的善举为患者及家属带来心理的宽慰和希望。心理咨询师为终末期患者及家属提供心理指导与疏导,进行死亡教育,使患者及家属正确面对死亡,接受生命的自然过程,有尊严地走完最后一程,同时为家属提供丧亲后关怀。经历过重要亲人离世的家庭成员,容易出现焦虑抑郁、复杂性悲伤、创伤后应激障碍。为慢重症患者提供居家安宁疗护,指导其在最后一程与家属做最后告别,并且为家属提供丧亲后关怀,对家属心理建设与丧亲创伤"愈合"具有重要意义。

五、探索

在不可治愈患者的居家治疗和安宁疗护中,医护人员、患者本人、家属和志愿者应明确各自的职责分工,具体可尝试下述事项:

(1)找到当地的医生(卫生院或者诊所均可作为选择),亦可由接诊医生联系上级医院指导用药,减轻患者躯体痛苦(包括癌痛、疲乏、气促等40余种症状)。

(2)协助和诱导患者本人做好"四道人生",道爱,道谢,道歉,最后7~30天的道别。

(3)试探性询问患者还有什么愿望和遗嘱,尽可能帮他们完成,回忆人生和坦然地面对死亡的来临。

(4)制作相册(包括童年、少年、青年、结婚、子女的成长历程等),共同回忆温馨美好的时光,对于终末期患者精神的慰藉与灵魂的宽慰比药物更管用。

(5)反向关怀。反向关怀是指在亲友及专业照顾团队下,患者对亲友、专业照顾团队、爱心人士怀感恩之情,知道如何给予反馈,愿意并采取行动对他们给予反向关怀,获得心理、灵性的联结与互动,达到患者善终、家属善别的目标,这是对患者实施反向关怀最大的激励。反向关怀具体方法可分为言语反向关怀、行为反向关怀、物品反向关怀和精神反向关怀,反向关怀的层次可分"立言、立功、立德"3个层次。

(6)尽量帮助患者相对没有遗憾而有尊严地走,有时候比用药更重要。家属在患者离开后才不会走不出来,身、心、社、灵4方面都很重要,一个人的灵性通俗来说就是指人与"天人物我"的联系状态。嵌入性灵性照护,即将与"天、人、物、我"联结的灵性照顾元素嵌入家属为患者提供照护的互动关系之中,使照护成为患者与家属的情感、灵性联结与互动的路径。嵌入性灵性照护的具体临床实践可以围绕"五觉"陪伴法展开,即在视觉、听觉、嗅觉、味觉和触觉5个方面嵌入灵性照护的元素,去照顾患者,与患者建立和谐的人际关系,并陪伴患者共同探寻灵性的世界。

实践已证明居家安宁疗护具备极高的可行性,但是这仅仅是起步探索,距离我国建立完善的体制仍有很长的路要走,尚需各方人士共同努力、携手共进,开辟一条可行的道路。

【参考文献】

[1]邱海波,曹素梅,徐瑞华.基于2020年全球流行病学数据分析中国癌症发病率、死亡率和负担的时间趋势及与美国和英国数据的比较[J].癌症,2022,41(4):165-177.

[2]刘汝金,王明辉,余玥蓂,等.三级医院指导下的社区居家安宁疗护服务模式[J].中国医学科学院学报,2022,44(5):746-749.

[3]黄润勤,李永红,詹永佳,等.晚期癌症患者居家姑息照护现状及展望[J].护理研究,2022,36(13):2333-2337.

[4]黄银凤.晚期癌症患者生存质量与居家照护的相关性分析[J].中医临床研究,2010,2(15):105-106.

[5]张莉敏,于浩.晚期癌症患者住院及居家姑息治疗模式的生活质量及费用比较[J].现代仪器与医疗,2016,22(6):84-86.

[6]张琳.晚期癌症患者接受居家姑息护理与住院姑息护理的质量及效果分析[J].中国医药指南,2021,19(10):148-149.

[7]龚有文,谌永毅,曾颖,等.远程医疗在居家安宁疗护中的研究进展[J].中国护理管理,2021,21(8):1272-1276.

[8]刘义婷,邓洁,李亚敏.ICU丧亲者心理支持研究进展[J].护理学杂志,2020,35(4):101-104.

(许天文 文,刘玉琪 一校,李小六 二校)

第九章 居家环境改造与消毒

第一节 居家环境改造和监护室建设

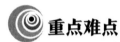

重点难点

(1)掌握居家环境改造的意义。

(2)了解慢重症患者居家环境改造要点。

(3)了解居家监护室建设的感染防控措施。

许多慢重症患者的身体功能恢复到一定阶段,在医院表现出较好的能力达到出院条件,但回家后由于环境的改变可能出现各种各样的新问题。针对性地改造慢重病患者的居家环境可以降低安全风险和提高生活质量,对于改善慢重症患者心理状态有积极作用。随着社会经济的发展,远程医疗的进步和社区医疗的发展使得慢重症患者居家监护医疗成为现实,部分慢重症患者渴望在家庭环境中接受治疗。

一、居家环境改造的目的

居家环境改造的目的是提升慢重症患者居家环境安全性和居家生活品质,提高慢重症患者自理能力,减轻照顾者的负担。

二、居家环境改造的意义

(一)营造安全环境,预防跌倒事故

环境改造的突出作用在于有效提升环境安全性,预防跌倒受伤等事故的发生,减轻对跌倒的恐惧感,提升自我感知的环境安全感,增强跌倒高风险人群活动的自信心。

(二)增强身体机能,提升自理能力

合理的居家环境改造能够增强患者的身体机能,帮助他们克服日常生活中的困难,提升生活自理能力。

(三)支持居家护理,减轻照护负担

居家环境改造能够为照护者提供更加适宜的工作环境,节约照护时间并提高效率。

(四)高效利用资金,节约公共开支

实施居家环境改造能够有效预防并减少事故的发生,降低患者重返医院的可能性或推迟患者再入院的间隔时间进而节约公共开支,减轻经济负担。

三、居家环境改造目标要求

居家环境改造目标要考虑到可及性(可达到、可进入、可使用)、安全舒适、符合使用者的特征以及能够提升患者的能力等几个方面的要求。

四、居家环境评估、设计和改造

由于慢性病患者常常合并自我生活管理障碍,有出现跌倒及损伤的风险,因此必须确保居家环境让患者安全舒适。在患者回家前,最好由专业人员前往居住地点帮助评估,评估内容包括以下几点。

(一)住所要求

家庭外的社区公共区域是否安全和便利;患者的住所是否符合安全标准,并适合管理患者的具体情况;住所必须排除火灾、健康和安全风险;提供足够的供暖、制冷和通风;提供足够的电气供应;为患者提供便于移动的通道,楼梯的高度和斜度是否安全,或者有条件进行电梯的改造;提供足够的空间容纳医疗设备和医疗操作等(表9-1-1)。

(二)患者每日活动的地点

患者可能去往的地点状况,如浴室空间状况、地面是否防滑、淋浴器的位置是否合适、坐便器是否有应急按钮和扶手、应急按钮或应急电话是否方便触及、通道是否无障碍、患者倒地时淋浴房是否可以开门等。

(三)患者特殊要求

患者活动需要拐杖还是轮椅辅助、门把手和窗户开合的位置、门口是否够宽方便轮椅出入、是否有门槛和台阶阻碍轮椅的前进、室内空气流通是否通畅。

表 9-1-1　慢重症患者居家环境评估

分类	通道便利性	设备使用	环境适宜
环境检查列表	· 进出房屋或公寓的物品	· 可用空间	· 采暖通风
	· 房间的可访问性	· 电源简单	· 湿度
	· 门宽度和阈值高度	· 安培数	· 照明
	· 楼梯	· 接地插座	· 生活空间
	· 轮椅移动性	· 是否存在危险因素	
	· 浴室		
	· 厨房		
	· 地毯		
	· 楼层不均匀		

资料来源：MITTAL A,MITTAL K.Egan's fundamentals of respiratory care 12th Edition[J].Journal of Pediatric Critical Care,2021,8(6):306.

(四)用电要求

患者活动区域照明条件是否良好,是否满足患者视力的需要;电源插板位置、数目和类型,是否满足医疗设备的需要,患者是否可以自行拔插,电源线路是否有导致明火的危险,尤其是在应用供氧设备时,必须充分评估火灾的危险性。

(五)患者及其家庭的意愿和经济能力

患者及其家庭是否具有意愿和经济能力完成专业人员的改造建议。

五、家庭环境改造具体内容举例

(一)家庭大门

(1)门口的地垫应固定不滑动,平整且无破损。
(2)门外和门内的电灯为声控或者自动感应开关。
(3)选用把手型门锁,避免喇叭锁,最好是遥控锁。
(4)门口有换鞋座椅。
(5)没有门槛。
(6)如果需要轮椅辅助,通道要有 85～90 cm 宽度,门口平台最少要有 153 cm×153 cm 大小,允许轮椅转向。

(二)浴室环境

(1)浴室安装安全扶手,马桶旁、淋浴喷头下均需要安装安全扶手。

(2)浴室夜间留灯。

(3)浴室内铺设防滑垫,垫子要由橡胶制成,防滑又柔软。

(4)配备淋浴椅,用于辅助洗澡,避免滑倒,提高安全性。

(5)移除门槛,保证进门无障碍,方便轮椅进出。

(6)浴室地板保持干燥。

(7)卫生间门外开,以保证室内有足够的空间。更重要的是,一旦患者发生意外,外面的人容易打开门施救,而不至于轮椅或辅助器挡在门前,在外无法开启。

(8)卫生间应设在离卧室较近的方位。

(9)拆除浴缸或淋浴房,增加淋浴空间,方便照护人员辅助患者洗浴。

(10)配置双灯源。

(11)洗手池最低处不应低于 0.69 m,以保证使用轮椅时患者的大腿部可以插入池底,池深不必太深,可以选择抽拉水龙头,方便给患者洗头,排水口应位于患者可及处,镜子中心应在离地 1.05~1.15 m 高处,以便轮椅患者使用。

(12)卫生间整体面积应做得宽裕一点,轮椅进入可以回转。

(三)客厅环境

(1)家具边缘或转角处光滑或无直角突出。

(2)家具(椅子、茶几等)摆放位置固定且不容易移动。

(3)老人常用椅子有扶手。

(4)室内空间宽敞,不摆放杂物。

(5)门口及家中小地毯固定不动。

(6)沙发软硬、高度要适宜,如沙发太软可以放一个硬坐垫提供支撑,沙发高度以坐下后大腿与小腿之间的角度不小于 90°为宜,使患者在坐下和起立时都不会感觉到困难。

(7)每个房间的过道要保持畅通,无家具阻挡,也不摆放杂物。

(四)卧室环境

(1)手电筒和电灯开关伸手可及,夜间应留有小夜灯照明,或者在床头设计伸手可以打开的灯光开关,以便夜间起床可以看清室内摆放的物品。

(2)有足够的空间容纳患者需要的医疗设备。

(3)配置护理床,帮助失能患者完成起身、侧翻、上下床、吃饭等动作。

(4)安装床边护栏(抓杆),辅助起身、上下床,保证睡眠和活动安全。

(5)配置防压疮垫:避免长期乘坐轮椅或卧床的患者发生严重压疮,包括防压疮坐垫、靠垫或床垫等。

(6)床前至少有 1.5 m×1.5 m 的空间供轮椅转动。

(7)室内温度应能够调节,对于存在体温调节障碍者,如脊髓损伤患者,室温调节很重要。

六、居家监护室建设

(一)监护室空间布局

用于居家监护室的房间应该宽敞,面积不少于 18 m²,应当有良好的自然采光条件,为保持室内空气环境能够保证自然通风。在监护室旁边要有辅助空间,提供污物处理和生活辅助的需要。

(二)必需设备

1. 氧气源

床旁备有氧气源,可以采用氧气钢瓶或者制氧机供氧,备有电动负压吸引器及相关的配套。家庭氧疗对一些慢重症患者的康复治疗作用越来越受到人们的关注。

2. 电源

床头相关电源插座应该在 12 个以上,同时有备用的不间断电力系统 UPS 保障电力供应。UPS 电源不会因短暂停电中断、可以一直供应稳定电源、有效保护精密仪器,可避免因突发停电,呼吸机停滞,造成窒息。

3. 心电监护仪

配备一台多通道心电监护仪,连续监测患者的心率、心电图、呼吸、体温、血压(无创和有创)、血氧饱和度、脉率等生理参数的变化并具有报警功能提示患者病情的变化。

(三)特殊需要的设备

1. 吸痰设备

吸痰器是一种常用的急救设备,常用的是电动多功能负压吸痰器。吸痰术适用于危重、老年、昏迷及其他咳嗽咳痰无力、咳嗽反射迟钝或会厌功能不全,不能自行清除呼吸道分泌物或误吸呕吐物而出现呼吸困难的患者。特殊严重的患者可以使用咳痰机。

2. 高流量呼吸湿化治疗仪

高流量呼吸湿化治疗仪可以为患者提供恒定吸氧浓度、温度和湿度,常用于轻、中度低氧血症的患者,比普通氧疗改善氧合的作用更好,比无创呼吸机具有更好的舒适性、耐受性及依从性。高流量呼吸湿化治疗仪除高流量的作用外,其良好的温湿化功能可以帮助湿化痰液,易于排痰,减低气道阻力并防止人工气道阻塞。

3. 呼吸机

根据患者的病情配备有创或者无创呼吸机,呼吸机需有备用电池、简易球囊和面罩。呼吸机可以维持呼吸保障重要器官的氧供,排出过高的二氧化碳潴留,从而改善呼吸衰竭。

4. 部分仪器设备

根据患者的病情添置相应设备,如血液净化装置等。

七、远程监护系统

(一)远程监护系统介绍

远程监护是通过现有通信设施,将远程对象的生理参数采集并传输到诊断中心,供医务人员分析、诊断和进行病情监护。居家远程监护是综合运用现代医学、通信技术和计算机多媒体技术等为居家患者采集临床信息,并将信息实时传送到监护中心,患者可随时与医护人员联系,共同参与疾病的决策和管理的系统。互联网和物联网技术的发展,为家庭远程监护系统提供了必要的技术基础,让远程监护成为可能。居家远程监护作为医学和计算机信息学相结合的新兴技术,可以提高患者遵医行为、自我管理能力,同时改善不良心理压力,提高生活质量,为慢性疾病管理提供了一种新模式。

远程监护系统由运营中心、现场信息采集系统两部分组成。远程医疗系统必须有一个运营中心,该运营中心必须每周7天每天24小时不间断地运行或接到求助信息时可以立即启动,满足对患者进行定期检查和常规治疗的需求,尤为重要的是在患者病情变化时可以及时协助现场抢救和转运。中心最重要的要求是具有训练有素的临床专家可以对患者的各种情况做出准确评估,指导现场的人员进行有效的操作,在关键的时刻发挥决定性的作用,提高诊断的准确率和远程治疗的有效性。

现场信息采集系统由家庭监护网络组成,它负责采集被监护者的生理信号并将信息由互联网发送至监护服务器,是系统的核心和关键。为了方便获取被监护者的生理信号,且能保证其在一个范围内随意移动,采用无线方式是非常合适的选择。通过在被监护者身上安置采集体温、呼吸、血压、脉搏等的无线传感器,实时采集其生理信息,并由无线传感器的射频模块进行发送。为了使家庭监护网络提供的监护信息能够方便地为医生、医院和被监护者的家属获知,需要在整个系统中增加一个监护服务器。监护服务器将每个被监护者的信息存入数据库并以 Web 方式进行发布。医生、医院的监护中心以及被监护者家属可以方便地通过计算机或者手机查询被监护对象的生理状态。同时,监护服务器还可以根据预先设定的阈值对被监护者的状态进行预警,如当被监护对象血压持续较高时可以主动通知被监护者家属、医院的监护中心以及医生。

为患者服务的人员,包括家属和医务人员也可以佩戴各种音频/视频设备,以支持医疗紧急情况期间救援现场和救援中心之间的沟通与协调。除被监护者的生理信号之外,在需要医疗干预的事件发生地,工作人员佩戴的远程视频和音频监护系统可以对患者进行更多维度的评估,包括事件发生时的环境(如家庭、山区的隔离环境、急救车上甚至是灾难现场)、呼吸机等生命支持设备运行状况以及通常难以评估的内容如皮肤黏膜的颜色(黄疸、出血导致的极度苍白等)。

(二)远程监护系统的意义

1. 改善居家护理,提高治疗质量

远程监护系统现场收集各种临床数据,一方面可以指导和监督现场医护人员进行适当的常规诊疗活动,或者在病情变化时指导现场医护人员实施紧急医疗救治;另一方面在患者出现危急情况需要转运时,可以通过远程监护系统,在患者运送全过程中协调各个人员,如指导司机转运路线甚至协调直升机停放等,指导后勤人员固定、搬运患者的注意事项及监督各种措施是否执行到位,指导现场医务人员如何应用各种生命支持设备并协助监护患者各项生理指标变化。居家远程监护为出院患者提供一种不受时间、空间限制的有组织性的、支持性的延续性照护,使医护团队和患者之间保持持续的互动。

2. 降低医疗成本,增强患者和家属信心

远程监护能够减少患者的再住院次数,或可减少其急诊就诊次数,可使医疗资源利用相关的费用、远距离交通费用、医护人力资源负担等显著减少,故从长远来看居家护理服务成本低、效益高。有研究表明,基于现代仪器设备的居家远程监护的慢性心力衰竭管理方案可以降低住院率、减少医疗费用,并可显著降低病死率。居家远程监护是慢重症患者长期照护模式的一个重要组成部分,其中包括疾病管理、健康指导和照护协调,使患者在管理自己的健康中发挥更大的作用,从而给予患者家庭居家治疗的信心。

3. 信息便于储存

患者诊疗过程中的信息必须以图片、视频的形式安全和合法地储存,可用于今后的经验总结、教学和必要时需要提交的证据。

【参考文献】

[1]中国医师协会重症医学医师分会.重症医学科建设与管理指南(2020版)[Z].2020.

[2]ZHANG Z,BRAZIL J,OZKAYNAK M,et al.Evaluative research of technologies for prehospital communication and coordination:a systematic review[J].Journal of Medical Systems,2020,44(5):100.

[3]SKOLNIK A B,CHAI P R,DAMEFF C,et al.Teletoxicology:patient assessment using wearable audiovisual streaming technology[J].Journal of Medical Toxicology,2016,12(4):358-364.

[4]VICENTE V,JOHANSSON A,SELLING M,et al.Experience of using video support by prehospital emergency care physician in ambulance care-an interview study with prehospital emergency nurses in Sweden[J].BMC Emergency Medicine,2021,21(1):1-9.

[5]GABA D M,HOWARD S K,FLANAGAN B,et al.Assessment of clinical performance during simulated crises using both technical and behavioral ratings[J].Anesthesiology,1998,89(1):8-18.

[6]GABA D M,DEANDA A.A comprehensive anesthesia simulation environment:re-creating the operating room for research and training[J].Anesthesiology,1988,69(3):387-394.

[7]LUMLEY H A,FLYNN D,SHAW L,et al.A scoping review of pre-hospital technology to assist ambulance personnel with patient diagnosis or stratification during the emergency assessment of suspected

stroke[J].BMC Emergency Medicine,2020,20(1):1-21.

[8]JOHANSSON A,ESBJÖRNSSON M,NORDQVIST P,et al.Technical feasibility and ambulance nurses' view of a digital telemedicine system in pre-hospital stroke care-A pilot study[J].International Emergency Nursing,2019,44:35-40.

[9]荣文英,王彪,宫彦婷,等.家庭远程监护系统的构建[J].医疗卫生装备,2012,33(8):34-35,58.

[10]金园园,彭幼清.居家远程监护用于慢性心力衰竭病人自我管理的研究进展[J].护理学杂志,2017,32(1):103-106.

（陈云峰 文,吴秀文 一校,马良赟 二校）

第二节　居家环境消毒与感染防控

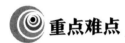 **重点难点**

（1）掌握居家环境消毒灭菌方法。
（2）熟悉居家环境消毒方式的选择和使用注意事项。

　　慢重症人群免疫力低,器官功能较差,是细菌病毒感染的高风险人群。慢重症人群感染后出现重症的风险更大,更应引起重视。正确的居家环境清洁与消毒,能够有效预防感染性疾病的发生,为慢重症人群创造舒适安全的居家生活环境。

一、清洁、消毒、灭菌的定义

　　清洁是消毒杀菌的前提,没有做好全面的清洁,就不能保证消毒灭菌的有效性。清洁是指用水、洗涤剂和刷洗等方式去除物品表面上的污垢、灰尘及其他异物的方法和过程,目的是消除和减少细菌数量,但不能消灭病原微生物。常用的清洁方式包括水洗去污、机械清洗和去污剂清洗等,通常应用于地板、墙面、家电、医用护理器材设备等物品表面消毒杀菌前的处置。

　　消毒是指用物理、化学或生物的方式,杀死或消除自然环境中除芽孢之外的所有病原微生物。消毒可以使有害微生物的数量降低至不致病的水平。消毒通常包括随时消毒、预防消毒和终末消毒。随时消毒是指有传染源出现时,对可能被其污染的周围环境和物体进行的消毒;预防消毒是指对可能遭受病原微生物污染的物体和公共场所进行的消毒;而终末消毒则是指当传染源离开特定场所后,对其使用过的物品和所处的周围环境实施全面消毒。

灭菌是指杀死或消除传播媒介上的所有微生物,包括致病性微生物和非致病性微生物,以及细菌芽孢和真菌孢子等。所有进入人体组织内的器械、物品必须达到灭菌水平。

二、消毒灭菌法分类

消毒灭菌法通常分为物理消毒灭菌法、化学消毒灭菌法和生物消毒灭菌法,其中主要以前两种方式使用较为多见。

(一)物理消毒灭菌法

物理消毒灭菌法是指运用热能或光线等物理作用,使细菌的蛋白质及蛋白酶变性凝固,失去活性,以实现消毒灭菌的方法。

1. 湿热消毒法

湿热消毒法指通过煮沸的热水和水蒸气导热,使病原微生物失去活性。其优点是导热快、穿透力强。目前常用的有煮沸消毒法和加压蒸气消毒法。煮沸消毒法多常用于餐具等耐高温物品的消毒,通常煮沸时间30分钟左右可达消毒效果。

2. 光照消毒法

光照消毒法一般是指通过紫外线照射物品表面,使病原微生物菌体蛋白产生光解变性而引起细胞凋亡。常见的有阳光曝晒法和紫外线灯照射法。阳光曝晒法主要用于枕芯、床垫、棉被等物品的消毒,通常曝晒4~6小时可达消毒效果,曝晒时应每两小时翻面一次。紫外线灯照射主要用于环境空气和物品表面的消毒。

(二)化学消毒灭菌法

化学消毒灭菌法是指通过化学物质渗入微生物体内,使病原微生物蛋白凝固变性,破坏其生理结构和功能,以达到消毒灭菌的方法。

1. 化学消毒剂分类

化学消毒剂一般按照功效强度划分为高效消毒剂、中效消毒剂和低效消毒剂3种。

(1)高效消毒剂:是指能够杀灭所有的病原微生物包括各类分枝杆菌、病毒、真菌以及芽孢等,常用的有过氧乙酸、高浓度的含氯消毒剂等。

(2)中效消毒剂:是指仅能杀灭部分枝杆菌、真菌、病毒,达到中度杀菌水平的化学制剂,常用的如醇素、碘类、中低浓度的含氯消毒剂等。

(3)低效消毒剂:是指仅能杀灭细菌繁殖体和亲脂性病毒,但无法杀灭结核分枝杆菌、亲水性病毒以及芽孢,可以达到基本消毒要求的化学制剂,常用的如胍类、季铵盐类、酚类等。

2. 化学消毒剂使用方法

化学消毒剂使用方法主要有以下几种:

(1)浸泡法:是将物品清洁后浸泡在化学消毒剂溶液中一段时间达到消毒灭菌的方法。

（2）擦拭法：是用抹布、湿巾等蘸取消毒剂溶液擦拭物品表面达到消毒的方法。

（3）喷洒法：是指使用喷雾装置将消毒剂变成气雾微粒，弥散到环境空气中，对室内空气和物品表面进行消毒的方法。

（4）熏蒸法：是将消毒剂通过加热升温或加入氧化剂等，使其产生气雾粒子对空气环境进行消毒的方法。

三、常用消毒灭菌方法

（一）天然消毒法

用阳光等自然条件杀灭有害微生物的方法称为天然消毒法。

1. 日光曝晒法

太阳光因为其温热、干燥以及紫外线的作用，而产生一定的杀菌效果。太阳光杀菌作用的效果主要受地区、季度、光照时间等因素影响，阳光越强、光照的持续时间越久，则杀菌的效果就越好。需要注意的是，阳光中的紫外线不能穿透玻璃，因此需要直接在阳光下曝晒，才能达到杀菌效果。阳光曝晒法常适用于书籍、床铺、被褥、毛毯以及衣物等的消毒。晾晒前要将被晾物品充分展开，尽量增加光照面积，同时要经常翻转，让物品各面均能和阳光直接接触，通常在阳光下曝晒 4～6 小时可达到消毒的目的。

2. 通风法

通风虽无法直接杀灭有害微生物，却能在短时间内增加室内外气体交换，降低室内有害微生物的数量。通风的方法包括打开门、窗户自然换气，也可用机械风扇或换气扇进行通风换气。住宅内应经常通风换气，每次通风时间不低于 30 分钟。

（二）煮沸消毒法

煮沸消毒法是一个经济实用的消毒方式，可用于餐具、毛巾、金属等耐湿耐高温物品的消毒。此方式简便安全，一般把餐具、用品全部浸泡于热水中，在高温煮沸约 30 分钟后便可达到消毒效果。

（三）空气消毒机

空气消毒机是通过化学、物理或其他技术杀灭环境中的病原微生物，从而达到消毒空气的目的。目前常用的空气消毒机主要包括静电吸附式空气消毒机、臭氧发生器空气消毒机、二氧化氯气体空气消毒机、过氧乙酸气体空气消毒机、等离子体空气消毒机、光触媒空气消毒机等。

（四）紫外线消毒法

紫外线灯所用的紫外线为 C 波紫外线，其波段范围为 200～275 nm，紫外线空气杀菌的最适合温度范围为 20～40 ℃，若室温过高或过低都会影响杀菌效果，消毒场所的相对湿度要小于80%,否则应适当延长照射时间。紫外线灯照射穿透力弱,仅能杀灭直接照射到的病原微生物,所以消毒前应当将待消毒物品完全暴露在紫外线光下。

(五)酒精

75%的酒精消毒效能最高,可用于皮肤消毒,也可用于医疗器具、电子设备的浸泡或擦拭消毒。95%的酒精可用于燃烧消毒,如镊子、钳子等紧急状态下可用。浓度低于70%的酒精则无消毒灭菌作用。

(六)含氯消毒剂

含氯消毒剂是常用的高效消毒剂,日常使用广泛,对金属材料有腐蚀性、对织物有漂白作用,粉剂稳定而水剂不稳定。常见含氯消毒剂主要有下列几类。

1. 84消毒液和84消毒片

84消毒液中含有效氯浓度为5%,家庭常用浓度为含有效氯500 mg/L,配置时可按约1 L自来水中倒入10 mL 84消毒液进行配制。常用的84消毒片含有效氯成分为每片250 mg,配置时可按1 L自来水中加入两片84消毒片进行配制。

2. 漂白粉

漂白粉含有效氯浓度为25%,多用于排泄物、呕吐物的消毒。使用方法为将漂白粉干粉加入排泄物或呕吐物中,漂白粉用量约为排泄物或呕吐物溶液的五分之一,稍加搅拌混匀后,作用2～3小时。

3. 新洁尔灭、氯己定

新洁尔灭、氯己定这两种消毒剂都属于低效消毒剂,对皮肤黏膜无刺激性,对金属和织物也没有腐蚀性,稳定性较高。其对化脓性致病菌、肠道细菌与亲脂性病毒均有较好的消毒杀灭作用,但对结核分枝杆菌、真菌、亲水性病毒、芽孢等无杀灭作用。

(七)消毒湿巾

消毒湿巾是一种载体消毒剂,它通过纱布、织物等与消毒溶液相结合,制成含有消毒剂的湿巾。主要有胍类、季铵盐类、溴类、酚类等消毒湿巾,常用于精密仪器、电子设备、物体表面的擦拭消毒。

四、居家环境消毒方式

(一)空气消毒

开窗通风是一种简便易行的方法,每日开窗2～3次,每次通风时间30分钟,可以改善室内空气质量,同时能降低可能存在的病原微生物数量。通风换气时老年人要注意保暖或在其他尚未开窗的房间内活动。在通风较差的情况下,可利用机械排风扇进行通风换气,以保证室内的空气质量。

空气消毒机是通过化学、物理或其他技术杀灭环境中的病原微生物,从而达到消毒空气的目的。应根据慢重症人员的需求和居室的特点选用合适的空气消毒机,空气消毒机可每天定时开启 2～3 次,对室内空气环境进行消毒。另外,空气消毒机、空调等过滤网要根据说明书定期清洗以保证空气的清新,避免细菌的滋生。

(二)地面消毒

地面消毒可使用 84 消毒液或 84 消毒片配置浓度为 500～1000 mg/L 的含氯消毒液进行拖把擦拭地面消毒,每天 1～2 次。

(三)物品消毒

(1)桌子、家具、门把手等物品表面,可使用 84 消毒液或 84 消毒片配置使用浓度为 500～1000 mg/L 的含氯消毒液进行擦拭,清洁消毒作用的时间不少于 30 分钟,然后再用清水擦拭一遍;也可采用消毒湿巾进行擦拭,每天 1～2 次。

(2)毛巾、衣服等纺织物,可以在日光下暴晒 2～6 小时进行消毒,也可以煮沸 30 分钟进行消毒。

(3)餐具使用后可煮沸 30 分钟进行消毒,或使用碗柜消毒机进行消毒。

(4)马桶洁具可使用浓度为 1000 mg/L 的含氯消毒液进行刷洗,浸渍约 30 分钟后再用清水洗净。

(四)医用仪器设备消毒

1. 呼吸机管道

耐高温硅胶管道和湿化罐常规应 7～14 天更换一次,如有明显污染应及时更换。在消毒前先用流动清水冲洗一遍,再煮沸或用流通蒸气消毒 30 分钟;也可使用浓度为 1000 mg/L 的含氯消毒液浸泡 30 分钟后再用清水冲洗、晾干。一次性呼吸机管道应根据实际使用及时更换,建议连续使用时间不超过 14 天。呼吸机管道中的冷凝水不可倒回湿化罐中,以减少感染。

2. 氧气湿化瓶

氧气湿化瓶内的灭菌注射用水应每日更换,每周更换一次湿化瓶,更换下来的湿化瓶可以煮沸或用流通蒸气消毒 30 分钟;也可使用浓度为 1000 mg/L 的含氯消毒液浸泡 30 分钟后再用清水冲洗、晾干。

3. 雾化器、呼吸训练器的咬嘴等

使用后要用流动水清洗,晾干备用。

4. 监护仪、指脉氧饱和度监测仪、呼吸机等设备

每天用消毒湿巾擦洗消毒。

5. 电子体温计、电子血压计

使用后用消毒湿巾擦拭消毒。

6. 负压吸引装置、集痰瓶

应至少每周更换一次,更换下来的集痰瓶可使用浓度为 1000 mg/L 的含氯消毒液浸泡 30 分钟后再用清水冲洗、晾干。

(五)居家环境消毒注意事项

(1)在选用空气消毒机时,要注意消毒方式是否对人体健康有危害。如使用臭氧、二氧化氯、紫外线等消毒时,应在无人情况下进行,避免人体吸入消毒剂,或是被紫外线光照射。

(2)酒精是一种常用消毒剂,但它自身也是一种危险品和易燃易爆品。所以,一般不建议使用瓶装酒精进行喷洒消毒,可使用棉球、棉片等擦拭消毒,切勿直接往空气环境或人体喷洒酒精,更要远离火源和仪器设备。

(3)不同类型消毒剂混合使用也会产生危害。如将含氯消毒液和洁厕剂混匀后使用,会产生氯气,大量吸入后可致人干咳、头痛、呼吸困难,甚至威胁生命安全。

(4)在应用消毒剂前,必须认真阅读使用说明书,要严格按照产品说明的配置方法和剂量进行使用,操作过程中应佩戴乳胶保护手套,避免皮肤损伤。

(5)有哮喘等呼吸道疾病的患者,应尽量选择没有刺激性气味的消毒剂,避免诱发呼吸道反应。

(6)要勤洗手,做好手消毒:养成饭前便后、接触污染物、外出归来时都自觉洗手的好习惯,学会七步洗手法。

【参考文献】

[1]卢桂宁,唐小兰.空气消毒机的研究进展[J].应用预防医学,2022(3):303-306.

[2]李晨琰.让病毒无处藏身,不同场景要用不同消毒方式[N].文汇报,2022-03-14(003).

[3]唐倩,胡姚佳,朱丽辉.消毒湿巾临床应用研究进展[J].中国消毒学杂志,2021(3):221-225.

[4]李敏,袁丽洁.老年人如何进行居家消毒[J].保健医苑,2021(5):30-31.

[5]谢培豪,徐红.重症监护学[M].北京:科学出版社,2018.

(陈永强 文,吴秀文 一校,尤德源 二校)

第十章 | 出院前准备与慢重症门诊

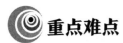

第一节　出院前准备

重点难点

(1)掌握出院前整体评估要点。

(2)熟悉援助评估要点。

(3)了解计划实施相关内容。

一、概述

出院是一个过程,它代表患者从住院护理到家庭或社区环境的过渡。这种过渡涉及医疗、社会护理和家庭成员等多个方面的协调与准备,目的是让患者更加安全。慢重症患者往往病情复杂迁延且常伴有不同程度的多器官多系统功能障碍,尤其需要做好出院评估和出院前准备,选择合适的出院时机。延迟出院会导致患者住院时间非必要延长,增加医院感染风险,占用更多的医疗资源。研究发现,多数老年患者出院后生理及心理功能均存在一定的减退,30天内再入院风险增加,该现象被称为"住院后综合征"。如果没有做好充足的出院准备,慢重症患者回家所面临的医疗风险将非常高,可能严重影响患者生活质量和最终预后,如生活质量明显下降、病情出现反复或者加重导致再入院,甚至出现重大病情变化而危及生命。

医院可以在患者离院回家之前为其制订个性化的出院计划,减少住院后综合征的发生,改善患者预后,并提高患者满意度。制订良好的出院计划需要满足以下几个方面:充分关注慢重症患者的临床、社会、护理状况;尊重患者及其亲属的期望;有负责计划和协调出院的专业人员或团队,能与社区医疗保健人员有紧密的沟通交流,对患者所在社区的护理能力有良好的了解。

为使出院计划更加有效,临床中通常按照整体评估、制订计划、计划实施和效果评估4个步骤来制订慢重症患者的出院计划。整体评估是由医务人员对出院原因、患者出院前的机能状况、出院后所需的照护措施进行分析判断和综合考量;制订计划是医务人员基于上述评估的结果确定患者所需要的支持和帮助,以尽可能减少患者出院后因外部环境突然改变而导致疾病加重的风险;计划实施是患者和家属按照制订的出院计划完成必要的培训,初步具备疾病自我管理能力并能和社区医疗服务机构沟通,获得所需的社区医疗护理服务;效果评估是医务人员对出院患者进行随访,对患者整体状态予以评价,及时发现并解决存在的问题。

二、整体评估

患者能否出院主要是医生依据患者的病情、患者及其家属的主观意愿做出的医疗决定。慢重症患者的疾病情况复杂,患者病情痊愈或显著好转十分困难,是否可以出院最主要是评估患者的整体状态是否稳定和继续住院治疗是否对病情的改善有较多益处。当导致患者住院的原发疾病得到有效控制和明显改善;或者患者生命体征和器官功能趋于相对平稳,能够居家独立生活或者在安养机构生活;或者患者虽然还存在一些不同程度的机体功能障碍,但继续住院已经无法继续获益;或者患者和/或家属有强烈的回家意愿时都可以出院。

医生做出离院决定时还应该考虑患者出院后的去向和患者的家庭环境。慢重症患者出院后可以根据自身情况选择去康复医院、护理中心、社会安养机构或者居家休养。出院后的不同居住环境所能提供的照护服务有很大区别,如回家休养的患者由于居家条件不同,会对患者生活质量和后续病情变化产生重大影响,因此医务人员应该细致了解患者去向和家庭情况并且根据患者的个体化需求做出是否可以出院的决定。

三、制订计划

(一)出院决定的告知

让需要持续或者较长时间依赖护理的慢重症患者出院并不容易。医务人员在整体评估后如果认为可以出院,需要根据患者的个体化情况在出院前预留一段时间,仔细规划并提前制订方案。现实情况下由于医疗机构人力资源不足以及医院床位周转的压力,医护人员往往下达出院决定都比较匆忙,而患者和家属在没有进行充分医患沟通的情况下突然被告知要离开医院时往往准备不足甚至手足无措,这将不同程度降低主诊医师同患者和家属进行医患沟通的质量,增加患者出院后安全管理的风险和再入院的风险。提前制订出院计划并对患者和(或)家属进行充分告知,协助安排出院后目的地及对患者所在社区医疗机构医护人员进行病情交接和护理指导是出院计划必不可少的一部分。

(二)援助评估

医护人员要根据患者的病情和出院后去向评估患者出院后居住条件可能对生活质量

和机能恢复的影响,做出以下援助评估。

1. 设备援助

患者出院后需要哪些必需的仪器设备?需要哪些辅助性器械和设备?哪些已准备就绪,哪些必须添置?

2. 技能援助

患者所必需的技术性帮助家属是否已掌握?是否需要对患者家属提前进行必要的技能培训和健康教育?

3. 经济评估

患者和家属的经济承受能力如何?能否承担出院后相应的仪器设备购置?是否有条件请专业的护工帮助护理?是否有条件进行家庭环境改造甚至远程医疗或家庭监护室建设?

4. 其他评估

医务人员在出院前需要了解患者和家属对生活质量的期望值、家庭照护者的身体状况和心理状况、家属照护患者的能力和意愿、社区医疗护理资源的专业性和易获得性、能够得到的社会支持以及其他相关的情况。

援助评估的目的是为患者尽可能提供个体化的家庭援助计划,帮助患者出院后获得良好的照护。

四、计划实施

慢重症患者出院后大多需要在家里继续进行不同程度的护理工作,甚至可能在专业人员指导下使用某些医疗设备,所以做好慢重症患者的出院准备工作意义重大。现实中医护人员由于工作繁忙往往并没有评估家属是否可以胜任看似简单的护理操作,没有与患者和家属进行出院前充分的沟通和健康教育,也没有向家属针对出院医疗文书做出通俗易懂的说明和解释,出院咨询经常在患者离开医院之前匆忙进行,所以家属往往无法理解医院所提供信息的重要性,同时也未必能正确掌握患者出院后可能需要的简单护理操作技能

计划实施是对出院计划的执行阶段,是患者本人或家属按照制订的出院计划进行疾病自我管理和维护的过程。相较于医院的嘈杂环境,慢重症患者和家属往往更倾向于居家照护,但居家环境和医疗环境的各种差异往往导致出院后过渡性护理工作困难重重,也容易因家属照护不当导致并发症或者意外。医护人员和家属应该在援助评估的基础上积极为患者出院做好以下方面的工作。

(一)设备准备

为需要呼吸支持的患者选择合适的有创呼吸机或者无创呼吸机、高流量氧气治疗仪;为需要长期或者间断氧疗的患者准备家用制氧机或者储氧钢瓶;为有需要气道管理的患者准备气道湿化和雾化装置;为需要监测生命体征的患者准备心电监护仪或者指脉氧饱

和度监测设备;部分患者还可能需要负压吸引器、电子血压计、血糖仪等设备;有条件和期望进行家庭环境改造、远程医疗或者家庭监护室建设的患者需要更长的时间进行出院准备。

(二)物品准备

需要维护人工气道、尿管、胃管、血管导管或者其他引流管的患者视个人需求还可能要准备吸痰管、注射器、无菌注射用水、生理盐水、医用酒精、碘伏、无菌纱布和无菌手套等物品。

(三)药品准备

对出院后需要维持治疗的口服药和外用药列出清单,标出药物的名称、剂量和使用方法,建议至少按两周的用量出院带药。

(四)技能准备

对患者和(或)家属进行必要的护理技能培训,比如对使用呼吸机和高流量氧气治疗仪的患者和(或)家属进行设备使用的培训;气管切开患者的吸痰操作、人工气道护理、气囊压力管理;其他长期留置各种管路的患者进行管路护理操作和培训;压疮换药、肢体和关节的被动康复锻炼等。

(五)健康教育

健康教育包括对疾病并发症的监测和预防、规律地监测生命体征的重要性、紧急情况的识别和危险程度的判断以及应急处理、常见药物副作用的观察、不良生活方式的改进、心理疏导和自我康复训练等。

(六)出院信息

慢重症患者和家属从疾病证明和出院小结中往往没有得到足够的后续指导,而医护人员口头的出院告知经常会因为家属的人员改变、遗忘、理解偏差等导致出院信息错乱或者遗漏,从而影响患者的后续管理。因此,应提高出院信息的清晰度,让患者和家人充分理解重要信息并进行检查和确认。

五、效果评估

出院后非计划再入院率是衡量出院计划质量的有力指标。在慢重症患者出院后应进行定期随访,评估患者出院后的疾病转归和生活状态,必要时可按照一定周期的电话或者其他通信手段(包括家庭访问)对出院的慢重症患者进行病情评估、生活指导、康复指导、用药指导及就医指导以全面了解出院计划效果,降低非计划再入院率。

六、未来展望

当前绝大多数出院的慢重症患者在后续的居家治疗或康复中缺乏专业指导。由于医务人员日常工作异常繁忙，大范围、一对一进行院外医疗指导存在困难。建立以医疗专业人员为顾问的居家照护公司，由公司对出院的慢重症患者进行评估及随访，并对出院的慢重症患者的现状及病情需求进行整合及分类，再由居家照护公司向医疗专业人士咨询获得专业指导建议后，对出院的慢重症患者进行医疗协助是未来发展的趋势。这种模式可增加对出院的慢重症患者的指导效率并减少医疗资源的浪费，或许是未来一项可行的新型医疗服务。

【参考文献】

[1]ZURLO A,ZULIANI G.Management of care transition and hospital discharge[J].Aging Clinical and Experimental Research,2018,30(3):263-270.

[2]WEISS M E,BOBAY K L,BAHR S J,et al.A model for hospital discharge preparation:from case management to care transition[J].Journal of Nursing Administration,2015,45(12):606-614.

[3]HUNT-O'CONNOR C,MOORE Z,PATTON D,et al.The effect of discharge planning on length of stay and readmission rates of older adults in acute hospitals:a systematic review and meta-analysis of systematic reviews[J].Journal of Nursing Management,2021,29(8):2697-2706.

[4]COFFEY A,LEAHY-WARREN P,SAVAGE E,et al.Interventions to promote early discharge and avoid inappropriate hospital(Re)admission:a systematic review[J].International Journal of Environmental Research & Public Health,2019,16(14):2457.

[5]PRUSACZYK B.Discharge planning:it's about the destination and the journey[J].Narrative Inquiry in Bioethics,2020,10(3):231-236.

[6]GONÇALVES-BRADLEY D C,LANNIN N A,CLEMSON L M,et al.Discharge planning from hospital[J].Cochrane Database Systematic Review,2022(2):CD000313.

[7]KRIPALANI S,JACKSON A T,SCHNIPPER J L,et al.Promoting effective transitions of care at hospital discharge:a review of key issues for hospitalists[J].Journal of Hospital Medicine,2007,2(5):314-323.

[8]SHEPPERD S,LANNIN N A,CLEMSON L M,et al.Discharge planning from hospital to home[J].Cochrane Database Systematic Review,2013(1):CD000313.

[9]PHILLIPS C O,WRIGHT S M,KERN D E,et al.Comprehensive discharge planning with postdischarge support for older patients with congestive heart failure:a meta-analysis[J].JAMA,2004,291(11):1358-1367.

[10]HESSELINK G,FLINK M,OLSSON M,et al.Are patients discharged with care? A qualitative study of perceptions and experiences of patients,family members and care providers[J].BMJ Quality & Safety,2012,21(Suppl 1):i39-i49.

[11] BROWN C L, MENEC V. Measuring processes of integrated care for hospital to home transitions[J].International Journal of Integrated Care,2021,21(2):1-11.

(刘玉琪 文,吴秀文 一校,尤德源 二校)

+-

第二节　慢重症门诊

+-

【重点和难点】

(1)掌握慢重症门诊的定义、开设目标。

(2)熟悉慢重症门诊的人员配置和技术要求。

(3)了解慢重症门诊服务人群。

一、概述

慢重症具有复杂性、难治性、长期性的特点,随着医学技术的不断进步和人口老龄化的发展,存在心肺功能障碍高风险的患者逐年增多。这些患者的出院后指导和居家康复管理存在较大困难,需要建立具有全科功能的慢重症门诊来帮助这些患者。慢重症门诊由于人员配置要求较少,设备要求相对简单,管理模式易于复制,适合基层医院多点建立以方便患者就近就医,是慢重症学科发展和技术推广的适宜选择。

二、定义

慢重症门诊是由具有专业技术水平的从业人员对诊断相对明确的慢重症患者给予疾病预防、评价、诊断、治疗、管理、控制和指导的新兴部门。慢重症门诊的目标是让慢重症患者尽快好转,减少并发症和疾病复发的机会,降低再次入院和进行急救的风险,对患者和家属提供医疗、护理和康复、预防的指导,提高患者生活品质。建立规范化的慢重症门诊,对满足数量众多的居家慢重症患者的需求和完善慢重症管理架构具有重要意义。

三、基本要求

在满足基本设置要求的前提下,慢重症诊疗技术既可以在医疗机构病房内实施,也可以在门诊实施和管理。各级医疗机构,包括乡镇卫生院、社区卫生服务中心和医养结合机构都可根据所在的地域、医院规模、具有慢重症综合诊治技术能力的从业人员数量建设不同规模的慢重症门诊,全面或部分开展工作。

四、服务人群

(一)适宜人群

慢重症门诊可以对诊断相对明确的慢重症患者开展门诊服务和居家咨询指导服务,主要包括但不限于以下种类的疾病:

(1)慢性呼吸系统疾病如各种原因引起的肺炎和间质性肺疾病、COPD、支气管哮喘、支气管扩张、呼吸睡眠相关疾病以及长期吸烟导致的慢性呼吸功能不全等。

(2)慢性心血管系统疾病如慢性缺血性心脏病、心肌病、先天性心脏病、慢性心功能不全等。

(3)神经系统疾病如脑外伤、脑卒中、帕金森病、运动神经元疾病等。

(4)术前及术后需要进行心肺功能评估与康复指导的患者。

(5)各种原因需要长期机械通气患者。

(6)长期气管切开患者的人工气道管理。

(7)各种原因导致的严重营养不良、严重感染或心肺功能不全者。

(8)其他需要帮助的慢重症人群。

(二)不适宜人群

慢重症门诊不适合对生命体征不稳定、急性心肺功能不全的患者以及其他可能发生严重紧急并发症的患者开展服务。

五、实施内容

慢重症门诊可以根据实际情况向患者提供但不限于以下服务:

(1)评估和检查项目:如6分钟步行试验、简易肺功能测试、吞咽功能障碍评估、各种评估量表的填写等。

(2)治疗项目:如气道湿化、气道廓清治疗、气道扩张治疗、药物吸入治疗、气切套管的更换、普通氧疗、高流量氧疗、营养支持与治疗等。

(3)康复训练和指导:缩唇呼吸、各种呼吸训练器的使用、药物指导、弹力带训练、八段锦锻炼、四肢联动训练、跑台训练、作业治疗、言语治疗、戒烟指导、呼吸睡眠相关疾病咨询指导、居家康复指导以及心理疏导等。

六、门诊布局

慢重症门诊可以考虑与内科门诊区域毗邻或整合,方便患者就诊并有利于出现紧急情况时的应急处理;有条件的单位可以把门诊建立在包括肺功能检查、吸入性药物指导、戒烟、雾化治疗等技术在内的呼吸与危重症门诊诊疗中心内。慢重症门诊附近应该有适合做 6 分钟步行试验的区域。

慢重症门诊的整体布局应该包括以下几个方面。

(一)诊室

诊室面积建议 10 m² 以上,有门诊信息化建设工作站用于病案资料保存,布局按照普通内科诊室设置即可,可配备宣传教育资料和相关用具的实物展示柜。

(二)物品储备室

物品储备室面积建议 10 m² 以上,放置各种常用的器械和耗材。

(三)治疗室

治疗室面积建议 30 m² 以上,应当有良好的自然采光和通风条件以及独立的空气消毒设备。治疗室应该具备负压吸引和供氧设施,配备门诊所需要的器械,配备电视和网络方便健康教育。

(四)雾化室

雾化室建议分隔成多个单元,有利于观察患者并预防交叉感染。

(五)教室

教室用于慢重症患者的健康教育和家属等候。良好的功能分区可保障慢重症患者就诊的舒适度,可提高患者和家属的依从性并减少交叉感染的机会。

七、人员配备

慢重症门诊应该由具备相应资质与技术水平的临床医师出诊,最好是具备中级及中级以上职称并且经过至少 6 个月的专项重症康复培训并取得合格证书的人员。慢重症门诊建议至少配备两名技术人员,其中至少包含一名呼吸治疗师,在业务范围允许下提供相应服务。技师应该具备初级及以上职称,有两年以上的呼吸治疗或重症康复相关工作经验并且经过至少 3 个月的呼吸治疗或者重症康复专项培训并取得合格证书。

慢重症门诊应该在工作日开诊提供服务,有条件的单位可以在休息日也提供服务。

八、人员能力

(一)慢重症门诊医师应该具备的能力

(1)掌握内科疾病相关的生理学、药理学知识和综合性内科基础知识。

(2)具备较强的紧急状况识别与处理能力、良好的医患沟通能力和健康教育水平。

(3)具备人工气道管理、气道湿化、雾化治疗、气道廓清、气道扩张、呼吸康复、高流量氧疗、机械通气、6分钟步行试验、睡眠障碍相关疾病的识别等技能。

(4)具备良好的肺功能、肺部疾病常见影像、心电图、血气分析和其他检验报告的分析解读能力。

(5)具备呼吸系统超声,吞咽功能障碍和营养风险的筛查、评估与指导,物理治疗以及心理疏导等多个交叉领域的综合技能。

(二)慢重症门诊技师应该具备的能力

(1)掌握呼吸治疗和重症康复相关的基本概念。

(2)具备良好的检验检查报告的分析解读能力,包括肺功能、肺部疾病常见影像、心电图、血气分析等。

(3)掌握以下检查技术和设备使用:人工气道管理、气道湿化、雾化治疗、气道廓清、气道扩张、呼吸康复、氧疗(含高流量氧疗)、机械通气、简易肺功能、呼气峰流速、咳嗽机、膈肌起搏器、6分钟步行试验、睡眠障碍识别。掌握以下技术指导和健康教育:缩唇呼吸、各种呼吸训练器、弹力带、居家制氧机的使用;吞咽功能障碍评估、吞咽神经和肌肉电刺激、低频脉冲电刺激、电动起立床、四肢联动康复训练、医用跑步机、手摇车、脚踏车等上下肢主、被动运动康复设备的使用和吞咽操、八段锦等健康教育。

(4)熟悉多种调查问卷的调查和填写:包括但不限于日常生活活动能力(ADL)量表(Barthel指数)评定表、功能独立性评定(FIM)量表、mMRC呼吸困难问卷、慢性阻塞性肺疾病患者自我评估测试问卷(CAT)、Borg气促评估量表、BODE指数、广泛性焦虑自评量表(GAD-7)、汉密尔顿抑郁量表(HAMD-17)、洼田饮水试验等。

(5)具备良好的医患沟通能力和健康教育水平。

慢重症门诊的医师和技师建议每年至少一次参加国家级或省级呼吸治疗相关的继续教育项目,不断提高理论和技能水平,每年继续教育学时数建议在16学时以上。

九、设备配置

慢重症门诊需要独立配备必要的监测、检查、卫教、治疗和抢救设备和用具,以满足患者呼吸康复和急救的需求和保障。

（一）监测设备

便携式指脉氧仪和多功能监护仪。

（二）检查设备

听诊器、血压计、气囊压力表、吸气和（或）吐气压力测定表、峰流速仪、6分钟步行试验设备和简易肺功能仪，有条件的单位可以配置便携超声设备。

（三）卫教设备和用具

电视机（播放音乐和卫教资料）、雾化器和储雾罐、家用制氧机、家用高流量氧疗仪、家用无创呼吸机、各种呼吸训练器和弹力带等。

（四）治疗设备

负压吸引器、伺服型加热湿化器、高流量呼吸湿化治疗仪、体外振动排痰机、咳痰机和无创呼吸机，有条件的单位可配置医用跑步机、吞咽神经和肌肉电刺激仪、低频脉冲电治疗仪、上下肢主被动运动康复机、四肢联动康复训练器和电动起立床等设备。

（五）急救用具和药品

可参考本单位抢救标准进行配置，一般建议有纤维喉镜、各种型号的气管插管、简易呼吸器（呼吸球囊）、除颤仪等设备和肾上腺素、阿托品、多巴胺、地塞米松、10％葡萄糖、葡萄糖酸钙、丙泊酚等常见抢救药品。

十、质量管理

慢重症门诊应该按照医院门诊管理的要求，建立健全规章制度、岗位职责、管理流程、技术规范和操作流程，完善各种评估表格和知情同意文书，严格遵守并定期检查、质控。

慢重症门诊需要加强医院感染管理，严格执行手卫生规范及其他医院感染防控措施，定期对就医环境和物品进行感染监测与防控。气道廓清治疗和气雾治疗应该在特定的区域内实施。

对合并有吞咽功能障碍、运动障碍、营养不良、严重的焦虑或抑郁的慢重症患者，可以在出诊医师的召集下做多学科会诊以提供最佳的个体化的整体治疗方案或转其他专科进一步诊治。

鼓励对慢重症门诊患者和家属定期、集中进行健康教育指导和康复训练；对病情较重或复杂的慢重症门诊患者可以对家庭成员进行培训指导，以提高患者居家自我管理质量。

各级医院应该组织行政职能部门和技术骨干对本院的呼吸治疗门诊进行质量评估和检查指导。

【参考文献】

[1]杨娜,李维勤.慢重症新诊断标准及治疗进展[J].中华危重症医学杂志(电子版),2016,9(3):197-200.

[2]Global strategy for the diagnosis,management and prevention of chronic obstructive pulmonary disease 2022 report[EB/OL].[2024-10-02].https://goldcopd.org/gold-reports/.

[3]PUHAN M A,GIMENO-SANTOS E,CATES C J,et al.Outpatient pulmonary rehabilitation following acute exacerbations of COPD[J].Thorax,2010,65(5):423-428.

[4]INCORVAIA C,PANELLA L,CASERTA A,et al.What still prevents to acknowledge a major role for pulmonary rehabilitation in COPD treatment? [J].Acta Bio-medica,2019,90(3):218-224.

[5]胡兴硕,解立新.中国医院呼吸治疗团队建设的现状与未来[J].中华结核和呼吸杂志,2021,44(9):772-774.

[6]梁国鹏,杨福,康焰,等.中国呼吸治疗的现状与发展[J].中国呼吸与危重监护杂志,2020,19(6):533-535.

[7]葛慧青.呼吸治疗的管理模式和质量控制[J].中华结核和呼吸杂志,2021,44(9):781-783.

[8]KAMATH S,KUMAR A,PANDA S K,et al.Correlation of BODE index with quality of life in stable chronic obstructive pulmonary disease(COPD)patients-a prospective study[J].Journal of Family Medicine and Primary Care,2020,9(11):5606-5613.

[9]TOUSSAINT A,HÜSING P,GUMZ A,et al.Sensitivity to change and minimal clinically important difference of the 7-item generalized anxiety disorder questionnaire(GAD-7)[J].Journal of Affective Disorders,2020,265:395-401.

[10]FENTON C,MCLOUGHLIN D M.Usefulness of Hamilton rating scale for depression subset scales and full versions for electroconvulsive therapy[J].PloS One,2021,16(11):e0259861.

[11]LI X Y,ZHENG T T,GUAN Y Q,et al.ADL recovery trajectory after discharge and its predictors among baseline-independentolder inpatients[J].BMC Geriatrics,2020,20(1):1-10.

[12]中国吞咽功能障碍康复评估与治疗专家共识组.中国吞咽功能障碍评估与治疗专家共识[J].中华物理医学与康复杂志,2017,39(12):881-892.

[13]刘玉琪,代冰,段均,等.呼吸治疗门诊建设专家建议[J].中国实用内科杂志,2022,42(12):995-998.

（刘玉琪 文,吴秀文 一校,尤德源 二校）